JN084851

ユーキャンの

登録販売者

別冊「漢方・生薬 ポイント
暗記BOOK」つき！

重要問題集 & 模擬試験

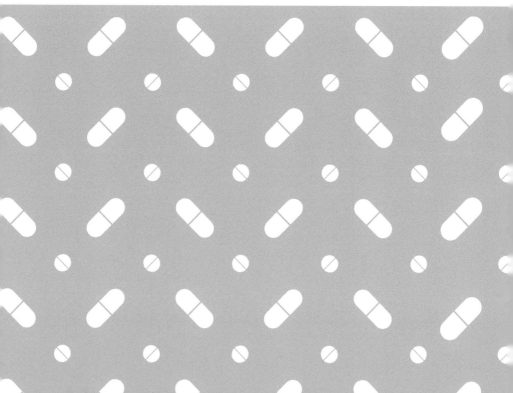

目　次

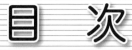

■ 別冊「漢方・生薬 ポイント暗記BOOK」

本書の構成

登録販売者試験突破のために、必ず正答しておきたい重要問題480問と、本番レベルの模擬試験120問（1回分）を収録しています。本書収録の問題はどれも重要です。正答できるまで、くり返しチャレンジしましょう。

● 重要問題集

各都道府県で過去に出題された頻出度の高い過去問題をベースに作成したオリジナル問題480問を収録しています。

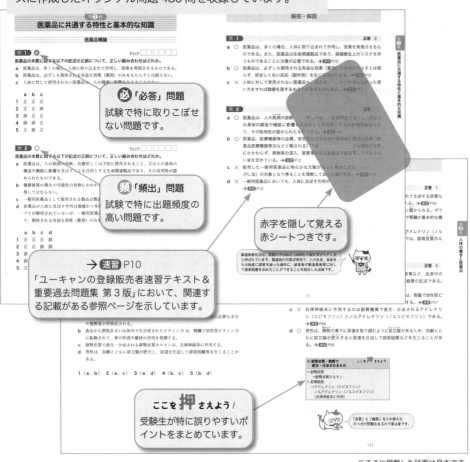

「必」「必答」問題
試験で特に取りこぼせない問題です。

「頻」「頻出」問題
試験で特に出題頻度の高い問題です。

赤字を隠して覚える赤シートつきです。

→ 速習 P10
「ユーキャンの登録販売者速習テキスト＆重要過去問題集 第3版」において、関連する記載がある参照ページを示しています。

ここを押さえよう！
受験生が特に誤りやすいポイントをまとめています。

※ここに掲載した誌面は見本です。

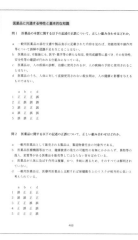

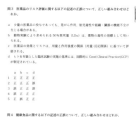

● 模擬試験・解答解説

実力把握に最適な本番レベルの模擬試験120問を収録しています。実際の試験時間240分を守って挑戦してみましょう。

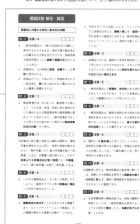

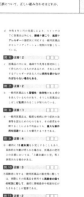

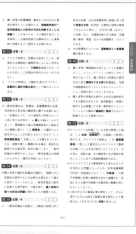

● 別冊「漢方・生薬 ポイント暗記BOOK」

苦手な受験生が多い漢方と生薬について、覚えておきたいポイントをまとめた暗記BOOKと一問一答で、しっかり知識を定着させましょう。

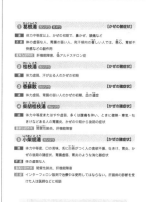

ポイント暗記BOOK

漢方77種、生薬111種の重要ポイントをまとめています。

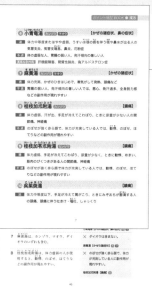

一問一答

漢方77問、生薬111問の○×問題で知識を確認しましょう。

試験の傾向と対策

登録販売者試験を受験するにあたって知っておくべき傾向と対策について、「手引き」の第1章～第5章の試験項目ごとにポイントをまとめました。

第❶章 医薬品に共通する特性と基本的な知識

　　登録販売者として医薬品を取り扱う上で知っておくべき医薬品の副作用と相互作用、販売時の注意や受診勧奨、薬害の歴史などについて出題されます。常識的な問題が多いため、比較的得点しやすい章です。

【医薬品概論】　医薬品のリスク評価として、用量－反応関係は出題頻度が高いので、しっかり理解しておきましょう。特定保健用食品、栄養機能食品については、第4章の「保健機能食品等の食品」にも目を通しておきましょう。

【医薬品の効き目や安全性に影響を与える要因】　医薬品の副作用についてのWHO（世界保健機関）による定義はよく出題されるので、丸暗記しておきましょう。副作用は薬理作用によるものとアレルギー反応によるものとに大別されます。その原因と対応についてしっかり理解しておきましょう。小児、高齢者、妊婦、授乳婦等への配慮は出題率が高いので、それぞれの特徴、対応方法、注意点を把握しておきましょう。プラセボ効果は、「手引き」の文章をそのまま覚えてしまいましょう。

【適切な医薬品選択と受診勧奨】　一般用医薬品の定義はそのまま暗記しましょう。販売時のコミュニケーションでは、購入の動機など購入者から確認しておきたい8つのポイントを覚えておきましょう。

【薬害の歴史】　サリドマイド訴訟、スモン訴訟、HIV訴訟、CJD訴訟について、原因薬剤、発生の経緯、症状などを整理して覚えましょう。

第❷章 人体の働きと医薬品

　　人体の構造と働き、薬が働く仕組み、薬の剤形ごとの違いや現れる副作用など、暗記内容の多い章ですが、第3章を理解する上でも重要です。

【人体の構造と働き】　消化器系では、肝臓、大腸の働きを、循環器系では、心臓の働き、血管系、血液などしっかり押さえておきましょう。泌尿器系では、腎臓の形状や働きが重要です。骨や関節、筋肉などの運動器官では、特に筋組織の骨格筋、平滑筋、心筋の機能や形態はひっかけ問題が多いので確実な知識が必要です。脳や神経系では、交感神経、副交感神経の働き、神経伝達物質について理解しておきましょう。

【薬が働く仕組み】　剤形ごとの違いについては、特に軟膏剤とクリーム剤の使い分け、それぞれの特徴は出題率が高めです。

【症状からみた主な副作用】 ショック（アナフィラキシー）や皮膚粘膜眼症候群など、症状や特徴などをしっかりと理解しておきましょう。

第❸章 主な医薬品とその作用

　　第3章は、最も範囲が広く、薬の細かい成分名や作用ばかり出てくるため、一番理解しづらい章といえます。苦手とされる方も多いでしょうが、出題数がほかの章に比べて2倍（40問）ですから、この章で点数が取れないと合格から遠ざかってしまいます。一気に覚えるのは無理ですから、少しずつじっくり覚えていきましょう。

【精神神経に作用する薬】 かぜ薬では、かぜとインフルエンザの違い、配合成分をしっかりと把握しておきましょう。

【呼吸器官に作用する薬】 口腔咽喉薬やうがい薬（含嗽薬）は、その剤形、特徴、使用方法などをまとめながら覚えていきましょう。

【胃腸に作用する薬】 胃の薬には、様々な胃腸の症状に対応するため、多くの成分が含まれています。作用別に成分名を整理して覚えましょう。腸の薬では、整腸薬、止瀉薬、瀉下薬の配合成分では、ビスマス類における精神神経症状や、ロペラミド塩酸塩におけるイレウス様症状などの副作用や注意事項の出題率が高めです。

【婦人薬】 月経や更年期障害に伴う諸症状の緩和に用いる漢方処方製剤を覚えておきましょう。特に「カンゾウ」を含むかどうかが出題のポイントです。

【内服アレルギー用薬、鼻に用いる薬】 アドレナリン作動成分、抗ヒスタミン成分、抗アレルギー成分のそれぞれの働き、副作用、注意事項を覚えておきましょう。

【眼科用薬】 点眼薬における一般的な注意事項は出題率が高く、特に点眼方法は正しく理解していない人が多いので、しっかり覚えておく必要があります。

【皮膚に用いる薬】 剤形による取扱い上の注意や、ステロイド性抗炎症成分については使用してはいけない人など注意事項が多く、出題されやすい項目です。

【滋養強壮保健薬】 範囲が広く、暗記すべきポイントがたくさんあります。各ビタミンの働きなど細かい部分まで出題されるので要注意です。

【漢方処方製剤】 漢方薬を使用する上で「証」の考え方を理解するのは大切です。代表的な漢方処方製剤では、カンゾウ又はマオウを含む漢方薬の注意点がよく出題されます。近年、生薬・漢方の出題が増えている傾向にあります。特徴的なキーワードと生薬や漢方名を結びつけておけば十分解答できる問題が多いようです。

【公衆衛生用薬】 消毒薬は、各成分がどんな殺菌・消毒に適するのかを覚えましょう。

【一般用検査薬】 販売時の留意点、偽陰性・偽陽性、採尿のタイミング、検査結果に影響を与える要因についてしっかり読み込んでおきましょう。

第❹章 薬事関係法規・制度

　　医薬品医療機器等法（以下、法）や、その他医薬品に関わる法令について出題されます。法律用語が難しく、理解に時間がかかると思いますが、毎年出題されるポ

イントは大体決まっています。

【医薬品、医療機器等の品質、有効性及び安全性の確保等に関する法律の目的等】　法第
1条は、長い文章ですが出題されることが多いので、そのまま暗記しましょう。

【医薬品の分類・取扱い等】　一般用医薬品、要指導医薬品、医療用医薬品の定義、特徴、
販売における規制について、よく理解しておきましょう。毒薬・劇薬については、
貯蔵・陳列の規制、容器等への記載について、医薬部外品、化粧品、保健機能食品
については、それぞれの定義をきちんと理解しておきましょう。

【医薬品の販売業の許可】　全体的に出題率が高めです。薬局、店舗販売業、配置販売業、
卸売販売業のそれぞれについて、許可の方法、管理者になれる人、販売できる医薬
品は何かなどの違いを覚えておきましょう。特定販売は、販売が許可される医薬品、
販売時の注意事項などが重要です。

【医薬品販売に関する法令遵守】　行政庁の監視指導では、何を目的に行われるのか、違
反行為があったときはどのような処分が行われるのか、理解しておきましょう。

第5章　医薬品の適正使用・安全対策

　　医薬品を適正に使用するための決まりや、安全に使用するための制度について出
題されます。細かい内容が多いですが、第1章の次に学習しやすい章です。

【医薬品の適正使用情報】　添付文書の記載事項12項目はすべて覚えましょう。特に「使
用上の注意」に含まれる「してはいけないこと」「相談すること」「その他の注意」
については、標識的マークも含め、出題率が高めです。医薬品の外箱等に記載され
ている内容、特に使用期限の問題は要注意です。緊急安全性情報、安全性速報、医
薬品・医療機器等安全性情報については、それぞれ作成のタイミング、誰が作成す
るか、情報伝達に期限があるか、伝達方法などをしっかり覚えましょう。

【医薬品の安全対策】　副作用情報の収集、評価及び措置については出題率が高めです。
個人からと企業からの収集があるので、それぞれの報告のタイミング、報告先、報
告期限などを覚えておきましょう。

【医薬品の副作用等による健康被害の救済】　医薬品副作用被害救済制度は、第5章の中
では出題率が最も高い項目です。給付の請求は誰が行うのか、請求に必要な書類は
何か、給付可否の判定は誰が行うのか、支給の対象となる医薬品・ならない医薬品
など、しっかりと知識を付けておきましょう。

【一般用医薬品に関する主な安全対策】　アンプル入りかぜ薬、小柴胡湯、一般用かぜ薬、
塩酸フェニルプロパノールアミン（PPA）の4つについて、それぞれの副作用、対
応について覚えておきましょう。

【医薬品の適正使用のための啓発活動】　それぞれの啓発活動の名前、実施期間、目的を
覚えておきましょう。

重要問題集

- ●登録販売者試験は各都道府県で実施されますが、その中でも、ほぼ毎回出題されやすい、いわば定番と言えるような問題があります。

- ●「重要問題集」では、登録販売者試験突破のために、必ず正答しておきたい重要問題480問を、各都道府県の過去問題をベースに作成しました。

- ●ここに掲載した問題をしっかり正答できるようにすることで、合格レベルの得点を確保できる力がしっかり身に付きます。

- ●どれも重要な問題ですので、すべての問題を正答できるまで、くり返しチャレンジしてください。

医薬品に共通する特性と基本的な知識

医薬品概論

問 1 必　　　　　　　　　　　チェック □/□/□

医薬品の本質に関する以下の記述の正誤について、正しい組み合わせはどれか。

a 医薬品は、多くの場合、人体に取り込まれて作用し、効果を発現させるものである。

b 医薬品は、必ずしも期待される有益な効果（薬効）のみをもたらすとは限らない。

c 人体に対して使用されない医薬品は、人の健康に影響を与えることはない。

	a	b	c
1	正	正	正
2	正	正	誤
3	誤	正	正
4	誤	誤	正
5	正	誤	正

問 2 頻　　　　　　　　　　　チェック □/□/□

医薬品の本質に関する以下の記述の正誤について、正しい組み合わせはどれか。

a 医薬品は、人の疾病の診断、治療若しくは予防に使用されること、又は人の身体の構造や機能に影響を及ぼすことを目的とする生命関連製品であり、その有用性が認められたものである。

b 健康被害の発生の可能性の有無にかかわらず、異物などの混入がある医薬品を販売等してはならない。

c 一般用医薬品として販売される製品は製造物責任法の対象とはなり得ない。

d 医薬品が人体に及ぼす作用は複雑かつ多岐に渡り、医療用医薬品についてはそのすべてが解明されていないが、一般用医薬品については、そのすべてが解明されており、期待される有益な効果（薬効）のみをもたらす。

	a	b	c	d
1	正	正	正	誤
2	正	正	誤	誤
3	誤	正	正	正
4	誤	誤	正	誤
5	正	誤	正	正

問 1　　　　　　　　　　　　　　　　　　　　　　　　　　　**正答　2**

a ○　医薬品は、多くの場合、人体に取り込まれて作用し、効果を発現させるものである。また、医薬品は**生命関連製品**であり、**保健衛生上のリスク**を伴うものであることに注意が必要である。→ 速習 P10

b ○　医薬品は、必ずしも期待される有益な効果（薬効）のみをもたらすとは限らず、**好ましくない反応（副作用）**を生じる場合もある。→ 速習 P10

c ×　人体に対して使用されない医薬品も、例えば**殺虫剤**などの中には誤った使い方をすれば**健康を害する**おそれがあるものもある。→ 速習 P11

問 2　　　　　　　　　　　　　　　　　　　　　　　　　　　**正答　2**

a ○　医薬品は、人の疾病の**診断**、**治療**若しくは**予防**に使用されること、又は人の身体の**構造**や**機能**に影響を及ぼすことを目的とする生命関連製品であり、その**有用性**が認められたものである。→ 速習 P10

b ○　医薬品、医療機器等の品質、有効性及び安全性の確保等に関する法律（医薬品医療機器等法などと略される）では、**健康被害の発生**の可能性の有無にかかわらず、**異物等の混入**、**変質**等がある医薬品を販売等してはならない旨を定めている。→ 速習 P12

c ×　販売した一般用医薬品に**明らかな欠陥**があった場合などは**製造物責任法（PL法）**の対象となり得ることを理解しておく必要がある。→ 速習 P12

d ×　一般用医薬品においても、人体に及ぼす作用の**すべては解明されていない**。→ 速習 P10

製造物責任法は、英語の Product Liability の頭文字からＰＬ法と呼ばれています。製造物の欠陥が原因で、人の生命、身体または財産に損害を被った場合に、被害者が製造業者等に対して損害賠償を求めることができることを規定した法律です。

医薬品に関する以下の記述について、誤っているものはどれか。

1 医薬品は本来、人体にとって異物（外来物）である。

2 一般用医薬品は、医療用医薬品と比較すればリスクは相対的に低いと考えられるが、科学的な根拠に基づく適切な理解や判断によって適正な使用が図られる必要がある。

3 医薬品は、人の生命や健康に密接に関連するものであり、高い水準で均一な品質が保証されているので、市販後に承認基準が見直されることはない。

4 医薬品は、好ましくない反応（副作用）を生じる場合もある。

医薬品の本質に関する以下の記述の正誤について、正しい組み合わせはどれか。

a 一般用医薬品は、一般の生活者が自ら選択し、使用するものであり、添付文書を見れば、効能効果や副作用等について誤解や認識不足を生じることはない。

b 医薬品は、市販後にも、医学・薬学等の新たな知見、使用成績等に基づき、その有効性、安全性等の確認が行われる仕組みになっている。

c 医薬品は、人の疾病の診断、治療若しくは予防に使用されること、又は人の身体の構造や機能に影響を及ぼすことを目的とする生命関連製品である。

d 医薬品は、人体に対して使用されないものは含まない。

	a	b	c	d
1	正	正	正	誤
2	正	正	誤	誤
3	誤	正	正	誤
4	誤	正	正	正
5	誤	誤	正	正

問 3　正答　3

1　○　医薬品は、多くの場合、**人体**に取り込まれて作用し、効果を発現させるものであるが、本来、人体にとって異物（**外来物**）である。→ 速習 P10

2　○　一般用医薬品は、**医療用医薬品**と比較すればリスクは相対的に低いと考えられるが、有用性が認められたものであっても、**保健衛生上のリスク**を伴うものであるから、**科学的な根拠**に基づく適切な理解や判断によって適正な使用が図られる必要がある。→ 速習 P11

3　×　医薬品は、**市販後**に承認基準が**見直されている**。→ 速習 P11

4　○　医薬品が人体に及ぼす作用は複雑、かつ、多岐に渡り、そのすべては解明されていないため、医薬品は、期待される有益な効果（薬効）のみをもたらすとは限らず、**好ましくない反応（副作用）**を生じる場合もある。→ 速習 P10

問 4　正答　3

a　×　一般用医薬品は、一般の生活者が自ら選択し、使用するものであるが、添付文書や製品表示に記載された内容を見ただけでは、効能効果や副作用等について**誤解**や**認識不足**を生じることもある。→ 速習 P11

b　○　医薬品は、市販後にも、医学・薬学等の新たな知見、使用成績等に基づき、その**有効性**、**安全性**等の確認が行われる仕組みになっている。→ 速習 P11

c　○　医薬品は、人の疾病の診断、治療若しくは予防に使用されること、又は人の身体の構造や機能に影響を及ぼすことを目的とする**生命関連製品**である。→ 速習 P10

d　×　**殺虫剤**のように、人体に対して使用されない医薬品もある。→ 速習 P11

医薬品に関する以下の記述の正誤について、正しい組み合わせはどれか。

a　一般用医薬品には、添付文書や製品表示に、効能効果、用法用量、副作用等の必要な情報が記されている。

b　一般用医薬品は、効能効果や副作用等について誤解を生じることもあるため、専門家が専門用語を分かりやすい表現で伝えることが必要である。

c　医薬品は、知見の積み重ねによって、有効性、安全性等に関する情報が集積されており、随時新たな情報が付加されるものである。

d　一般用医薬品は、医療用医薬品と比較して、保健衛生上のリスクは相対的に高い。

	a	b	c	d
1	正	正	正	誤
2	正	正	誤	誤
3	誤	正	正	正
4	誤	誤	正	誤
5	正	誤	正	正

医薬品に関する以下の記述について、誤っているものはどれか。

1　医薬品は、製造販売業者による製品回収等の措置がなされることもあるので、製造販売業者等からの情報に日頃から留意しておくことが重要である。

2　一般用医薬品の保健衛生上のリスクは医療用医薬品と同等である。

3　医薬品は、人の生命や健康に密接に関連するものであるため、高い水準で均一な品質が保証されていなければならない。

4　医薬品は、効能効果、用法用量、副作用等の必要な情報が適切に伝達されることを通じて、購入者等が適切に使用することにより、初めてその役割を十分に発揮する。

問 5　　　　　　　　　　　　　　　　　　　　　　　　　　　**正答** 1

a ○ 一般用医薬品には、製品に添付されている**添付文書**や製品表示に、**効能効果**、**用法用量**、**副作用**等の必要な情報が記されている。→ 速習 P11

b ○ 一般用医薬品は、効能効果や副作用等について専門家が専門用語を**分かりやすい表現**で伝えることが必要である。また、購入者等が知りたい情報を十分に得ることができるように、**相談**に対応することが不可欠である。→ 速習 P11

c ○ 医薬品は、知見の積み重ねや使用成績の結果等によって、**有効性**、**安全性**等に関する情報が集積されており、**随時新たな情報**が付加されるものである。一般用医薬品の販売に従事する専門家においては、これらに円滑に対応できるよう常に**新しい情報の把握**に努める必要がある。→ 速習 P11

d ✕ 一般用医薬品は、医療用医薬品と比較して、保健衛生上のリスクは**相対的に低い**と考えられる。→ 速習 P11

問 6　　　　　　　　　　　　　　　　　　　　　　　　　　　**正答** 2

1 ○ 医薬品は、製造販売業者による**製品回収等**の措置がなされることもあるので、**製造販売業者等**からの情報に日頃から留意しておくことが重要である。→ 速習 P12

2 ✕ 一般用医薬品の保健衛生上のリスクは、医療用医薬品と比較すれば**相対的に低い**と考えられる。→ 速習 P11

3 ○ 医薬品は、人の生命や健康に密接に関連するものであるため、高い水準で**均一な品質**が保証されていなければならない。健康被害の発生の可能性の有無にかかわらず、**異物等の混入**、**変質等**がある医薬品を販売等してはならないと医薬品医療機器等法に定められている。→ 速習 P12

4 ○ 医薬品は、効能効果、用法用量、副作用等の**必要な情報**が**適切に伝達**されることを通じて、購入者等が**適切に使用**することにより、初めてその役割を十分に発揮する。そうした情報を伴わなければ、単なる薬物（有効成分を含有する化学物質）に過ぎない。→ 速習 P11

医薬品に関する以下の記述の正誤について、正しい組み合わせはどれか。

a 医薬品は、購入者等が適正に使用することにより、初めてその役割を十分に発揮するものであるため、一般用医薬品には、添付文書や製品表示に、効能効果、用法用量、副作用等の必要な情報が記されている。

b 購入者等が、一般用医薬品を適切に選択し、適正に使用するためには、その販売に専門家が関与し、専門用語を分かりやすい表現で伝えるなどの適切な情報提供を行うことが重要である。

c 医薬品は、市販後にも、医学・薬学等の新たな知見、使用成績等に基づき、その有効性や安全性等の確認が行われる仕組みとなっており、それらの結果を踏まえ、リスク区分の見直し、承認基準の見直し等がなされる。

d 一般用医薬品は、医療用医薬品と比較して、保健衛生上のリスクが相対的に低いため、一般用医薬品の販売に従事する専門家においては、新しい情報の把握に努める必要はない。

	a	b	c	d
1	正	正	正	誤
2	正	正	誤	誤
3	誤	正	正	正
4	誤	誤	正	誤
5	正	誤	正	正

医薬品のリスク評価に関する以下の記述のうち、正しいものの組み合わせはどれか。

a 医薬品の効果とリスクは、用量と作用時間の関係（用量-反応関係）に基づいて評価される。

b 医薬品は、治療量上限を超えると、やがて効果よりも有害反応が強く発現する「中毒量」となり、「最小致死量」を経て、「致死量」に至る。

c ヒトを対象とした臨床試験の実施の基準として、国際的に Good Laboratory Practice（GLP）が制定されている。

d 医薬品は、少量の投与でも長期投与されれば慢性的な毒性が発現する場合がある。

1（a、b） 2（a、c） 3（b、c） 4（b、d） 5（c、d）

問 7　　　　　　　　　　　　　　　　　　　　　正答　1

a ○　一般用医薬品には、添付文書や製品表示に、**効能効果、用法用量、副作用**等の必要な情報が記されている。必要な情報が適切に伝達されることを通じて、購入者等が適切に使用することによりその役割を十分に発揮する。→ 速習 P11

b ○　購入者等が、一般用医薬品を**適切に選択**し、**適正に使用**するためには、その販売に専門家が関与し、**専門用語を分かりやすい表現**で伝えるなどの適切な情報提供を行うことが重要である。→ 速習 P11

c ○　医薬品は、**市販後**にも、医学・薬学等の新たな知見、使用成績等に基づき、その**有効性**や**安全性**等の確認が行われる仕組みとなっている。それらの結果を踏まえ、**リスク区分**の見直し、**承認基準**の見直し等がなされる。→ 速習 P11

d ✕　一般用医薬品は、医療用医薬品と比較して、保健衛生上のリスクが相対的に**低い**が**保健衛生上のリスク**を伴う。一般用医薬品の販売に従事する専門家においては、医薬品の適正な使用のために、常に**新しい情報**の把握に努め、適切な**情報提供**を行う必要がある。→ 速習 P11

問 8　　　　　　　　　　　　　　　　　　　　　正答　4

a ✕　医薬品の効果とリスクは、**用量と作用強度の関係**（用量 - 反応関係）に基づいて評価される。→ 速習 P12

b ○　医薬品は、効果の発現が検出されない「**無作用量**」から、**最小有効量**を経て「**治療量**」に至る。治療量上限を超えると、やがて効果よりも有害反応が強く発現する「**中毒量**」となり、「**最小致死量**」を経て、「**致死量**」に至る。→ 速習 P13

c ✕　ヒトを対象とした臨床試験の実施の基準には、国際的に Good Clinical Practice（GCP）が制定されている。これに準拠した手順で**安全な治療量を設定**することが新規医薬品の開発に関連する臨床試験（治験）の目標の一つである。→ 速習 P14

d ○　医薬品は、少量の投与でも**長期投与**されれば慢性的な**毒性**が発現する場合がある。→ 速習 P13

医薬品のリスク評価に関する以下の記述の正誤について、正しい組み合わせはどれか。

a 医薬品の効果とリスクは、用量と作用強度の関係（用量–反応関係）に基づいて評価される。

b 医薬品の製造販売後の調査及び試験の実施の基準として、Good Post-marketing Study Practice（GPSP）が制定されている。

c 少量の投与であれば医薬品を長期投与しても慢性的な毒性が発現することはない。

	a	b	c
1	正	正	誤
2	正	誤	誤
3	誤	正	正
4	誤	正	誤
5	正	正	正

医薬品のリスク評価に関する以下の記述の正誤について、正しい組み合わせはどれか。

a 動物実験により求められる50％致死量（LD_{50}）は、薬物の有効性の指標として用いられる。

b 医薬品については、食品と同等の安全性基準が要求されている。

c 医薬品の安全性に関する非臨床試験の基準には、Good Laboratory Practice（GLP）がある。

	a	b	c
1	正	正	誤
2	正	誤	誤
3	誤	誤	正
4	誤	正	誤
5	誤	正	正

問 9　　　　　　　　　　　　　　　　　　　　　　　　　正答　**1**

a ○ 医薬品の効果とリスクは、**用量**と**作用強度**の関係（**用量−反応関係**）に基づいて評価される。→ 速習 P12

b ○ 医薬品の**製造販売後**の調査及び試験の実施の基準として、Good Post-marketing Study Practice（GPSP）が制定されている。また、製造販売後安全管理の基準として、Good Vigilance Practice（GVP）が制定されている。→ 速習 P14

c ✕ 少量の医薬品の投与であっても、長期投与されれば**慢性的な毒性**が発現することもある。単回投与でも、治療量を超えた量であれば毒性が発現するおそれが高い。→ 速習 P13

問 10　　　　　　　　　　　　　　　　　　　　　　　　正答　**3**

a ✕ 50%致死量（LD_{50}）は、薬物の**毒性の指標**として用いられる。→ 速習 P13

b ✕ 医薬品については、食品などよりも**はるかに厳しい**安全性基準が要求されている。→ 速習 P14

c ○ 医薬品の**安全性**に関する**非臨床試験**の基準には、Good Laboratory Practice（GLP）がある。非臨床試験とは、動物を用いて薬効薬理作用、生体内での動態、有害な作用などを調べる試験のことである。→ 速習 P14

■リスク評価	ここを**押**さえよう！
GLP（Good Laboratory Practice） グッド ラボラトリー プラクティス	医薬品の**安全性**に関する非臨床試験の基準
GCP（Good Clinical Practice） グッド クリニカル プラクティス	ヒトを対象にした**臨床試験**の基準
GPSP（Good Post-marketing Study Practice） グッド ポスト マーケティング スタディ プラクティス	医薬品の**製造販売後**の調査及び試験の実施の基準
GVP（Good Vigilance Practice） グッド ヴィジランス プラクティス	医薬品の**製造販売後安全管理**の基準

「リスク評価」は出題頻度が高くなっています。実施の基準の名称と内容は、正確に区別できるようにしておきましょう。

医薬品等の相互作用に関する以下の記述の正誤について、正しい組み合わせはどれか。

a 複数の医薬品を併用した場合、又は保健機能食品や、いわゆる健康食品を含む特定の食品と一緒に摂取した場合に、医薬品の作用が増強したり、減弱したりすることを相互作用という。

b 医薬品の相互作用による副作用のリスクを減らすためには、緩和を図りたい症状に合った成分のみが配合された医薬品を選択することが望ましい。

c かぜ薬（総合感冒薬）と解熱鎮痛薬では、成分や作用が重複することは少ないため、通常、これらの薬効群に属する医薬品の併用は避ける必要はない。

	a	b	c
1	正	正	正
2	正	正	誤
3	誤	正	正
4	誤	誤	正
5	正	誤	正

健康食品に関する以下の記述の正誤について、正しい組み合わせはどれか。

a 栄養機能食品は、身体の生理機能などに影響を与える保健機能成分を含むものであるなどの表示が許可されている。

b 健康食品は、あくまで食品であり、医薬品とは法律上区別される。

c 機能性表示食品は、科学的根拠をもとに疾病に罹患していない者の健康維持及び増進に役立つ機能について国の審査を受け、許可されたものである。

	a	b	c
1	正	誤	正
2	正	正	誤
3	誤	正	誤
4	誤	正	正
5	誤	誤	誤

問11　　　　　　　　　　　　　　　　　　　　正答　2

a ○　複数の医薬品を**併用**した場合、又は保健機能食品や、いわゆる健康食品を含む特定の食品と**一緒に摂取**した場合に、医薬品の作用が**増強**したり、**減弱**したりすることを相互作用という。→ 速習 P19

b ○　医薬品の相互作用による**副作用**のリスクを減らすためには、緩和を図りたい症状が明確である場合には、その**症状に合った成分**のみが配合された医薬品を選択することが望ましい。→ 速習 P20

c ×　かぜ薬（総合感冒薬）と解熱鎮痛薬では、成分や作用が**重複すること**が多く、通常、これらの薬効群に属する医薬品の**併用**は避けることとされている。→ 速習 P19、20

問12　　　　　　　　　　　　　　　　　　　　正答　3

a ×　a は特定保健用食品の説明である。栄養機能食品は、身体の健全な成長や発達、健康維持に必要な栄養成分（ビタミン、ミネラルなど）の補給を目的としたもので、国が定めた**規格基準**に適合したものであれば、その**栄養成分の健康機能**を表示できる。→ 速習 P15

b ○　健康食品はあくまで食品であり、医薬品とは法律上区別される。その中でも**保健機能食品**（特定保健用食品、栄養機能食品、機能性表示食品）は、一定の基準のもと**健康増進の効果等**を表示することが許可された健康食品である。→ 速習 P14、15

c ×　機能性表示食品は、事業者の責任で科学的根拠をもとに疾病に罹患していない者の健康維持及び増進に役立つ機能を商品のパッケージに表示するものとして国に**届出**された商品である。国の個別の許可を受けたものではない。→ 速習 P15

健康食品に関する以下の記述の正誤について、正しい組み合わせはどれか。

a 栄養機能食品は、国が定めた規格基準に適合したものであれば、その栄養成分の健康機能を表示できる。

b 機能性表示食品は、疾病に罹患している者の健康維持及び増進に役立つ機能を商品のパッケージに表示するものとして国に届出された商品である。

c 健康食品は食品であるため、一般用医薬品の販売時にその摂取の有無について確認する必要はない。

	a	b	c
1	正	正	正
2	正	誤	誤
3	正	誤	正
4	誤	正	正
5	誤	誤	正

健康食品に関する以下の記述の正誤について、正しい組み合わせはどれか。

a 特定保健用食品は、特定の保健機能を示す有効性や安全性などに関する国の審査を受け、許可されたものである。

b 健康食品は、医薬品との相互作用で薬物治療の妨げになることもある。

c いわゆる健康食品の多くは、錠剤やカプセル等の医薬品に類似した形状で販売されており、誤った使用方法により健康被害を生じた例も報告されている。

	a	b	c
1	正	正	正
2	正	正	誤
3	誤	正	誤
4	誤	正	正
5	正	誤	正

問 13　　　　　　　　　　　　　　　　　　　　　　　　　　正答　2

a 　○　栄養機能食品は、国が定めた**規格基準**に適合したものであれば、その栄養成分の健康機能を表示できる。身体の健全な成長や発達、健康維持に必要な栄養成分（**ビタミン**、**ミネラル**など）の**補給**を目的としている。→ 速習 P15

b 　×　機能性表示食品は、疾病に**罹患していない**者の健康維持及び増進に役立つ機能を商品のパッケージに表示するものとして国に**届出**された商品である。→ 速習 P15

c 　×　健康食品は、誤った使用方法や個々の体質により**健康被害**を生じた例も報告されている。また、医薬品との**相互作用**で薬物治療の妨げになることもある。一般用医薬品の販売時に健康食品の**摂取の有無**について**確認**することは重要である。→ 速習 P15

問 14　　　　　　　　　　　　　　　　　　　　　　　　　　正答　1

a 　○　特定保健用食品は、**特定の保健機能**を示す有効性や安全性などに関する**国の審査**を受け、**許可**されたものである。また、身体の生理機能などに影響を与える保健機能成分を含むものである。→ 速習 P15

b 　○　健康食品は、医薬品との相互作用で**薬物治療の妨げ**になることもある。誤った使用方法や個々の体質により**健康被害**を生じた例も報告されている。→ 速習 P15

c 　○　いわゆる健康食品の多くは、錠剤やカプセル等の医薬品と類似した形状で販売されており、**誤った使用方法**により**健康被害**を生じた例も報告されている。→ 速習 P15

■ 保健機能食品　　　　　　　　　　　ここを**押**さえよう！

保健機能食品	特定保健用食品	国の審査を受け、許可が必要
	栄養機能食品	国が定めた**規格基準**に適合したもの（許可は不要）
	機能性表示食品	国への届出が必要

セルフメディケーション等に関する以下の記述について、正しいものの組み合わせはどれか。

a 急速に少子高齢化が進む中、持続可能な医療制度の構築に向け、医療費の増加やその国民負担の増大を解決し、健康寿命を短縮することが日本の大きな課題である。

b 地域住民の健康相談を受け、一般用医薬品の販売や必要な時は医療機関の受診を勧める業務は、セルフメディケーションの推進に欠かせない業務である。

c 適切な健康管理の下で医療用医薬品からの代替を進める観点から、スイッチ OTC 医薬品の購入対価についてセルフメディケーション税制が導入された。

d セルフメディケーション税制の対象となる一般用医薬品は、スイッチ OTC 医薬品のみである。

1（a、b）　**2**（a、c）　**3**（a、d）　**4**（b、c）　**5**（b、d）

セルフメディケーション等に関する以下の記述の正誤について、正しい組み合わせはどれか。

a 世界保健機関（WHO）によれば、セルフメディケーションとは、「自分自身の健康に責任を持ち、軽度な身体の不調は自分で手当てすること」とされている。

b 登録販売者は、薬剤師や医師、看護師など地域医療を支える医療スタッフあるいは行政などとも連携をとって、地域住民の健康維持・増進、生活の質（QOL）の改善・向上などに携わることが望まれる。

c 医薬品の販売等に従事する専門家は、地域包括ケアシステムの中でも重要な情報提供者であり、薬物療法の指導者となることを常に意識して活動することが求められる。

	a	b	c
1	誤	誤	正
2	誤	正	誤
3	正	正	誤
4	正	正	正
5	正	誤	誤

問 15　　　　　　　　　　　　　　　　　　　　　　　　　　正答　4

a ✕　健康寿命を**伸ばす**ことが日本の大きな課題であり、セルフメディケーションの推進は、その課題を解決する重要な活動の一つである。→**速習** P15

b ◯　地域住民の**健康相談**を受け、一般用医薬品の販売や必要な時は**医療機関の受診**を勧める業務は、セルフメディケーションの推進に欠かせない。登録販売者はその的確な推進のために、一般用医薬品等に関する**正確で最新の知識**を常に修得するよう心がけることが求められる。→**速習** P15、16

c ◯　セルフメディケーション税制では、**スイッチOTC医薬品**の購入対価の一定の金額をその年分の**総所得金額**等から控除することができる。→**速習** P16

d ✕　令和4年1月の見直しにより、スイッチOTC医薬品以外にも腰痛や肩こり、風邪やアレルギーの諸症状に対応する**一般用医薬品**がセルフメディケーション税制の対象となっている。→**速習** P16

問 16　　　　　　　　　　　　　　　　　　　　　　　　　　正答　4

a ◯　世界保健機関（WHO）によれば、セルフメディケーションとは、「自分自身の健康に責任を持ち、**軽度**な身体の不調は**自分**で手当てすること」とされている。→**速習** P15

b ◯　セルフメディケーションを的確に推進するためにも、登録販売者は、一般用医薬品等に関する正確で最新の知識を常に修得するよう心がけるとともに、薬剤師や医師、看護師など**地域医療を支える医療スタッフ**あるいは**行政**などとも連携をとって、地域住民の健康維持・増進、**生活の質（QOL）**の改善・向上などに携わることが望まれる。→**速習** P15、16

c ◯　医薬品の販売等に従事する専門家は、**地域包括ケアシステム**（自分、家族、近隣住民、専門家、行政など全ての人たちで協力して個々の住民の健康を維持・増進していく医療等の体制のこと）の中でも重要な情報提供者であり、**薬物療法**の指導者となることを常に意識して活動することが求められる。→**速習** P16

問 17 頻

医薬品の副作用に関する以下の記述について、（　）の中に入れるべき字句の正しい組み合わせはどれか。

　世界保健機関（WHO）の定義によれば、医薬品の副作用とは、「疾病の予防、（**a**）、治療のため、又は身体の機能を（**b**）ために、人に通常用いられる量で発現する医薬品の有害かつ（**c**）反応」とされている。

	a	b	c
1	診断	正常化する	重篤な
2	検査	向上させる	重篤な
3	診断	向上させる	意図しない
4	検査	正常化する	意図しない
5	診断	正常化する	意図しない

問 18 必

医薬品の副作用に関する以下の記述の正誤について、正しい組み合わせはどれか。

a 副作用は、眠気等の比較的よく見られるものから、日常生活に支障を来す程度の健康被害を生じる重大なものまで様々であるが、どのような副作用であれ、起きないことが望ましい。

b 医薬品は、十分注意して適正に使用すれば、副作用が生じることはない。

c 一般用医薬品は、通常、その使用を中断することによる不利益よりも、重大な副作用を回避することが優先される。

d 医薬品の副作用は、薬理作用によるものと、アレルギー（過敏反応）によるものに大別される。

	a	b	c	d
1	正	正	正	誤
2	正	正	誤	誤
3	誤	正	正	正
4	誤	誤	正	誤
5	正	誤	正	正

問 17　　　　　　　　　　　　　　　　　　　　　正答　5

世界保健機関（WHO）の定義によれば、医薬品の副作用とは、「疾病の予防、（ **a　診断** ）、治療のため、又は身体の機能を（ **b　正常化する** ）ために、人に通常用いられる量で発現する医薬品の有害 かつ（ **c　意図しない** ）反応」とされている。
→ 速習 P16

「副作用の定義」はよく出題されます。
特に、WHO の定義はスラスラと言える
ように完璧に暗記しておきましょう。

問 18　　　　　　　　　　　　　　　　　　　　　正答　5

a　○　副作用は、**眠気や口渇**等の比較的よく見られるものから、**日常生活に支障を来す**程度の健康被害を生じる重大なものまで様々であるが、どのような副作用であれ、起きないことが望ましい。→ 速習 P16

b　×　医薬品は人体に及ぼす作用がすべて**解明されている**わけではないため、十分注意して適正に使用された場合であっても、**副作用が生じる**ことがある。→ 速習 P16

c　○　一般用医薬品は、通常、その使用を中断することによる**不利益**よりも、重大な**副作用を回避**することが優先される。副作用の兆候が現れたときには基本的に**使用を中止**することとされている。→ 速習 P17

d　○　医薬品の副作用は、発生原因の観点から、**薬理作用**によるものと、**アレルギー（過敏反応）**によるものに大別される。→ 速習 P16

アレルギー（過敏反応）に関する以下の記述の正誤について、正しい組み合わせはどれか。

a　アレルギーには遺伝的な要素はない。

b　免疫機構が過敏に反応して、体の各部位に生じる炎症等の反応をアレルギー症状という。

c　アレルギーは、一般的にあらゆる物質によって起こり得るものであるため、医薬品の薬理作用と関係なく起こり得る。

	a	b	c
1	正	正	正
2	正	正	誤
3	誤	正	正
4	正	誤	誤
5	誤	誤	正

免疫とアレルギー（過敏反応）に関する以下の記述の正誤について、正しい組み合わせはどれか。

a　医薬品でアレルギーを起こしたことがない人でも、病気等に対する抵抗力が低下している場合には、医薬品による思わぬアレルギーを生じることがある。

b　外用薬は、アレルギーを引き起こすことはない。

c　アレルギーは遺伝的な要素もあるため、普段は医薬品にアレルギーを起こしたことがない人でも、近い親族にアレルギー体質の人がいる場合には、注意が必要である。

d　アレルギーは、医薬品の薬理作用と関係して起こるため、薬理作用がない添加物がアレルギーを引き起こす原因物質（アレルゲン）となることはない。

	a	b	c	d
1	正	誤	正	正
2	正	正	誤	正
3	誤	正	正	正
4	正	誤	正	誤
5	誤	誤	正	誤

問 19　　　　　　　　　　　　　　　　　　　　　　　　正答　**3**

a　✕　アレルギーには**遺伝的な要素**があるため、近い親族に**アレルギー体質**の人がいる場合には、注意が必要である。→ 速習 P17

b　○　**免疫機構**が過敏に反応して、体の各部位に生じる炎症等の反応をアレルギー症状という。結膜炎症状、鼻炎症状、蕁麻疹や湿疹、かぶれ等の皮膚症状、血管性浮腫のようなやや広い範囲にわたる腫れ等が生じることが多い。→ 速習 P17

c　○　アレルギーは、一般的に**あらゆる物質**によって起こり得るものであるため、医薬品の**薬理作用**と関係なく起こり得る。→ 速習 P18

問 20　　　　　　　　　　　　　　　　　　　　　　　　正答　**4**

a　○　医薬品でアレルギーを起こしたことがない人でも、病気等に対する**抵抗力**が低下している場合には、医薬品による思わぬアレルギーを生じることがある。アレルギーにより体の各部位に生じる**炎症等**の反応を**アレルギー症状**という。→ 速習 P17

b　✕　内服薬だけでなく**外用薬**も、アレルギーを引き起こすことがある。→ 速習 P18

c　○　アレルギーは**遺伝的な要素**もあるため、普段は医薬品にアレルギーを起こしたことがない人でも、**近い親族**にアレルギー体質の人がいる場合には、注意が必要である。→ 速習 P17

d　✕　基本的に薬理作用がない添加物も、アレルギーを引き起こす原因物質（**アレルゲン**）となり得る。→ 速習 P18

■ **アレルギーが起こり得るケース**　ここを**押**さえよう！

● **あらゆる物質**によって起こり得る
● 医薬品の**薬理作用**とは関係なく起こり得る
● 内服薬だけでなく**外用薬**でも起こり得る
● 薬理作用がない**添加物**でも起こり得る

医薬品の副作用に関する以下の記述について、誤っているものはどれか。

1 複数の疾病を有する人の場合、ある疾病のために使用された医薬品の作用が、その疾病に対して薬効をもたらす一方、別の疾病に対しては症状を悪化させたり、治療を妨げたりすることもある。

2 副作用は、容易に異変を自覚できるものをいい、明確な自覚症状として現れないものは、副作用とは言わない。

3 医薬品を使用した場合には、期待される有益な反応（主作用）以外の反応が現れることがあるが、主作用以外の反応であっても、特段の不都合が生じないものであれば、通常、副作用として扱われることはない。

4 一般用医薬品では、副作用の兆候が現れたときには基本的に使用を中止することとされており、必要に応じて医師、薬剤師などに相談がなされるべきである。

医薬品の副作用に関する以下の記述について、正しいものの組み合わせはどれか。

a 副作用には日常生活に支障を来す程度の健康被害を生じる重大なものが含まれ、眠気や口渇等は含まれない。

b 医薬品は、十分注意して適正に使用した場合でも、副作用が生じることがある。

c 一般用医薬品の使用にあたっては、疾病に伴う症状の改善を優先し、副作用の兆候が現れても使用を継続することとされている。

d 医薬品を使用する人が副作用をその初期段階で認識することにより、副作用の種類に応じて速やかに適切に処置し、又は対応し、重篤化の回避が図られることが重要である。

1 （a、b） 2 （a、c） 3 （b、c） 4 （b、d） 5 （c、d）

問 21　　　　　　　　　　　　　　　　　　　　　　　　　　　　　正答　**2**

1　○　複数の疾病を有する人の場合、ある疾病のために使用された医薬品の作用が、その疾病に対して**薬効をもたらす**一方、別の疾病に対しては**症状を悪化**させたり、**治療を妨げ**たりすることもある。→ 速習 P17

2　×　副作用は、容易に異変を自覚できるものばかりでなく、血液や内臓機能への影響等のように、明確な**自覚症状として現れない**ものもある。→ 速習 P16

3　○　医薬品を使用した場合には、期待される有益な反応（主作用）以外の反応が現れることがあるが、主作用以外の反応であっても、特段の**不都合が生じないもの**であれば、通常、副作用として扱われることはない。→ 速習 P17

4　○　一般用医薬品では、**副作用の兆候**が現れたときには基本的に**使用を中止**することとされており、必要に応じて医師、薬剤師などに**相談**がなされるべきである。使用を中断することによる不利益よりも、**重大な副作用を回避**することが優先される。→ 速習 P17

問 22　　　　　　　　　　　　　　　　　　　　　　　　　　　　　正答　**4**

a　×　副作用は、眠気や口渇等の**比較的よく見られるもの**から、日常生活に支障を来す程度の**健康被害を生じる**重大なものまで様々である。→ 速習 P16

b　○　医薬品が人体に及ぼす作用は、すべてが解明されているわけではないため、十分注意して適正に使用した場合でも、**副作用が生じる**ことがある。→ 速習 P16

c　×　一般用医薬品は、通常、その使用を中断することによる**不利益**よりも、重大な副作用を**回避すること**が優先される。→ 速習 P17

d　○　医薬品を使用する人が副作用をその**初期段階**で認識することにより、副作用の種類に応じて速やかに適切に処置し、又は対応し、**重篤化の回避**が図られることが重要である。→ 速習 P17

「特段の不都合が生じないものであれば、通常、副作用として扱われない」は、ポイントです。しっかり覚えましょう。

アレルギー（過敏反応）に関する以下の記述の正誤について、正しい組み合わせはどれか。

a 内服薬だけでなく外用薬等でも引き起こされることがある。

b 医薬品の有効成分だけでなく、基本的に薬理作用がない添加物も、アレルギーを引き起こす原因物質（アレルゲン）となり得る。

c 医薬品によるアレルギーを起こしたことがない人は、病気等に対する抵抗力が低下している状態でも、アレルギーを生じることはない。

	a	b	c
1	正	正	正
2	正	正	誤
3	誤	正	正
4	正	誤	誤

アレルギー（過敏反応）に関する以下の記述の正誤について、正しい組み合わせはどれか。

a 黄色4号、カゼインは、アレルゲンにはならないことが知られている。

b アレルギーは、免疫機構が過敏に反応し、過剰に組織に刺激を与えることにより引き起こされる好ましくない症状であり、アレルギーによって引き起こされた炎症は、それ自体が過度に苦痛を与えることになる。

c 医薬品でアレルギーを起こしたことがある人は、その原因となった医薬品を避ける必要がある。

	a	b	c
1	正	正	正
2	誤	正	誤
3	誤	正	正
4	正	誤	誤

問 23　　　　　　　　　　　　　　　　　　　　　　　　**正答　2**

a　○　アレルギーは、内服薬だけでなく**外用薬等**でも引き起こされることがある。
　　　　→ 速習 P18

b　○　アレルギーは、一般的に**あらゆる物質**によって起こり得るものであり、医
　　　　薬品の有効成分だけでなく、基本的に薬理作用がない**添加物**も、アレルギー
　　　　を引き起こす**原因物質（アレルゲン）**となり得る。→ 速習 P18

c　×　普段は医薬品にアレルギーを起こしたことがない人でも、病気等に対する
　　　　抵抗力が低下している状態などの場合には、医薬品がアレルゲンになるこ
　　　　とがあり、思わぬアレルギーを生じることがある。→ 速習 P17

問 24　　　　　　　　　　　　　　　　　　　　　　　　**正答　3**

a　×　黄色４号（タートラジン）、カゼイン等の製剤化に際して使われる添加物も、
　　　　アレルゲンとなり得ることが知られている。→ 速習 P18

b　○　通常の免疫反応の場合は、人体にとって有害なものを**体内**から**排除**するた
　　　　めの必要な過程であるが、アレルギーにおいては、過剰に**組織**に刺激を与
　　　　える場合も多く、引き起こされた炎症自体が過度に**苦痛**を与えることにな
　　　　る。→ 速習 P16、17

c　○　医薬品でアレルギーを起こしたことがある人は、その原因となった医薬品
　　　　を**避ける**必要がある。→ 速習 P17

第１章の「副作用」「アレルギー」の問題は頻出なので、
やや多めに掲載しています。言葉を入れ替えたり、文末
を代えたりするなど、同じ内容でも少しずつ違う問い方
をする問題が出題されるので、どんな問われ方をしても
しっかり正答できるよう、知識を定着しておきましょう。

医薬品の副作用に関する以下の記述の正誤について、正しい組み合わせはどれか。

a 複数の疾病を有する人の場合、ある疾病のために使用された医薬品が、別の疾病に対して症状を悪化させたり、治療を妨げたりすることはない。

b 副作用は明確な自覚症状として現れないこともあるので、医薬品を継続して使用する場合には、特段の異常が感じられなくても医療機関を受診するよう、医薬品の販売等に従事する専門家から購入者等に促していくことも重要である。

c 医療機関等で交付された医療用医薬品の場合は、一般の生活者が自己判断で中止すると、副作用による不都合よりも重大な治療上の問題を生じることがあるため、診療を行った医師等に確認する必要がある。

d 医薬品の副作用は、発生原因の観点からは薬理作用によるものに限られる。

	a	b	c	d
1	正	正	誤	正
2	誤	誤	正	正
3	誤	正	正	誤
4	誤	正	正	正
5	正	誤	誤	誤

医薬品の不適正な使用に関する以下の記述の正誤について、正しい組み合わせはどれか。

a 小児への使用を避けるべき医薬品であっても、大人の用量の半分以下であれば、服用させても副作用につながる危険性は低い。

b 一般用医薬品は、乱用を繰り返しても、臓器障害は生じない。

c 医薬品の不適正な使用は、概ね、使用する人の誤解や認識不足に起因するものと、医薬品を本来の目的以外の意図で使用するものに大別される。

	a	b	c
1	正	正	誤
2	正	誤	誤
3	誤	誤	正
4	誤	正	誤
5	正	誤	正

問 25　　　　　　　　　　　　　　　　　　　　　　　　　正答　3

a ×　複数の疾病を有する人の場合、ある疾病のために使用された医薬品の作用が、その疾病に対して薬効をもたらす一方、**別の疾病**に対しては**症状を悪化**させたり、**治療を妨げ**たりすることもある。→ 速習 P17

b ○　医薬品を**継続して**使用する場合には、特段の異常が感じられなくても**医療機関を受診**するよう、医薬品の販売等に従事する専門家から購入者等に促していくことも重要である。副作用は、容易に異変を自覚できるものばかりでなく、血液や内臓機能への影響等のように、**明確な自覚症状**として現れないこともある。→ 速習 P16

c ○　医療機関等で交付された**医療用医薬品**の場合は、一般の生活者が**自己判断**で中止すると、副作用による不都合よりも重大な治療上の問題を生じることがあるため、診療を行った医師等に確認する必要がある。→ 速習 P17

d ×　副作用は発生原因の観点から、**薬理作用**によるものと、**アレルギー**（過敏反応）に大別することができる。→ 速習 P16

問 26　　　　　　　　　　　　　　　　　　　　　　　　　正答　3

a ×　小児への使用を避けるべき医薬品を、「大人の用量の半分以下にして飲ませればよい」として服用させるなど、**安易に使用**する場合には、特に副作用につながる**危険性が高い**。→ 速習 P18

b ×　乱用の繰り返しによって**慢性的な臓器障害**等を生じるおそれもある。→ 速習 P18

c ○　医薬品の不適正な使用は、概ね、使用する人の**誤解**や**認識不足**に起因するもの（選択された医薬品が適切ではなく、症状が改善しないまま使用し続ける場合など）と、医薬品を**本来の目的以外の意図**（乱用など）で使用するものに大別される。→ 速習 P18

医薬品の使用に関する以下の記述の正誤について、正しい組み合わせはどれか。

a 症状が一時的に緩和するならば、疾病の根本的な治療や生活習慣の改善等は行わず、漫然と一般用医薬品を使用し続けてもよいとされる。

b 医薬品は、その目的とする効果に対して副作用が生じる危険性が最小限となるよう、使用する量や使い方が定められている。

c 適正な使用がなされる限りは安全かつ有効な医薬品であっても、乱用された場合には薬物依存を生じることがある。

	a	b	c
1	誤	正	正
2	誤	誤	正
3	誤	正	誤
4	正	正	誤
5	正	誤	正

医薬品の不適正な使用と副作用に関する以下の記述の正誤について、正しい組み合わせはどれか。

a 使用量が指示通りであれば、便秘薬や解熱鎮痛薬といった一般用医薬品を長期にわたり常習することは特に問題はない。

b 一般用医薬品であっても、習慣性・依存性がある成分を含んでいるものが乱用された場合には薬物依存を生じることがある。

c 一般用医薬品の使用を漫然と続けていると、副作用を招く危険性が増加する。

	a	b	c
1	誤	正	正
2	誤	正	誤
3	正	正	誤
4	正	誤	正
5	正	誤	誤

問 27　　　　　　　　　　　　　　　　　　　正答　1

a ✕　症状の原因となっている疾病の根本的な治療や生活習慣の改善等がなされないまま、手軽に入手できる一般用医薬品を使用して症状を一時的に緩和するだけの対処を漫然（まんぜん）と続けているような場合には、いたずらに**副作用を**招く危険性が増すばかりでなく、適切な**治療の機会**を失うことにもつながりやすい。→ 速習 P18

b ◯　医薬品は、その目的とする効果に対して**副作用**が生じる危険性が**最小限**となるよう、使用する量や使い方が定められている。医薬品を本来の目的以外の意図で、定められた用量を意図的に超えて服用するなどの**乱用**がなされると、過量摂取による**急性中毒**等を生じる危険性が高くなる。→ 速習 P18

c ◯　一般用医薬品にも**習慣性・依存性**がある成分を含んでいるものがあり、適正な使用がなされる限りは安全かつ有効な医薬品であっても、**乱用**された場合には**薬物依存**を生じることがある。→ 速習 P18、19

問 28　　　　　　　　　　　　　　　　　　　正答　1

a ✕　便秘薬や解熱鎮痛薬などは、その時の不快な症状を抑えるための医薬品であり、使用量が指示通りであっても、長期連用すれば、**重篤な疾患の発見**が遅れたり、**肝臓**や**腎臓**（じんぞう）などの医薬品を代謝する器官を傷（いた）めたりする可能性がある。→ 速習 P18

b ◯　一般用医薬品であっても、**習慣性・依存性**がある成分を含んでいるものが**乱用**された場合には**薬物依存**を生じることがあり、一度、薬物依存が形成されると、そこから離脱することは容易ではない。→ 速習 P18、19

c ◯　症状が改善しないまま使用し続けている場合や、症状の原因となっている**疾病**や**生活習慣**の改善等がなされないまま、一般用医薬品の使用を**漫然と続けている**と、副作用を招く危険性が**増加**する。→ 速習 P18

医薬品の使用に関する以下の記述について、誤っているものはどれか。

1 「薬はよく効けばよい」「多く飲めば早く効く」等と短絡的に考えて、定められた用量を超える量を服用すると、副作用につながる危険性が高い。

2 医薬品は、定められた用量を意図的に超えて服用すると、過量摂取による急性中毒等を生じる危険性が高くなる。

3 医薬品の販売等に従事する専門家は、医薬品の適正な使用が図られるよう、購入者の理解力や医薬品を使用する状況等に即して説明するべきである。

4 一般用医薬品の場合、その使用を判断する主体が一般の生活者であることから、保健衛生上のリスクを伴うものではないものとして販売されている。

医薬品の不適正な使用と副作用に関する以下の記述の正誤について、正しい組み合わせはどれか。

a 小児への使用を避けるべき医薬品を「子供だから大人用のものを半分にして飲ませればよい」として服用させるなど、安易に医薬品を使用する場合には、副作用につながる危険性が高い。

b 薬物依存は、一度形成されても、そこから離脱することは容易である。

c 登録販売者等は、必要以上の大量購入や頻回購入などを試みる不審な者には慎重に対処し、状況によっては販売を差し控えるなどの対応をとることが望ましい。

	a	b	c
1	正	誤	正
2	正	誤	誤
3	誤	正	正
4	誤	誤	正
5	正	正	正

第①章　医薬品に共通する特性と基本的な知識

問 29　正答　4

1　○　「薬はよく効けばよい」「多く飲めば早く効く」等と安易に医薬品を使用すると、特に**副作用**につながる危険性が高い。医薬品は**適正な使用**がなされなければ、症状の悪化、副作用や事故等の好ましくない結果を招く危険性が高くなる。→ 速習 P18

2　○　医薬品は、定められた用量を意図的に超えて服用すると、**過量摂取**による**急性中毒**等を生じる危険性が高くなる。→ 速習 P18

3　○　医薬品の不適正な使用に起因する副作用の発生の防止を図るには、医薬品の販売等に従事する専門家は、**正しい情報**を適切に伝えていくことが重要となる。必要以上の大量購入を試みる不審な者には積極的に事情を尋ねるなどの対応が図られることが望ましい。→ 速習 P18

4　×　一般用医薬品も**保健衛生上のリスク**を伴うものであり、乱用など適正な使用がなされなければ、**症状の悪化**、**副作用**や**事故**等の好ましくない結果を招く危険性が高くなる。→ 速習 P18

問 30　正答　1

a　○　小児への使用を避けるべき医薬品を「子供だから**大人用**のものを**半分**にして飲ませればよい」として子供に服用させるなど、安易に医薬品を使用するような場合には、特に**副作用**につながる危険性が高い。→ 速習 P18

b　×　薬物依存は一度形成されると、そこから**離脱**することは**容易ではない**。→ 速習 P18、19

c　○　登録販売者等は、必要以上の**大量購入**や<ruby>頻回<rt>ひんかい</rt></ruby>購入などを試みる不審な者には慎重に対処し、状況によっては販売を**差し控える**などの対応をとることが望ましい。→ 速習 P18

「不適正な使用例」はどれも出題頻度が高いです。速習 18 ページの例は、しっかり覚えておきましょう。

医薬品の不適正な使用と副作用に関する以下の記述の正誤について、正しい組み合わせはどれか。

a　一般用医薬品の長期連用により精神的な依存が起こり、使用量が増え、購入するための経済的な負担が多くなる例も見られる。

b　一般用医薬品には、習慣性・依存性がある成分が含まれているものはない。

c　薬物依存とは、ある薬物の精神的な作用を体験するために、その薬物を連続的、あるいは周期的に摂取することへの強迫（欲求）を常に伴っている行動等によって特徴づけられる精神的・身体的な状態のことである。

	a	b	c
1	正	正	誤
2	正	誤	誤
3	誤	誤	正
4	誤	正	誤
5	正	誤	正

医薬品等の相互作用に関する以下の記述について、誤っているものはどれか。

1　複数の医薬品を併用した場合、医薬品の作用が増強することがあるが、減弱することはない。

2　相互作用には、医薬品が吸収、分布、代謝（物質が体内で化学的に変化すること）又は排泄される過程で起こるものと、医薬品が薬理作用をもたらす部位において起こるものがある。

3　相互作用を回避するには、ある医薬品を使用している期間やその前後を通じて、その医薬品との相互作用を生じるおそれのある医薬品や食品の摂取を控えなければならないのが通常である。

4　かぜ薬（総合感冒薬）と解熱鎮痛薬では、成分や作用が重複することが多く、通常、これらの薬効群に属する医薬品の併用は避けることとされている。

問31　　　　　　　　　　　　　　　　　　　　　　　正答　5

a ○ 便秘や頭痛などの不快な症状が続くために、一般用医薬品を**長期連用**することは、肝臓や腎臓を傷めるだけでなく、**精神的な依存**が起こり、使用量が増加することにより、購入するための**経済的な負担**が多くなる例も見られる。→ **速習** P18

b × 一般用医薬品にも習慣性・依存性がある成分を**含んでいるものがある。**→ **速習** P18

c ○ 薬物依存とは、ある薬物の**精神的な作用**を体験するために、その薬物を**連続的**、あるいは**周期的**に摂取することへの**強迫（欲求）**を常に伴っている行動等によって特徴づけられる**精神的・身体的**な状態のことである。→ **速習** P18、19

問32　　　　　　　　　　　　　　　　　　　　　　　正答　1

1 × 複数の医薬品を**併用**した場合、医薬品の作用が**増強**したり、**減弱**したりすることがある。作用が増強されると**副作用**が発生しやすくなり、減弱すれば十分な**効果**が得られない。→ **速習** P19

2 ○ 相互作用には、医薬品が**吸収**、**分布**、**代謝**（物質が体内で化学的に変化すること）又は排泄される過程で起こるものと、医薬品が**薬理作用**をもたらす部位において起こるものがある。→ **速習** P19

3 ○ 相互作用を回避するには、ある医薬品を使用している期間やその前後を通じて、その医薬品との**相互作用を生じる**おそれのある医薬品や食品の**摂取を控えなければならない**のが通常である。→ **速習** P19

4 ○ かぜ薬（総合感冒薬）と解熱鎮痛薬では、成分や作用が**重複**することが多く、他の医薬品と**併用**した場合に、作用が**強く出過ぎ**たり、**副作用を招く危険**性が増すことがあるため、通常、これらの薬効群に属する医薬品の**併用は避ける**こととされている。→ **速習** P19、20

医薬品と他の医薬品や食品との相互作用に関する以下の記述について、正しいものの組み合わせはどれか。

a　相互作用は、医薬品が吸収、分布、代謝又は排泄される過程においてのみ起こる。

b　酒類（アルコール）をよく摂取する者は、肝臓の代謝機能が高まっていることが多く、肝臓で代謝されるアセトアミノフェンを服用した場合、体内から医薬品が速く消失して十分な薬効が得られなくなることがある。

c　食品には、医薬品の成分と同じ物質が含まれているものがあり、この食品と医薬品を一緒に服用することにより過剰摂取となる場合がある。

d　外用薬や注射薬は、食品によって医薬品の作用や代謝に影響を受けることはない。

1（a、b）　2（a、c）　3（a、d）　4（b、c）　5（b、d）

医薬品と他の医薬品との相互作用に関する以下の記述の正誤について、正しい組み合わせはどれか。

a　代謝によって産生する物質（代謝産物）に薬効があるものの場合には、作用が強く出過ぎたり、逆に、代謝産物が人体に悪影響を及ぼす医薬品の場合は副作用が現れやすくなる。

b　食品と医薬品の相互作用は、しばしば「飲み合わせ」と表現され、食品と飲み薬が体内で相互作用を生じる場合が主に想定される。

c　複数の疾病を有する人では、疾病ごとにそれぞれ医薬品が使用される場合が多いため、医薬品同士の相互作用に関して特に注意が必要となる。

	a	b	c
1	正	正	正
2	正	正	誤
3	正	誤	正
4	誤	正	正
5	誤	誤	正

問 33　　　　　　　　　　　　　　　　　　　　　　　　正答　4

a　✕　**相互作用**には、医薬品が吸収、分布、代謝又は排泄される過程で起こるものだけではなく、医薬品が**薬理作用をもたらす部位**において起こるものもある。→ 速習 P19

b　〇　酒類（アルコール）は主として**肝臓**で代謝されるため、酒類をよく摂取する者では、肝臓の**代謝機能**が高まっていることが多い。その結果、肝臓で代謝される**アセトアミノフェン**を服用すると、通常よりも代謝されやすくなり、体内から医薬品が**速く消失**するため、十分な薬効が得られなくなることがある。→ 速習 P20

c　〇　食品と医薬品を一緒に服用することにより**過剰摂取**となるものの例として、**カフェイン**がある。例えば、総合感冒薬にカフェインが含まれている場合、カフェインを含むコーヒーと一緒に服用すると過剰摂取となる。→ 速習 P21

d　✕　飲み薬だけではなく、**外用薬や注射薬**であっても、食品によって医薬品の作用や代謝に影響を受ける可能性がある。→ 速習 P20

問 34　　　　　　　　　　　　　　　　　　　　　　　　正答　1

a　〇　代謝によって産生する物質（**代謝産物**）に薬効があるものの場合には、作用が強く出過ぎたり、逆に、代謝産物が人体に悪影響を及ぼす医薬品の場合は**副作用**が現れやすくなる。→ 速習 P20

b　〇　食品と医薬品の相互作用は、しばしば「**飲み合わせ**」と表現され、食品と飲み薬が体内で相互作用を生じる場合が主に想定される。→ 速習 P20

c　〇　複数の疾病を有する人では、疾病ごとにそれぞれ医薬品が使用される場合が多いため、**医薬品同士の相互作用**に関して特に注意が必要となる。一般用医薬品を併用しても問題ないかどうかについては、治療を行っている医師若しくは歯科医師、又は処方された医薬品を調剤する薬剤師に確認する必要がある。→ 速習 P20

医薬品とほかの医薬品や食品との相互作用に関する以下の記述について、正しい組み合わせはどれか。

a 酒類（アルコール）をよく摂取する者では、肝臓の代謝機能が低下していることが多いため、医薬品の代謝に影響を与えることがある。

b カフェインやビタミン A のように、食品中に医薬品の成分と同じ物質が存在するものがあるため、それらを含む食品と医薬品を一緒に服用することにより過剰摂取となる場合がある。

c 食品は、外用薬の作用や代謝に影響を与えることはない。

	a	b	c
1	正	正	誤
2	正	誤	誤
3	誤	正	誤
4	誤	正	正
5	誤	誤	正

医薬品の相互作用に関する以下の記述について、誤っているものはどれか。

1 複数の疾病を有する人では、疾病ごとにそれぞれ医薬品が使用されるので、医薬品同士の相互作用に関しては特に注意する必要がある。

2 相互作用による副作用のリスクを減らすには、緩和を図りたい症状に合った成分のみが配合された医薬品が選択されることが望ましく、例えば、かぜを引いて熱を下げたいときには、総合感冒薬（かぜ薬）ではなく、解熱鎮痛薬を選択する。

3 医療機関で治療を受けている人が一般用医薬品を使用しても問題がないかどうかについては、医療機関に任せるもので、販売等に従事する専門家からの働きかけは必要がない。

4 一般用医薬品は、一つの医薬品の中に作用の異なる複数の成分を組み合わせて含んでいることが多く、ほかの医薬品と併用した場合、同様な作用を持つ成分が重複することがあり、作用が強く出過ぎたり、副作用を招く危険性が増すことがある。

問 35　　　　　　　　　　　　　　　　　　　　　正答　3

a　✕　酒類（アルコール）をよく摂取する者は、肝臓の代謝機能が**高まっている**ことが多いため、医薬品の代謝に影響を与えることがある。→ 速習 P20

b　○　**カフェイン**や**ビタミン A** のように、食品中に**医薬品の成分と同じ物質**が存在するものがあるため、それらを含む食品と医薬品を一緒に服用することにより**過剰摂取**となる場合がある。→ 速習 P21

c　✕　外用薬や注射薬でも、食品によって医薬品の作用や代謝に**影響を受ける**可能性がある。→ 速習 P20

問 36　　　　　　　　　　　　　　　　　　　　　正答　3

1　○　複数の疾病を有する人では、疾病ごとにそれぞれ医薬品が使用される場合が多く、医薬品同士の相互作用に関しては**特に注意が必要**である。→ 速習 P20

2　○　相互作用による副作用のリスクを減らすには、緩和を図りたい**症状に合った成分**のみが配合された医薬品が選択されることが望ましく、例えば、かぜを引いて**熱を下げたい**ときには、総合感冒薬（かぜ薬）ではなく、**解熱鎮痛薬**を選択する。→ 速習 P20

3　✕　医療機関で治療を受けている人が一般用医薬品を使用する場合には、一般用医薬品の販売等に従事する専門家においては、購入者等に対し、診療を行った医師若しくは歯科医師、又は調剤した薬剤師に**相談**するよう**説明がなされる**べきである。→ 速習 P20

4　○　一般用医薬品は、一つの医薬品の中に作用の異なる**複数の成分を組み合わせ**て含んでいることが多く、ほかの医薬品と併用した場合、同様な作用を持つ成分が**重複する**ことがあり、作用が**強く出過ぎ**たり、**副作用を招く危険性**が増すことがある。→ 速習 P19

相互作用には、医薬品の作用が増強するものばかりではなく、**減弱**するものもあることに注意しましょう。

相互作用に関する以下の記述について、正しいものの組み合わせはどれか。

a 相互作用による副作用のリスクを減らす観点からは、総合感冒薬のように一つの医薬品で様々な症状に対応できるものを選ぶことが望ましい。

b 相互作用を回避するには、通常、ある医薬品を使用している期間に限ってその医薬品との相互作用を生じるおそれのある医薬品や食品の摂取を控えればよい。

c ハーブ等として流通している食品が、医薬品の効き目や副作用を増強させることがある。

d カフェインを含む総合感冒薬とコーヒーを一緒に摂取することによって、カフェインの過剰摂取となることがある。

1（a、b）　**2**（a、c）　**3**（b、c）　**4**（b、d）　**5**（c、d）

酒類（アルコール）と医薬品の相互作用に関する以下の記述について、（　）の中に入れるべき字句の正しい組み合わせはどれか。

　酒類（アルコール）は、医薬品の吸収や代謝に影響を与えることがある。アルコールは主として（ **a** ）で代謝されるため、酒類（アルコール）をよく摂取する者では、その代謝機能が（ **b** ）ことが多い。その結果、（ **a** ）で代謝されるアセトアミノフェンは、通常よりも代謝（ **c** ）なり、体内からの消失が（ **d** ）なるため、十分な薬効が得られなくなることがある。

	a	b	c	d
1	腎臓	高まっている	されやすく	速く
2	腎臓	低下している	されにくく	遅く
3	肝臓	高まっている	されにくく	速く
4	肝臓	高まっている	されやすく	速く
5	肝臓	低下している	されやすく	遅く

問 37　正答 5

a ✕ 相互作用による副作用の**リスクを減らす**観点から、緩和を図りたい症状が明確である場合には、なるべくその**症状に合った成分**のみが配合された医薬品が選択されることが望ましい。→ 速習 P20

b ✕ 相互作用を回避するには、通常、ある医薬品を**使用している**期間やその**前後**を通じて、その医薬品との**相互作用を生じる**おそれのある医薬品や食品の**摂取**を控えなければならない。→ 速習 P19

c ○ ハーブ等として流通している食品が、医薬品の**効き目**や**副作用**を増強させることがある。生薬成分等については、**医薬品的な効能効果**が標榜又は暗示されていなければ、食品（ハーブ等）として流通可能なものもある。→ 速習 P21

d ○ カフェインを含む**総合感冒薬**とコーヒーを一緒に摂取することによって、カフェインの**過剰摂取**となることがある。→ 速習 P21

問 38　正答 4

　酒類（アルコール）は、医薬品の吸収や代謝に影響を与えることがある。アルコールは主として（ **a　肝臓** ）で代謝されるため、酒類（アルコール）をよく摂取する者では、その代謝機能が（ **b　高まっている** ）ことが多い。その結果、（ **a　肝臓** ）で代謝されるアセトアミノフェンは、通常よりも代謝（ **c　されやすく** ）なり、体内からの消失が（ **d　速く** ）なるため、十分な薬効が得られなくなることがある。

　食品と医薬品の相互作用は、しばしば「**飲み合わせ**」と表現され、食品と飲み薬が体内で**相互作用を生じる**場合が主に想定される。→ 速習 P20

問 39

食品との「飲み合わせ」に関する以下の記述について、（　）の中に入れるべき字句の正しい組み合わせはどれか。

　カフェインやビタミンA等のように、食品中に医薬品の成分と同じ物質が存在するために、それらを含む医薬品と食品を一緒に服用すると（ **a** ）となるものもある。また、生薬成分等については、医薬品的な効能効果が標榜又は（ **b** ）されていなければ、食品（ハーブ等）として流通可能なものもあり、そうした食品を合わせて摂取すると、生薬成分が配合された医薬品の効き目や副作用を（ **c** ）させることがある。

	a	b	c
1	効果減少	暗示	増強
2	効果減少	明記	減弱
3	過剰摂取	明記	減弱
4	過剰摂取	暗示	増強
5	過剰摂取	暗示	減弱

問 40 頻

小児の医薬品の使用に関する以下の記述について、正しいものの組み合わせはどれか。

a 医薬品によっては、形状等が小児向けに作られていないため小児に対して使用しないことなどの注意を促している場合がある。

b 乳児向けの用法用量が設定されている一般用医薬品であっても、基本的には医師の診療を受けることが優先され、一般用医薬品による対処は最小限（夜間等、医師の診療を受けることが困難な場合）にとどめるのが望ましい。

c 家庭内の医薬品の保管場所については、いつでも取り出せるよう、小児が容易に手に取れる場所や、小児の目につく場所とすることが適切である。

d 「医療用医薬品の添付文書等の記載要領の留意事項」において、おおよその目安として、幼児は1歳以上5歳未満、小児は5歳以上12歳未満との年齢区分が用いられている。

1（a、b）　2（a、c）　3（b、c）　4（b、d）　5（c、d）

問39　　　　　　　　　　　　　　　　　　　　　　　　正答　4

　カフェインやビタミンA等のように、食品中に医薬品の成分と同じ物質が存在するために、それらを含む医薬品と食品を一緒に服用すると（ **a　過剰摂取** ）となるものもある。また、生薬成分等については、医薬品的な効能効果が標榜又は（ **b　暗示** ）されていなければ、食品（ハーブ等）として流通可能なものもあり、そうした食品を合わせて摂取すると、生薬成分が配合された医薬品の効き目や副作用を（ **c　増強** ）させることがある。→ 速習 P21

問40　　　　　　　　　　　　　　　　　　　　　　　　正答　1

a ○　医薬品によっては、**形状等**が小児向けに作られていないため**小児に対して使用しない**ことなどの注意を促している場合がある。例えば、5歳未満の幼児に使用される**錠剤**や**カプセル剤**などの医薬品では、服用時に**喉につかえやすい**ので注意するよう添付文書に記載されている。→ 速習 P23

b ○　乳児向けの用法用量が設定されている一般用医薬品であっても、基本的には**医師の診療を受ける**ことが優先され、一般用医薬品による対処は**最小限**（夜間等、医師の診療を受けることが困難な場合）にとどめるのが望ましい。→ 速習 P23

c ×　小児の誤飲・誤用事故を未然に防止するために、家庭内では、小児が容易に**手に取れる**場所や、小児の**目につく**場所に医薬品を置かないようにすることが重要である。→ 速習 P23

d ×　新生児は「生後**4週未満**」、乳児は「生後4週以上、1歳未満」、幼児は「1歳以上、7歳未満」、小児は「7歳以上、15歳未満」との年齢区分が用いられている。→ 速習 P22

■新生児、乳児、幼児、小児の年齢区分　ここを**押**さえよう！

新生児	生後4週未満
乳児	生後4週以上、1歳未満
幼児	1歳以上、7歳未満
小児	7歳以上、15歳未満

（ただし、一般的に15歳未満を小児とすることがある）

小児等への医薬品の使用に関する以下の記述について、誤っているものはどれか。

1　錠剤、カプセル剤等は小児等にそのまま飲み下させることが難しいことが多い。

2　「医療用医薬品の添付文書等の記載要領の留意事項」において、おおよその目安として、新生児は生後4週未満、乳児は生後4週以上、1歳未満との年齢区分が用いられている。

3　小児は、血液脳関門が未発達であるため、中枢神経系に影響を与える医薬品で副作用を起こしやすい。

4　小児は、大人と比べて身体の大きさに対して腸が短く、服用した医薬品の吸収率は相対的に低い。

小児等への医薬品の使用に関する以下の記述について、正しい組み合わせはどれか。

a　医薬品の販売に従事する専門家においては、保護者に対して、成人用の医薬品の量を減らして小児へ与えるような安易な使用は避け、必ず年齢に応じた用法用量が定められているものを使用するよう説明がなされることも重要となる。

b　小児は肝臓や腎臓の機能が未発達であるため、医薬品成分の代謝・排泄に時間がかかり、作用が弱くなってしまうことがある。

c　乳児は、医薬品の影響を受けやすく、また、状態が急変しやすく、一般用医薬品の使用の適否が見極めにくいため、基本的には医師の診察を受けることが優先される。

	a	b	c
1	正	正	誤
2	正	正	正
3	正	誤	正
4	誤	誤	正
5	誤	正	正

問 41　　　　　　　　　　　　　　　　　　　　　　　　　　　正答　**4**

1　○　5歳未満の幼児に使用される錠剤やカプセル剤などの医薬品では、服用時に**喉につかえやすい**ので注意するよう**添付文書**に記載されている。医薬品が喉につかえると、大事に至らなくても咳き込んで吐き出し苦しむことになり、その体験から乳幼児に医薬品の服用に対する拒否意識を生じさせることがある。→ **速習** P23

2　○　「医療用医薬品の添付文書等の記載要領の留意事項」において、おおよその目安として、新生児は「生後4週未満」、乳児は「生後4週以上、1歳未満」、幼児は「1歳以上、7歳未満」、小児は「7歳以上、15歳未満」との年齢区分が用いられている。→ **速習** P22

3　○　小児は、**血液脳関門**(けつえきのうかんもん)が未発達であるため、循環血液中に移行した医薬品の成分が脳に達しやすく、**中枢神経系**(ちゅうすう)に影響を与える医薬品で副作用を起こしやすい。→ **速習** P22

4　×　**小児**は、大人と比べて身体の大きさに対して腸が**長く**、服用した医薬品の吸収率は相対的に**高い**。→ **速習** P22

問 42　　　　　　　　　　　　　　　　　　　　　　　　　　　正答　**3**

a　○　医薬品の販売に従事する専門家においては、保護者に対して、**成人用の医薬品の量を減らして**小児へ与えるような**安易な使用**は避け、必ず年齢に応じた用法用量が定められているものを使用するよう説明がなされることも重要となる。→ **速習** P23

b　×　小児は肝臓や腎臓の機能が**未発達**であるため、医薬品の成分の代謝・排泄に時間がかかり、作用が**強く出過ぎ**たり、**副作用**がより強く出ることがある。→ **速習** P22

c　○　乳児は医薬品の影響を受けやすく、また、状態が**急変**しやすく、一般用医薬品の使用の適否が見極めにくいため、基本的には医師の診察を受けることが優先される。→ **速習** P23

小児等の医薬品の使用に関する以下の記述について、正しいものの組み合わせはどれか。

a 乳幼児が医薬品を使用した場合、何か変わった兆候が現れたときには早めに医療機関に連れて行く。

b 一般用医薬品で、乳児向けの用法用量が設定されていれば、特に医師の診療を受ける前に使用してもよい。

c 乳幼児が誤って薬を大量に飲み込んだ場合は、吐かせるための応急処置をすぐに行う。

d 小児は、大人に比べて身体の大きさに対して腸が長く、服用した医薬品の吸収率が相対的に高い。

1（a、b）**2**（a、c）**3**（a、d）**4**（b、c）**5**（b、d）

高齢者への医薬品の使用に関する以下の記述の正誤について、正しい組み合わせはどれか。

a 「医療用医薬品の添付文書等の記載要領の留意事項」は、おおよその目安として65歳以上を「高齢者」としている。

b 高齢者の生理機能の衰えの度合いは個人差が大きく、年齢のみから一概にどの程度リスクが増大しているかを判断することは難しい。

c 医薬品の飲み忘れを起こしやすい傾向があり、家族の理解や協力も含めた配慮が重要となることがある。

d 持病（基礎疾患）を抱えていることが多く、一般用医薬品の使用によって基礎疾患の治療の妨げとなる場合がある。

	a	b	c	d
1	正	正	誤	正
2	正	正	誤	誤
3	誤	正	正	正
4	誤	正	誤	正
5	正	正	正	正

問 43　　　　　　　　　　　　　　　　　　　　　　正答　**3**

a　○　乳幼児が医薬品を使用した場合、保護者等が乳幼児の状態をよく観察
し、何か変わった兆候が現れたときには、早めに**医療機関**に連れて行く。
→ 速習 P23

b　×　一般用医薬品であり、乳児向けの用量用法が設定されている場合でも、乳
児は医薬品の影響を受けやすく、**状態が急変**することもあり、基本的には
医師の診療を優先する。→ 速習 P23

c　×　乳幼児が大量に薬を飲み込んだ場合は、想定しがたい事態につながるおそ
れがあり、応急処置などについては、**関係機関の専門家**に相談する。なお、
小児の誤飲・誤用事故を未然に防止するためには、家庭内において、小児
が容易に**手に取れる**場所や、小児の**目につく**場所に医薬品を置かないよう
にすることが重要である。→ 速習 P23

d　○　小児は、大人に比べて身体の大きさに対して腸が**長く**、服用した医薬品の
吸収率が相対的に**高い**。→ 速習 P22

問 44　　　　　　　　　　　　　　　　　　　　　　正答　**5**

a　○　「医療用医薬品の添付文書等の記載要領の留意事項」は、おおよその目安
として **65 歳以上**を「高齢者」としている。→ 速習 P23

b　○　高齢者の**生理機能の衰え**の度合いは**個人差**が大きく、年齢のみから一概に
どの程度リスクが増大しているかを判断することは難しい。一般用医薬品
の販売等に際しては、その医薬品を使用する高齢者の**個々の状況**に即して、
適切に**情報提供**や**相談対応**をすることが重要である。→ 速習 P23

c　○　高齢者は、医薬品の**取り違え**や**飲み忘れ**を起こしやすい傾向があり、家族
や周囲の人（介護関係者等）の理解や協力も含めた配慮が重要となること
がある。→ 速習 P23

d　○　高齢者は、**持病（基礎疾患）**を抱えていることが多く、一般用医薬品の使
用によって基礎疾患の症状が悪化したり、**治療の妨げ**となる場合がある。
→ 速習 P23

高齢者への医薬品の使用に関する以下の記述について、正しいものの組み合わせはどれか。

a 「医療用医薬品の添付文書等の記載要領の留意事項」では、「高齢者」という場合には、おおよその目安として 70 歳以上を指す。

b 医薬品の副作用で口渇を生じることがあり、誤嚥を誘発しやすくなるので注意が必要である。

c 高齢者は、喉の筋肉が衰えて飲食物を飲み込む力が弱まっている（嚥下障害）場合があり、内服薬を服用する際に喉に詰まらせやすい。

d 高齢者は、肝臓や腎臓の機能が低下していることがあり、その場合には一般に医薬品の作用が弱く現れやすい。

1（a、b） **2**（a、c） **3**（a、d） **4**（b、c） **5**（b、d）

高齢者への医薬品の使用に関する以下の記述の正誤について、正しい組み合わせはどれか。

a 一般に高齢者は生理機能が衰えつつあり、心臓の機能が低下することが多く、医薬品の作用が現れにくい。

b 高齢者が内服薬を使用する際に、喉に詰まらせたりすることがあるが、医薬品の副作用によるものである。

c 高齢者が一般用医薬品を使用したからといって、持病（基礎疾患）まで悪化したりすることはない。

d 高齢者では、細かい文字が見えづらく、添付文書や製品表示の記載を読み取れなかったりすることがあり、周囲の人の配慮が必要となる。

	a	b	c	d
1	正	正	誤	正
2	正	正	誤	誤
3	誤	正	正	誤
4	誤	正	誤	正
5	誤	誤	誤	正

問 **45** 　　　　　　　　　　　　　　　　　　　　　正答　**4**

a ✕ 「医療用医薬品の添付文書等の記載要領の留意事項」では、「高齢者」という場合には、おおよその目安として「**65 歳以上**」としている。→ 速習 P23

b 〇 医薬品の副作用で**口渇**を生じることがあり、**誤嚥**（食べ物等が誤って気管に入り込むこと）を誘発しやすくなるので注意が必要である。→ 速習 P23

c 〇 高齢者は、**喉の筋肉**が衰えて飲食物を**飲み込む力**が弱まっている（嚥下障害）場合があり、内服薬を服用する際に**喉に詰まらせやすい**。→ 速習 P23

d ✕ 肝臓や腎臓の機能が低下していると、一般に医薬品の作用が**強く現れやすい**。→ 速習 P23

問 **46** 　　　　　　　　　　　　　　　　　　　　　正答　**5**

a ✕ 高齢者で生理機能が衰えて問題になるのは**肝臓**や**腎臓**で、医薬品の作用が強く現れやすい。→ 速習 P23

b ✕ 高齢者が内服薬を使用する際に喉に詰まらせるのは、**喉の筋肉の衰え**によるものである。医薬品の副作用によるものは口渇で、そのため誤嚥のリスクが高くなる。→ 速習 P23

c ✕ 高齢者では、一般用医薬品の使用によって持病（基礎疾患）が**悪化**したりすることがある。→ 速習 P23

d 〇 高齢者では、細かい文字が**見えづらく**、添付文書や製品表示の記載を読み取れなかったりすることがあり、周囲の人の配慮が必要となる。→ 速習 P23

医薬品の使用について小児と高齢者で注意すべきこととして、以下の記述で正しいものの組み合わせはどれか。

a 小児とは 15 歳未満とすることもあるが、肝臓や腎臓の機能が未発達なため、医薬品の作用が弱かったり、副作用が強く出たりする。

b 医薬品の形状によっては、小児が使用しないよう添付文書に注意を促す場合がある。

c 高齢者では、一般に生理機能が衰え、若年時に比べて副作用を生じるリスクが高くなる。

d 高齢者では、複数の一般用医薬品を長期間にわたって使用する場合でも、副作用を生じるリスクは低いままである。

1（a、b）　**2**（a、c）　**3**（a、d）　**4**（b、c）　**5**（b、d）

幼児や小児、高齢者の生理機能と医薬品について、以下の記述で正しいものの組み合わせはどれか。

a 小児では、血液脳関門が未発達なため、医薬品の成分が脳に達しやすく、中枢神経系に副作用を起こしやすい。

b 小児では、身体の大きさに対して腸が短く、服用した医薬品の吸収率が相対的に低くなる。

c 高齢者では、一般に生理機能が衰えるため、個人差がなく、副作用のリスクの増大などは共通している。

d 5 歳未満の幼児では、錠剤やカプセルは喉に詰まらせやすいが、高齢者では嚥下障害により内服薬を喉に詰まらせやすい。

1（a、b）　**2**（a、c）　**3**（a、d）　**4**（b、c）　**5**（b、d）

問 47　　　　　　　　　　　　　　　　　　　　　　　**正答　4**

a　×　小児とは 15 歳未満とすることもあるが、**肝臓や腎臓の機能が未発達な**ため、医薬品の作用が**強く**出たり、副作用が**強く**出たりすることがある。→ 速習 P22

b　○　医薬品の形状によっては、小児が使用しないよう**添付文書**に注意を促す場合がある。→ 速習 P23

c　○　高齢者では、一般に生理機能が衰え、若年時と比べて**副作用を生じるリスク**が**高く**なる。→ 速習 P23

d　×　高齢者は、複数の一般用医薬品を長期間にわたって使用する場合、副作用を生じるリスクが**高く**なる。→ 速習 P23

高齢者、小児、妊婦、授乳婦について、
「医薬品を使用する際の配慮」はよく出題
されます。整理して覚えておきましょう。

問 48　　　　　　　　　　　　　　　　　　　　　　　**正答　3**

a　○　小児では、**血液脳関門**が未発達なため、医薬品の成分が脳に達しやすく、**中枢神経系**に副作用を起こしやすい。→ 速習 P22

b　×　小児では、身体の大きさに対して腸が**長く**、服用した医薬品の吸収率が相対的に**高く**なる。→ 速習 P22

c　×　高齢者では、一般に生理機能が衰えるが、個人差が**大きく**、副作用のリスクがどの程度**増大**するかの判断は**難しい**。→ 速習 P23

d　○　5 歳未満の幼児では、**錠剤**や**カプセル**は喉に詰まらせやすいが、高齢者では嚥下障害により**内服薬**を喉に詰まらせやすい。→ 速習 P23

妊娠又は妊娠していると思われる女性、もしくは母乳を与える女性（授乳婦）に関する以下の記述の正誤について、正しい組み合わせはどれか。

a 妊婦の体の不調については、一般用医薬品を使用することにより胎児に影響を及ぼすことがないよう配慮する必要があり、そもそも一般用医薬品による対処が適当かどうか、慎重に考慮されるべきである。

b 一般用医薬品であっても、配合成分やその用量によっては流産や早産を誘発するおそれがある。

c 医薬品の種類によっては、授乳婦が使用した医薬品の成分の一部が乳汁中に移行することが知られており、母乳を介して乳児が医薬品の成分を摂取することになる場合がある。

d 一般用医薬品においては、多くの場合、妊婦が使用した場合における安全性に関する評価が確立しているため、妊婦の使用の可否について明示されている。

	a	b	c	d			a	b	c	d
1	正	正	正	正		4	誤	誤	誤	誤
2	誤	正	誤	正		5	正	誤	正	正
3	正	正	正	誤						

妊娠又は妊娠していると思われる女性、もしくは母乳を与える女性（授乳婦）に関する以下の記述の正誤について、正しい組み合わせはどれか。

a 胎盤には、胎児の血液と母体の血液とが混ざり合う仕組みがある。

b 妊娠の有無やその可能性については、購入者等にとって他人に知られたくない場合もあることから、一般用医薬品の販売等において専門家が情報提供や相談対応を行う際には、十分に配慮することが必要である。

c 乳幼児に好ましくない影響が及ぶことが知られている医薬品については、授乳期間中の使用を避けるか、使用後しばらくの間は授乳を避けることができるよう、積極的な情報提供がなされる必要がある。

d ビタミン B_2 含有製剤は、妊娠前後の一定期間に通常の用量を超えて摂取すると、胎児に先天異常を起こす危険性が高まるとされている。

	a	b	c	d			a	b	c	d
1	正	正	誤	正		4	誤	誤	誤	誤
2	誤	正	誤	誤		5	正	誤	正	正
3	誤	正	正	誤						

解答・解説

問49 　正答 3

a ○ 妊婦は、体の変調や不調を起こしやすいが、妊婦の体の不調については、一般用医薬品を使用することにより胎児に影響を及ぼすことがないよう配慮する必要があり、そもそも一般用医薬品による対処が適当かどうか、慎重に考慮されるべきである。→ 速習 P24

b ○ 一般用医薬品であっても、便秘薬のように、配合成分やその用量によっては流産や早産を誘発するおそれがある。→ 速習 P24

c ○ 医薬品の種類によっては、授乳婦が使用した医薬品の成分の一部が乳汁中に移行することが知られており、母乳を介して乳児が医薬品の成分を摂取することになる場合がある。このような場合、乳幼児に好ましくない影響が及ぶことが知られている医薬品については、授乳期間中の使用を避けるか、使用後しばらくの間は授乳を避けることができるよう、購入者等に対して、積極的な情報提供がなされる必要がある。→ 速習 P24

d × 妊婦が使用した場合における安全性に関する評価は困難であるため、妊婦の使用については「相談すること」としているものが多い。→ 速習 P24

問50 　正答 3

a × 胎盤には、胎児の血液と母体の血液とが混ざらない仕組み（血液-胎盤関門）がある。→ 速習 P24

b ○ 妊娠の有無やその可能性については、購入者等にとって他人に知られたくない場合もあることから、一般用医薬品の販売等において専門家が情報提供や相談対応を行う際には、十分に配慮することが必要である。→ 速習 P24

c ○ 乳幼児に好ましくない影響が及ぶことが知られている医薬品については、授乳期間中の使用を避けるか、使用後しばらくの間は授乳を避けることができるよう、購入者等に対して積極的な情報提供がなされる必要がある。→ 速習 P24

d × ビタミンA含有製剤は、妊娠前後の一定期間に通常の用量を超えて摂取すると、胎児に先天異常を起こす危険性が高まるとされている。→ 速習 P24

チェック ／ ／ ／

妊娠又は妊娠していると思われる女性に関する以下の記述で、誤っているものはどれか。

1 妊婦が医薬品を使用した場合、血液-胎盤関門によって、医薬品の成分の胎児への移行がどの程度防御されるかは、よくわかっていない。

2 妊婦が一般用医薬品を使用した場合、安全性に関する評価が困難なため、「相談すること」と記載しているものが多い。

3 ビタミンA含有製剤は、妊娠前後の一定期間に通常の用量を超えて摂取すると胎児の発達異常を起こすリスクが高まる。

4 医薬品の配合成分や用量によっては、便秘薬のように、流産や早産を誘発するおそれのあるものがある。

チェック ／ ／ ／

医療機関で治療を受けている人等への配慮に関する以下の記述の正誤について、正しい組み合わせはどれか。

a 過去に医療機関で治療を受けていた人が使用すると想定される場合には、どのような疾患について、いつ頃かかっていたのかを踏まえて、購入者等が使用の可否を適切に判断することができるよう情報提供がなされることが重要である。

b 一般用医薬品の購入者等に対し、医療機関で治療を受ける際には、使用している一般用医薬品の情報を医療機関の医師や薬局の薬剤師等に伝えるよう説明することが重要である。

c 医療機関で交付された薬剤を使用している人については、一般用医薬品との併用の可否を登録販売者が判断する場合には、薬剤師に相談する必要がある。

d 生活習慣病等の慢性疾患の種類や程度によっては、一般用医薬品を使用することでその症状が悪化したり、治療が妨げられることがある。

	a	b	c	d
1	正	正	誤	誤
2	正	誤	正	正
3	誤	正	正	誤
4	誤	誤	正	正
5	正	正	誤	正

問 51　　　　　　　　　　　　　　　　　　　　　　　　　　　　正答　3

1　○　妊婦が医薬品を使用した場合、**血液–胎盤関門**によって、医薬品の成分の胎児への移行がどの程度**防御**<ruby>防御<rt>ぼうぎょ</rt></ruby>されるかは、**未解明**なことが多い。→ 速習 P24

2　○　妊婦が一般用医薬品を使用した場合、安全性に関する評価が困難なため、「**相談すること**」と記載しているものが多い。→ 速習 P24

3　×　ビタミン A 含有製剤は、妊娠前後の一定期間に通常の用量を超えて摂取すると胎児に**先天異常**を起こす危険性が高まる。→ 速習 P24

4　○　医薬品の配合成分や用量によっては、**便秘薬**のように、**流産や早産**を誘発するおそれのあるものがある。→ 速習 P24

問 52　　　　　　　　　　　　　　　　　　　　　　　　　　　　正答　5

a　○　過去に医療機関で治療を受けていた人が使用すると想定される場合には、どのような疾患について、いつ頃かかっていたのかを踏まえて、**購入者等**が使用の可否を適切に判断することができるよう**情報提供**がなされることが重要である。→ 速習 P25

b　○　一般用医薬品の購入者等に対し、医療機関で治療を受ける際には、**使用している一般用医薬品**の情報を医療機関の**医師**や薬局の**薬剤師**等に伝えるよう説明することが重要である。→ 速習 P25

c　×　医療機関で交付された薬剤を使用している人については、一般用医薬品との併用の可否を登録販売者が判断することは**困難**なことが多い。使用の可否を判断するのではなく、その薬剤を処方した医師、調剤を行った薬剤師に**相談**するよう説明する必要がある。→ 速習 P24、25

d　○　生活習慣病等の慢性疾患の種類や程度によっては、一般用医薬品を使用することでその症状が**悪化**したり、**治療が妨げられる**ことがある。→ 速習 P24

プラセボ効果に関する以下の記述について、（　）の中に入れるべき字句の正しい組み合わせはどれか。

　医薬品を使用したとき、結果的又は偶発的に（ **a** ）によらない作用を生じることをプラセボ効果（（ **b** ）効果）という。プラセボ効果は、医薬品を使用したこと自体による楽観的な結果への期待（暗示効果）や、条件付けによる生体反応、時間経過による（ **c** ）な変化等が関与して生じると考えられている。

	a	b	c
1	薬理作用	偽薬	自然発生的
2	薬理作用	相乗	人為的
3	薬理作用	偽薬	人為的
4	副作用	相乗	自然発生的
5	副作用	偽薬	自然発生的

プラセボ効果に関する以下の記述について、誤っているものはどれか。

1　プラセボ効果には、医薬品を使用したこと自体による楽観的な結果への期待が関与していると考えられている。
2　プラセボ効果でもたらされる反応や変化には、測定可能な変化もあり、医薬品として使用することもある。
3　プラセボ効果には、時間経過による自然発生的な変化（自然緩解など）が関与していると考えられる。
4　プラセボ効果によってもたらされる反応や変化は、望ましいもの（効果）と不都合なもの（副作用）とがある。

問 53　　　　　　　　　　　　　　　　　　　　正答　1

医薬品を使用したとき、結果的又は偶発的に（ **a　薬理作用** ）によらない作用を生じることをプラセボ効果（（ **b　偽薬** ）効果）という。プラセボ効果は、医薬品を使用したこと自体による楽観的な結果への期待（暗示効果）や、条件付けによる生体反応、時間経過による（ **c　自然発生的** ）な変化等が関与して生じると考えられている。→ 速習 P25

問 54　　　　　　　　　　　　　　　　　　　　正答　2

1 ○　プラセボ効果には、医薬品を使用したこと自体による楽観的な結果への期待（暗示効果）が関与していると考えられている。→ 速習 P25

2 ✕　プラセボ効果でもたらされる反応や変化には、客観的に**測定可能**な変化もあるが、**不確実**であり、それを目的として医薬品が使用されるべきではない。→ 速習 P25

3 ○　プラセボ効果には、時間経過による自然発生的な変化（**自然緩解**など）が関与していると考えられる。→ 速習 P25

4 ○　プラセボ効果によってもたらされる反応や変化は、望ましいもの（効果）と不都合なもの（副作用）とがある。→ 速習 P25

> **■ プラセボ効果のポイント**　　**ここを押さえよう！**
> ● プラセボ効果とは、医薬品を使用したとき、結果的または偶発的に**薬理作用によらない**作用を生じること。
> ● プラセボ効果によってもたらされる反応や変化には、**望ましいもの（効果）**と**不都合なもの（副作用）**がある。
> ● 主観的な変化だけでなく、客観的に**測定可能**な変化として現れることがある。
> ● プラセボ効果は**不確実**である。

プラセボ効果に関する以下の記述について、正しいものの組み合わせはどれか。

a プラセボ効果は、条件付けによる生体反応によってのみ起こる。

b プラセボ効果は不確実であり、それを目的として医薬品が使用されるべきではない。

c プラセボ効果によってもたらされる反応や変化には、不都合なもの（副作用）はない。

d プラセボ効果は、主観的な変化だけでなく、客観的に測定可能な変化として現れることもある。

1（a、b） 2（a、c） 3（b、c） 4（b、d） 5（c、d）

医薬品の品質に関する以下の記述の正誤について、正しい組み合わせはどれか。

a 品質が承認された基準に適合しない医薬品、その全部又は一部が変質・変敗した物質から成っている医薬品は販売が禁止されている。

b 医薬品の外箱等に表示されている「使用期限」は、開封された後も、記載されている期日まで品質が保証されるものである。

c 医薬品は、適切な保管・陳列がなされなければ、医薬品の効き目が低下したり、人体に好ましくない作用をもたらす物質を生じることがある。

	a	b	c
1	正	正	誤
2	正	誤	正
3	正	誤	誤
4	誤	正	正
5	誤	正	誤

問 55　　　　　　　　　　　　　　　　　　　　　　　　正答　4

a ✕　プラセボ効果（偽薬効果）は、医薬品を使用したこと自体による楽観的な
結果への期待（**暗示効果**）や、**条件付け**による生体反応、時間経過による
自然発生的な変化（**自然緩解**など）等が関与して生じると考えられている。
→ 速習 P25

b ◯　プラセボ効果は**不確実**であり、それを目的として医薬品が使用されるべき
ではない。→ 速習 P25

c ✕　プラセボ効果によってもたらされる反応には、**望ましいもの**（効果）と**不
都合なもの**（副作用）とがある。→ 速習 P25

d ◯　プラセボ効果は、医薬品を使用したときに、結果的又は偶発的に薬理作用
によらない作用を生じる効果である。**主観的な変化**だけでなく、客観的に
測定可能な変化として現れることもある。→ 速習 P25

問 56　　　　　　　　　　　　　　　　　　　　　　　　正答　2

a ◯　品質が承認された基準に適合しない医薬品、その全部又は一部が**変質・変
敗**した物質から成っている医薬品は、販売が**禁止**されている。医薬品はそ
の品質が十分保持されるよう、**高温**、**多湿**、**直射日光**等の下に置かれるこ
とがないよう留意される必要がある。→ 速習 P26、293

b ✕　医薬品の外箱等に表示されている「**使用期限**」は、**未開封状態**で保管され
た場合に品質が保持される期限であり、いったん**開封**されると記載されて
いる期日まで品質が保証されない場合がある。→ 速習 P26

c ◯　医薬品に配合されている成分には、高温や多湿、光（紫外線）等によって
品質の**劣化**を起こしやすいものが多いため、医薬品は、適切な保管・陳列
がなされなければ、医薬品の効き目が**低下**したり、人体に**好ましくない作
用**をもたらす物質を生じることがある。→ 速習 P26

医薬品の保管及び品質に関する以下の記述について、誤っているものはどれか。

1 医薬品は、適切な保管・陳列がなされたとしても、経時変化による品質の劣化は避けられない。

2 表示されている使用期限は、未開封状態で保管された場合に品質が保持される期限であり、いったん開封されると記載されている期日まで品質が保証されない場合がある。

3 一般用医薬品は、購入された後、すぐに使用されるとは限らず、家庭における常備薬として購入されることも多いことから、外箱等に記載されている使用期限から十分な余裕をもって販売等がなされることが重要である。

4 医薬品は、適切な保管・陳列がなされない場合、人体に好ましくない作用をもたらす物質を生じることはないが、効き目が低下することがある。

適切な医薬品選択と受診勧奨

医薬品医療機器等法第4条第5項第4号に規定されている一般用医薬品の定義に関する以下の記述について、（ ）の中に入れるべき字句の正しい組み合わせはどれか。

　医薬品のうち、その（ **a** ）において人体に対する作用が（ **b** ）ものであって、薬剤師その他の医薬関係者から提供された情報に基づく需要者の選択により使用されることが目的とされているもの（（ **c** ）を除く。）をいう。

	a	b	c
1	用法及び用量	著しい	医療用医薬品
2	効能及び効果	著しい	要指導医薬品
3	効能及び効果	著しくない	医療用医薬品
4	効能及び効果	著しくない	要指導医薬品
5	用法及び用量	著しくない	医療用医薬品

問 57　　　　　　　　　　　　　　　　　　　　　　　　　　　　　正答　4

1　○　医薬品が保管・陳列される場所については、**品質**が十分保持される環境となるよう留意される必要があるが、医薬品は、適切な保管・陳列がなされたとしても、**経時変化**による**品質の劣化**は避けられない。→ 速習 P26

2　○　表示されている使用期限は、**未開封状態**で保管された場合に品質が保持される期限であり、いったん開封されると記載されている期日まで品質が保証されない場合がある。→ 速習 P26

3　○　一般用医薬品は、購入された後、すぐに使用されるとは限らず、家庭における**常備薬**として購入されることも多いことから、外箱等に記載されている**使用期限**から十分な余裕をもって販売等がなされることが重要である。→ 速習 P26

4　×　医薬品は、適切な保管・陳列がなされなければ、医薬品の**効き目が低下**したり、**人体に好ましくない作用**をもたらす物質を生じることがある。→ 速習 P26

問 58　　　　　　　　　　　　　　　　　　　　　　　　　　　　　正答　4

　医薬品のうち、その（**a　効能及び効果**）において人体に対する作用が（**b　著しくない**）ものであって、薬剤師その他の医薬関係者から提供された情報に基づく需要者の選択により使用されることが目的とされているもの（（**c　要指導医薬品**）を除く。）をいう。

　一般用医薬品は、医療機関での治療を受けるほどではない体調不良や疾病の初期段階、あるいは日常において、生活者が自らの疾病の治療、**予防又は生活の質**の改善・向上を図ることを目的としている。→ 速習 P28

適切な医薬品の選択とセルフメディケーションに関する以下の記述の正誤について、正しいものの組み合わせはどれか。

a　セルフメディケーションの主役は、登録販売者や薬剤師等の一般用医薬品の販売等に従事する専門家である。

b　セルフメディケーションとは、専門家による適切なアドバイスの下、身近にある一般用医薬品を利用するという考え方である。

c　スポーツ競技者から一般用医薬品の使用に関して相談があった場合は、ドーピングの専門知識を有する薬剤師などへの確認が必要である。

d　乳幼児や妊産婦等では、通常の成人の場合に比べ、一般用医薬品で対処可能な範囲は広くなることにも留意される必要がある。

1（a、b）　2（a、c）　3（a、d）　4（b、c）　5（b、d）

一般用医薬品承認審査合理化等検討会中間報告書「セルフメディケーションにおける一般用医薬品のあり方について」（平成 14 年 11 月）において、一般用医薬品の役割とされている以下の事項の正誤について、正しい組み合わせはどれか。

a　生活習慣病等の疾病に伴う症状発現の予防（科学的・合理的に効果が期待できるものに限る。）

b　健康状態の自己検査

c　生活の質（QOL）の改善・向上

d　重度の疾病に伴う症状の改善

	a	b	c	d
1	正	正	正	誤
2	正	正	誤	正
3	正	誤	正	正
4	誤	正	正	正
5	正	正	正	正

問 59　　　　　　　　　　　　　　　　　　　　　　　　　正答　4

a ✕ セルフメディケーションの主役は、**一般の生活者**である。一般用医薬品の販売等に従事する専門家は、購入者等に対して正確な情報提供を行い、セルフメディケーションを適切に**支援**していくことが期待されている。→ 速習 P29

b ◯ セルフメディケーションとは、専門家による**適切なアドバイス**の下、身近にある**一般用医薬品**を利用するという考え方である。自分自身の健康に対する関心が高い生活者が多くなってきている中でみられるようになってきている考え方である。→ 速習 P29

c ◯ 一般用医薬品にも使用すれば**ドーピング**に該当する成分を含んだものがあるため、スポーツ競技者から一般用医薬品の使用に関して相談があった場合は、**ドーピング**の専門知識を有する**薬剤師**などへの確認が必要である。→ 速習 P29

d ✕ 乳幼児や妊産婦等では、通常の成人の場合に比べ、一般用医薬品で対処可能な範囲は**限られてくる**ため、留意される必要がある。→ 速習 P29

問 60　　　　　　　　　　　　　　　　　　　　　　　　　正答　1

a ◯ 生活習慣病等の疾病に伴う症状発現の**予防**（科学的・合理的に効果が期待できるものに限る。）は、一般用医薬品の役割とされている。→ 速習 P28

b ◯ 健康状態の**自己検査**は、一般用医薬品の役割とされている。→ 速習 P28

c ◯ **生活の質（QOL）**の改善・向上は、一般用医薬品の役割とされている。→ 速習 P28

d ✕ 一般用医薬品の役割は、**軽度**な疾病に伴う症状を改善することである。→ 速習 P28

■一般用医薬品の役割　　ここを**押**さえよう！

① 軽度な疾病に伴う症状の改善
② 生活習慣病等の疾病に伴う症状発現の**予防**
　（科学的・合理的に効果が期待できるものに限る）
③ **生活の質（QOL）**の改善・向上
④ 健康状態の自己検査
⑤ 健康の維持・増進
⑥ その他保健衛生

この6つの一般用医薬品の役割は、必ず暗記しましょう。

セルフメディケーションを進めるに当たり、注意すべきこととして、以下の記述で誤っているものはどれか。

1　一般用医薬品の場合、購入者以外の人が使用することを踏まえ、販売時のコミュニケーションを考える。

2　スポーツ競技者が医薬品の購入者の場合は、ドーピングに注意するため、薬剤師等に確認する。

3　第二類医薬品を販売するときは、過去にアレルギーや医薬品による副作用等の経験があるかについては、登録販売者ではなく薬剤師が確認するよう努めなければならない。

4　第一類医薬品を販売するときは、使用者に小児や高齢者、妊婦等が想定される場合、薬剤師が確認しなければならない。

一般用医薬品の役割に関する以下の記述について、（　）の中に入れるべき字句の正しい組み合わせはどれか。

　近年、急速な高齢化の進展や（ **a** ）の増加など疾病構造の変化、生活の質の向上への要請等に伴い、自分自身の（ **b** ）に対する関心が高い生活者が多くなっている。そのような中で、専門家による適切なアドバイスの下、一般用医薬品を利用する「（ **c** ）」の考え方がみられるようになってきている。

	a	b	c
1	がん疾患	余暇	セルフメディケーション
2	がん疾患	健康	セルフメディケーション
3	生活習慣病	健康	セルフメディケーション
4	がん疾患	余暇	リスクコミュニケーション
5	生活習慣病	健康	リスクコミュニケーション

問 61　　　　　　　　　　　　　　　　　　　　　　　　　　正答　**3**

1　○　一般用医薬品の場合、**購入者以外の人**が使用することを踏まえ、販売時のコミュニケーションを考える。→ 速習 P30

2　○　スポーツ競技者が医薬品の購入者の場合は、**ドーピング**に注意するため、専門知識を有する薬剤師等に確認する。→ 速習 P29

3　×　第二類医薬品を販売するときは、過去にアレルギーや医薬品による副作用等の経験があるかについては、**登録販売者又は薬剤師**が確認するよう努めなければならない。→ 速習 P30

4　○　第一類医薬品を販売するときは、使用者に小児や**高齢者**、**妊婦**等が想定される場合、**薬剤師**が確認しなければならない。→ 速習 P30

問 62　　　　　　　　　　　　　　　　　　　　　　　　　　正答　**3**

　近年、急速な高齢化の進展や（ **a　生活習慣病** ）の増加など疾病構造の変化、生活の質の向上への要請等に伴い、自分自身の（ **b　健康** ）に対する関心が高い生活者が多くなっている。そのような中で、専門家による適切なアドバイスの下、一般用医薬品を利用する「（ **c　セルフメディケーション** ）」の考え方がみられるようになってきている。

　セルフメディケーションの主役は**一般の生活者**であり、一般用医薬品の販売等に従事する専門家においては、購入者等に対して常に**科学的な根拠**に基づいた正確な**情報提供**を行い、セルフメディケーションを適切に**支援**していくことが期待されている。→ 速習 P29

一般用医薬品の販売等に従事する専門家の対応に関する以下の記述について、誤っているものはどれか。

1 情報提供は、説明した内容が購入者等にどう理解され、行動に反映されているか、などの実情を把握しながら行うことにより、その実効性が高まる。

2 情報提供を受ける購入者が医薬品を使用する本人で、かつ、現に症状等がある場合には、その人の状態や様子全般から得られる情報も、状況把握につながる重要な手がかりとなる。

3 一般用医薬品の販売等に従事する専門家においては、購入者等に対して常に自己の経験だけに基づいた正確な情報提供を行い、セルフメディケーションを適切に支援していくことが期待されている。

4 一般用医薬品を一定期間若しくは一定回数使用しても症状の改善がみられない又は悪化したときには、医療機関を受診して医師の診療を受ける必要がある。

一般用医薬品の販売等に従事する専門家の対応に関する以下の記述の正誤について、正しい組み合わせはどれか。

a 一般用医薬品の販売等に従事する専門家による情報提供は、必ずしも医薬品の販売に結びつけるのでなく、医療機関の受診を勧めたり、医薬品の使用によらない対処を勧めることが適切な場合もある。

b 激しい腹痛があるなど、症状が重いときでも、まず、一般用医薬品を使用して症状の緩和を図るよう勧める必要がある。

c 添付文書や製品表示の記載は一般的・網羅的な内容となっており、購入者が適切に理解することは必ずしも容易ではないため、専門用語を分かりやすい平易な表現で説明しつつ、説明した内容が購入者にどう理解され、行動に反映されているかなどを把握しながら情報提供を行う必要がある。

	a	b	c
1	正	正	誤
2	正	誤	正
3	正	誤	誤
4	誤	正	正
5	誤	誤	正

問 63　　　　　　　　　　　　　　　　　　　　　　　　**正答　3**

1　○　情報提供は、説明した内容が購入者等にどう理解され、行動に反映されているか、などの**実情を把握**しながら行うことにより、その実効性が高まる。購入者等が適切な医薬品を選択して、適正に使用するよう働きかけていくことが重要である。→ 速習 P29

2　○　情報提供を受ける購入者が医薬品を使用する本人で、かつ、現に症状等がある場合には、言葉によるコミュニケーションだけでなく、その人の**状態**や**様子全般**から得られる情報も、**状況把握**につながる重要な手がかりとなる。→ 速習 P30

3　×　「自己の経験だけに基づいた情報提供」ではなく、「**科学的な根拠に基づいた正確な情報提供**」を行うことが期待されている。→ 速習 P29

4　○　体調不良や軽度の症状等について一般用医薬品を使用して対処した場合であっても、**一定期間**若しくは**一定回数**使用しても症状の**改善がみられない**又は**悪化**したときには、医療機関を受診して医師の診療を受ける必要がある。→ 速習 P29

問 64　　　　　　　　　　　　　　　　　　　　　　　　**正答　2**

a　○　一般用医薬品の販売等に従事する専門家による情報提供は、必ずしも医薬品の販売に結びつけるのでなく、**医療機関の受診**や、**医薬品の使用によらない対処**を勧めることが適切な場合もある。→ 速習 P29

b　×　高熱や激しい腹痛がある場合など**症状が重い**ときに、一般用医薬品を使用することは、一般用医薬品の役割にかんがみて、適切な対処とはいえない。→ 速習 P29

c　○　添付文書や製品表示の記載は**一般的・網羅的**な内容となっており、購入者が適切に理解することは必ずしも容易ではないため、専門用語を分かりやすい**平易な表現**で説明しつつ、説明した内容が購入者にどう理解され、行動に反映されているかなどを把握しながら**情報提供**を行う必要がある。→ 速習 P29

チェック ／ ／ ／

一般用医薬品の販売時のコミュニケーションに関する以下の記述の正誤について、正しい組み合わせはどれか。

a 購入者等が、自分自身や家族の健康に対する責任感を持ち、適切な医薬品を選択して、適正に使用するよう、働きかけていくことが重要である。

b 購入者等が、適切な医薬品を選択し、適正に使用していくためには、可能な限り、購入者等の個々の状況の把握に努めることが重要となる。

c 生活者のセルフメディケーションに対して、登録販売者は、第一類医薬品、第二類医薬品及び第三類医薬品の販売、情報提供等を担う観点から、支援していくという姿勢で臨むことが基本となる。

	a	b	c
1	正	正	正
2	正	正	誤
3	正	誤	正
4	誤	正	誤
5	誤	誤	正

チェック ／ ／ ／

販売時の対応やコミュニケーションに関する以下の記述の正誤について、正しい組み合わせはどれか。

a 一般用医薬品で対処可能な範囲は、医薬品を使用する人によって変わってくるものであり、例えば、乳幼児や妊婦等では、通常の成人に比べ、その範囲は限られてくることも留意される必要がある。

b 購入者自身、何を期待して医薬品を購入するのか漠然としている場合であっても、購入者側から医薬品の使用状況に係る情報をできる限り引き出し、可能な情報提供を行っていくためのコミュニケーション技術を身につけるべきである。

c 医薬品の販売に従事する専門家からの情報提供は、説明した内容が購入者等にどう理解されたかなどの実情を把握しながら行う必要はなく、専門用語を分かりやすい平易な表現で説明すればよい。

	a	b	c			a	b	c
1	正	誤	正		4	誤	正	誤
2	正	正	誤		5	誤	誤	正
3	正	誤	誤					

問 65　　　　　　　　　　　　　　　　　　　　正答　2

a ○ 購入者等が、自分自身や家族の健康に対する**責任感**を持ち、適切な医薬品を**選択**して、適正に**使用**するよう、働きかけていくことが重要である。一般用医薬品は、一般の生活者が選択や使用を判断する**主体**となるため、医薬品の販売等に従事する専門家は、一般の生活者のセルフメディケーションに対して**支援**していくという姿勢で臨むことが基本となる。→ 速習 P29

b ○ 購入者等が、適切な医薬品を**選択**し、適正に**使用**していくためには、医薬品の販売に従事する専門家が、可能な限り、購入者等の**個々の状況の把握**に努めることが重要となる。→ 速習 P30

c ✕ 登録販売者は、**第二類医薬品及び第三類医薬品**の販売、情報提供等を担う観点から、支援していくという姿勢で臨むことが基本となる。第一類医薬品の販売、情報提供等は**登録販売者**は行うことができない。→ 速習 P30

問 66　　　　　　　　　　　　　　　　　　　　正答　2

a ○ 一般用医薬品で対処可能な範囲は、医薬品を使用する人によって変わってくるものであり、例えば、乳幼児や妊婦等では、通常の成人に比べ、その範囲は**限られてくる**ことも留意される必要がある。→ 速習 P29

b ○ 例えば、情報提供を受ける購入者等が医薬品を使用する本人で、かつ、現に症状等がある場合には、言葉によるコミュニケーションから得られる情報だけでなく、その人の**状態**や**様子全般**から得られる情報も重要である。→ 速習 P30

c ✕ 医薬品の販売に従事する専門家からの情報提供は、説明した内容が購入者等にどう理解されたかなどの**実情を把握**しながら行う必要がある。→ 速習 P29

> セルフメディケーションの支援には、医薬品に関する情報提供をするだけではなく、必要に応じて、医療機関の受診を勧めること（受診勧奨）も含まれます。注意しましょう。

問 67

一般用医薬品の販売に従事する専門家の対応に関する以下の記述の正誤について、正しい組み合わせはどれか。

a 一般用医薬品の場合、必ずしも情報提供を受けた当人が医薬品を使用するとは限らないため、使用するのが情報提供を受けている当人であるかを確認することが望ましい。

b 購入者が医薬品を使用する状況は随時変化する可能性があるため、販売数量は一時期に使用する必要量とする等、販売時のコミュニケーションの機会が継続的に確保されるよう配慮することが重要である。

c 医薬品の販売に従事する専門家が、可能な限り、購入者等の個々の状況の把握に努めることが重要である。

	a	b	c
1	正	正	正
2	正	正	誤
3	誤	正	正
4	正	誤	誤
5	誤	誤	正

問 68 必

一般用医薬品の販売に従事する専門家の対応に関する以下の記述の正誤について、正しい組み合わせはどれか。

a 購入者側に情報提供を受けようとする意識が乏しく、コミュニケーションが成立しがたい場合もあるが、医薬品の販売等に従事する専門家は、そうした場合であっても可能な情報提供を行っていくためのコミュニケーション技術を身につけるべきである。

b 第一類医薬品を販売する場合は、その医薬品を使用する人が医療機関で治療を受けていないかについて、販売する登録販売者が確認しなければならない。

c 情報提供を受ける購入者が医薬品を使用する本人で、かつ、現に症状がある場合には、言葉によるコミュニケーションから得られる情報のほか、その人の状態や様子全般から得られる情報も、状況把握につながる重要な手がかりとなる。

	a	b	c			a	b	c
1	正	誤	正		4	正	誤	誤
2	正	正	誤		5	誤	誤	正
3	誤	正	正					

問 67 　　　　　　　　　　　　　　　　　　　　　　正答 1

a ○ 一般用医薬品の場合、必ずしも情報提供を受けた当人が医薬品を使用する
とは限らないため、使用するのが情報提供を受けている**当人**であるか、又
はその**家族**等が想定されるか、**小児**や**高齢者**、**妊婦**等が想定されるかを確
認することが望ましい。→ 速習 P30

b ○ 購入者等が医薬品を使用する状況は随時変化する可能性があるため、販売
数量は**一時期**に使用する必要量とする等、販売時のコミュニケーションの
機会が継続的に確保されるよう配慮することが重要である。→ 速習 P30

c ○ 医薬品の販売に従事する専門家が、可能な限り、購入者等の**個々の状況の**
把握に努めることが重要である。→ 速習 P30

問 68 　　　　　　　　　　　　　　　　　　　　　　正答 1

a ○ 購入者側に情報提供を受けようとする意識が乏しく、コミュニケーション
が成立しがたい場合もあるが、医薬品の販売等に従事する専門家は、そう
した場合であっても可能な情報提供を行っていくための**コミュニケーショ**
ン技術を身につけるべきである。→ 速習 P30

b × 第一類医薬品を販売する場合は、その医薬品を使用する人が医療機関で治
療を受けていないかについて、販売する**薬剤師**が確認しなければならない。
→ 速習 P30

c ○ 情報提供を受ける購入者が医薬品を使用する本人で、かつ、現に症状等が
ある場合には、**言葉**によるコミュニケーションから得られる情報のほか、
その人の**状態**や**様子全般**から得られる情報も、状況把握につながる重要な
手がかりとなる。→ 速習 P30

問 69 　　　　　　　　　　　　　　　チェック ☐／☐／☐／

一般用医薬品の販売等に従事する専門家が購入者から確認しておきたい基本的な事項に関する以下の記述の正誤について、正しい組み合わせはどれか。

a 何のためにその医薬品を購入しようとしているか（購入者等のニーズ、購入の動機）

b その医薬品がすぐに使用される状況にあるか（その医薬品によって対処しようとする症状等が現にあるか）

c その医薬品を使用する人が医療機関で治療を受けていないか

d その医薬品を使用する人が過去にアレルギーや医薬品による副作用等の経験があるか

	a	b	c	d
1	正	正	誤	正
2	誤	正	正	誤
3	正	正	正	正
4	誤	誤	誤	誤
5	正	誤	正	正

薬害の歴史

問 70 頻　　　　　　　　　　　　　　　　　チェック ☐／☐／☐／

サリドマイド及びサリドマイド訴訟に関する以下の記述の正誤について、正しい組み合わせはどれか。

a サリドマイドによる薬害事件は、日本国内だけで問題となった。

b サリドマイドの光学異性体のうち、R体には有害作用がないことから、R体のサリドマイドを分離して製剤化すると催奇形性を避けることができる。

c サリドマイドは、副作用として血管新生を促進する作用があった。

d サリドマイドは、当時、貧血用薬として承認された。

	a	b	c	d
1	正	誤	誤	誤
2	誤	正	誤	誤
3	誤	正	正	誤
4	誤	誤	誤	誤
5	正	誤	誤	正

問 69　　　　　　　　　　　　　　　　　　　　　　　**正答　5**

a ○ **何のために**その医薬品を購入しようとしているか（購入者等のニーズ、購入の動機）は、確認しておきたい基本的なポイントである。→ 速習 P30

b × その医薬品がすぐに使用される状況にあるか（その医薬品によって対処しようとする症状等が現にあるか）は、把握に**努めることが望ましい**事項である。→ 速習 P30

c ○ その医薬品を使用する人が**医療機関で治療**を受けていないかは、確認しておきたい基本的なポイントである。→ 速習 P30

d ○ その医薬品を使用する人が過去に**アレルギー**や**医薬品**による**副作用**等の経験があるかは、確認しておきたい基本的なポイントである。→ 速習 P30

問 70　　　　　　　　　　　　　　　　　　　　　　　**正答　4**

a × サリドマイドの催奇形性による薬害事件が最初に問題となったのは**西ドイツ**（当時）であり、**製品の回収**が行われた。→ 速習 P32

b × サリドマイドが摂取されると、R 体と S 体は体内で**相互に転換**するため、R 体のサリドマイドのみを分離して製剤化しても**催奇形性**は避けられない。→ 速習 P32

c × サリドマイドは、副作用として**血管新生を妨げる**作用があった。→ 速習 P31

d × サリドマイドは、当時、**催眠鎮静**成分として承認された（その鎮静作用を目的として、**胃腸薬**にも配合された）。→ 速習 P31

■サリドマイド・サリドマイド訴訟　　　ここを**押**さえよう！

① サリドマイドは、**催眠鎮静剤**等として販売された
② サリドマイドには、**血管新生を妨げる作用**もある
③ 妊娠している女性が摂取し、出生児に四肢欠損などの**先天異常**が発生した
④ **国**及び**製薬企業**が被告として提訴され、1974 年に和解が成立した

サリドマイドに関する以下の記述について、（　）の中に入れるべき字句の正しい組み合わせはどれか。

　サリドマイドは、（ a ）として承認されたが、副作用として血管新生を（ b ）作用もあった。サリドマイドによる薬害事件は、日本のみならず世界的にも問題となったため、WHO 加盟国を中心に（ c ）の副作用情報の収集の重要性が改めて認識され、各国における副作用情報の収集体制の整備が図られることとなった。

	a	b	c
1	解熱鎮痛成分	妨げる	市販後
2	解熱鎮痛成分	促進する	市販前
3	催眠鎮静成分	妨げる	市販後
4	催眠鎮静成分	促進する	市販前
5	催眠鎮静成分	妨げる	市販前

サリドマイド及びサリドマイド訴訟に関する以下の記述について、誤っているものはどれか。

1　サリドマイド薬害事件をきっかけとして、各国における副作用情報の収集体制の整備が図られることとなった。

2　サリドマイドは、日本では 1958 年から販売されたが、翌年になって西ドイツ企業から勧告が届いたため、同年に出荷停止の対応がとられた。

3　妊娠している女性がサリドマイドを摂取した場合、サリドマイドは血液-胎盤関門を通過して胎児に移行し、胎児の血管新生が妨げられる。

4　サリドマイド訴訟は、催眠鎮静剤等として販売されたサリドマイド製剤を妊娠している女性が使用したことにより、出生児に四肢欠損、耳の障害等の先天異常が発生したことに対する損害賠償訴訟である。

問 71　　　　　　　　　　　　　　　　　　　　　正答　3

　サリドマイドは、（ **a　催眠鎮静成分** ）として承認されたが、副作用として血管新生を（ **b　妨げる** ）作用もあった。サリドマイドによる薬害事件は、日本のみならず世界的にも問題となったため、WHO 加盟国を中心に（ **c　市販後** ）の副作用情報の収集の重要性が改めて認識され、各国における副作用情報の収集体制の整備が図られることとなった。→ 速習 P31、32

問 72　　　　　　　　　　　　　　　　　　　　　正答　2

1　○　サリドマイドによる薬害事件は、日本のみならず世界的にも問題となったため、サリドマイド薬害事件をきっかけとして、**各国における副作用情報**の収集体制の整備が図られることとなった。→ 速習 P32

2　×　サリドマイドは、日本では 1958 年から販売されていた。1961 年 12 月に西ドイツ企業から勧告が届いたにもかかわらず、出荷停止は 1962 年 5 月まで行われず、対応の遅さが問題視された。→ 速習 P32

3　○　妊娠している女性がサリドマイドを摂取した場合、**血液−胎盤関門**を通過して胎児に移行し、胎児の**血管新生**が妨げられると細胞分裂が正常に行われず、器官が十分に成長しないことから、四肢欠損等の**先天異常**が発生する。→ 速習 P31

4　○　サリドマイド訴訟は、催眠鎮静剤等として販売されたサリドマイド製剤を妊娠している女性が使用したことにより、出生児に**四肢欠損**、**耳の障害**等の**先天異常**が発生したことに対する損害賠償訴訟である。→ 速習 P31

スモン及びスモン訴訟に関する以下の記述について、正しいものの組み合わせはどれか。

a スモン訴訟とは、解熱鎮痛薬として販売されていたキノホルム製剤を使用したことにより、亜急性脊髄視神経症（スモン）に罹患したことに対する損害賠償訴訟である。

b スモン訴訟等を契機として、医薬品の副作用による健康被害の迅速な救済を図るため、医薬品副作用被害救済制度が創設された。

c スモン患者に対する施策や救済制度として、施術費及び医療費の自己負担分の公費負担や、重症患者に対する介護事業等が講じられている。

d スモンはその症状として、激しい腹痛を伴う下痢、下半身の痺れ、歩行困難等が現れるが、麻痺が上半身に広がることはない。

1（a、b） 2（a、c） 3（b、c） 4（b、d） 5（c、d）

スモン訴訟に関する以下の記述について、（ ）の中に入れるべき字句の正しい組み合わせはどれか。

スモン訴訟は、（ a ）として販売されていたキノホルム製剤を使用したことにより、（ b ）に罹患したことに対する損害賠償訴訟である。スモン患者に対する施策や救済制度として、医療費の自己負担分の（ c ）、重症患者に対する介護事業等が講じられている。

	a	b	c
1	整腸剤	亜急性脊髄視神経症	公費負担
2	整腸剤	出血性大腸炎	一部補助
3	かぜ薬	出血性大腸炎	公費負担
4	かぜ薬	亜急性脊髄視神経症	一部補助

問 **73**　　　　　　　　　　　　　　　　　　　　　　　正答　3

a ✕　キノホルム製剤は、解熱鎮痛薬ではなく、**整腸剤**として販売されていた。
→ 速習 P32

b ◯　サリドマイド訴訟、スモン訴訟を契機として、医薬品の副作用による健康
被害の**迅速な救済**を図るため、1979 年、**医薬品副作用被害救済制度**が創
設された。→ 速習 P32

c ◯　スモン患者に対する施策や救済制度として、**治療研究施設の整備**、**治療法
の開発調査研究の推進**、施術費及び医療費の自己負担分の**公費負担**や、重
症患者に対する**介護事業**等が講じられている。→ 速習 P32

d ✕　スモンによる麻痺は**上半身に広がる**場合もあり、ときに視覚障害から**失明**
に至ることもある。→ 速習 P32

問 **74**　　　　　　　　　　　　　　　　　　　　　　　正答　1

　スモン訴訟は、（ **a** **整腸剤** ）として販売されていたキノホルム製剤を使用した
ことにより、（ **b** **亜急性脊髄視神経症** ）（**スモン**）に罹患したことに対する損害
賠償訴訟である。スモン患者に対する施策や救済制度として、医療費の自己負担分
の（ **c** **公費負担** ）、重症患者に対する介護事業等が講じられている。→ 速習 P32

■ スモン・スモン訴訟　　　　　　　ここを**押**さえよう！
① **整腸剤**として販売されていた**キノホルム製剤**が原因
② 使用により、亜急性脊髄視神経症（**スモン**）に罹患
③ 国及び製薬企業が被告として提訴され、1979 年に**全面和解**が成立した
④ サリドマイド訴訟、スモン訴訟を契機として、**医薬品副作用被害救済制度**が創設された

スモン及びスモン訴訟に関する以下の記述について、正しいものの組み合わせはどれか。

a キノホルム製剤は整腸剤として売られていたが、米国では 1960 年にアメーバ赤痢への使用に限ると勧告された。

b 日本では、1970 年にスモンの原因はキノホルムであると発表され、販売が禁止された。

c スモン訴訟の被告は製薬企業であり、スモン患者の早期救済のために 1979 年に全面和解が成立した。

d スモン患者に対しては、医療費の自己負担分は公費負担であるが、生活資金の貸付までは行われていない。

1（a、b）　2（a、c）　3（a、d）　4（b、c）　5（c、d）

クロイツフェルト・ヤコブ病（CJD）及び CJD 訴訟に関する以下の記述の正誤について、正しい組み合わせはどれか。

a CJD は、ヒト乾燥硬膜の原料に対してプリオン不活化のための十分な化学的処理が行われないまま製品として流通し、脳外科手術で患者に移植されたことが原因の一つである。

b CJD 訴訟を契機として、医薬品の副作用による健康被害の迅速な救済を図るため、医薬品副作用被害救済制度が創設された。

c CJD 訴訟は、国、原因となった製品の輸入販売業者及び製造業者を被告として提訴された。

	a	b	c
1	正	正	誤
2	正	誤	正
3	正	誤	誤
4	誤	正	誤
5	誤	誤	正

問 75 　　　　　　　　　　　　　　　　　　　　　　　正答　1

a ○ キノホルム製剤は整腸剤として売られていたが、米国では1960年にアメーバ赤痢（せきり）への使用に限ると勧告された。→ 速習 P32、33

b ○ 日本では、1970年にスモンの原因はキノホルムであると発表され、販売が禁止された。→ 速習 P32、33

c × スモン訴訟の被告は国及び製薬企業であり、スモン患者の早期救済のために1979年に全面和解が成立した。→ 速習 P32

d × スモン患者に対しては、医療費の自己負担分が公費負担になるほか、生活資金の貸付が行われている。→ 速習 P32

問 76 　　　　　　　　　　　　　　　　　　　　　　　正答　2

a ○ CJD（シージェーディー）は、ヒト乾燥硬膜（こうまく）の原料に対してプリオン不活化のための十分な化学的処理が行われないまま製品として流通し、脳外科手術で患者に移植されたことが原因の一つである。→ 速習 P33

b × サリドマイド訴訟、スモン訴訟を契機として、医薬品の副作用による健康被害の迅速な救済を図るため、医薬品副作用被害救済制度が創設された。→ 速習 P32

c ○ CJD訴訟は、国、原因となった製品の輸入販売業者及び製造業者を被告として提訴された。1996年11月に大津地裁、1997年9月に東京地裁で提訴され、2002年3月に両地裁で和解が成立した。→ 速習 P33

> ■CJD・CJD訴訟　　　　　　　　ここを押さえよう！
> ① CJDは、タンパク質の一種であるプリオンが原因とされる
> ② プリオンが脳の組織に感染し、次第に認知症に類似した症状が現れ、死に至る重篤な神経難病
> ③ 脳外科手術等で用いられていたヒト乾燥硬膜を介してCJDに罹患したことに対する損害賠償訴訟
> ④ 2002年に和解が成立した

チェック ／ ／ ／

クロイツフェルト・ヤコブ病（CJD）及び CJD 訴訟に関する以下の記述について、誤っているものはどれか。

1 CJD 訴訟は、脳外科手術等に用いられていたヒト乾燥硬膜を介して CJD に罹患したことに対する損害賠償訴訟である。

2 CJD の原因は、ウイルスの一種であるプリオンとされている。

3 CJD は、次第に認知症に類似した症状が現れ、死に至る重篤な神経難病である。

4 CJD 訴訟の和解に際して、国（厚生労働大臣）は、生物由来の医薬品等による被害の救済制度を早期に創設できるよう努めることを誓約した。

問 78 必 チェック ／ ／ ／

HIV 訴訟に関する以下の記述の正誤について、正しい組み合わせはどれか。

a 血友病患者が、ヒト免疫不全ウイルス（HIV）が混入した原料血漿から製造された血液凝固因子製剤の投与を受けたことにより、HIV に感染したことに対する損害賠償訴訟である。

b HIV 訴訟を契機に、血液製剤の安全確保対策として、検査や献血時の問診の充実が図られた。

c 国及び都道府県を被告として、大阪地裁、東京地裁で提訴された。

d HIV 訴訟の和解を踏まえ、国は、HIV 感染者に対する恒久対策のほか、医薬品の副作用等による健康被害の再発防止に向けた取り組みを進めた。

	a	b	c	d
1	正	正	正	誤
2	正	正	誤	正
3	正	誤	正	正
4	誤	正	正	正
5	正	正	正	正

問 77 　　　　　　　　　　　　　　　　　　　　　　正答　2

1 ○　CJD 訴訟は、脳外科手術等に用いられていた**ヒト乾燥硬膜**を介して CJD に罹患したことに対する損害賠償訴訟である。→ 速習 P33

2 ×　CJD の原因は、細菌でもウイルスでもない**タンパク質**の一種であるプリオンとされている。→ 速習 P33

3 ○　CJD は、プリオンが脳の組織に感染し、次第に**認知症**に類似した症状が現れ、死に至る重篤な**神経難病**である。→ 速習 P33、34

4 ○　CJD 訴訟の和解に際して、国（厚生労働大臣）は、**生物由来の医薬品等**の安全性を確保するため必要な**規制の強化**を行うとともに、生物由来の医薬品等による**被害の救済制度**を早期に創設できるよう努めることを誓約した。2002 年に行われた薬事法改正に伴い、独立行政法人医薬品医療機器総合機構による生物由来製品による感染等被害救済制度が創設された。→ 速習 P34

問 78 　　　　　　　　　　　　　　　　　　　　　　正答　2

a ○　**血友病患者**が、ヒト免疫不全ウイルス（HIV）が混入した原料血漿から製造された**血液凝固因子製剤**の投与を受けたことにより、HIV に感染したことに対する損害賠償訴訟である。→ 速習 P32

b ○　HIV 訴訟を契機に、**血液製剤**の安全確保対策として、検査や献血時の**問診の充実**が図られた。→ 速習 P33

c ×　国及び**製薬企業**を被告として、大阪地裁、東京地裁で提訴された。→ 速習 P32

d ○　HIV 訴訟の和解を踏まえ、国は、HIV 感染者に対する恒久対策のほか、医薬品の副作用等による健康被害の**再発防止に向けた取り組み**が進められ、緊急に必要とされる医薬品を迅速に供給するための「**緊急輸入**」制度の創設等を内容とする改正薬事法が 1996 年に成立し、翌年 4 月に施行された。→ 速習 P33

HIV 訴訟に関する以下の記述について、（　　）の中に入れるべき字句の正しい組み合わせはどれか。

　HIV 訴訟の和解確認書において、国は、「その原因についての（ a ）に一層努めるとともに、安全かつ有効な医薬品を国民に供給し、医薬品の副作用や（ b ）から国民の生命、健康を守るべき重大な責務があることを改めて深く認識し、薬事法上医薬品の安全性確保のため（ c ）に付与された各種権限を十分活用して、本件のような医薬品による悲惨な被害を再び発生させることがないよう、最善、最大の努力を重ねることを改めて確約する」とした。

	a	b	c
1	真相の究明	アレルギー	厚生大臣
2	真相の究明	不良医薬品	厚生大臣
3	調査研究	アレルギー	国会
4	調査研究	不良医薬品	国会
5	調査研究	不良医薬品	国会

C 型肝炎訴訟に関する以下の記述について、誤っているものはどれか。

1　薬害再発防止のための医薬品行政等の見直しが行われ、医師、薬剤師、法律家、薬害被害者などの委員により構成される「医薬品等行政評価・監視委員会」が設置された。

2　2006 年から 2007 年にかけて C 型肝炎訴訟の判決が言い渡され、国及び製薬企業が責任を負うべき期間等について判断が確定した。

3　C 型肝炎訴訟は、出産や手術での大量出血などの際に、特定のフィブリノゲン製剤や血液凝固第IX因子製剤の投与を受けたことにより、C 型肝炎ウイルスに感染したことに対する損害賠償訴訟である。

4　国は、C 型肝炎ウイルス感染者の早期・一律救済の要請にこたえるべく、2008 年 1 月に特別措置法を制定し、現在、この法律に基づく給付金の支給の仕組みに沿って和解を進めている。

問 79　　　　　　　　　　　　　　　　　　　　　正答　2

　HIV 訴訟の和解確認書において、国（厚生大臣（当時））は、「その原因についての（ **a　真相の究明** ）に一層努めるとともに、安全かつ有効な医薬品を国民に供給し、医薬品の副作用や（ **b　不良医薬品** ）から国民の生命、健康を守るべき重大な責務があることを改めて深く認識し、薬事法上医薬品の安全性確保のため（ **c　厚生大臣** ）に付与された各種権限を十分活用して、本件のような医薬品による悲惨な被害を再び発生させることがないよう、最善、最大の努力を重ねることを改めて確約する」とした。

　本訴訟の和解を踏まえ、国は、HIV 感染者に対する恒久対策として、**エイズ治療・研究開発センター**及び**拠点病院**の整備や治療薬の**早期提供**等の様々な取り組みを推進してきている。→ 速習 P32、33

問 80　　　　　　　　　　　　　　　　　　　　　正答　2

1　○　薬害再発防止のための医薬品行政等の見直しが行われ、医師、薬剤師、法律家、薬害被害者などの委員により構成される「**医薬品等行政評価・監視委員会**」が設置された。→ 速習 P34

2　×　2006 年から 2007 年にかけて C 型肝炎訴訟の判決が言い渡されたが、国及び製薬企業が責任を負うべき期間等について判断が分かれていた。現在、和解が進められている。→ 速習 P34

3　○　C 型肝炎訴訟は、出産や手術での大量出血などの際に、特定の**フィブリノゲン製剤**や**血液凝固第IX因子製剤**の投与を受けたことにより、**C 型肝炎ウイルス**に感染したことに対する損害賠償訴訟である。→ 速習 P34

4　○　国は、C 型肝炎ウイルス感染者の早期・一律救済の要請にこたえるべく、2008 年 1 月に特別措置法を制定し、現在、この法律に基づく**給付金の支給**の仕組みに沿って**和解**を進めている。→ 速習 P34

■ C 型肝炎訴訟　　　　　　　ここを押さえよう！
① **フィブリノゲン製剤**や**血液凝固第IX因子製剤**の投与を受けたことにより、**C 型肝炎ウイルス**に感染したことに対する損害賠償訴訟
② 国及び製薬企業が被告として提訴され、現在、和解が進められている

人体の働きと医薬品

人体の構造と働き

問 1 必　　　　　　　　　　　　　　　　チェック [/][/][/]

消化器系に関する以下の記述について、正しいものの組み合わせはどれか。

a 消化管には、唾液腺、腎臓が含まれる。

b 膵臓は、消化腺であるとともに、血糖値を調節するホルモンであるトリプシノーゲンを血液中に分泌する内分泌腺である。

c 小腸のうち十二指腸に続く部分の、概ね上部40%が空腸、残り約60%が回腸である。

d 十二指腸で分泌される腸液に含まれる成分の働きによって、膵液中のトリプシノーゲンがトリプシンになる。

1（a、b）　2（a、c）　3（a、d）　4（b、c）　5（c、d）

問 2　　　　　　　　　　　　　　　　　チェック [/][/][/]

消化器系に関する以下の記述について、正しいものの組み合わせはどれか。

a 唾液は、殺菌・抗菌物質を含んでおり、口腔粘膜の保護・洗浄、殺菌等の作用もある。

b 膵液は、デンプンを分解するリパーゼ、脂質を分解するアミラーゼなど、多くの消化酵素を含んでいる。

c 嚥下された飲食物は、主に重力によって胃に落下して送り込まれる。

d 消化管は、口腔から肛門まで続く管で、平均的な成人で全長約9mある。

1（a、b）　2（a、c）　3（a、d）　4（b、c）　5（c、d）

問 1　　　　　　　　　　　　　　　　　　　　　　正答　5

a ✕　唾液腺は消化器系の器官であるが、消化管ではなく消化腺の1つである。また、腎臓は泌尿器系の器官である。→ 速習 P38、56

b ✕　膵臓は、多くの消化酵素を含む膵液を分泌する消化腺であるとともに、血糖値を調節するホルモンであるインスリン及びグルカゴン等を血液中に分泌する内分泌腺である。→ 速習 P43

c ◯　小腸のうち十二指腸に続く部分の、概ね上部40%が空腸、残り約60%が回腸である。しかし、明確な境目があるわけではない。→ 速習 P42

d ◯　十二指腸で分泌される腸液に含まれる成分の働きによって、膵液中のトリプシノーゲンがトリプシンになる。トリプシンは、胃で半消化されたタンパク質（ペプトン）をさらに細かく消化する酵素である。→ 速習 P42

問 2　　　　　　　　　　　　　　　　　　　　　　正答　3

a ◯　唾液は、リゾチームなどの殺菌・抗菌物質を含んでおり、口腔粘膜の保護・洗浄、殺菌などの作用もある。→ 速習 P40

b ✕　膵液には、炭水化物（デンプン）を分解するアミラーゼ、脂質（トリグリセリド）を分解するリパーゼなどの消化酵素が含まれる。→ 速習 P43

c ✕　嚥下された飲食物は、重力によって胃に落ち込むのではなく、食道の運動によって胃に送られる。→ 速習 P41

d ◯　消化管は、口腔から、咽頭、食道、胃、小腸、大腸、肛門まで続く管で、平均的な成人で全長約9mある。→ 速習 P38

■膵液に含まれる消化酵素　ここを押さえよう！	
アミラーゼ	炭水化物（デンプン）を分解
トリプシノーゲン	トリプシノーゲンがトリプシンになるとタンパク質を分解
リパーゼ	脂質（トリグリセリド）を分解

消化器系に関する以下の記述の正誤について、正しい組み合わせはどれか。

a　唾液には、口腔粘膜の保護・洗浄、殺菌作用があり、口腔内の pH は酸性に保たれている。

b　食道は、喉もとから上腹部のみぞおち近くまで続く、直径 1〜2 cm の管状の器官で、消化液の分泌腺はない。

c　胃は、上腹部にある中空の臓器で、中身が空の状態では扁平に縮んでいるが、食道から内容物が送られてくると、その刺激に反応して胃壁の平滑筋が緊張して、容積が拡がる。

d　胃粘液に含まれる成分は、小腸におけるビタミンAの吸収に重要な役割を果している。

	a	b	c	d
1	正	正	正	誤
2	誤	正	誤	誤
3	誤	正	正	誤
4	誤	誤	誤	誤
5	正	誤	正	正

消化器系に関する以下の記述について、誤っているものはどれか。

1　ヘモグロビンが分解して生じたビリルビンは肝臓で代謝されるが、肝機能障害や胆管閉塞などを起こすとビリルビンが循環血液中に滞留して、黄疸（皮膚や白目が黄色くなる症状）を生じる。

2　大腸の粘膜上皮細胞は、腸内細菌が食物繊維を分解して生じる栄養分を、その活動に利用しており、大腸が正常に働くには、腸内細菌の存在が重要である。

3　腸内に放出された胆汁酸塩の大部分は、大腸で再吸収されて肝臓に戻される。

4　化学的消化とは、消化液に含まれる消化酵素の作用によって飲食物を分解することをいう。

問 3　　　　　　　　　　　　　　　　　　　　　　　　　　　正答　2

a ✕ 唾液には、口腔粘膜の保護・洗浄、殺菌作用があり、口腔内の pH はほぼ**中性**に保たれている。→ 速習 P40

b ◯ 食道は、喉（のど）もとから上腹部のみぞおち近くまで続く、直径1〜2cm の管状の器官で、消化液の**分泌腺**はない。→ 速習 P41

c ✕ 胃は、上腹部にある中空（ちゅうくう）（中が空っぽのこと）の臓器で、中身が空の状態では扁平（へんぺい）に縮んでいるが、食道から内容物が送られてくると、その刺激に反応して胃壁の平滑筋が**弛緩**（しかん）（ゆるむこと）して、容積が拡（ひろ）がる（胃適応性弛緩）。→ 速習 P41

d ✕ 胃粘液に含まれる成分は、小腸における**ビタミン B₁₂** の吸収に重要な役割を果たしている。→ 速習 P41

問 4　　　　　　　　　　　　　　　　　　　　　　　　　　　正答　3

1 ◯ 赤血球中の**ヘモグロビン**が分解して生じたビリルビンは肝臓で代謝（たいしゃ）されるが、肝機能障害や胆管閉塞（へいそく）などを起こすとビリルビンが循環血液中に滞留（たいりゅう）して、黄疸（おうだん）（皮膚や白目が黄色くなる症状）を生じる。→ 速習 P44、45

2 ◯ 大腸の粘膜上皮細胞は、**腸内細菌**が食物繊維を分解して生じる栄養分を、その活動に利用しており、大腸が正常に働くには、**腸内細菌**の存在が重要である。大腸の腸内細菌は、血液凝固（ぎょうこ）や骨へのカルシウム定着に必要な**ビタミン K** などの物質も産生している。→ 速習 P46

3 ✕ 腸内に放出された胆汁酸塩（たんじゅう）の大部分は、**小腸**で再吸収されて肝臓に戻される（腸肝循環）。→ 速習 P43

4 ◯ 化学的消化とは、消化液に含まれる**消化酵素**の作用によって飲食物を**分解**することをいう。これに対し、口腔における咀嚼（そしゃく）や、消化管の運動などによって消化管の内容物を**細かく**して消化液と混和（こんわ）し、化学的消化を容易にすることを**機械的消化**という。→ 速習 P38

消化器系に関する以下の記述について、正しいものの組み合わせはどれか。

a 胆汁に含まれるビリルビン（胆汁色素）は、腸管内に排出されると、腸管内に生息する常在細菌（腸内細菌）によって代謝されて、糞便を茶褐色にする色素となる。

b 大腸の腸内細菌は、血液凝固や骨へのカルシウム定着に必要なビタミンEを産生している。

c ペプシノーゲンは胃酸によって、タンパク質を消化する酵素であるペプシンとなり、胃酸とともに胃液として働く。

d 消化液に含まれる消化酵素の作用によって飲食物を分解することは、機械的消化である。

1（a、b） 2（a、c） 3（b、c） 4（b、d） 5（c、d）

歯に関する以下の記述の正誤について、正しい組み合わせはどれか。

a 歯は、歯周組織によって、上下の顎の骨に固定されている。

b 歯の齲蝕が象牙質に達すると、神経が刺激されて歯がしみたり痛みを感じたりするようになる。

c 歯冠の表面は象牙質で覆われ、体で最も硬い部分となっている。

d 歯髄には、神経や血管は通っていない。

	a	b	c	d
1	正	正	正	誤
2	正	正	誤	誤
3	誤	正	正	誤
4	誤	誤	正	正
5	正	誤	誤	正

問 5　　　　　　　　　　　　　　　　　　　　　　　　**正答　2**

a　○　胆汁に含まれるビリルビン（胆汁色素）は、腸管内に排出されると、腸管
内に生息する**常在細菌**（腸内細菌）によって代謝されて、**糞便を茶褐色に**
する色素となる。ビリルビンは、赤血球内の**ヘモグロビン**が分解されて生
じた**老廃物**である。→ **速習** P44

b　×　大腸の腸内細菌は、血液凝固や骨へのカルシウム定着に必要な**ビタミンK**
を産生している。→ **速習** P46

c　○　ペプシノーゲンは胃酸によって、**タンパク質を消化**する酵素である**ペプシ**
ンとなり、**胃酸とともに胃液**として働く。**胃酸とペプシノーゲンは胃の内**
壁を覆っている粘膜（胃腺）で分泌される。→ **速習** P41

d　×　消化液に含まれる消化酵素の作用によって飲食物を分解することは、**化学**
的消化である。→ **速習** P38

問 6　　　　　　　　　　　　　　　　　　　　　　　　**正答　2**

a　○　歯は、**歯周組織**によって、上下の顎の骨に固定されている。→ **速習** P39

b　○　歯の**齲蝕**（むし歯）が**象牙質**に達すると、象牙質に囲まれた**歯髄**を通っ
ている神経が刺激されて歯がしみたり、痛みを感じたりするようになる。
→ **速習** P39

c　×　**歯冠**の表面は**エナメル質**で覆われ、体で**最も硬い部分**となっている。
→ **速習** P39

d　×　歯髄には神経や血管が通っている。→ **速習** P39

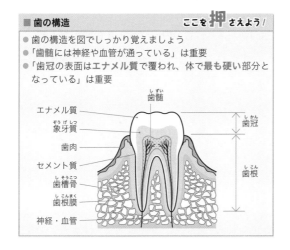

口腔に関する以下の記述の正誤について、正しい組み合わせはどれか。

a 　象牙質は、神経や血管が通る歯冠を取り囲んでいる。

b 　舌の表面には、舌乳頭という無数の小さな突起があり、味覚を感知する部位である
　　味蕾が分布している。

c 　飲食物を飲み込む運動が起きるときには、喉頭の入り口にある喉頭蓋が反射的に閉
　　じることにより、飲食物が喉頭や気管に流入せずに食道へと送られる。

d 　歯は歯肉のみによって、上下の顎の骨に固定されている。

	a	b	c	d
1	正	正	正	誤
2	正	正	誤	誤
3	誤	正	正	誤
4	誤	誤	正	正
5	正	誤	誤	正

消化器系に関する以下の記述の正誤について、正しい組み合わせはどれか。

a 　十二指腸の上部を除く小腸の内壁には輪状のひだがあり、その粘膜表面は絨毛（柔
　　突起ともいう）に覆われてビロード状になっている。

b 　膵液は弱酸性で、胃でアルカリ性となった内容物を中和するのに重要である。

c 　アミノ酸が分解された場合等に生成するアンモニアは、体内に滞留すると有害な物
　　質であり、肝臓において尿素へと代謝される。

d 　食道の上端と下端には括約筋があり、胃の内容物が食道や咽頭に逆流しないように
　　防いでいる。

	a	b	c	d
1	正	正	正	正
2	正	正	誤	正
3	誤	正	正	誤
4	誤	誤	誤	誤
5	正	誤	正	正

問 7　　　　　　　　　　　　　　　　　　　　　　　　　**正答　3**

a　✕　象牙質は、神経や血管が通る歯髄を取り囲んでいる。→ 速習 P39

b　○　舌の表面には、舌乳頭という無数の小さな突起があり、味覚を感知する部位である味蕾が分布している。→ 速習 P40

c　○　飲食物を飲み込む運動が起きるときには、喉頭の入り口にある喉頭蓋が反射的に閉じることにより、飲食物が喉頭や気管に流入せずに食道へと送られる。→ 速習 P40

d　✕　歯は歯周組織（歯肉、歯根膜、歯槽骨、セメント質）によって、上下の顎の骨に固定されている。→ 速習 P39

問 8　　　　　　　　　　　　　　　　　　　　　　　　　**正答　5**

a　○　十二指腸の上部を除く小腸の内壁には輪状のひだがあり、その粘膜表面は絨毛（柔突起ともいう）に覆われてビロード状になっている。→ 速習 P42

b　✕　膵液は弱アルカリ性で、胃で酸性となった内容物を中和するのに重要である。→ 速習 P43

c　○　アミノ酸が分解された場合などに生成するアンモニアは、体内に滞留すると有害な物質であり、肝臓において尿素へと代謝される。→ 速習 P45

d　○　食道の上端と下端には括約筋があり、胃の内容物が食道や咽頭に逆流しないように防いでいる。胃液が食道に逆流すると、むねやけが起きる。→ 速習 P41

消化器系に関する以下の記述の正誤について、正しい組み合わせはどれか。

a 大腸では、粘膜から分泌される大腸液によって、炭水化物の消化が行われる。

b 膵臓は、炭水化物、タンパク質、脂質のそれぞれを消化する酵素の供給を担っている。また、膵臓は、消化腺であるとともに、血糖値を調節するホルモン等を血液中に分泌する内分泌腺でもある。

c 通常、糞便は下行結腸、S状結腸に滞留し、直腸は空になっている。

d 炭水化物とタンパク質は、消化酵素の作用によって、それぞれ単糖類、アミノ酸に分解される。

	a	b	c	d
1	正	正	正	誤
2	誤	正	誤	正
3	誤	正	正	正
4	誤	誤	誤	誤
5	正	誤	正	正

消化器系に関する以下の記述の正誤について、正しい組み合わせはどれか。

a 小腸は栄養分の吸収に重要な器官であるため、内壁の表面積を大きくする構造を持つ。

b 食道から送られてきた内容物は、小腸に送り出されるまで胃内に滞留するが、炭水化物主体の食品の場合には滞留時間が比較的短い。

c 大腸は、上行結腸、横行結腸、下行結腸、S状結腸、肛門からなる管状の臓器である。

d 小腸で吸収されたグリコーゲンは、血液によって肝臓に運ばれブドウ糖として蓄えられる。

	a	b	c	d
1	正	正	正	正
2	誤	正	誤	正
3	誤	誤	正	誤
4	正	正	誤	誤
5	正	誤	誤	誤

解答・解説

問 9　　　　　　　　　　　　　　　　　　　　　　　　　　　正答　3

a ✕　大腸では、消化はほとんど行われない。粘膜から分泌される大腸液は、便塊<ruby>塊<rt>かい</rt></ruby>を<ruby>粘膜上皮<rt>ねんまくじょうひ</rt></ruby>と分離しやすく**滑らか**にする。→ **速習** P45、46

b ◯　膵臓は、**炭水化物**、**タンパク質**、脂質のそれぞれを消化する酵素の供給を担っている。また、膵臓は、**消化腺**であるとともに、血糖値を調節するホルモンなどを血液中に分泌する**内分泌腺**でもある。→ **速習** P43

c ◯　通常、糞便は<ruby>下行結腸<rt>かこうけっちょう</rt></ruby>、**S状結腸**に滞留し、**直腸**は空になっている。S状結腸に溜まった糞便が直腸へ送られてくると、その刺激に反応して**便意**が起こる。→ **速習** P46

d ◯　炭水化物とタンパク質は、**消化酵素**の作用によって、それぞれ**単糖類**、**アミノ酸**に分解される。→ **速習** P42、43

問 10　　　　　　　　　　　　　　　　　　　　　　　　　　　正答　4

a ◯　小腸は栄養分の吸収に重要な器官であるため、内壁の**表面積**を大きくする構造を持つ。→ **速習** P42

b ◯　食道から送られてきた内容物は、**小腸**に送り出されるまで胃内に滞留するが、炭水化物主体の食品の場合には滞留時間が比較的**短い**。一方、脂質分の多い食品の場合には比較的**長い**。→ **速習** P42

c ✕　大腸は、<ruby>盲腸<rt>もうちょう</rt></ruby>、<ruby>虫垂<rt>ちゅうすい</rt></ruby>、<ruby>上行結腸<rt>じょうこうけっちょう</rt></ruby>、<ruby>横行<rt>おうこう</rt></ruby>結腸、下行結腸、S状結腸、直腸からなる管状の臓器である。→ **速習** P45

d ✕　小腸で吸収された**ブドウ糖**は、血液によって肝臓に運ばれ**グリコーゲン**として蓄えられる。→ **速習** P44

第**②**章　人体の働きと医薬品

肝臓及び胆嚢に関する以下の記述について、誤っているものはどれか。

1　肝臓では、生命維持に必須な役割を果たす、コレステロール、フィブリノゲン、アルブミン等の生体物質が産生される。

2　肝臓では、必須アミノ酸以外のアミノ酸を生合成することができる。

3　肝臓は、ビタミン A や D 等の脂溶性ビタミンの貯蔵臓器であり、ビタミン B_6 や B_{12} 等の水溶性ビタミンの貯蔵臓器でもある。

4　アルコールは胃や小腸で吸収されるが、肝臓へと運ばれて一度酢酸へと代謝されたのち、さらに代謝されてアセトアルデヒドになる。

肝臓の働きに関する以下の記述について、（　　）に入れるべき字句の正しい組み合わせはどれか。

　肝臓は、消化管等から吸収された、又は体内で生成した、滞留すると生体に（ **a** ）な物質を、肝細胞内の酵素系の働きで代謝して（ **b** ）し、又は体外に排出されやすい形にする。

　アミノ酸が分解された場合等に生成するアンモニアも、体内に滞留すると（ **a** ）な物質であり、肝臓において（ **c** ）へと代謝される。

	a	b	c
1	不要	中和	酢酸
2	不要	中和	尿素
3	不要	無毒化	酢酸
4	有害	無毒化	尿素
5	有害	無毒化	酢酸

問 11　　　　　　　　　　　　　　　　　　　　　　　　　　　　　　正答　**4**

1　○　生体物質とは生物の体内に存在する**化学物質**の総称で、生命維持に必須な役割を果たす種々の生体物質は、**肝臓**において産生される。→ **速習** P45

2　○　肝臓では、必須アミノ酸以外のアミノ酸を**生合成**することができる。必須アミノ酸とは、**体内で作られない**ため、食品などから摂取する必要があるアミノ酸のこと。ヒトの場合、9種のアミノ酸が必須アミノ酸とされる。→ **速習** P45

3　○　肝臓は、ビタミンAやD等の**脂溶性ビタミン**の貯蔵臓器であり、ビタミンB6やB12などの**水溶性ビタミン**の貯蔵臓器でもある。→ **速習** P44

4　×　アルコールは胃や小腸で吸収されるが、肝臓へと運ばれて一度**アセトアルデヒド**へと代謝されたのち、さらに代謝されて**酢酸**となる。→ **速習** P44

問 12　　　　　　　　　　　　　　　　　　　　　　　　　　　　　　正答　**4**

　肝臓は、消化管などから吸収された、又は体内で生成した、滞留すると生体に（ **a 有害** ）な物質を、肝細胞内の酵素系の働きで代謝して（ **b　無毒化** ）し、又は体外に排出されやすい形にする。

　アミノ酸が分解された場合などに生成するアンモニアも、体内に滞留すると（ **a 有害** ）な物質であり、肝臓において（ **c　尿素** ）へと代謝される。

　肝臓は、生体に有害な物質を**無毒化**したり、**代謝**する働きがあり、医薬品として摂取された物質の多くも、肝臓において**代謝**される。→ **速習** P44、45

肝臓で、
① 産生されるもの
② 貯蔵されるもの
③ 無毒化・代謝されるもの
すべて頻出項目です。
しっかり理解しておきましょう。

呼吸器系に関する以下の記述の正誤について、正しい組み合わせはどれか。

a 鼻腔から気管支までの呼気及び吸気の通り道を気道といい、そのうち、気管から気管支、肺までの部分を上気道という。

b 肺自体には肺を動かす筋組織がないため、自力で膨らんだり縮んだりするのではなく、横隔膜や肋間筋によって拡張・収縮して呼吸運動が行われている。

c かぜやアレルギー等のときには、防御反応として大量に鼻汁が分泌されるようになる。

d 肺胞の壁を介して、心臓から送られてくる血液から酸素が肺胞気中に拡散し、代わりに二酸化炭素が血液中の赤血球に取り込まれるガス交換が行われる。

	a	b	c	d
1	正	正	正	誤
2	正	正	誤	誤
3	誤	正	正	誤
4	誤	誤	正	誤
5	正	誤	正	正

呼吸器系に関する以下の記述について、誤っているものはどれか。

1 喉頭の後壁にある扁桃はリンパ組織が集まってできていて、気道に侵入してくる細菌、ウイルス等に対する免疫反応が行われる。

2 鼻汁にはリゾチームが含まれ、気道の防御機構の一つとなっている。

3 呼吸器は常時外気と接触する器官であり、様々な異物、病原物質の侵入経路となるため、幾つもの防御機構が備わっている。

4 鼻腔の内壁は、効率よく適度な湿り気と温もりを与えて、乾燥した冷たい外気が流れ込むのを防いでいる。

問13　　　　　　　　　　　　　　　　　　　　　　　　　　　　**正答　3**

a　✕　上気道は**鼻腔**から**咽頭・喉頭**までの部分をいう。気管から気管支、肺までの部分は**下気道**という。→ 速習 P47

b　○　肺自体には肺を動かす筋組織がないため、自力で膨らんだり縮んだりするのではなく、**横隔膜**や**肋間筋**によって**拡張・収縮**して呼吸運動が行われている。→ 速習 P48

c　○　かぜやアレルギーのときなどには、**防御反応**として大量に**鼻汁**が分泌されるようになる。→ 速習 P47

d　✕　肺では、心臓から送られてくる血液から**二酸化炭素**が肺胞気中に拡散し、代わりに**酸素**が血液中の赤血球に取り込まれる**ガス交換**が行われる。→ 速習 P48

問14　　　　　　　　　　　　　　　　　　　　　　　　　　　　**正答　1**

1　✕　咽頭の後壁にある**扁桃**はリンパ組織が集まってできていて、気道に侵入してくる細菌、ウイルスなどに対する**免疫反応**が行われる。→ 速習 P48

2　○　鼻汁には**リゾチーム**が含まれ、気道の**防御機構**の１つとなっている。リゾチームには細菌の細胞壁を分解する酵素作用のほか、消炎作用などもある。**唾液**や涙液にも含まれている。→ 速習 P40、47、64

3　○　呼吸器は常時**外気と接触**する器官であり、様々な**異物**、**病原物質**の侵入経路となるため、幾つもの防御機構が備わっている。→ 速習 P47

4　○　鼻腔の内壁は、粘膜で覆われた**棚状の凸凹**（でこぼこ）になっており、吸入された空気との接触面積を広げ、効率よく適度な**湿り気と温もり**を与えて、乾燥した冷たい外気が流れ込むのを防いでいる。→ 速習 P47

呼吸器系に関する以下の記述の正誤について、正しい組み合わせはどれか。

a 咽頭は円筒状の器官で、軟骨の突起した部分がいわゆる「のどぼとけ」である。

b 肺の内部で気管支は細かく枝分かれし、末端は厚い壁を持つ球状の肺胞になっている。

c 肺胞と毛細血管を取り囲んで支持している組織を間質という。

d 鼻腔の入り口にある鼻毛は、空気中の塵、埃等を吸い込まないようにするフィルターの役目を果たしている。

	a	b	c	d
1	正	正	正	誤
2	正	正	誤	誤
3	誤	誤	正	誤
4	誤	誤	正	正
5	正	誤	誤	正

呼吸器系に関する以下の記述について、正しいものの組み合わせはどれか。

a 喉頭から肺へ向かう気道が左右の肺へ分岐するまでの部分を気管といい、そこから肺の中で複数に枝分かれする部分を気管支という。

b 呼吸運動は、肺自体の筋組織によって肺が自力で拡張、収縮することにより行われる。

c 咽頭は、鼻腔と口腔につながっており、消化管と気道の両方に属する。

d 肺胞は、粘液層によって保護されている。

1（a、b）　2（a、c）　3（a、d）　4（b、c）　5（c、d）

問 15　　　　　　　　　　　　　　　　　　　　　　　**正答　4**

a ✕ 喉頭は、咽頭と気管の間にある軟骨に囲まれた円筒状の器官で、軟骨の突起した部分を喉頭隆起という。いわゆる「**のどぼとけ**」である。→ 速習 P48

b ✕ 肺の内部で気管支は細かく枝分かれし、末端は非常に薄い壁を持つ球状の**肺胞**になっている。→ 速習 P48

c ○ 肺胞と毛細血管を取り囲んで支持している組織を**間質**という。→ 速習 P48

d ○ 鼻の内側の空洞部分を**鼻腔**という。鼻腔の入り口（鼻孔）にある鼻毛は、空気中の塵、埃などを吸い込まないようにする**フィルター**の役目を果たしている。→ 速習 P47

問 16　　　　　　　　　　　　　　　　　　　　　　　**正答　2**

a ○ 喉頭から肺へ向かう気道が左右の肺へ分岐するまでの部分を**気管**といい、そこから肺の中で複数に枝分かれする部分を**気管支**という。喉頭の大部分と気管から気管支までの粘膜は**線毛上皮**で覆われている。→ 速習 P48

b ✕ 肺自体には肺を動かす**筋組織がない**ため、自力で膨らんだり縮んだりするのではなく、**横隔膜**や**肋間筋**によって拡張・収縮して呼吸運動が行われている。→ 速習 P48

c ○ 咽頭は、**鼻腔**と**口腔**につながっており、**消化管**と**気道**の両方に属する。→ 速習 P48

d ✕ 肺胞は、ガス交換を行うため、**粘液層**や**線毛**によって保護されていない。肺胞まで異物や細菌が侵入してきたときには、**肺胞マクロファージ（貪食細胞）**がそれらを探しあてて取り込み、消化する**防御機構**が備わっている。→ 速習 P48

■ **呼吸器系は、呼吸を行うための器官系で、ここを押さえよう！**
上気道と下気道に大別される

上気道	鼻腔、咽頭、喉頭
下気道	気管、気管支、肺

循環器系に関する以下の記述について、誤っているものはどれか。

1 消化管壁を通っている毛細血管の大部分は、下大静脈と呼ばれる血管に集まって肝臓に入る。

2 血管系は心臓を中心とする閉じた管（閉鎖循環系）であるのに対して、リンパ系は末端がリンパ毛細管となって組織の中に開いている開放循環系である。

3 肺でのガス交換が行われた血液は、心臓の左側部分（左心房、左心室）に入り、そこから全身に送り出される。

4 四肢を通る静脈では、一定の間隔で存在する内腔に向かう薄い帆状のひだ（静脈弁）が発達しており、血液の逆流を防いでいる。

循環器系に関する以下の記述について、正しいものの組み合わせはどれか。

a 血液が血管中を流れる方向は一定しており、心臓から拍出された血液を送る血管を静脈という。

b 脾臓にはリンパ球が増殖、密集する組織（リンパ組織）があり、血流中の細菌やウイルス等の異物に対する免疫応答に関与する。

c 心臓の内部は上部左右の心房、下部左右の心室の4つの空洞に分かれている。

d 心室には弁がないため、血液は心房側と動脈側の両方向に流れる。

1（a、b）　2（a、c）　3（a、d）　4（b、c）　5（c、d）

問 17　　　　　　　　　　　　　　　　　　　　　　　　　正答　1

1 ✕　消化管壁を通っている毛細血管の大部分は、**門脈**と呼ばれる血管に集まって肝臓に入る。→ 速習 P52

2 ◯　血管系は心臓を中心とする閉じた管（**閉鎖循環系**）であるのに対して、リンパ系は末端がリンパ毛細管となって組織の中に開いている**開放循環系**である。→ 速習 P50

3 ◯　肺でのガス交換が行われた血液は、心臓の左側部分（**左心房**、**左心室**）に入り、そこから全身に送り出される。→ 速習 P51

4 ◯　四肢を通る静脈では血流が重力の影響を受けやすいため、一定の間隔で存在する内腔に向かう薄い帆状のひだ（**静脈弁**）が発達しており、血液の逆流を防いでいる。→ 速習 P52

問 18　　　　　　　　　　　　　　　　　　　　　　　　　正答　4

a ✕　血液が血管中を流れる方向は一定しており、心臓から拍出された血液を送る血管を**動脈**という。→ 速習 P52

b ◯　脾臓には**リンパ球**が増殖、密集する組織（**リンパ組織**）があり、血流中の細菌やウイルスなどの異物に対する**免疫応答**に関与する。脾臓は、握りこぶし大の**スポンジ状**の臓器で、胃の後方の左上腹部に位置する。→ 速習 P56

c ◯　心臓の内部は上部左右の**心房**、下部左右の**心室**の4つの空洞に分かれている。**心房**で血液を集めて**心室**に送り、**心室**から血液を拍出する。→ 速習 P50、51

d ✕　心室には血液を取り込む側と送り出す側にそれぞれ**弁があり**、拍動と協調して交互に開閉することで、血液が確実に**一方向**に流れる。拍動とは、心房で血液を集めて心室に送り、心室から血液を拍出する心臓の働きのことである。→ 速習 P50

循環器系に関する以下の記述の正誤について、正しい組み合わせはどれか。

a 心臓の右側部分（右心房、右心室）は、肺でガス交換が行われた血液を全身に送り出す。

b 動脈は弾力性があり、圧力がかかっても耐えられるようになっており、多くが皮膚表面近くを通っている。

c 赤血球の数が少なすぎたり、赤血球中のヘモグロビン量が欠乏すると、血液は酸素を十分に供給できず、貧血症状が現れる。

d 白血球の約60％を占める好中球は、感染が起きた組織に遊走して集まり、細菌やウイルス等を食作用によって取り込んで分解する。

	a	b	c	d
1	正	正	誤	正
2	正	正	誤	誤
3	誤	正	正	誤
4	誤	誤	正	正
5	誤	誤	誤	正

循環器系に関する以下の記述の正誤について、正しい組み合わせはどれか。

a 全身から集まってきた血液を肺へ送り出すのは、心臓の右側部分（右心房、右心室）である。

b 血管壁にかかる圧力（血圧）は、通常、上腕部の動脈で測定される。

c 赤血球はリンパ節で産生される。

d 血漿は、90％以上が水分からなり、アルブミン、グロブリン等のタンパク質のほか、微量の脂質、糖質、電解質を含む。

	a	b	c	d
1	正	正	誤	正
2	正	正	誤	誤
3	誤	正	正	誤
4	誤	誤	正	誤
5	正	誤	誤	正

問 19　　　　　　　　　　　　　　　　　　　　　　　　　　**正答　4**

a　✕　心臓の**左側部分**（**左心房、左心室**）は、肺でガス交換が行われた血液を全身に送り出す。→ 速習 P51

b　✕　動脈は弾力性があり、圧力がかかっても耐えられるようになっている。この動脈は、多くが皮膚表面近くではなく、体の深部を通っている。→ 速習 P52

c　○　赤血球の数が少なすぎたり、赤血球中の**ヘモグロビン**量が欠乏すると、血液は**酸素**を十分に供給できず、疲労や血色不良などの**貧血**症状が現れる。→ 速習 P54

d　○　白血球の約60％を占める好中球（こうちゅうきゅう）は、血管壁を通り抜けて組織の中に入り込むことができ、感染が起きた組織に遊走して集まり、細菌やウイルスなどを**食作用**（しょくさよう）によって取り込んで分解する。→ 速習 P54

問 20　　　　　　　　　　　　　　　　　　　　　　　　　　**正答　1**

a　○　心臓の**右側部分**（**右心房、右心室**）は、全身から集まってきた血液を肺へ送り出す。→ 速習 P50

b　○　血管壁にかかる圧力（血圧）は、通常、**上腕部の動脈**（じょうわんぶ）で測定される。**頚部**（けいぶ）、**手首**、**肘**（ひじ）の内側などでは動脈が皮膚表面近くを通るため、心拍に合わせて脈がふれる。→ 速習 P52

c　✕　赤血球は**骨髄**（こつずい）で産生される。→ 速習 P54

d　○　血漿（けっしょう）は、**90％**以上が水分からなり、**アルブミン**、**グロブリン**などのタンパク質のほか、微量の脂質、糖質、電解質を含む。→ 速習 P53

血液に関する以下の記述の正誤について、正しい組み合わせはどれか。

a 赤血球は、中央部が突出した円盤状の細胞で、血液全体の約60％を占める。

b ヘモグロビンは鉄分と結合したタンパク質で、酸素量の多いところで酸素分子と結合し、酸素が少なく二酸化炭素の多いところで酸素分子を放出する性質がある。

c リンパ球は、血管壁を通り抜けて組織の中に入り込むことができ、組織の中ではマクロファージ（貪食細胞）と呼ばれる。

d 血液の粘稠性は、主として血漿の水分量や血中脂質量で決まり、赤血球の量はほとんど影響を与えない。

	a	b	c	d
1	正	正	正	正
2	正	正	誤	正
3	誤	正	正	誤
4	誤	正	誤	誤
5	誤	誤	誤	誤

血液に関する以下の記述について、（　）の中に入れるべき字句の正しい組み合わせはどれか。

血液は、血漿と血球からなり、酸素や栄養分を全身の組織に供給し、（ a ）や老廃物を肺や（ b ）へ運ぶほか、ホルモンの運搬によって体内各所の器官・組織相互の連絡を図る役割もある。また、血液の循環によって、体内で発生した温熱が（ c ）、肺、四肢の末端等に分配され、全身の温度をある程度均等に保つのに役立っている。

	a	b	c
1	二酸化炭素	腎臓	脳
2	二酸化炭素	腎臓	体表
3	酸素	肝臓	体表
4	酸素	肝臓	脳
5	酸素	腎臓	体表

解答・解説

問 21　　　　　　　　　　　　　　　　　正答　4

a ✕　赤血球は、中央部が**くぼんだ**円盤状の細胞で、血液全体の約**40％**を占める。
→ 速習 P54

b ○　ヘモグロビンは鉄分と結合したタンパク質で、酸素量の多いところ（肺胞の毛細血管）で**酸素分子と結合**し、酸素が少なく二酸化炭素の多いところ（末梢組織の毛細血管）で**酸素分子を放出**する性質がある。→ 速習 P54

c ✕　リンパ球は、細菌、ウイルスなどの異物を**認識**したり、それらに対する**抗体**（免疫グロブリン）を産生する。記述は**単球**の説明である。→ 速習 P55

d ✕　血液の**粘稠性**は、主として血漿の**水分量**や**赤血球の量**で決まり、**血中脂質**量はほとんど影響を与えない。→ 速習 P54

問 22　　　　　　　　　　　　　　　　　正答　2

血液は、血漿と血球からなり、酸素や栄養分を全身の組織に供給し、（ **a　二酸化炭素** ）や老廃物を肺や（ **b　腎臓** ）へ運ぶほか、ホルモンの運搬によって体内各所の器官・組織相互の連絡を図る役割もある。また、血液の循環によって、体内で発生した温熱が（ **c　体表** ）、肺、四肢の末端などに分配され、全身の温度をある程度均等に保つのに役立っている。

血漿は、90％以上が**水分**からなり、アルブミン、グロブリンなどのタンパク質のほか、微量の脂質、糖質、電解質を含む。血球は、**赤血球**、**白血球**、**血小板**からなり、赤血球が血液全体の約40％を占める。→ 速習 P52～54

血球とその特徴の組み合わせのうち、正しいものの組み合わせはどれか。

a　リンパ球　──　白血球の約60％を占める
b　好中球　　──　ウイルスを認識してそれに対する抗体を産生する
c　単球　　　──　強い食作用を持つ
d　赤血球　　──　酸素を全身の組織へ供給する

1（a、b）　**2**（a、c）　**3**（a、d）　**4**（b、c）　**5**（c、d）

泌尿器系に関する以下の記述について、誤っているものはどれか。

1 原尿中のブドウ糖やアミノ酸等の栄養分は尿細管で再吸収される。

2 副腎髄質では、自律神経系に作用するアドレナリン（エピネフリン）が産生・分泌される。

3 腎臓に入る静脈は細かく枝分かれして、毛細血管が小さな球状になった糸球体を形成する。

4 腎臓には内分泌腺としての機能があり、骨髄における赤血球の産生を促進するホルモンを分泌する。

問 23　　　　　　　　　　　　　　　　　　　　正答　5

a ✕ リンパ球は、白血球の約 **3分の1** を占め、ウイルスなどの異物を**認識**して、それに対する抗体（**免疫グロブリン**）を産生する。→ 速習 P55

b ✕ 好中球は、白血球の約 **60%** と最も多くを占めている。感染が起きた組織に遊走して集まり、細菌やウイルスなどを**食作用**によって取り込んで分解する。→ 速習 P54

c ○ 単球は、白血球の約 5 % と少ないが**最も大きく**、**強い食作用**を持つ。→ 速習 P55

d ○ 赤血球に含まれるヘモグロビンによって、**酸素**は全身の組織へ供給される。→ 速習 P54

■ 主な白血球の種類　　　　ここを押さえよう！

好中球	● 最も数が多く、白血球の約 60% を占める ● 細菌やウイルスなどを食作用により取り込んで分解する	
リンパ球	● 白血球の約 3 分の1 を占める ● リンパ球には T 細胞リンパ球と B 細胞リンパ球がある	
	T 細胞リンパ球	ウイルスなどの異物を認識する
	B 細胞リンパ球	ウイルスなどの異物に対する抗体（免疫グロブリン）を産生する
単球	● 白血球の約 5% と少ないが最も大きい ● 強い食作用を持つ ● 組織の中に入り込むことができ、組織の中ではマクロファージ（貪食細胞）と呼ばれる	

問 24　　　　　　　　　　　　　　　　　　　　正答　3

1 ○ 腎臓を構成する尿細管では、原尿中のブドウ糖やアミノ酸などの**栄養分**及び血液の維持に必要な**水分**や**電解質**が**再吸収**される。その結果、老廃物が**濃縮**され、余分な水分、電解質とともに最終的に**尿**となる。→ 速習 P58

2 ○ 副腎髄質では、自律神経系に作用する**アドレナリン**（エピネフリン）と**ノルアドレナリン**（ノルエピネフリン）が産生・分泌される。→ 速習 P58

3 ✕ 腎臓に入る**動脈**は細かく枝分かれして、毛細血管が小さな球状になった**糸球体**を形成する。→ 速習 P57

4 ○ 腎臓には**内分泌腺**としての機能があり、骨髄における**赤血球**の産生を促進する**ホルモン**を分泌する。→ 速習 P57

泌尿器系に関する以下の記述の正誤について、正しい組み合わせはどれか。

a 尿細管では、肝臓でアミノ酸が分解されて生成する尿素などの血液中の老廃物が濾過され、原尿として腎小体に入る。

b 腎小体は、糸球体とその外側を包み込む袋状のボウマン嚢からなる。

c アドレナリン（エピネフリン）とノルアドレナリン（ノルエピネフリン）は副腎髄質で産生・分泌される。

	a	b	c
1	誤	正	正
2	正	正	誤
3	正	誤	正
4	誤	誤	正
5	誤	正	誤

泌尿器系に関する以下の記述について、正しいものの組み合わせはどれか。

a 腎小体では、原尿中のブドウ糖やアミノ酸等の栄養分及び血液の維持に必要な水分や電解質が再吸収される。

b 食品から摂取あるいは体内で生合成されたビタミン D は、腎臓で活性型ビタミン D に転換されて、骨の形成や維持の作用を発揮する。

c 副腎皮質で産生・分泌される副腎皮質ホルモンは、自律神経系に作用する。

d 男性は、加齢とともに前立腺が肥大し、尿道を圧迫して排尿困難等を生じることがある。

1（a、b）　2（a、c）　3（a、d）　4（b、c）　5（b、d）

問 25　　　　　　　　　　　　　　　　　　　　　　　　　　　　　正答　1

a ✕　腎臓を構成する**腎小体**では、肝臓でアミノ酸が分解されて生成する尿素などの血液中の老廃物が濾過され、原尿として**尿細管**に入る。→ 速習 P58

b 〇　腎小体は、**糸球体**とその外側を包み込む袋状の**ボウマン嚢**からなる。ボウマン嚢から1本の尿細管が伸びて、**腎小体**と尿細管とで腎臓の基本的な機能単位（**ネフロン**）を構成している。→ 速習 P57

c 〇　副腎髄質では、**アドレナリン（エピネフリン）**と**ノルアドレナリン（ノルエピネフリン）**が産生・分泌される。一方、副腎皮質では、**副腎皮質ホルモン**が産生・分泌される。→ 速習 P58

問 26　　　　　　　　　　　　　　　　　　　　　　　　　　　　　正答　5

a ✕　腎小体では、肝臓でアミノ酸が分解されて生成する尿素など、血液中の老廃物が**濾過**され、**原尿**として**尿細管**に入る。a は尿細管の記述である。→ 速習 P58

b 〇　食品から摂取あるいは体内で生合成されたビタミン D は、**腎臓で活性型ビタミン D** に転換されて、骨の形成や維持の作用を発揮する。→ 速習 P57

c ✕　自律神経系に作用するのは副腎髄質で産生・分泌される**アドレナリン（エピネフリン）**と**ノルアドレナリン（ノルエピネフリン）**である。→ 速習 P58

d 〇　男性は、膀胱の真下に尿道を取り囲むように**前立腺**があるため、加齢とともに**前立腺が肥大**すると尿道を圧迫して**排尿困難**などを生じることがある。→ 速習 P59

■ 副腎皮質・髄質で　　**ここを押さえよう！**
　産生・分泌されるもの

● 副腎皮質
　　→副腎皮質ホルモン
● 副腎髄質
　　→アドレナリン（エピネフリン）
　　ノルアドレナリン（ノルエピネフリン）
　　（自律神経系に作用）

「皮質」と「髄質」を入れ替えた
引っかけ問題もあるので要注意です。

泌尿器系に関する以下の記述の正誤について、正しい組み合わせはどれか。

a　女性は尿道が短いため、細菌などが侵入したとき膀胱まで感染を生じやすい。

b　副腎皮質ホルモンの一つであるアルドステロンは、体内にカリウムと水を貯留し、塩分の排泄を促す作用があり、電解質と水分の排出調節の役割を担っている。

c　尿は血液が濾過されて作られるため、糞便とは異なり、健康な状態であれば細菌等の微生物は存在しない。

	a	b	c
1	誤	正	正
2	正	正	正
3	正	誤	誤
4	正	正	誤
5	正	誤	正

目に関する以下の記述の正誤について、正しい組み合わせはどれか。

a　ビタミンAが不足すると夜間視力の低下（夜盲症）を生じることがある。

b　涙腺は上眼瞼の裏側にある分泌腺で、リンパ液から涙液を産生する。

c　眼球の外側は、正面前方付近（黒目の部分）のみ強膜という乳白色の比較的丈夫な結合組織が覆っている。

d　水晶体の前には虹彩があり、瞳孔を散大・縮小させることによって遠近の焦点調節が行われている。

	a	b	c	d
1	正	正	正	正
2	正	誤	誤	正
3	正	誤	誤	誤
4	誤	誤	正	誤
5	誤	正	誤	誤

問 27 　　　　　　　　　　　　　　　　　　　　　　　　正答　5

a ○ 尿道は、膀胱に溜まった尿が体外に排泄されるときに通る管である。女性は尿道が**短い**ため、細菌などが侵入したとき膀胱まで**感染**を生じやすい。→ 速習 P58、59

b × 副腎皮質ホルモンの1つであるアルドステロンは、体内に**塩分**と水を貯留し、**カリウム**の排泄を促す作用があり、**電解質**と**水分**の排出調節の役割を担っている。→ 速習 P58

c ○ 尿は**血液**が**濾過**されて作られるため、糞便とは異なり、健康な状態であれば細菌などの**微生物**は存在しない。尿のほとんどは**水分**で、**尿素**、**尿酸**などの老廃物、その他微量の電解質、ホルモンなどを含む。→ 速習 P58

問 28 　　　　　　　　　　　　　　　　　　　　　　　　正答　3

a ○ ビタミンA が不足すると夜間視力の低下（**夜盲症**）を生じることがある。視細胞が光を感じる反応には**ビタミンA** が不可欠である。→ 速習 P62

b × **涙腺**は上眼瞼の裏側にある分泌腺で、**血漿**から涙液を産生する。→ 速習 P63

c × 眼球の外側は、正面前方付近（黒目の部分）のみ**透明**な**角膜**が覆い、その他の部分は**強膜**という**乳白色**の比較的丈夫な結合組織が覆っている。→ 速習 P61

d × 水晶体の前には**虹彩**があり、**瞳孔**を散大・縮小させて眼球内に入る**光の量**を調節している。→ 速習 P61

目に関する以下の記述の正誤について、正しい組み合わせはどれか。

a 雪眼炎（雪目ともいう）は、紫外線を含む光に長時間曝され、角膜の上皮に損傷を生じた状態である。

b 強膜の充血では白目の部分だけでなく眼瞼の裏側も赤くなるが、結膜が充血したときは、眼瞼の裏側は赤くならない。

c 角膜と水晶体の間は、組織液（房水）で満たされ、眼内に一定の圧（眼圧）を生じさせている。

d 眼球を上下左右斜めの各方向に向けるため、6本の眼筋が眼球側面の強膜につながっている。

	a	b	c	d
1	正	誤	誤	正
2	正	正	誤	誤
3	誤	正	正	誤
4	正	誤	正	正
5	誤	誤	誤	正

目に関する以下の記述について、正しいものの組み合わせはどれか。

a 結膜には光を受容する細胞（視細胞）が密集していて、視細胞が受容した光の情報は結膜の神経細胞を介して神経線維に伝えられる。

b 眼瞼は、皮下組織が少なく薄くできているため、内出血や裂傷を生じやすい。

c 眼瞼は、むくみ（浮腫）等、全身的な体調不良（薬の副作用を含む）の症状が現れやすい部位である。

d 角膜や水晶体には血管が通っており、房水を介さずに栄養分や酸素が供給される。

1（a、b）　**2**（a、c）　**3**（a、d）　**4**（b、c）　**5**（c、d）

問 29　　　　　　　　　　　　　　　　　　　　　　　　　　　　正答　4

a　○　雪眼炎（雪目ともいう）は、**紫外線**を含む光に長時間曝され、**角膜**の上皮
　　　に損傷を生じた状態である。角膜は、黒目の部分を覆っている透明な膜で
　　　ある。→ 速習 P61

b　×　**結膜**の充血では白目の部分だけでなく眼瞼の裏側も**赤く**なるが、**強膜**が充
　　　血したときは、眼瞼の裏側は赤くならない。→ 速習 P63

c　○　角膜と水晶体の間は、組織液（**房水**）で満たされ、眼内に一定の圧（**眼
　　　圧**）を生じさせている。水晶体の前には**虹彩**があり、瞳孔を散大・縮小さ
　　　せて眼球内に入る**光の量**を調節している。→ 速習 P61

d　○　眼球を上下左右斜めの各方向に向けるため、6本の**眼筋**が眼球側面の**強膜**
　　　につながっている。眼球の動きが少なく、眼球を同じ位置に**長時間支持し**
　　　ていると**眼筋**が疲労する。→ 速習 P64

問 30　　　　　　　　　　　　　　　　　　　　　　　　　　　　正答　4

a　×　結膜ではなく、**網膜**の説明である。→ 速習 P62

b　○　眼瞼（まぶた）は、素早くまばたき運動ができるよう、**皮下組織**が少なく
　　　薄くできているため、**内出血**や**裂傷**を生じやすい。→ 速習 P62

c　○　眼瞼は、むくみ（浮腫）など、**全身的な体調不良**（薬の副作用を含む）の
　　　症状が現れやすい部位である。→ 速習 P62

d　×　角膜や水晶体には**血管**が通っておらず、**房水**によって栄養分や酸素が供給
　　　される。→ 速習 P61

「眼瞼」というと覚えにくいので、
「まぶた」と読み替えて学習すると
頭に入りやすいですよ。

涙液の働きに関する以下の記述の正誤について、正しい組み合わせはどれか。

a 涙液はアルブミンを含んでおり、角膜や結膜を感染から防御する。

b 涙液は、睡眠中も起きている間と同じように分泌され、角膜に酸素や栄養分を供給している。

c ゴミや埃等の異物や刺激性の化学物質が目に入ったときに、それらを洗い流す。

d 目が鮮明な視覚情報を得られるよう角膜表面を滑らかに保つ。

	a	b	c	d
1	正	正	正	誤
2	正	正	誤	正
3	誤	正	正	誤
4	誤	誤	正	正
5	誤	誤	誤	正

鼻に関する以下の記述について、正しいものの組み合わせはどれか。

a においに対する感覚は順応を起こしにくく、同じにおいを継続して嗅いでいても、そのにおいをいつまでも鋭敏に感じる。

b 鼻中隔の前部は、毛細血管が少ないことに加えて粘膜が厚いため、傷つきにくく鼻出血を起こしにくい。

c 食品からの嗅覚情報は、舌が受容した味覚情報と脳において統合され、風味として認識される。

d 副鼻腔に入った埃等の粒子は、粘液に捉えられて線毛の働きによって鼻腔内へ排出される。

1（a、b） 2（a、c） 3（a、d） 4（b、c） 5（c、d）

問31　　　　　　　　　　　　　　　　　　　　　　　　正答　**4**

a ✕ 涙液は**リゾチーム**、**免疫グロブリン**などを含み、角膜や結膜を**感染**から防御する。→ **速習** P64

b ✕ 涙液は、起きている間は絶えず分泌されており、角膜に酸素や栄養分を供給しているが、**睡眠中**はほとんど**分泌されない**。→ **速習** P64

c ◯ 涙液は、ゴミや埃などの異物や刺激性の**化学物質**が目に入ったときに、それらを洗い流す。→ **速習** P64

d ◯ 涙液は、目が鮮明な視覚情報を得られるよう**角膜表面**を滑らかに保つ。→ **速習** P64

問32　　　　　　　　　　　　　　　　　　　　　　　　正答　**5**

a ✕ においに対する感覚は順応（その刺激に慣れてしまい、しだいに異常性を感じなくなること）を起こしやすく、同じにおいを継続して嗅いでいると、しだいにそのにおいを**感じなくなる**。→ **速習** P65

b ✕ 鼻中隔の前部は、**毛細血管**が豊富に分布していることに加えて粘膜が**薄い**ため、傷つきやすく、**鼻出血**を起こしやすい。→ **速習** P65

c ◯ 鼻は、空気中を漂う物質を鼻腔内に吸い込み、その**化学的刺激**を感じとる。食品からの**嗅覚情報**は、舌が受容した**味覚情報**と脳において統合され、**風味**として認識される。→ **速習** P64

d ◯ 副鼻腔は、**線毛**を有し、**粘液**を分泌する細胞でできた**粘膜**で覆われている。副鼻腔に入った埃などの粒子は、粘液に捉えられて線毛の働きによって**鼻腔内**へ排出される。→ **速習** P65

チェック／／／

鼻に関する以下の記述の正誤について、正しい組み合わせはどれか。

a 鼻腔と副鼻腔を連絡する管は非常に狭いため、鼻腔粘膜が腫れると副鼻腔に炎症を生じることがある。

b 副鼻腔は、鼻腔の奥にある空洞のことである。

c 副鼻腔は鼻腔と同様、線毛を有し、粘液を分泌する細胞でできた粘膜で覆われている。

	a	b	c
1	誤	正	誤
2	正	誤	誤
3	正	正	正
4	正	誤	正
5	誤	誤	誤

チェック／／／

耳に関する以下の記述について、正しいものの組み合わせはどれか。

a 外耳は、側頭部から突出した耳介と、耳介で集められた音を鼓膜まで伝導する外耳道からなる。

b 小さな子どもでは、耳管が細く長くて、走行が水平に近いため、鼻腔からウイルスや細菌が侵入し感染が起こりやすい。

c 耳介は軟骨組織が皮膚で覆われたもので、外耳道の軟骨部に連なっている。軟骨部には耳毛が生えていて、空気中の埃等が入り込むのを防いでいる。

d 内耳にある鼓室は、耳管という管で鼻腔や咽頭と通じている。

1（a、b） 2（a、c） 3（b、c） 4（b、d） 5（c、d）

問 33　　　　　　　　　　　　　　　　　　　　　　　**正答　4**

a　○　鼻腔と副鼻腔を連絡する管は**非常に狭い**ため、鼻腔粘膜が腫れると**副鼻腔の開口部がふさがりやすく**なり、**副鼻腔に炎症を生じる**ことがある。
　　　→ 速習 P65

b　×　副鼻腔は、鼻腔の奥の空洞だけでなく、鼻腔に隣接した**目と目の間、額部分、頬の下**にある空洞の総称である。→ 速習 P65

c　○　副鼻腔は鼻腔と同様、**線毛**を有し、粘液を分泌する細胞でできた**粘膜**で覆われている。副鼻腔に入った埃などの粒子は、粘液に捉えられて線毛の働きによって鼻腔内へ排出される。→ 速習 P65

問 34　　　　　　　　　　　　　　　　　　　　　　　**正答　2**

a　○　外耳は、側頭部から突出した**耳介**と、耳介で集められた音を鼓膜まで伝導する**外耳道**からなる。外耳道にある**耳垢腺**（汗腺の一種）や**皮脂腺**からの分泌物に、埃や外耳道上皮の老廃物などが混じって耳垢（耳あか）となる。
　　　→ 速習 P65、66

b　×　小さな子どもでは、耳管が**太く短くて**、走行が**水平**に近いため、鼻腔からウイルスや細菌が侵入し**感染**が起こりやすい。→ 速習 P66

c　○　耳介は軟骨組織が皮膚で覆われたもので、外耳道の軟骨部に連なっている。軟骨部には**耳毛**が生えていて、空気中の埃などが入り込むのを防いでいる。
　　　→ 速習 P65

d　×　**中耳**にある**鼓室**は、耳管という管で鼻腔や咽頭と通じている。→ 速習 P66

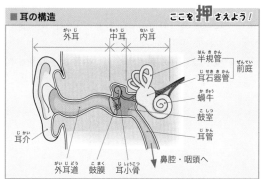

■ 耳の構造　　ここを**押**さえよう！

外耳（耳介・外耳道）は音を集めて伝える役目、中耳（鼓膜・鼓室・耳小骨・耳管）は音を増幅して内耳に伝える役目、内耳（蝸牛・前庭）には聴神経があります。構造と役割を覚えましょう。

耳に関する以下の記述の正誤について、正しい組み合わせはどれか。

a　外耳道を伝わってきた音は、鼓膜を振動させる。鼓室の内部では、互いに連結した３つの耳小骨が鼓膜の振動を増幅して、内耳へ伝導する。

b　耳は、聴覚情報と平衡感覚を感知する器官である。

c　水平・垂直方向の加速度を感知する部分は、内耳の前庭にある半規管である。

d　蝸牛は渦巻き形をした器官で、内部は硝子体という透明のゼリー状組織で満たされている。

	a	b	c	d
1	正	正	正	正
2	正	正	誤	誤
3	正	正	正	誤
4	誤	誤	正	誤
5	正	誤	誤	正

外皮系に関する以下の記述について、誤っているものはどれか。

1　身体を覆う皮膚と、汗腺、皮脂腺、乳腺等の皮膚腺、爪や毛等の角質を総称して外皮系という。

2　汗腺には、腋窩（わきのした）などの毛根部に分布するアポクリン腺（体臭腺）と、手のひらなど毛根がないところも含め全身に分布するエクリン腺の２種類がある。

3　ヒトの皮膚の表面には常に一定の微生物が付着しており、その存在によって皮膚の表面での病原菌の繁殖が抑えられている。

4　紫外線に曝されるとメラニン産生細胞（メラノサイト）の働きが抑制され、メラニン色素の産生が低下する。

問 35　　　　　　　　　　　　　　　　　　　　　　　　　　正答　2

a　○　外耳道を伝わってきた音は、**鼓膜**を振動させる。**鼓室**の内部では、互いに連結した３つの**耳小骨**が鼓膜の振動を増幅して、**内耳**へ伝導する。→ **速習** P67

b　○　耳は、**聴覚情報**だけでなく**平衡感覚**を感知する器官でもあり、**外耳**、**中耳**、**内耳**からなる。→ **速習** P65

c　×　内耳の前庭は、水平・垂直方向の加速度を感知する部分（**耳石器官**）と、体の回転や傾きを感知する部分（**半規管**）に分けられる。→ **速習** P66

d　×　蝸牛の内部は**リンパ液**で満たされている。→ **速習** P66

問 36　　　　　　　　　　　　　　　　　　　　　　　　　　正答　4

1　○　身体を覆う皮膚と、汗腺、皮脂腺、乳腺などの皮膚腺、爪や毛などの角質を総称して**外皮系**という。→ **速習** P68

2　○　汗腺には、腋窩（わきのした）などの毛根部に分布する**アポクリン腺**（体臭腺）と、手のひらなど毛根がないところも含め全身に分布する**エクリン腺**の２種類がある。汗は**エクリン腺**から分泌される。→ **速習** P71

3　○　ヒトの皮膚の表面には常に一定の**微生物**が付着しており、その存在によって皮膚の表面での病原菌の繁殖が抑えられている。また、**病原菌の体内へ**の侵入も妨げられている。→ **速習** P70

4　×　**紫外線**に曝されると、メラニン産生細胞（メラノサイト）が活性化されて**メラニン色素**の過剰な産生が起こり、シミやそばかすとして沈着する。→ **速習** P70

外皮系に関する以下の記述の正誤について、正しい組み合わせはどれか。

a 体温調節のための発汗は、手のひらや足底、脇の下、顔面などの限られた皮膚に生じる。

b 真皮には、毛細血管や知覚神経の末端が通っている。

c 皮膚には、体の水分が体外に蒸発しないようにする機能はあるが、水分が体内に浸透しないようにする機能はない。

d 皮脂の分泌が低下すると皮膚が乾燥し、皮膚炎や湿疹を起こすことがある。

	a	b	c	d
1	正	正	誤	誤
2	正	誤	正	誤
3	正	誤	誤	正
4	誤	正	誤	正
5	誤	誤	正	正

骨格系に関する以下の記述について、誤っているものはどれか。

1 骨は生きた組織であるが、成長が停止した後は骨の新陳代謝は行われない。

2 骨の関節面は、弾力性に富む柔らかな軟骨層に覆われており、関節の動きを滑らかにしている。

3 骨の基本構造は、主部となる骨質、骨質表面を覆う骨膜、骨質内部の骨髄、骨の接合部にある関節軟骨の4組織からなる。

4 赤血球、白血球、血小板は、骨髄で産生される造血幹細胞から分化することにより、体内に供給されている。

問 37　　　正答　4

a　×　体温調節のための発汗は**全身の皮膚**に生じる。手のひらや足底、わきのした、顔面などの限られた皮膚に生じる発汗は、**精神的緊張**によるものである。→ 速習 P71

b　○　真皮は線維性の**タンパク質**（コラーゲン、フィブリリン、エラスチンなど）からなる結合組織の層で、皮膚に**弾力**と強さを与えている。また、真皮には**毛細血管や知覚神経の末端**が通っている。→ 速習 P69、70

c　×　皮膚には、体水分の保持のため、体の水分が体外に**蒸発**しないようにするだけでなく、水分が体内に**浸透**しないようにする機能もある。→ 速習 P68

d　○　皮脂は、皮膚を潤いのある**柔軟**な状態に保つとともに、外部からの異物に対する**保護膜**としての働きがある。皮脂の分泌が**低下**すると皮膚が乾燥し、**皮膚炎や湿疹**を起こすことがある。→ 速習 P71

問 38　　　正答　1

1　×　骨は生きた組織であり、成長が停止した後も一生を通じて破壊（**骨吸収**）と修復（**骨形成**）が行われている。→ 速習 P72

2　○　骨の関節面は、弾力性に富む柔らかな軟骨層（**関節軟骨**）に覆われており、関節の動きを**滑らか**にしている。関節周囲を包む膜（**滑膜**）は軟骨の働きを助けている。→ 速習 P72

3　○　骨は体の器官のうち**最も硬い組織**の１つで、その基本構造は、主部となる**骨質**、骨質表面を覆う**骨膜**、骨質内部の**骨髄**、骨の接合部にある**関節軟骨**の４組織からなる。→ 速習 P72

4　○　骨には、**造血**機能があり、赤血球、白血球、血小板は、骨髄で産生される**造血幹細胞**から分化することにより、体内に供給されている。→ 速習 P72

チェック ☐/ ☐/ ☐/

骨の機能に関する以下の記述について、誤っているものはどれか。

1 頭部や内臓を支える身体の支柱となる。

2 骨格筋の収縮を効果的に体躯の運動に転換する。

3 グリコーゲンを蓄える。

4 骨格内に臓器を収め、保護する。

頻 チェック ☐/ ☐/ ☐/

筋組織に関する以下の記述の正誤について、正しい組み合わせはどれか。

a 筋組織は筋細胞（筋線維）とそれらをつなぐ結合組織からできているのに対して、腱は結合組織のみでできているため、伸縮性が高い。

b 心筋は不随意筋であるが、筋線維には骨格筋のような横縞模様がある。

c 骨格筋の疲労は、運動を続けることでグリコーゲンが減少し、酸素や栄養分の供給不足が起こるとともに、グリコーゲンの代謝に伴って生成する乳酸が蓄積して、筋組織の収縮性が低下する現象である。

d 骨格筋は、自分の意識どおりに動かすことができる随意筋である。

	a	b	c	d
1	誤	正	正	正
2	正	正	誤	正
3	正	誤	正	正
4	誤	誤	正	誤
5	誤	正	誤	誤

問 39

1　○　骨には、頭部や内臓を支える身体の支柱となるという、身体各部の**支持機**
　　　能がある。→ 速習 P72

2　○　骨には、骨格筋の収縮を効果的に体躯（たいく）の**運動に転換**するという、**運動機能**
　　　がある。→ 速習 P72

3　×　骨には、**カルシウム**や**リン**などの無機質を蓄える**貯蔵機能**がある。グリコー
　　　ゲンは肝臓に蓄えられる。→ 速習 P44、72

4　○　骨には、骨格内に臓器を収め、保護するという**臓器保護機能**がある。
　　　→ 速習 P72

問 40

a　×　筋組織は筋細胞（筋線維）とそれらをつなぐ結合組織からできているの
　　　に対して、腱（けん）は結合組織のみでできているため、伸縮性は**あまりない**。
　　　→ 速習 P73

b　○　心筋（しんきん）は、**心臓壁**にある筋層を構成する筋組織で、**不随意筋**（ふずいいきん）であるが筋線維
　　　には骨格筋のような**横縞模様**（よこしまもよう）がある。→ 速習 P73

c　○　骨格筋の疲労は、運動を続けることでエネルギー源として蓄えられている
　　　グリコーゲンが減少し、酸素や栄養分の供給不足が起こるとともに、**グリ**
　　　コーゲンの代謝に伴って生成する**乳酸**が蓄積して、筋組織の収縮性が低下
　　　する現象である。→ 速習 P73

d　○　骨格筋は、収縮力が強く、自分の意識どおりに動かすことができる**随意筋**
　　　である。→ 速習 P73

筋組織に関する以下の記述について、正しいものはどれか。

a 筋組織は、その機能や形態によって、骨格筋、平滑筋、心筋に分類される。

b 骨格筋は、自律神経系に支配される。

c 意識的にコントロールできる筋組織を随意筋といい、平滑筋は随意筋である。

筋組織に関する以下の記述の正誤について、正しい組み合わせはどれか。

a 骨格筋は、筋線維を顕微鏡で観察すると横縞模様（横紋）が見えるので横紋筋とも呼ばれる。

b 不随意筋（平滑筋及び心筋）は、体性神経系に支配されている。

c 不随意筋である平滑筋と心筋には、筋線維に骨格筋のような横縞模様がない。

	a	b	c
1	正	正	正
2	正	正	誤
3	正	誤	誤
4	誤	誤	正
5	誤	正	誤

問 41　　正答　**1**

a ○ 筋組織は、筋細胞（筋線維）とそれらをつなぐ結合組織からなり、その機能や形態によって、**骨格筋**、**平滑筋**、**心筋**に分類される。このうち、運動器官とされるのは**骨格筋**である。→ 速習 P73

b × 随意筋である骨格筋は**体性神経系**（運動神経）に支配され、不随意筋である平滑筋・心筋は**自律神経系**に支配されている。→ 速習 P73

c × 随意筋は**骨格筋**のみである。**平滑筋**と**心筋**は意識的にコントロールできない不随意筋である。→ 速習 P73

問 42　　正答　**3**

a ○ 骨格筋は、筋線維を顕微鏡で観察すると**横縞模様**（**横紋**）が見えるので**横紋筋**とも呼ばれる。収縮力が**強く**、自分の意識どおりに動かすことができる**随意筋**である。→ 速習 P73

b × 不随意筋（平滑筋及び心筋）は、**自律神経系**に支配されている。→ 速習 P73

c × 平滑筋と心筋は不随意筋だが、**平滑筋**には骨格筋のような横縞模様が**なく**、心筋には骨格筋のような横縞模様が**ある**。→ 速習 P73

■ 筋組織の種類と特徴　ここを**押**さえよう！

骨格筋	● **随意筋**である ● **横紋筋**の１つである ● **体性神経系**（運動神経）により支配
平滑筋	● **不随意筋**である ● 横紋筋ではない ● 自律神経系により支配
心筋	● **不随意筋**である ● **横紋筋**の１つである ● 自律神経系により支配

筋組織に関する以下の記述の正誤について、正しい組み合わせはどれか。

a　心筋は、心臓壁にある筋層を構成する組織で、強い収縮力と持久力を兼ね備えている。

b　随意筋（骨格筋）は、収縮力は強いが、疲労しやすく、長時間の動作は難しい。

c　筋組織は神経からの指令によって収縮するが、体性神経系（運動神経）で支配されるものと自律神経系で支配されるものがある。

	a	b	c
1	正	正	正
2	正	正	誤
3	正	誤	正
4	誤	誤	正
5	誤	正	正

脳や神経系に関する以下の記述の正誤について、正しい組み合わせはどれか。

a　交感神経系は、体が食事や休憩等の安息状態となるように働く。

b　副交感神経系が活発になると、肝臓でのグリコーゲンの分解が促進される。

c　脳におけるブドウ糖の消費量は、全身の約5％である。

	a	b	c
1	正	正	誤
2	誤	誤	誤
3	誤	正	誤
4	誤	誤	正
5	正	誤	誤

問 43　　　　　　　　　　　　　　　　　　　　　　　　正答　1

a　〇　心筋は、筋線維に骨格筋のような**横縞模様**があり、**強い収縮力**と**持久力**を兼ね備えている。**心臓壁**にある筋層を構成する筋組織で、**不随意筋**である。
→ 速習 P73

b　〇　随意筋（骨格筋）は、**収縮力は強い**が、**疲労**しやすく、長時間の動作は難しい。自分の**意識どおりに動かす**ことができる筋組織である。→ 速習 P73

c　〇　筋組織は**神経**からの指令によって収縮するが、**体性神経系**（運動神経）に支配されるもの（**随意筋**）と、**自律神経系**に支配されるもの（**不随意筋**）がある。→ 速習 P73

問 44　　　　　　　　　　　　　　　　　　　　　　　　正答　2

a　✕　交感神経系（こうかん）は、体が闘争や恐怖などの**緊張状態**に対応した態勢をとるように働く。a は副交感神経系についての記述である。→ 速習 P75

b　✕　副交感神経系（ふく）が活発になると、肝臓でのグリコーゲンの**合成**が促進される。
→ 速習 P77

c　✕　脳におけるブドウ糖の消費量は全身の約 **25**％と多い。→ 速習 P74

■脳における血液の循環量、酸素・ブドウ糖の消費量　ここを押さえよう！	
脳における**血液の循環**量	心拍出量の約 **15**％の血液が脳に流れ込む
脳における**酸素の消費**量	全身の約 **20**％
脳における**ブドウ**糖の消費量	全身の約 **25**％

中枢神経系に関する以下の記述の正誤について、正しい組み合わせはどれか。

a 脳における細胞同士の複雑かつ活発な働きのため、脳において、血液の循環量は心拍出量の約 15%、酸素の消費量は全身の約 20% と多い。

b 脳の血管は末梢に比べて物質の透過に関する選択性が高く、タンパク質などの大分子や、小分子でもイオン化した物質は、血液中から脳の組織へ移行しにくい。

c 延髄には、心拍数を調節する心臓中枢、呼吸を調節する呼吸中枢がある。

d 脳の毛細血管が中枢神経の間質液環境を血液内の組成変動から保護するように働く機能を血液脳関門という。

	a	b	c	d
1	誤	正	誤	正
2	正	誤	正	誤
3	正	正	正	誤
4	正	正	正	正
5	誤	誤	誤	正

脳や神経系に関する以下の記述について、誤っているものはどれか。

1 効果器に伸びる自律神経は、節前線維と節後線維からできている。

2 体性神経系は、消化管の運動や血液の循環等のように生命や身体機能の維持のため無意識に働いている機能を担っている。

3 脳の視床下部は、ホルモン分泌等の様々な調節機能を担っている部位である。

4 交感神経と副交感神経は、効果器でそれぞれの神経線維の末端から神経伝達物質と呼ばれる生体物質を放出し、効果器を作動させている。

問 45　　　　　　　　　　　　　　　　　　　　正答　4

a ○ 脳における細胞同士の複雑かつ活発な働きのため、脳において、**血液の循環量は心拍出量の約 15%**、**酸素の消費量は全身の約 20%**、**ブドウ糖の消費量は全身の約 25%** と多い。→ 速習 P74

b ○ 脳の血管は末梢に比べて物質の透過に関する**選択性**が高く、タンパク質などの大分子や、小分子でもイオン化した物質は、血液中から脳の組織へ**移行しにくい**。→ 速習 P74

c ○ 延髄には、心拍数を調節する**心臓中枢**、呼吸を調節する**呼吸中枢**がある。延髄は多くの生体の機能を制御する部位であるが、複雑な機能の場合はさらに上位の脳の働きによって制御されている。→ 速習 P75

d ○ 脳の毛細血管が中枢神経の間質液環境を血液内の組成変動から保護するように働く機能を**血液脳関門**という。**小児**では、**血液脳関門**が未発達であるため、循環血液中に移行した医薬品の成分が**脳の組織**に達しやすい。→ 速習 P74

問 46　　　　　　　　　　　　　　　　　　　　正答　2

1 ○ 効果器に伸びる自律神経は、**節前線維**と**節後線維**からできている。→ 速習 P76

2 × 体性神経系は、**随意運動**、**知覚**などを担う。消化管の運動や血液の循環などのように、生命や身体機能の維持のため無意識に働いている機能を担っているのは**自律神経系**である。→ 速習 P75

3 ○ 脳の**視床下部**は、ホルモン分泌などの様々な**調節機能**を担っている部位である。→ 速習 P74

4 ○ 交感神経と副交感神経は、効果器でそれぞれの**神経線維**の末端から**神経伝達物質**と呼ばれる生体物質を放出し、効果器を作動させている。→ 速習 P76

脳や神経系に関する以下の記述の正誤について、正しい組み合わせはどれか。

a　脳内には多くの血管が通っており、脳の血管は末梢に比べて物質の透過に関する選択性が低い。

b　交感神経系の活動が活発になると、心拍数は増加に転じる。

c　脳は、延髄を介して脊髄とつながっている。

	a	b	c
1	正	正	正
2	誤	誤	誤
3	誤	正	正
4	誤	正	誤
5	正	誤	正

自律神経系の働きに関する以下の記述について、（　）の中に入れるべき字句の正しい組み合わせはどれか。

　交感神経の節後線維の末端から神経伝達物質の（ a ）が放出され、副交感神経の節後線維の末端から神経伝達物質の（ b ）が放出される。ただし、汗腺を支配する交感神経線維の末端では、例外的に（ b ）が伝達物質として放出される。

　心臓では、交感神経系が活発になると心拍数が（ c ）し、副交感神経系が活発になると心拍数が（ d ）する。

	a	b	c	d
1	アセチルコリン	ノルアドレナリン	増加	減少
2	ノルアドレナリン	アセチルコリン	増加	減少
3	セロトニン	ドパミン	増加	減少
4	ドパミン	セロトニン	減少	増加

問 47　　　　　　　　　　　　　　　　　　　　　正答　3

a　✕　脳内には多くの血管が通っており、脳の血管は末梢に比べて物質の透過に関する選択性が**高い**。→ 速習 P74

b　○　交感神経系の活動が活発になると、心拍数は**増加**に転じる。交感神経系は、体が闘争や恐怖などの**緊張状態**に対応した体制をとるように働く。→ 速習 P75、76

c　○　脳は、延髄を介して脊髄とつながっている。脊髄は脊椎の中にあり、脳と**末梢**の間で刺激を伝えるほか、末梢からの刺激の一部に対して脳を介さずに刺激を返す場合がある（**脊髄反射**）。→ 速習 P75

問 48　　　　　　　　　　　　　　　　　　　　　正答　2

　交感神経の節後線維の末端から神経伝達物質の（ **a　ノルアドレナリン** ）が放出され、副交感神経の節後線維の末端から神経伝達物質の（ **b　アセチルコリン** ）が放出される。ただし、汗腺を支配する交感神経線維の末端では、例外的に（ **b　アセチルコリン** ）が伝達物質として放出される。

　心臓では、交感神経系が活発になると心拍数が（ **c　増加** ）し、副交感神経系が活発になると心拍数が（ **d　減少** ）する。

　概ね、**交感神経系**は体が闘争や恐怖などの**緊張状態**に対応した態勢をとるように働き、**副交感神経系**は体が食事や休憩などの**安息状態**となるように働く。→ 速習 P75、76

「交感神経系が優位になる」というのは、体が緊張状態に対応できるように準備している状態、「副交感神経系が優位になる」というのはリラックスした状態、と考えると覚えやすい。

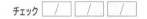
各臓器・器官（効果器）と、それぞれが交感神経系優位になったときの作用に関する以下の組み合わせについて、誤っているものはどれか。

（効果器）	（交感神経系の作用）
1 目	瞳孔散大
2 気管、気管支	拡張
3 肝臓	グリコーゲンの分解
4 胃	胃液分泌亢進

問 50 頻 チェック

各臓器・器官（効果器）と、それぞれが交感神経系優位になったときの作用に関する以下の組み合わせについて、誤っているものはどれか。

（効果器）	（交感神経系の作用）
1 唾液腺	唾液分泌亢進
2 腸	運動低下
3 末梢血管	収縮
4 膀胱	排尿筋の弛緩

問 49   正答 4

交感神経系が優位になった場合の作用は、

1   ○   交感神経系が優位になると、目では、**瞳孔**が**散大**する。→ 速習 P76

2   ○   交感神経系が優位になると、気管、気管支は**拡張**する。→ 速習 P76

3   ○   交感神経系が優位になると、肝臓では、**グリコーゲン**が分解されてブドウ糖が放出される。→ 速習 P77

4   ✕   交感神経系が優位になると、胃では、**血管**が**収縮**する。→ 速習 P76

問 50   正答 1

1   ✕   交感神経系が優位になると、唾液腺では、少量の**粘性**の高い唾液を分泌する。→ 速習 P76

2   ○   交感神経系が優位になると、腸の運動が**低下**する。→ 速習 P77

3   ○   交感神経系が優位になると、末梢血管は**収縮**し**血圧**が**上昇**する。→ 速習 P76

4   ○   交感神経系が優位になると、膀胱では、排尿筋が**弛緩**し、排尿が**抑制**される。→ 速習 P77

交感神経系と副交感神経系、それぞれが臓器・器官に及ぼす影響は丸暗記ポイント。
速習 76～77ページの表は必ず覚えてね。

問 51 チェック ☐/☐ ☐/☐ ☐/☐

医薬品の作用に関する以下の記述について、正しいものの組み合わせはどれか。

a 局所作用は、医薬品の適用部位が作用部位である場合が多いため、反応は全身作用と比較して速やかに現れる。

b 内服薬は、全身作用を示すものが多いが、膨潤性下剤のように、有効成分が消化管内で作用するものもあり、その場合に現れる作用は局所作用である。

c 咽頭の粘膜に適用する含嗽薬（うがい薬）等は、その多くが唾液や粘液によって食道へ流れてしまうため、アレルギー性副作用が生じることはない。

d 口腔粘膜から吸収された医薬品の成分は、初めに肝臓で代謝を受けてから全身に分布する。

1（a、b） 2（a、d） 3（b、c） 4（b、d） 5（c、d）

問 52 必 チェック ☐/☐ ☐/☐ ☐/☐

医薬品の有効成分の吸収に関する以下の記述の正誤について、正しい組み合わせはどれか。

a 消化管からの有効成分の吸収は一般に濃度の高い方から低い方へ受動的に拡散していく現象である。

b 鼻腔の粘膜に適用する一般用医薬品は、全身作用を目的とした点鼻薬である。

c 有効成分が皮膚から浸透して体内の組織で作用する医薬品の場合は、浸透する量は皮膚の状態、傷の有無やその程度などによって影響を受ける。

d 局所作用を目的とする薬品の場合は、全身性の副作用を生じることはない。

	a	b	c	d
1	正	正	正	誤
2	正	正	誤	誤
3	誤	正	正	誤
4	正	誤	正	正
5	正	誤	正	誤

問 51　　　　　　　　　　　　　　　　　　　　　　　正答　1

a ○ 局所作用は、医薬品の適用部位が作用部位である場合が多いため、反応は全身作用と比較して**速やかに**現れる。全身作用は、消化管からの吸収、代謝と作用部位への分布という過程を経るため、**ある程度の時間**が必要である。→ 速習 P79

b ○ 内服薬は、全身作用を示すものが多いが、膨潤性下剤（ぼうじゅんせいげざい）のように、有効成分が**消化管内**で作用するものもあり、その場合に現れる作用は**局所作用**である。→ 速習 P79

c × アレルギー反応は**微量の抗原**（こうげん）でも生じるため、含嗽薬（がんそうやく）（うがい薬）でもショック（アナフィラキシー）等のアレルギー性副作用を**生じることがある**。→ 速習 P81

d × 口腔粘膜から吸収された医薬品の成分は、**肝臓**を経由せずに直接心臓に至（いた）るため、初めに肝臓で代謝を**受けることなく**全身に分布する。→ 速習 P80

問 52　　　　　　　　　　　　　　　　　　　　　　　正答　5

a ○ 消化管からの吸収は、一般に**濃度の高い方**から低い方へ**受動的に拡散**していく現象である。内服薬のほとんどは、その有効成分が**消化管から吸収**されて**循環血液中**に移行し、全身作用を現す。→ 速習 P79、80

b × 一般用医薬品には**全身作用**を目的とした点鼻薬はなく、いずれの医薬品も、鼻腔粘膜への局所作用を目的として用いられている。→ 速習 P80

c ○ 有効成分が皮膚から浸透して体内の組織で作用する医薬品の場合は、浸透する量は**皮膚の状態**、**傷の有無**や**その程度**などによって影響を受ける。通常は、皮膚表面から循環血液中へ移行する量は比較的**少ない**。→ 速習 P81

d × 局所作用を目的とする医薬品によって**全身性**の副作用が生じたり、逆に、全身作用を目的とする医薬品で**局所的**な副作用が生じることもある。→ 速習 P79

医薬品の有効成分の吸収に関する以下の記述の正誤について、正しい組み合わせはどれか。

a 禁煙補助薬のニコチン（咀嚼剤）は、有効成分が口腔粘膜から吸収されて全身作用を現す内服薬である。

b 坐剤は、直腸内で溶解させ、薄い直腸内壁の粘膜から有効成分を吸収させるものであるため、内服の場合よりも全身作用が現れるのが遅い。

c 有効成分が皮膚から浸透して体内の組織で作用する医薬品の場合、加齢等により皮膚のみずみずしさが低下すると、有効成分が浸潤・拡散しにくくなる。

d 錠剤、カプセル剤等の固形剤の場合、錠剤等が消化管内で崩壊して小腸で有効成分が溶出するものが大部分である。

	a	b	c	d
1	正	正	正	誤
2	正	正	誤	誤
3	誤	正	誤	誤
4	誤	誤	正	正
5	誤	誤	正	誤

医薬品の代謝及び排泄に関する以下の記述の正誤について、正しい組み合わせはどれか。

a 医薬品の有効成分が代謝を受けると、作用を失ったり（不活性化）、作用が現れたり（代謝的活性化）、あるいは体外へ排泄されやすい脂溶性の物質に変化する。

b 循環血液中に移行した有効成分は、主として肝細胞の薬物代謝酵素によって代謝を受ける。

c 医薬品の有効成分は、汗中に排出されることはない。

	a	b	c
1	正	正	誤
2	誤	正	誤
3	誤	誤	正
4	正	誤	正
5	誤	正	正

問 53　　　　　　　　　　　　　　　　　　　　　　　　　　　　　正答　5

a　✕　禁煙補助薬のニコチン（咀嚼剤）は、有効成分が**口腔粘膜**から吸収されて**全身作用**を現す薬で、内服以外の用法で使用される医薬品であり、**内服薬ではない**。→ 速習 P80

b　✕　**坐剤**は、肛門から挿入し、直腸内で溶解させ、薄い直腸内壁の粘膜から有効成分を吸収させるものであるため、内服の場合よりも全身作用が**速やかに**現れる。→ 速習 P80

c　○　有効成分が皮膚から浸透して体内の組織で作用する医薬品の場合、**浸透する量**は**皮膚の状態**によって影響を受ける。加齢などにより皮膚のみずみずしさが低下すると、有効成分が浸潤・拡散しにくくなる。→ 速習 P81

d　✕　錠剤、カプセル剤などの**固形剤**の場合、腸溶性製剤のような特殊なものを除き、胃で有効成分が溶出するものが大部分である。→ 速習 P80

問 54　　　　　　　　　　　　　　　　　　　　　　　　　　　　　正答　2

a　✕　医薬品の有効成分が代謝を受けると、体外に排泄されやすい**水溶性**の物質に変化する。→ 速習 P82

b　○　循環血液中に移行した有効成分は、主として**肝細胞**の**薬物代謝酵素**によって代謝を受ける。→ 速習 P82

c　✕　医薬品の有効成分は、消失経路としての意義は小さいが、**汗中**にも排出される。→ 速習 P82

医薬品の代謝及び排泄に関する以下の記述について、誤っているものはどれか。

1 薬の有効成分は未変化体のままで、あるいは代謝物として、腎臓から尿中へ、肝臓から胆汁中へ、又は肺から呼気中へ排出される。

2 肝機能が低下した人では、医薬品を代謝する能力が低いため、正常な人に比べて全身循環に到達する有効成分の量がより多くなり、効き目が過剰に現れたり、副作用を生じやすくなったりする。

3 皮膚表面から循環血液中に移行した有効成分は、肝臓で代謝を受けてから全身に分布する。

4 医薬品の有効成分と血漿タンパク質との複合体は、腎臓で濾過されないため、有効成分が長く循環血液中に留まることになり、作用が持続する原因となる。

医薬品の代謝及び排泄に関する以下の記述について、正しいものの組み合わせはどれか。

a 経口投与後、消化管で吸収され、血液中へ移行した有効成分は、全身循環に入った後に門脈を経て肝臓を通過する。

b 腎機能が低下した人では、正常の人よりも医薬品の有効成分の尿中への排泄が遅れ、血中濃度が下がりにくいため、医薬品の効き目が過剰に現れたり、副作用を生じやすくなったりする。

c 小腸などの消化管粘膜や腎臓には薬の代謝活性がない。

	a	b	c
1	正	正	誤
2	正	誤	正
3	誤	正	正
4	誤	正	誤
5	誤	誤	正

問 55 　　　　　　　　　　　　　　　　　　　　　正答　3

1　○　薬の有効成分は**未変化体**のままで、あるいは**代謝物**として、腎臓から**尿中**へ、肝臓から**胆汁中**へ、又は肺から**呼気中**へ排出される。体外への排出経路としては、その他に**汗中**や**母乳中**などがある。→ 速習 P82

2　○　肝機能が低下した人では、医薬品を代謝する能力が**低い**ため、正常な人に比べて全身循環に到達する有効成分の量がより**多く**なり、効き目が**過剰**に現れたり、**副作用**を生じやすくなったりする。→ 速習 P82

3　✕　皮膚表面から循環血液中に移行した有効成分は、**肝臓**で**代謝**を受ける前に血流に乗って**全身**に分布する。そのため、適用部位の面積（使用量）や使用回数、その頻度などによっては、**全身作用**が現れることがある。→ 速習 P81

4　○　医薬品の有効成分と血漿タンパク質との複合体は、**腎臓で濾過されない**ため、有効成分が長く**循環血液中**に留まることになり、**作用が持続**する原因となる。→ 速習 P82

問 56 　　　　　　　　　　　　　　　　　　　　　正答　4

a　✕　経口投与後、消化管で吸収され、血液中へ移行した有効成分は、**全身循環に入る前**に門脈を経て肝臓を通過する。→ 速習 P82

b　○　**腎機能**が低下した人では、正常の人よりも医薬品の有効成分の尿中への排泄が遅れ、血中濃度が**下がりにくい**ため、医薬品の効き目が**過剰**に現れたり、**副作用**を生じやすくなったりする。→ 速習 P82

c　✕　小腸などの**消化管粘膜**や**腎臓**にも、**代謝活性**があることが明らかにされている。→ 速習 P82

医薬品の体内での働きに関する以下の記述について、誤っているものはどれか。

1 循環血液中に移行した有効成分は、血流によって全身の組織・器官へ運ばれて作用する。

2 医薬品が摂取され、その有効成分が循環血液中に移行すれば、その血中濃度にかかわらず生体の反応としての薬効が現れる。

3 一度に大量の医薬品を摂取したり、十分な間隔をあけずに追加摂取したりして血中濃度を高くしても、ある濃度以上になるとより強い薬効は得られなくなる。

4 全身作用を目的とする医薬品の多くは、使用後の一定期間、その有効成分の血中濃度が、最小有効濃度と、毒性が現れる濃度域の間の範囲（有効域、治療域）に維持されるよう、使用量及び使用間隔が定められている。

医薬品の体内での働きに関する以下の記述について、誤っているものはどれか。

1 循環血液中に移行した有効成分は、多くの場合、標的となる細胞に存在する受容体、酵素、トランスポーターなどのタンパク質と結合し、その機能を変化させることで薬効や副作用を現す。

2 医薬品の有効成分の血中濃度が、ある最小有効濃度を下回ると、薬効は消失する。

3 医薬品を十分な間隔をあけずに追加摂取して血中濃度が高くなった場合、有害な作用は現れやすくなる。

4 医薬品の有効成分の代謝・排泄の速度が吸収・分布の速度を上回ると、医薬品の有効成分の血中濃度は上昇する。

問 57　　　　　　　　　　　　　　　　　　　　　　　　　　　　　　正答　**2**

1　○　循環血液中に移行した有効成分は、**血流**によって全身の組織・器官へ運ばれて作用するが、多くの場合、標的となる細胞に存在する**受容体**、**酵素**、**トランスポーター**などのタンパク質と結合し、その機能を変化させることで**薬効**や**副作用**を現す。→ **速習** P83

2　×　医薬品が摂取された後の血中濃度が、ある**最小有効濃度（閾値）**を超えたときに生体の反応としての**薬効**が現れる。→ **速習** P83

3　○　一度に大量の医薬品を摂取したり、十分な間隔をあけずに追加摂取したりして血中濃度を高くしても、**ある濃度以上**になるとより強い薬効は**得られなくなる。**一方、有害な作用（**副作用**や**毒性**）は現れやすくなる。→ **速習** P83

4　○　全身作用を目的とする医薬品の多くは、使用後の一定期間、その有効成分の血中濃度が、最小有効濃度と、毒性が現れる濃度域（危険域、中毒域）の間の範囲（**有効域**、**治療域**）に維持されるよう、**使用量**及び**使用間隔**が定められている。→ **速習** P83

問 58　　　　　　　　　　　　　　　　　　　　　　　　　　　　　　正答　**4**

1　○　循環血液中に移行した有効成分は、多くの場合、標的となる細胞に存在する**受容体**、**酵素**、**トランスポーター**などのタンパク質と結合し、その機能を変化させることで**薬効**や**副作用**を現す。→ **速習** P83

2　○　医薬品の有効成分が吸収されるにつれて、その血中濃度は**上昇**し、ある最小有効濃度（閾値）を超えたときに薬効が現れる。ある時点でピーク（**最高血中濃度**）に達すると、その後**低下**していき、やがて、**最小有効濃度を下回る**と、薬効は**消失**する。→ **速習** P83

3　○　医薬品を十分な間隔をあけずに追加摂取して血中濃度が高くなった場合、薬効は**頭打ち**となるが、**有害な作用**（副作用や毒性）は現れやすくなる。→ **速習** P83

4　×　医薬品の有効成分の代謝・排泄の速度が吸収・分布の速度を上回ると、医薬品の有効成分の血中濃度はある時点でピーク（最高血中濃度）に達し、その後は**低下**する。→ **速習** P83

医薬品の剤形及び適切な使用方法に関する以下の記述について、正しいものの組み合わせはどれか。

a 顆粒剤は粒の表面がコーティングされているものもあるので、噛み砕かずに水などで飲み込む。

b 口腔内崩壊錠は、薬効を期待する部位が口の中や喉である場合が多く、飲み込まずに口の中で舐めて徐々に溶かして使用する。

c 軟膏剤、クリーム剤、外用液剤、貼付剤、スプレー剤は、有効成分が同じであれば患部の状態にかかわらず、いずれの剤形を選択しても問題はない。

d 有効成分を消化管から吸収させ、全身に分布させることにより薬効をもたらすための剤形としては、錠剤（内服）、口腔用錠剤、カプセル剤、散剤・顆粒剤、経口液剤・シロップ剤等がある。

1（a、b）　**2**（a、d）　**3**（b、c）　**4**（b、d）　**5**（c、d）

医薬品の剤形及び適切な使用方法に関する以下の記述の正誤について、正しい組み合わせはどれか。

a 一般的に、患部を水で洗い流したい場合等には軟膏剤を用いる。

b 経口液剤は有効成分の血中濃度が上昇しやすいため、習慣性や依存性がある成分が配合されているものは、本来の目的と異なる不適正な使用に注意する必要がある。

c 医薬品の剤形の違いは、使用する人の利便性を高めたり、有効成分が溶け出す部位を限定したり、副作用を軽減したりすることに関連する。

d 貼付剤は、適用部位に有効成分が一定時間留まるため、薬効の持続が期待できる反面、適用部位にかぶれなどを起こす場合もある。

	a	b	c	d
1	誤	誤	正	正
2	正	誤	正	誤
3	誤	正	誤	正
4	正	正	誤	正
5	誤	正	正	正

問 59　　　　　　　　　　　　　　　　　　　　　　　　正答　2

a ○ 顆粒剤は、有効成分を小さな粒状にしたもので、粒の表面が**コーティング**されているものもあるので、噛み砕かずに水などで飲み込む。→ 速習 P84

b ✕ 口腔内崩壊錠は、口の中の唾液で速やかに溶け、**水なし**で服用することができる錠剤。固形物を飲み込むことが困難な高齢者や乳幼児、水分摂取が制限されている人に適している。薬効を期待する部位が口の中や喉である場合が多いのは、トローチ、ドロップである。→ 速習 P84

c ✕ 有効成分が同じであっても、配合されている**添加剤**などに違いがあり、剤形によっては**症状を悪化**させてしまう場合もあるため、**患部の状態**に応じて**適切な剤形**を選択しなければならない。→ 速習 P85、86

d ○ 有効成分を**消化管**から吸収させ、**全身**に分布させることにより薬効をもたらすための剤形としては、**錠剤（内服）**、**口腔用錠剤**、**カプセル剤**、**散剤・顆粒剤**、**経口液剤・シロップ剤**などがある。→ 速習 P84、85

問 60　　　　　　　　　　　　　　　　　　　　　　　　正答　5

a ✕ 一般的に、患部を水で洗い流したい場合などには、**クリーム剤**を用いる。→ 速習 P85

b ○ 経口液剤は、服用後、比較的**速やか**に消化管から吸収されるという特徴があり、有効成分の血中濃度が**上昇しやすい**ため、習慣性や依存性がある成分が配合されているものは、本来の目的と異なる**不適正な使用**に注意する必要がある。→ 速習 P85

c ○ 医薬品の剤形の違いは、使用する人の**利便性**を高めたり、有効成分が溶け出す**部位を限定**したり、**副作用を軽減**したりすることに関連する。医薬品を使用する人の**年齢**や**身体の状態**などの違いに応じて、最適な剤形が選択されるよう、剤形の**特徴**を理解する必要がある。→ 速習 P84〜86

d ○ 貼付剤は、皮膚に貼り付けて用いる剤形で、テープ剤及びハップ剤がある。適用部位に有効成分が**一定時間留まる**ため、**薬効の持続**が期待できる反面、適用部位に**かぶれ**などを起こす場合もある。→ 速習 P85

医薬品の剤形及び適切な使用方法に関する以下の記述の正誤について、正しいものの組み合わせはどれか。

a スプレー剤は有効成分を霧状にする等して局所に吹き付ける剤形で、広範囲に適用する場合には適さない。

b チュアブル錠は、水なしでも服用できる剤形である。

c カプセル剤は、水なしで服用するとカプセルの原材料であるゼラチンが喉や食道に貼り付くことがある。

```
   a  b  c
1  正  正  誤
2  正  誤  正
3  正  誤  誤
4  誤  正  正
5  誤  正  誤
```

医薬品の剤形及び適切な使用方法に関する以下の記述の正誤について、正しい組み合わせはどれか。

a クリーム剤は、一般的に、油性基剤に水分を加えたもので皮膚への刺激が弱く、適用部位を水から遮断したい場合に用いる。

b 口腔内崩壊錠は、口の中で舐めたり噛み砕いたりして服用する剤形である。

c 錠剤は、内服用医薬品の剤形として最も広く用いられているが、一定の大きさがある固形製剤であるため、高齢者、乳幼児等の場合、飲み込みにくいことがある。

d 散剤を服用するときは、飛散を防ぐため、あらかじめ少量の水（又はぬるま湯）を口に含んだ上で服用したり、何回かに分けて少しずつ服用するなどの工夫をするとよい。

```
   a  b  c  d
1  正  誤  正  正
2  正  正  誤  正
3  誤  正  正  誤
4  誤  誤  正  正
5  誤  誤  誤  誤
```

問 61　　　　　　　　　　　　　　　　　　　　　　　　　　　正答　4

a　✕　スプレー剤は有効成分を霧状にするなどして局所に吹き付ける剤形で、**広範囲に適用する場合に適している。**→ 速習 P86

b　○　チュアブル錠は、口の中で舐めたり噛み砕いたりして服用する剤形であり、**水なし**でも服用できる。→ 速習 P84

c　○　カプセル剤は、水なしで服用するとカプセルの原材料である**ゼラチン**が喉や食道に**貼り付く**ことがある。カプセル剤は、カプセル内に散剤や顆粒剤、液剤などを充填した剤形で、内服用の医薬品として広く用いられている。→ 速習 P85

問 62　　　　　　　　　　　　　　　　　　　　　　　　　　　正答　4

a　✕　クリーム剤は、油性基剤に水分を加えたもので、患部を**水で洗い流したい**場合などに用いる。皮膚への**刺激が強い**ため、傷などへの使用は避ける必要がある。→ 速習 P85

b　✕　口腔内崩壊錠は、口の中の唾液で**速やかに溶ける**工夫がなされている剤形。口の中で舐めたり噛み砕いたりして服用するのは、**チュアブル錠**。→ 速習 P84

c　○　**錠剤**は、一定の形状に成型された固形製剤であるため、飛散させずに服用でき、有効成分の苦味や刺激性を口中で感じることなく服用できるという特徴があるが、一定の大きさがある固形製剤であるため、**高齢者、乳幼児**などの場合、飲み込みにくいことがある。→ 速習 P84

d　○　散剤を服用するときは、飛散を防ぐため、あらかじめ**少量の水（又はぬるま湯）**を口に含んだ上で服用したり、**何回かに分けて少しずつ服用する**などの工夫をするとよい。散剤は、**錠剤を飲み込むことが困難**な人にとっては服用しやすい。→ 速習 P84

医薬品の剤形については解きやすい問題がほとんどですが、引っかけ問題も出題されるので要注意です。 速習 84 〜 86 ページの「主な剤形と特徴」をしっかり覚えましょう。

第**2**章　人体の働きと医薬品

問 63 頻

医薬品の剤形及び適切な使用方法に関する以下の記述の正誤について、正しい組み合わせはどれか。

a 軟膏剤は油性の基剤で皮膚への刺激が強いため傷等への使用は避ける必要がある。

b 外用液剤は、軟膏剤やクリーム剤に比べて、患部が乾きにくいという特徴がある。

c 錠剤（内服）は、胃や腸で崩壊し、有効成分が溶出することで薬効を発現するので、例外的な場合を除いて、口中で噛み砕いて服用してはならない。

d カプセルの原材料として広く用いられているゼラチンは、ブタなどのタンパク質を主成分としており、ゼラチンに対してアレルギーを持つ人は使用を避けるなどの注意が必要である。

	a	b	c	d
1	正	誤	正	正
2	正	正	誤	正
3	誤	正	正	誤
4	誤	誤	正	正
5	誤	誤	誤	誤

症状から見た主な副作用

問 64

医薬品の副作用に関する以下の記述の正誤について、正しい組み合わせはどれか。

a 医薬品は、十分注意して適正に使用された場合でも、副作用を生じることがある。

b 厚生労働大臣に報告される副作用の報告は、一般用医薬品においては、毎年わずかである。

c 登録販売者は、医薬品の副作用などを知った場合において保健衛生上の危害の発生又は拡大を防止するため必要があると認めるときは、その旨を厚生労働大臣に報告しなければならない。

	a	b	c
1	誤	誤	正
2	正	誤	正
3	誤	正	誤
4	正	正	誤
5	正	誤	誤

問 63　正答　4

a ✕　皮膚への刺激が強いため傷などへの使用を避ける必要があるのは、**クリーム剤**である。**軟膏剤**は油性の基剤で、皮膚への刺激が**弱い**。→ 速習 P85

b ✕　外用液剤は液状の製剤で、軟膏剤やクリーム剤に比べて、患部が**乾きやすい**という特徴がある。→ 速習 P85

c ○　錠剤（内服）は、**胃や腸で崩壊**し、**有効成分が溶出**することで薬効を発現するので、例外的な場合を除いて、**口中で噛み砕いて**服用してはならない。特に、**腸内**での溶解を目的として錠剤表面をコーティングしているもの（腸溶錠）の場合などは、厳に慎まなければならない。→ 速習 P84

d ○　カプセルは固形の製剤であるため、その特徴は錠剤とほぼ同様であるが、カプセルの原材料として広く用いられている**ゼラチン**はブタなどのタンパク質を主成分としており、**ゼラチン**に対して**アレルギー**を持つ人は**使用を避ける**などの注意が必要である。→ 速習 P85

問 64　正答　2

a ○　医薬品は、十分注意して**適正に使用**された場合でも、**副作用**を生じることがある。一般に**重篤な副作用**は発生頻度が低い。→ 速習 P87

b ✕　一般用医薬品においても、毎年**多くの副作用**が報告されている。市販後も医薬品の安全性を**継続的**に確保するために、専門家により多くの情報が収集され医薬品の安全性をより高める活動が続けられている。→ 速習 P98

c ○　登録販売者は、医薬品の副作用などを知った場合において**保健衛生上の危害**の発生又は拡大を防止するため**必要があると認める**ときは、その旨を**厚生労働大臣**に報告しなければならない。実務上は決められた形式に従い、報告書を**独立行政法人医薬品医療機器総合機構**に提出することとなる。→ 速習 P98

第❷章　人体の働きと医薬品

ショック（アナフィラキシー）に関する以下の記述の正誤について、正しい組み合わせはどれか。

a　ショック（アナフィラキシー）を発症した患者は、直ちに救急救命処置が可能な医療機関を受診する必要がある。

b　ショック（アナフィラキシー）は、生体異物に対する即時型のアレルギー反応の一種である。

c　ショック（アナフィラキシー）は、医薬品が原因物質である場合、以前にその医薬品によって蕁麻疹等のアレルギーを起こしたことがある人で起きる可能性が高い。

　　　a　b　c
1　誤　誤　誤
2　正　誤　正
3　誤　正　誤
4　誤　誤　正
5　正　正　正

ショック（アナフィラキシー）に関する以下の記述の正誤について、正しい組み合わせはどれか。

a　ショック（アナフィラキシー）は、適切な対応が遅れるとチアノーゼや呼吸困難等を生じ、死に至ることがある。

b　発症後の進行が非常に速やかな（通常、2時間以内に急変する。）ことが特徴である。

c　ショック（アナフィラキシー）では、一般に蕁麻疹、吐き気、息苦しさなどのうち、どれか一つの症状が現れることが特徴である。

　　　a　b　c
1　誤　誤　誤
2　正　誤　正
3　誤　正　誤
4　誤　誤　正
5　正　正　誤

問 65　　　　　　　　　　　　　　　　　　　　　　　　　正答　5

a ○　ショック（アナフィラキシー）を発症した患者は、直ちに**救急救命処置**が可能な医療機関を受診する必要がある。一旦発症すると病態は**急速に悪化**することが多い。→ 速習 P87

b ○　ショック（アナフィラキシー）は、生体異物に対する**即時型**のアレルギー反応の一種である。→ 速習 P87

c ○　ショック（アナフィラキシー）は、医薬品が原因物質である場合、**以前に**その医薬品によって蕁麻疹などの**アレルギー**を起こしたことがある人で起きる可能性が高い。→ 速習 P87

問 66　　　　　　　　　　　　　　　　　　　　　　　　　正答　5

a ○　ショック（アナフィラキシー）は、適切な対応が遅れると**チアノーゼ**（血液中の酸素不足が原因で、皮膚が暗い青色になる症状）や**呼吸困難**などを生じ、死に至ることがある。医薬品の使用者本人及びその家族などの**冷静沈着な対応**が非常に重要である。→ 速習 P87

b ○　発症後の進行が非常に速やかな（通常、**2**時間以内に急変する。）ことが特徴である。→ 速習 P87

c ×　ショック（アナフィラキシー）では、一般に、顔や上半身の紅潮・熱感、蕁麻疹、むくみ、吐き気、手足の冷感、息苦しさ・胸苦しさなど、**複数の症状**が現れる。→ 速習 P87

> ■ショック（アナフィラキシー）　ここを押さえよう！
> ● 即時型のアレルギー反応の一種
> ● 発症後、**急速に悪化**することが多い
> ● 適切な対応が遅れると、**チアノーゼ**や**呼吸困難**などを生じ、死に至ることがある
> ● 発症後の進行は非常に速やか（通常、**2**時間以内に急変）

皮膚粘膜眼症候群及び中毒性表皮壊死融解症に関する以下の記述について、誤っているものはどれか。

1 中毒性表皮壊死融解症は、一旦発症すると多臓器障害の合併症等により致命的な転帰をたどることがある。

2 中毒性表皮壊死融解症は、最初に報告した2人の医師の名前にちなんでスティーブンス・ジョンソン症候群とも呼ばれている。

3 中毒性表皮壊死融解症の発生頻度は、人口100万人当たり年間0.4〜1.2人と報告されている。

4 皮膚粘膜眼症候群と中毒性表皮壊死融解症は、いずれも、皮膚症状が軽快した後も眼や呼吸器等に障害が残ったりする重篤な疾患である。

皮膚粘膜眼症候群及び中毒性表皮壊死融解症に関する以下の記述の正誤について、正しい組み合わせはどれか。

a 中毒性表皮壊死融解症は、皮膚粘膜眼症候群と関連のある病態と考えられており、中毒性表皮壊死融解症の多くが皮膚粘膜眼症候群の進展型とみられている。

b 皮膚粘膜眼症候群の発生頻度は、人口100万人当たり年間1〜6人と報告されている。

c 皮膚粘膜眼症候群と中毒性表皮壊死融解症は、いずれも原因医薬品の使用開始後2週間以内に発症することが多く、1ヶ月以上経ってから起こることはない。

d 皮膚粘膜眼症候群は、38℃以上の高熱を伴って、発疹・発赤・火傷様の水疱等の激しい症状が比較的短時間のうちに全身の皮膚、口、眼等の粘膜に現れる病態である。

	a	b	c	d
1	正	正	誤	正
2	正	誤	誤	誤
3	誤	正	正	正
4	正	正	正	正
5	正	誤	正	正

問 67　　　　　　　　　　　　　　　　　　　　　　　　　　　**正答　2**

1　○　中毒性表皮壊死融解症は、一旦発症すると、多臓器障害の合併症などによ
り**致命的な転帰**（疾病が進行した結果として至った状態）をたどることが
ある。→ **速習** P88

2　×　中毒性表皮壊死融解症は、最初に報告した医師の名前にちなんで**ライエル
症候群**とも呼ばれる。皮膚粘膜眼症候群は、最初に報告した 2 人の医師
の名前にちなんで**スティーブンス・ジョンソン症候群**とも呼ばれている。
→ **速習** P87、88

3　○　中毒性表皮壊死融解症の発生頻度は、人口 100 万人当たり年間 **0.4 ～ 1.2**
人と報告されており、発生は非常にまれである。発症機序の詳細は**不明**で
あり、発症の予測は**困難**である。→ **速習** P88

4　○　皮膚粘膜眼症候群と中毒性表皮壊死融解症は、いずれも、皮膚症状が
軽快した後も**眼**や**呼吸器**などに障害が残ったりする重篤な疾患である。
→ **速習** P88

問 68　　　　　　　　　　　　　　　　　　　　　　　　　　　**正答　1**

a　○　**中毒性表皮壊死融解症**は、皮膚粘膜眼症候群と関連のある病態と考えられ
ており、中毒性表皮壊死融解症の多くが**皮膚粘膜眼症候群**の進展型とみら
れている。→ **速習** P88

b　○　皮膚粘膜眼症候群の発生頻度は、人口 100 万人当たり年間 **1 ～ 6** 人と報
告されている。発症機序の詳細は**不明**で、発症の可能性がある医薬品の種
類も多いため、発症の予測は**極めて困難**である。→ **速習** P88

c　×　皮膚粘膜眼症候群と中毒性表皮壊死融解症は、いずれも原因医薬品の使用
開始後 **2 週間**以内に発症することが多いが、**1 ヶ月**以上経ってから起こる
こともある。→ **速習** P88

d　○　皮膚粘膜眼症候群は、38℃以上の**高熱**を伴って、発疹・発赤・火傷様の水
疱などの**激しい症状**が比較的**短時間**のうちに全身の**皮膚**、**口**、**眼**などの粘
膜に現れる病態である。→ **速習** P88

医薬品が原因となる肝機能障害に関する以下の記述について、正しいものの組み合わせはどれか。

a アレルギー性のものは、有効成分又はその代謝物の直接的肝毒性が原因で起きる。

b 黄疸とは、コレステロールが胆汁中へ排出されず血液中に滞留することにより生じる、皮膚や白眼が黄色くなる病態である。

c 軽度の肝機能障害の場合、自覚症状がなく、健康診断等の血液検査（肝機能検査値の悪化）で初めて判明することが多い。

d 原因と考えられる医薬品を漫然と使用し続けると、不可逆的な病変（肝不全）を生じ、死に至ることがある。

1 （a、b） 2 （a、d） 3 （b、c） 4 （b、d） 5 （c、d）

医薬品の副作用として生じる偽アルドステロン症に関する以下の記述について、正しいものの組み合わせはどれか。

a 医薬品同士の相互作用によって起きる副作用であり、医薬品と食品との間の相互作用により起きることはない。

b 低身長、低体重など体表面積が小さい者や高齢者で生じやすく、原因医薬品の長期服用後に初めて発症する場合もある。

c 副腎皮質からのアルドステロン分泌が増加することにより生じる。

d 偽アルドステロン症の病態が進行すると、筋力低下、起立不能、歩行困難、痙攣等を生じる。

1 （a、b） 2 （a、c） 3 （a、d） 4 （b、d） 5 （c、d）

問 69　　　　　　　　　　　　　　　　　　　　　　　　正答　5

a ✕　アレルギー性のものは、有効成分に対する**抗原抗体反応**が原因で起きる。有効成分又はその代謝物の直接的肝毒性（かんどくせい）が原因で起きるのは**中毒性**の肝機能障害である。→ 速習 P89

b ✕　黄疸（おうだん）は、コレステロールではなく、**ビリルビン**（黄色色素）が胆汁中へ排出されず、**血液中**に滞留することにより生じる。→ 速習 P89

c ○　軽度の肝機能障害の場合、**自覚症状**がなく、健康診断などの**血液検査**（肝機能検査値の悪化）で初めて判明することが多い。→ 速習 P89

d ○　原因と考えられる医薬品を漫然（まんぜん）と使用し続けると、**不可逆的**（ふかぎゃくてき）な病変（**肝不全**（かんふぜん））を生じ、死に至ることがある。肝機能障害が疑われた時点で、原因と考えられる**医薬品の使用を中止**し、**医師の診療**を受けることが重要である。→ 速習 P89

問 70　　　　　　　　　　　　　　　　　　　　　　　　正答　4

a ✕　医薬品と食品との間の**相互作用**によって起きることもある。→ 速習 P89

b ○　低身長、低体重など**体表面積が小さい者**や**高齢者**で生じやすく、原因医薬品の**長期服用後**に初めて発症する場合もある。→ 速習 P89

c ✕　副腎皮質からのアルドステロン分泌が増加していないにもかかわらず、体内に**水分**と**塩分**（ナトリウム）が**貯留**し、体から**カリウム**が失われることで生じる病態である。→ 速習 P89

d ○　偽（ぎ）アルドステロン症の主な症状に、手足の脱力、血圧上昇、筋肉痛、こむら返り、手足のしびれなどがあり、病態が進行すると、**筋力低下**、**起立不能**、**歩行困難**、**痙攣**（けいれん）などを生じる。→ 速習 P89

> 偽アルドステロン症の「偽」は「いつわりの」「本物らしくみせる」という意味なので、アルドステロン症と似ているだけで、実際には、副腎皮質からアルドステロンは多く分泌されていない、ということに注意しましょう。

医薬品の副作用に関する以下の記述の正誤について、正しい組み合わせはどれか。

a　心不全の既往がある人は、薬剤による心不全を起こしやすい。

b　医薬品の副作用によって中枢神経系が影響を受け、不眠、不安、震え（振戦）、興奮、眠気、うつ等の精神神経症状を生じることがある。

c　心臓や血管に作用する医薬品により、頭痛やめまい、浮動感（体がふわふわと宙に浮いたような感じ）、不安定感（体がぐらぐらする感じ）等が生じることがある。

d　高血圧や心臓病等、循環器系疾患の診断を受けている人は、心臓や血管に悪影響を及ぼす可能性が高い医薬品を使用してはならない。

	a	b	c	d
1	正	誤	正	誤
2	正	正	正	正
3	誤	正	誤	誤
4	正	正	誤	正
5	誤	誤	正	正

医薬品の副作用に関する以下の記述の正誤について、正しい組み合わせはどれか。

a　無菌性髄膜炎の発症は、多くの場合、急性で、首筋のつっぱりを伴った激しい頭痛、発熱、吐きけ・嘔吐、意識の混濁等の症状が現れる。

b　無菌性髄膜炎は、早期に原因医薬品の使用を中止すれば、速やかに回復し、予後は比較的良好であることが多い。

c　息切れ、疲れやすい、足のむくみ、急な体重増加、咳とピンク色の痰などを認めた場合は、うっ血性心不全の可能性がある。

	a	b	c
1	誤	誤	誤
2	正	誤	正
3	誤	正	誤
4	正	正	誤
5	正	正	正

問 71

正答 2

a ○ 心不全の**既往**がある人は、**薬剤**による心不全を起こしやすい。→ 速習 P94

b ○ 医薬品の副作用によって**中枢神経系**が影響を受け、不眠、不安、震え（振戦）、興奮、眠気、うつなどの精神神経症状を生じることがある。精神神経症状は、医薬品の不適正な使用がなされた場合に限らず、**通常の用法・用量**でも発生することがある。→ 速習 P90、91

c ○ **心臓**や**血管**に作用する医薬品により、頭痛やめまい、浮動感（体がふわふわと宙に浮いたような感じ）、不安定感（体がぐらぐらする感じ）などが生じることがある。→ 速習 P91、92

d ○ 高血圧や心臓病など、**循環器系疾患**の診断を受けている人は、**心臓**や**血管**に悪影響を及ぼす可能性が高い医薬品を使用してはならない。→ 速習 P94

問 72

正答 5

a ○ **無菌性髄膜炎**の発症は、多くの場合、発症は**急性**で、**首筋のつっぱり**を伴った激しい頭痛、発熱、吐き気・嘔吐、意識の混濁等の症状が現れる。→ 速習 P91

b ○ 無菌性髄膜炎は、早期に原因医薬品の使用を中止すれば、速やかに回復し、**予後**（病気の回復の医学的見通し）は比較的**良好**であることがほとんどである。→ 速習 P91

c ○ 息切れ、疲れやすい、足のむくみ、急な体重の増加、咳とピンク色の痰などを認めた場合は、**うっ血性心不全**の可能性を疑い、早期に医師の診療を受ける必要がある。→ 速習 P94

医薬品の副作用に関する以下の記述の正誤について、正しい組み合わせはどれか。

a　医薬品の副作用が原因である場合の無菌性髄膜炎は、全身性エリテマトーデス、混合性結合組織病、関節リウマチ等の基礎疾患がある人で発症リスクが高い。

b　無菌性髄膜炎では、重篤な中枢神経系の後遺症が残った例はない。

c　眠気を催すことが知られている医薬品を使用した後は、乗物や危険な機械類の運転操作に従事しないよう十分注意することが必要である。

	a	b	c
1	誤	誤	誤
2	正	誤	正
3	誤	正	誤
4	正	誤	誤
5	正	正	正

医薬品の副作用に関する以下の記述について、誤っているものはどれか。

1　イレウス様症状は、腸内容物の通過が阻害された状態で、激しい腹痛を伴う下痢が現れる。

2　消化性潰瘍は、胃や十二指腸の粘膜組織が傷害されて、粘膜組織の一部が粘膜筋板を超えて欠損する状態であり、消化管出血に伴って糞便が黒くなるなどの症状が現れる。

3　浣腸剤や坐剤の使用による一過性の症状として、異物の注入による不快感、排便直後の立ちくらみなどが現れることがある。

4　消化性潰瘍は、自覚症状が乏しい場合もあり、貧血症状の検査時や突然の吐血・下血によって発見されることもある。

問 73　　　　　　　　　　　　　　　　　　　　　　　　　　　正答　2

a ○ 髄膜炎のうち、髄液に細菌が検出されないものを無菌性髄膜炎という。医薬品の副作用が原因である場合の無菌性髄膜炎は、**全身性エリテマトーデス、混合性結合組織病、関節リウマチ**などの基礎疾患がある人で発症リスクが高い。→ 速習 P91

b × 医薬品の副作用が原因である無菌性髄膜炎は、予後は比較的良好であるが、**重篤**な中枢神経系の**後遺症**が残った例も報告されている。→ 速習 P91

c ○ 眠気を催すことが知られている医薬品を使用した後は、乗物や危険な機械類の**運転操作**に従事しないようにする必要がある。眠気は比較的軽視されがちであるが、**重大な事故**につながる可能性が高いので十分注意することが必要である。→ 速習 P90、91

問 74　　　　　　　　　　　　　　　　　　　　　　　　　　　正答　1

1 × イレウス様症状は、激しい腹痛やガス排出（おなら）の停止、嘔吐、腹部膨満感を伴う著しい**便秘**が現れる。悪化すると、腸内容物の逆流による嘔吐が原因で**脱水症状**を呈したり、**腸内細菌**の異常増殖によって**全身状態の衰弱**が急激に進行する可能性がある。→ 速習 P92

2 ○ 消化性潰瘍は、胃や**十二指腸**の粘膜組織が傷害されて、粘膜組織の一部が粘膜筋板を超えて欠損する状態であり、消化管出血に伴って糞便が黒くなるなどの症状が現れる。→ 速習 P92

3 ○ 浣腸剤や坐剤の使用による一過性の症状として、異物の注入による**不快感**、排便直後の**立ちくらみ**などが現れることがある。→ 速習 P92、93

4 ○ 消化性潰瘍では、胃のもたれ、胸やけ、胃痛、空腹時にみぞおちが痛くなるなどの症状が現れる。**自覚症状**が乏しい場合もあり、貧血症状の**検査時**や突然の**吐血**（口から血を吐くこと）・**下血**（出血した血液が肛門から排泄されること）によって発見されることもある。→ 速習 P92

医薬品の副作用として生じる間質性肺炎及び喘息に関する以下の記述の正誤について、正しい組み合わせはどれか。

a 間質性肺炎は、気管支又は肺胞が炎症を生じたものである。

b 喘息は、原因となる医薬品の使用後、短時間（1時間以内）のうちに鼻水・鼻づまりが現れ、続いて咳、喘鳴及び呼吸困難を生じる。

c 喘息は、軽症例は半日程度で回復するが、重症例は24時間以上持続し、窒息による意識消失から死に至る危険もある。

d 間質性肺炎で起こる息切れは、初期には登坂等の運動時に感じられるが、病態が進行すると平地歩行や家事等の軽労作時にも意識されるようになる。

	a	b	c	d
1	正	誤	正	正
2	誤	正	誤	正
3	誤	誤	正	誤
4	正	誤	誤	誤
5	誤	正	正	正

呼吸機能に現れる医薬品の副作用に関する以下の記述の正誤について、正しい組み合わせはどれか。

a 間質性肺炎の症状は、かぜや気管支炎の症状との区別が難しい。

b 喘息は、内服薬により生じることがあるが、坐薬で誘発されることはない。

c 間質性肺炎は、一般的に、医薬品の使用開始から6ヶ月程度で起きることが多い。

d 喘息は、合併症の有無にかかわらず、原因となった医薬品の有効成分が体内から消失しても症状は寛解しない。

	a	b	c	d
1	誤	誤	正	誤
2	正	正	誤	正
3	正	誤	誤	誤
4	正	誤	誤	正
5	誤	正	正	誤

問 75　　　　　　　　　　　　　　　　　　　　　　　　　　正答　5

a　✕　間質性肺炎は、肺の中で肺胞と毛細血管を取り囲んで支持している（支えている）組織（**間質**）が**炎症**を起こしたものである。→ 速習 P93

b　◯　喘息は、原因となる医薬品の使用後、**短時間（1時間以内）**のうちに鼻水・鼻づまりが現れ、続いて**咳**、**喘鳴**及び**呼吸困難**を生じる。時間とともに悪化し、顔面の紅潮や目の充血、吐きけ、腹痛、下痢などを伴うこともある。→ 速習 P93、94

c　◯　喘息は、軽症例は半日程度で回復するが、重症例は **24 時間以上**持続し、**窒息**による意識消失から**死に至る**危険もある。そのような場合には、直ちに**救命救急処置**が可能な医療機関を受診しなければならない。→ 速習 P93、94

d　◯　間質性肺炎で起こる息切れは、初期には登坂などの**運動時**に感じられるが、病態が進行すると平地歩行や家事などの**軽労作時**にも意識されるようになる。これらの症状は、**一過性**に現れ、自然と回復することもあるが、悪化すると**肺線維症**（肺が線維化を起こして硬くなる状態）に移行することがある。→ 速習 P93

問 76　　　　　　　　　　　　　　　　　　　　　　　　　　正答　3

a　◯　間質性肺炎の症状は、**かぜや気管支炎**の症状との区別が難しい。それらとの鑑別は細心の注意を払って行われている。→ 速習 P93

b　✕　喘息は、**内服薬**のほか、**坐薬**や**外用薬**でも誘発されることがある。→ 速習 P93

c　✕　間質性肺炎は、一般的に、医薬品の使用開始から **1～2週間程度**で起きることが多い。→ 速習 P93

d　✕　喘息は、合併症を起こさない限り、原因となった医薬品の有効成分が体内から消失すれば、症状は**寛解**（症状が一時的あるいは継続的に軽減すること）する。→ 速習 P93

呼吸機能に現れる医薬品の副作用に関する以下の記述の正誤について、正しい組み合わせはどれか。

a 間質性肺炎は、症状が一過性に現れ、自然と回復することもあるが、悪化すると肺線維症に移行することがある。

b 非アレルギー性の鼻炎や慢性副鼻腔炎など、鼻の疾患を合併している人は、喘息を発症しやすい。

c 間質性肺炎は、必ずしも発熱は伴わない。

	a	b	c
1	正	正	誤
2	正	誤	正
3	正	正	正
4	誤	正	正
5	誤	誤	正

医薬品による排尿困難、尿閉に関する以下の記述の正誤について、正しい組み合わせはどれか。

a 副交感神経系の機能を亢進する作用がある成分が配合された医薬品を使用すると、膀胱の排尿筋の収縮が抑制され、尿が出にくい、尿が少ししか出ない、残尿感がある等の症状を生じることがある。

b 前立腺肥大等の基礎疾患がある人のみに現れる。

c 男性に限らず女性においても報告されている。

	a	b	c
1	正	誤	正
2	正	正	誤
3	誤	誤	正
4	正	誤	誤
5	誤	正	正

問 77　　　　　　　　　　　　　　　　　　　　　　　　　正答　3

a　○　間質性肺炎は、肺の中の肺胞と毛細血管を取り囲んで支持している組織（間質）が炎症を起こしたものである。症状が**一過性**に現れ、**自然と回復**することもあるが、悪化すると**肺線維症**（肺が線維化を起こして硬くなる状態）に移行することがある。→ 速習 P93

b　○　非アレルギー性の鼻炎や慢性副鼻腔炎など、**鼻の疾患**を合併している人は、喘息を発症しやすい。また、**成人**になってから喘息を発症した人、**季節**に関係なく喘息発作が起こる人などでも発症しやすい。→ 速習 P93

c　○　間質性肺炎は、必ずしも**発熱は伴わない**。肺胞と毛細血管の間のガス交換効率が低下し、体内は低酸素状態となるため、**息切れ・息苦しさ**などの呼吸困難、**空咳**（痰の出ない咳）などの症状を呈する。→ 速習 P93

問 78　　　　　　　　　　　　　　　　　　　　　　　　　正答　3

a　✕　膀胱の排尿筋の**収縮**が抑制され、尿が出にくい、尿が少ししか出ない、残尿感がある等の症状を生じることがあるのは、**副交感神経系の機能を抑制**する作用がある成分を配合した医薬品を使用した場合である。→ 速習 P95

b　✕　尿が出にくい、残尿感があるなどの症状は、前立腺肥大などの**基礎疾患がない人**でも現れることが知られている。→ 速習 P95

c　○　尿が出にくい、残尿感があるなどの症状は、男性に限らず**女性**においても報告されている。→ 速習 P95

■ 排尿の促進・抑制	ここを **押** さえよう！
排尿促進 （尿が**出やすくなる**）	副交感神経系の機能が**亢進** →排尿筋の収縮
排尿抑制 （尿が**出にくくなる**）	副交感神経系の機能が抑制 →排尿筋の弛緩

> 排尿筋が弛緩することで膀胱の袋が緩んで、内部に尿がたまりやすくなり、排尿が抑制されます。

チェック ／ ／ ／

目に現れる副作用に関する以下の記述について、正しいものの組み合わせはどれか。

a 眼球内の角膜と水晶体の間を満たしている眼房水が排出されにくくなると、眼圧が上昇して視覚障害を生じることがある。

b 白内障がある人では、抗コリン作用がある成分が配合された医薬品による眼圧の上昇に特に厳重な注意が必要である。

c 高眼圧を長時間放置すると、不可逆的な視覚障害（視野欠損や失明）に至るおそれがあり、速やかに眼科専門医の診療を受ける必要がある。

d 医薬品によっては、瞳の縮小（縮瞳）による異常な眩しさや目のかすみ等の副作用が現れることがある

1（a、b）　2（a、c）　3（b、c）　4（b、d）　5（c、d）

チェック ／ ／ ／

皮膚に現れる副作用に関する以下の記述の正誤について、正しい組み合わせはどれか。

a 薬疹は、医薬品によって引き起こされるアレルギーの一種で、発疹・発赤等の皮膚症状を呈するが、いずれも痒みはないか、たとえあってもわずかなことが多い。

b 光線過敏症の症状は、医薬品が触れた部分だけでなく、全身へ広がって重篤化することがある。

c 接触皮膚炎は、医薬品が触れた皮膚の部分にのみ生じ、正常な皮膚との境界がはっきりしている。

d アレルギー性皮膚炎の場合は、発症部位は医薬品の接触部位に限定されない。

	a	b	c	d
1	誤	誤	正	正
2	正	正	誤	誤
3	誤	正	正	正
4	正	誤	誤	正
5	誤	正	正	誤

問 79　　　　　　　　　　　　　　　　　　　　**正答　2**

a ○ 眼球内の角膜と水晶体の間を満たしている眼房水が排出されにくくなると、**眼圧が上昇**して視覚障害を生じることがある。→ 速習 P95

b × 白内障ではなく、閉塞隅角緑内障がある人の注意事項。→ 速習 P95、96

c ○ 高眼圧を長時間放置すると、不可逆的な視覚障害（**視野欠損**や**失明**）に至るおそれがあり、速やかに眼科専門医の診療を受ける必要がある。眼圧の上昇に伴い、**頭痛**や**吐きけ・嘔吐**などの症状が現れることもある。→ 速習 P96

d × 瞳の縮小（縮瞳）ではなく、瞳の拡大（散瞳）により異常な眩しさなどが現れることがある。→ 速習 P96

問 80　　　　　　　　　　　　　　　　　　　　**正答　3**

a × 薬疹の１つである**蕁麻疹**では強い痒みを伴う。それ以外の斑点、湿疹、水疱などでは痒みがないか、たとえあってもわずかなことが多い。→ 速習 P97

b ○ 光線過敏症による**かぶれ**症状は、**太陽光線**（紫外線）に曝されて初めて起こることもある。その症状は医薬品が触れた部分だけでなく、**全身**へ広がって**重篤化**する場合がある。→ 速習 P96

c ○ 接触皮膚炎は、医薬品が触れた皮膚の部分にのみ生じ、**正常な皮膚**との**境界**がはっきりしている。→ 速習 P96

d ○ アレルギー性皮膚炎の場合は、発症部位は**医薬品の接触部位**に限定されない。→ 速習 P96

主な医薬品とその作用

精神神経に作用する薬

問 1 類　　　　　　　　　　　　　チェック ☐/☐ ☐/☐ ☐/☐

かぜ及びかぜ薬に関する以下の記述の正誤について、正しい組み合わせはどれか。

a　かぜは単一の疾患ではなく、医学的にはかぜ症候群といい、主にウイルスが鼻や喉などに感染して起こる上気道の急性炎症の総称である。

b　急激な発熱を伴う場合や、症状が4日以上続くとき、又は症状が重篤なときは、かぜではない可能性が高い。

c　かぜの約8割はウイルスの感染が原因であり、非感染性によるかぜは存在しない。

d　季節や時期等によってかぜの原因となるウイルスや細菌の種類は異なる。

	a	b	c	d
1	正	誤	誤	正
2	誤	正	正	誤
3	正	正	正	誤
4	誤	誤	正	正
5	正	正	誤	正

問 2　　　　　　　　　　　　　　　チェック ☐/☐ ☐/☐ ☐/☐

かぜ及びかぜ薬に関する以下の記述の正誤について、正しい組み合わせはどれか。

a　かぜの症状は、呼吸器症状と全身症状が組み合わさって現れる。

b　冬場に、発熱や頭痛を伴って悪心・嘔吐や、下痢等の消化器症状が現れた場合は、かぜではなく、ウイルスが消化器に感染したことによるウイルス性胃腸炎である場合が多い。

c　かぜ薬は、ウイルスや細菌の増殖を抑えたり、体内から除去する作用を有する。

	a	b	c
1	正	誤	正
2	誤	正	誤
3	正	正	誤
4	誤	誤	正
5	正	正	誤

問 1　　　　　　　　　　　　　　　　　　　　　　　　　　　　　　正答　**5**

a ○ かぜ（感冒）は単一の疾患ではなく、医学的には**かぜ症候群**といい、主に
ウイルスが鼻や喉などに感染して起こる**上気道**の**急性炎症**の総称である。
通常は**数日～1週間程度**で自然寛解（症状が落ち着いて安定した状態）し、
予後は良好である。→ 速習 P100

b ○ **急激な発熱を伴う場合**や、症状が**4日以上**続くとき、又は症状が**重篤**なと
きは、**かぜではない**可能性が高い。かぜとよく似た症状が現れる疾患に、
喘息、アレルギー性鼻炎、リウマチ熱、関節リウマチ、肺炎など多数ある。
→ 速習 P100

c × かぜの約8割はウイルスの感染が原因であるが、まれに冷気や乾燥、アレ
ルギーのような**非感染性**の要因による場合もある。→ 速習 P100

d ○ ウイルスにはそれぞれ活動に適した環境があるため、**季節**や**時期**などに
よってかぜの原因となるウイルスや細菌の種類は異なる。原因となるウイ
ルスは、200種類を超えるといわれる。→ 速習 P100

問 2　　　　　　　　　　　　　　　　　　　　　　　　　　　　　　正答　**3**

a ○ かぜの症状は、**呼吸器症状**（くしゃみ、鼻汁・鼻閉〔鼻づまり〕、咽喉痛、
咳、痰）と**全身症状**（発熱、頭痛、関節痛、全身倦怠感）が組み合わさっ
て現れる。→ 速習 P100

b ○ 冬場に、発熱や頭痛を伴って悪心・嘔吐や、下痢などの**消化器症状**が現れ
た場合は、かぜではなく、ウイルスが消化器に感染したことによる**ウイル
ス性胃腸炎**である場合が多い。→ 速習 P100

c × かぜ薬は、ウイルスの増殖を抑えたり、ウイルスを**体内から除去**するもの
ではなく、咳で眠れなかったり、発熱で体力を消耗しそうなときなどに、
それら諸症状の緩和を図る**対症療法薬**である。→ 速習 P101

> かぜ薬は、かぜの原因であるウイルスの増殖を
> 抑えたり、体内から除去したりするものではな
> く、かぜによる咳、発熱、鼻水などの症状を緩
> 和する対症療法薬だということを忘れずに。

かぜ及びかぜ薬に関する以下の記述の正誤について、正しい組み合わせはどれか。

a　かぜの症状は、通常は数日から1週間程度で自然寛解し、予後は良好である。

b　インフルエンザ（流行性感冒）は、かぜと同様、ウイルスの呼吸器感染によるものである。

c　かぜ薬は、ウイルスの増殖を抑えたり、体内から除去するものではなく、咳で眠れなかったり、発熱で体力を消耗しそうなときなどに、それら諸症状の緩和を図る対症療法薬である。

d　かぜであるからといって、必ずしもかぜ薬（総合感冒薬）を選択するのが最適とは限らず、発熱、咳など症状がはっきりしている場合には、症状を効果的に緩和させるため、解熱鎮痛薬、鎮咳去痰薬などを選択することが望ましい。

	a	b	c	d
1	正	誤	正	正
2	誤	正	正	誤
3	正	正	正	正
4	誤	誤	正	正
5	正	正	誤	正

かぜ及びかぜ薬に関する以下の記述の正誤について、正しい組み合わせはどれか。

a　かぜの原因の約5割は、冷気や乾燥、アレルギーのような非感染性のものである。

b　15歳未満の小児で水痘（水疱瘡）又はインフルエンザにかかっているときは、サリチルアミド、エテンザミドが配合されたかぜ薬を使用することが適切である。

c　ジフェンヒドラミン塩酸塩は、くしゃみや鼻汁を抑えることを目的として配合される抗コリン成分である。

	a	b	c
1	正	誤	正
2	誤	誤	誤
3	正	誤	誤
4	誤	誤	正
5	正	正	誤

問 3　　　　　　　　　　　　　　　　　　　　　　　　　　　　正答　3

a ○ **かぜの症状**は、通常は**数日～1週間程度**で**自然寛解**し、予後は良好である。症状が**4日以上続くとき**は、**かぜではない**可能性が高い。→ 速習 P100

b ○ インフルエンザ（流行性感冒）は、かぜと同様、**ウイルスの呼吸器感染**によるものだが、**感染力が強く**、また、**重症化**しやすいため、かぜとは**区別**して扱われる。→ 速習 P100、101

c ○ **かぜ薬**は、ウイルスの増殖を抑えたり、体内から除去するものではない。咳で眠れなかったり、発熱で体力を消耗しそうなときなどに、それら諸症状の緩和を図る**対症療法薬**である。→ 速習 P101

d ○ かぜで発熱、咳など症状がはっきりしている場合には、**症状を効果的に緩和**させるため、解熱鎮痛薬、鎮咳去痰薬などを**選択**することが望ましい。存在しない症状に対する不要な成分が配合されていると、**副作用のリスク**を高めることになる。→ 速習 P101

問 4　　　　　　　　　　　　　　　　　　　　　　　　　　　　正答　2

a × かぜの原因の約**8割**は、**ウイルスの感染**によるものである。それ以外に、**細菌の感染**によるものや、まれに、冷気や乾燥、アレルギーのような非感染性のものもある。→ 速習 P100

b × 15歳未満の小児で水痘（水疱瘡）又はインフルエンザにかかっているときは、**サリチルアミド**、**エテンザミド**が配合されたかぜ薬を使用する前に医師などに**相談**する必要がある。→ 速習 P102

c × ジフェンヒドラミン塩酸塩、クロルフェニラミンマレイン酸塩、カルビノキサミンマレイン酸塩、メキタジン、クレマスチンフマル酸塩は、**くしゃみや鼻汁**を抑えることを目的として配合される**抗ヒスタミン**成分である。→ 速習 P103

かぜ及びかぜ薬に関する以下の記述の正誤について、正しい組み合わせはどれか。

a　かぜ薬とは、ウイルスの増殖を抑えたり、ウイルスを体内から除去する医薬品の総称である。

b　かぜの原因となるウイルスは、20 種類程度といわれており、それぞれ活動に適した環境があるため、季節や時期などによって原因となるウイルスの種類は異なる。

c　アスピリンは、水痘（水疱瘡）又はインフルエンザにかかっている小児には使用を避ける必要があるが、一般用医薬品の場合、これらの疾病にかかっていないと診断された小児であれば使用してもよい。

d　インフルエンザ（流行性感冒）は、感染力が強く、また、重症化しやすいため、かぜとは区別して扱われる。

	a	b	c	d
1	正	誤	誤	正
2	誤	誤	誤	正
3	正	誤	正	誤
4	誤	誤	正	誤
5	正	正	誤	正

かぜ薬（総合感冒薬）の配合成分とその分類の組み合わせのうち、正しいものの組み合わせはどれか。

（配合成分）	（分類）
a　グアイフェネシン ——	解熱鎮痛成分
b　エテンザミド ———	去痰成分
c　ノスカピン ————	鎮咳成分
d　トラネキサム酸 ———	抗炎症成分

1（a、b）　**2**（a、c）　**3**（b、c）　**4**（b、d）　**5**（c、d）

問 5　　　　　　　　　　　　　　　　　　　　　　　　　　**正答　2**

a ✕ かぜ薬は、ウイルスの増殖を抑えたり、体内から除去するものではなく、かぜの諸症状の緩和を図る**対症療法薬**である。→ 速習 P101

b ✕ かぜの原因となるウイルスは**200**種類を超えるといわれている。
→ 速習 P100

c ✕ **アスピリン**は、一般用医薬品では、**小児**に対して**使用**し**てはいけない**。
→ 速習 P102

d ◯ インフルエンザ（流行性感冒）は、かぜと同様、**ウイルスの呼吸器感染**によるものであるが、**感染力**が強く、また、**重症化**しやすいため、かぜとは区別して扱われる。かぜとインフルエンザとの識別は必ずしも容易でないため、注意を要する。→ 速習 P100〜102

問 6　　　　　　　　　　　　　　　　　　　　　　　　　　**正答　5**

a ✕ グアイフェネシンは、痰の切れを良くする**去痰**成分である。→ 速習 P104

b ✕ エテンザミドは、発熱を鎮め、痛みを和らげる**解熱鎮痛**成分である。
→ 速習 P101

c ◯ ノスカピンは、咳を抑える**鎮咳**成分である。→ 速習 P103

d ◯ トラネキサム酸は、炎症による腫れを和らげる**抗炎症**成分である。
→ 速習 P104

「かぜ」では、
① かぜの症状
② 感染の原因
③ インフルエンザとの違い
④ かぜ薬の配合成分
⑤ ④の注意事項
がよく問われます。
しっかり整理して覚えましょう。

第**❸**章　主な医薬品とその作用

次のかぜ薬（総合感冒薬）の配合成分とその分類の組み合わせのうち、正しいものの組み合わせはどれか。

（配合成分）　　　　　　　　　　（分類）
a　イブプロフェン ——————— 去痰成分
b　コデインリン酸塩水和物 ——— 鎮咳成分
c　ブロムヘキシン塩酸塩 ———— 解熱鎮痛成分
d　グリチルリチン酸二カリウム — 抗炎症成分

1（a、b）　2（a、c）　3（b、c）　4（b、d）　5（c、d）

かぜ（感冒）の症状の緩和に用いられる漢方処方製剤に関する以下の記述の正誤について、正しい組み合わせはどれか。

a　葛根湯は、体力中等度以上のものの感冒の初期（汗をかいていないもの）、鼻かぜ、鼻炎、頭痛、肩こり、筋肉痛、手や肩の痛みに適すとされ、重篤な副作用はない。
b　麻黄湯は、体力充実して、かぜのひきはじめで、寒気がして発熱、頭痛があり、咳が出て身体のふしぶしが痛く汗が出ていないものの感冒、鼻かぜ、気管支炎、鼻づまりに適すとされる。
c　小柴胡湯は、体力中等度以下で、痰が切れにくく、ときに強く咳こみ、又は咽頭の乾燥感があるものの、から咳、気管支炎、気管支喘息、咽頭炎、しわがれ声に適すとされるが、水様痰の多い人には不向きとされる。
d　香蘇散は、体力中等度又はやや虚弱で、多くは腹痛を伴い、ときに微熱・寒気・頭痛・吐きけなどのあるものの胃腸炎、かぜの中期から後期の症状に適すとされる。

	a	b	c	d
1	誤	誤	正	正
2	誤	正	正	誤
3	正	正	誤	誤
4	誤	正	誤	誤
5	正	誤	誤	正

問 7 　　　　　　　　　　　　　　　　　　　　　　　正答　4

a　✕　イブプロフェンは、発熱を鎮め、痛みを和らげる**解熱鎮痛成分**である。
　　　→ 速習 P101
b　○　コデインリン酸塩水和物は、咳を抑える**鎮咳成分**である。→ 速習 P103
c　✕　ブロムヘキシン塩酸塩は、痰の切れを良くする**去痰成分**である。→ 速習 P104
d　○　グリチルリチン酸二カリウムは、鼻粘膜や喉の炎症による腫れを和らげる
　　　抗炎症成分である。→ 速習 P104

問 8 　　　　　　　　　　　　　　　　　　　　　　　正答　4

a　✕　**葛根湯**は、まれに重篤な副作用として、**肝機能障害**、**偽アルドステロン症**
　　　を生じることが知られている。→ 速習 P257
b　○　**麻黄湯**は、**体力充実**して、かぜの**ひきはじめ**で、寒気がして発熱、頭痛が
　　　あり、咳が出て身体のふしぶしが痛く汗が出ていないものの感冒、鼻かぜ、
　　　気管支炎、鼻づまりに適すとされる。→ 速習 P258
c　✕　**麦門冬湯**は、**体力中等度**以下で、**痰**が切れにくく、ときに強く咳こみ、
　　　又は咽頭の乾燥感があるものの、から咳、気管支炎、気管支喘息、咽頭
　　　炎、しわがれ声に適すとされるが、**水様痰**の多い人には不向きとされる。
　　　→ 速習 P261
d　✕　**柴胡桂枝湯**は、**体力中等度**又はやや**虚弱**で、多くは腹痛を伴い、ときに微熱・
　　　寒気・頭痛・吐きけなどのあるものの、胃腸炎、かぜの**中期**から**後期**の症
　　　状に適すとされる。→ 速習 P257

第**3**章　主な医薬品とその作用

かぜ（感冒）の症状の緩和に用いられる漢方処方製剤に関する以下の記述の正誤について、正しい組み合わせはどれか。

a 葛根湯は、まれに重篤な副作用として、間質性肺炎、肝機能障害を生じることが知られている。

b 麻黄湯は、体力中等度で、ときに脇腹（腹）からみぞおちあたりにかけて苦しく、食欲不振や口の苦味があり、舌に白苔がつくものの食欲不振、吐きけ、胃炎、胃痛、胃腸虚弱、疲労感、かぜの後期の諸症状に適すとされる。

c 小柴胡湯は、体力中等度又はやや虚弱で、多くは腹痛を伴い、ときに微熱・寒気・頭痛・吐きけなどのあるものの胃腸炎、かぜの中期から後期の症状に適すとされる。

d 小青竜湯は、体力中等度又はやや虚弱で、うすい水様の痰を伴う咳や鼻水が出るものの気管支炎、気管支喘息、鼻炎、アレルギー性鼻炎、むくみ、感冒、花粉症に適すとされる。

	a	b	c	d
1	誤	誤	正	正
2	誤	正	正	誤
3	正	正	誤	誤
4	誤	誤	誤	正
5	正	誤	誤	正

解熱鎮痛薬の配合成分に関する以下の記述について、正しいものの組み合わせはどれか。

a アスピリン喘息は、アスピリン特有の副作用とされており、ほかの解熱鎮痛成分で生じる可能性はない。

b アスピリン、カフェイン、エテンザミドの組み合わせは、それぞれの頭文字から「ACE処方」と呼ばれる。

c アセトアミノフェンは、主として中枢作用によって解熱・鎮痛をもたらすため、末梢における抗炎症作用は期待できない。

d イブプロフェンは、全身性エリテマトーデス又は混合性結合組織病のある人において無菌性髄膜炎を生じやすい。

1（a、b） 2（a、c） 3（b、c） 4（b、d） 5（c、d）

問 9　　　　　　　　　　　　　　　　　　　　正答　4

a　✕　**葛根湯**は、まれに重篤な副作用として、**肝機能障害、偽アルドステロン症**を生じることが知られている。→ **速習** P257

b　✕　**麻黄湯**は、**体力充実**して、かぜの**ひきはじめ**で、寒気がして発熱、頭痛があり、咳が出て身体のふしぶしが痛く汗が出ていないものの感冒、鼻かぜ、気管支炎、鼻づまりに適すとされる。b は小柴胡湯の記述である。→ **速習** P258

c　✕　**小柴胡湯**は、**体力中等度**で、ときに脇腹（腹）からみぞおちあたりにかけて苦しく、食欲不振や口の苦味があり、舌に白苔がつくものの食欲不振、吐きけ、胃炎、胃痛、胃腸虚弱、疲労感、かぜの**後期**の諸症状に適すとされる。c は柴胡桂枝湯の記述である。→ **速習** P257

d　〇　**小青竜湯**は、**体力中等度又はやや虚弱**で、**うすい水様**の痰を伴う咳や鼻水が出るものの気管支炎、気管支喘息、鼻炎、アレルギー性鼻炎、むくみ、感冒、花粉症に適すとされる。→ **速習** P258

問 10　　　　　　　　　　　　　　　　　　　　正答　5

a　✕　**アスピリン喘息**は、アスピリン特有の副作用ではなく、ほかの解熱鎮痛成分でも**生じる**可能性がある。→ **速習** P113

b　✕　**アセトアミノフェン、カフェイン、エテンザミド**の組み合わせは、それぞれの頭文字から「**ACE 処方**」と呼ばれる。**エテンザミド**は、痛みが神経を伝わっていくのを抑える働きが強いため、作用の仕組みの違いによる**相乗効果**を期待して、他の解熱鎮痛成分と組み合わせて配合されることが多い。→ **速習** P113

c　〇　アセトアミノフェンは、主として**中枢作用**によって**解熱・鎮痛**をもたらすため、末梢における抗炎症作用は期待できない。その分、ほかの解熱鎮痛成分のような**胃腸障害**は少なく、空腹時に服用できる製品もあるが、食後の服用が推奨されている。→ **速習** P114

d　〇　イブプロフェンは、**全身性エリテマトーデス又は混合性結合組織病**のある人において**無菌性髄膜炎**を生じやすい。まれに重篤な副作用として、**肝機能障害、腎障害**を生じることがある。→ **速習** P115

チェック ☐／ ☐／ ☐／

解熱鎮痛薬に関する以下の記述について、誤っているものはどれか。

1 アセトアミノフェンは、まれに皮膚粘膜眼症候群、中毒性表皮壊死融解症などの重篤な副作用を生じることがある。

2 アスピリンは、ほかの解熱鎮痛成分と比較して胃腸障害を起こしにくい。

3 イブプロフェンは、プロスタグランジンの産生を抑制することで消化管粘膜の防御機能を低下させるため、胃・十二指腸潰瘍、潰瘍性大腸炎の既往歴のある人では、それらの疾患の再発を招くおそれがある。

4 イソプロピルアンチピリンは、ピリン系解熱鎮痛成分として用いられている。

チェック ☐／ ☐／ ☐／

解熱鎮痛薬に関する以下の記述について、誤っているものはどれか。

1 小児の解熱に用いる製品としてアセトアミノフェンが配合された坐薬は、内服薬とは影響し合わないので、併用が可能である。

2 アスピリンは、15 歳未満の小児に対しては、いかなる場合も一般用医薬品として使用してはならない。

3 イブプロフェンは、出産予定日 12 週以内の妊婦については、服用しないこととされている。

4 鎮痛作用を助ける目的で配合されることがあるブロモバレリル尿素は、依存性があることに留意する必要がある。

問 11　正答　2

1　○　アセトアミノフェンは、まれに重篤な副作用として、**皮膚粘膜眼症候群**、**中毒性表皮壊死融解症**、**急性汎発性発疹性膿疱症**、**間質性肺炎**、**腎障害**、**肝機能障害**を生じることがある。特に、定められた用量を超えて使用した場合や、日頃から**酒類（アルコール）**をよく摂取する人で起こりやすい。
→ **速習** P114

2　×　アスピリンは、ほかの解熱鎮痛成分と比較して胃腸障害を**起こしやすい**。**アスピリンアルミニウム**などとして、胃粘膜への悪影響の**軽減**を図っている製品もある。→ **速習** P113

3　○　イブプロフェンは、プロスタグランジンの産生を**抑制**することで消化管粘膜の防御機能を低下させるため、**胃・十二指腸潰瘍**、**潰瘍性大腸炎**の**既往歴**のある人では、それらの疾患の**再発**を招くおそれがある。
→ **速習** P115

4　○　イソプロピルアンチピリンは、**ピリン系解熱鎮痛成分**として用いられている。現在では、一般用医薬品で唯一の**ピリン系解熱鎮痛**成分である。
→ **速習** P116

問 12　正答　1

1　×　「坐薬と内服薬が影響し合わない」というのは、**誤った認識**である。専ら小児の**解熱**に用いる製品としてアセトアミノフェンが配合された**坐薬**については、ほかの解熱鎮痛薬やかぜ薬を併用することがないよう注意を喚起する必要がある。→ **速習** P114

2　○　アスピリンのほか、**サザピリン**、**サリチル酸ナトリウム**は、**15歳未満**の小児に対しては、いかなる場合も一般用医薬品として使用してはならない。
→ **速習** P114

3　○　イブプロフェンは、出産予定日**12**週以内の妊婦については、服用しないこととされている。→ **速習** P115

4　○　鎮痛作用を助ける目的で配合されることがある**ブロモバレリル尿素**は、**依存性**があるため、本来の目的から逸脱した使用（**乱用**）がなされることがあることに留意する必要がある。→ **速習** P122

解熱鎮痛薬の配合成分に関する以下の記述について、誤っているものはどれか。

1　アセトアミノフェンは、胃腸障害は少なく、空腹時に服用できる製品もあるが、食後の服用が推奨されている。

2　イソプロピルアンチピリンは、解熱及び鎮痛の作用は比較的強いが、抗炎症作用は弱い。

3　イブプロフェンは、アスピリンに比べて胃腸への悪影響が少ないことから、一般用医薬品においては小児向けの製品もある。

4　エテンザミドは、水痘（水疱瘡）又はインフルエンザにかかっている 15 歳未満の小児に対しては使用を避ける必要がある。

解熱鎮痛薬の配合成分に関する以下の記述の正誤について、正しい組み合わせはどれか。

a　解熱鎮痛成分は、腎臓における水分の再吸収を促して循環血流量を増し、発汗を促進する作用に寄与している。

b　エテンザミドは、痛みの発生を抑える働きが作用の中心である。

c　イブプロフェンは、一般用医薬品においては 15 歳未満の小児に対しては、いかなる場合も使用してはならない。

d　多くの解熱鎮痛薬は、体内におけるプロスタグランジンの産生を促進する成分が配合されている。

	a	b	c	d
1	正	正	誤	正
2	正	正	正	誤
3	正	誤	正	誤
4	誤	正	正	誤
5	誤	誤	正	正

問 13　　　　　　　　　　　　　　　　　　　　　　　正答　**3**

1　○　アセトアミノフェンは、他の解熱鎮痛成分のような胃腸障害は少なく、**空腹時**に服用できる製品もあるが、**食後**の服用が推奨されている。
→ 速習 P114

2　○　イソプロピルアンチピリンは、**解熱**及び**鎮痛**の作用は比較的**強い**が、**抗炎症**作用は弱いため、他の解熱鎮痛成分と組み合わせて配合される。現在、イソプロピルアンチピリンが一般用医薬品で唯一のピリン系解熱鎮痛成分となっている。→ 速習 P116

3　✕　イブプロフェンは、一般用医薬品においては15歳未満の小児に対しては、いかなる場合も使用してはならず、**小児向けの製品はない**。→ 速習 P115

4　○　**エテンザミド**及び**サリチルアミド**は、**水痘（水疱瘡）**又は**インフルエンザ**にかかっている**15歳未満**の小児に対しては、原則として使用を避ける必要があり、使用する前に医師などに相談する。→ 速習 P114、408

問 14　　　　　　　　　　　　　　　　　　　　　　　正答　**3**

a　○　解熱鎮痛成分は、腎臓における**水分**の再吸収を促して**循環血流量**を増し、発汗を促進する作用に寄与している。**循環血流量**の増加は**心臓**の負担を増大させるため、**心臓**に障害がある場合は、その症状を悪化させるおそれがある。→ 速習 P112

b　✕　エテンザミドは、他の解熱鎮痛成分が**痛みの発生**を抑える働きが作用の中心であるのに比べ、痛みが神経を**伝わっていく**のを抑える働きが強い。→ 速習 P113

c　○　イブプロフェンは、アスピリンなどに比べて**胃腸**への悪影響が少なく、抗炎症作用も示すことから、頭痛、咽頭痛、月経痛（生理痛）、腰痛などに使用されることが多い。一般用医薬品においては、**15歳未満**の小児に対しては、いかなる場合も使用してはならない。→ 速習 P115

d　✕　プロスタグランジンは、痛みの感覚を強める働きをするため、多くの解熱鎮痛薬には、体内でのプロスタグランジンの産生を**抑制する**成分が配合されている。→ 速習 P111

解熱鎮痛薬の配合成分に関する以下の記述について、正しいものの組み合わせはどれか。

a　アスピリンは非ピリン系の解熱鎮痛成分である。

b　イブプロフェンは、プロスタグランジンの産生を促進することで消化管粘膜の防御機能を低下させる。

c　アセトアミノフェンが配合された製剤には、内服薬のほか、専ら小児の解熱に用いる坐薬もある。

d　イソプロピルアンチピリン以外の非ピリン系解熱鎮痛成分では薬疹を生じるおそれはない。

1（a、b）　2（a、c）　3（b、c）　4（b、d）　5（c、d）

ヒスタミン及び抗ヒスタミン成分に関する以下の記述について、正しいものの組み合わせはどれか。

a　抗ヒスタミン成分を主薬とする一般用医薬品の催眠鎮静薬は、睡眠改善薬として慢性的に不眠症状がある人を対象としており、一時的な睡眠障害（寝つきが悪い、眠りが浅い）の緩和には用いられない。

b　生体内情報伝達物質であるヒスタミンは、脳の下部にある睡眠・覚醒に関与する部位で神経細胞の刺激を介して、覚醒の維持や調節を行う働きを担っている。

c　抗ヒスタミン成分を含有する睡眠改善薬の服用後は、目が覚めたあとも、注意力の低下や寝ぼけ様症状、めまい、倦怠感等を起こすことがある。

d　医療機関で不眠症（睡眠障害）の診断がなされた人でも、薬による治療が行われていない場合は、一般用医薬品の催眠鎮静薬を自己判断で使用しても、医師による治療を妨げるおそれはない。

1（a、b）　2（a、c）　3（b、c）　4（b、d）　5（c、d）

問 15　　　　　　　　　　　　　　　　　　　　　　　　　　　正答　**2**

a　○　アスピリンは、名称に「ピリン」が含まれているが、**非ピリン系**の解熱鎮痛成分である。→ **速習** P116

b　×　イブプロフェンは、プロスタグランジンの産生を**抑制**することで消化管粘膜の防御機能を低下させる。→ **速習** P111、115

c　○　アセトアミノフェンが配合された製剤には、内服薬のほか、専ら**小児の解熱**に用いる**坐薬**もある。坐薬も内服薬と**影響し合う**ので、解熱鎮痛薬やかぜ薬を併用することがないよう注意する。→ **速習** P114

d　×　イソプロピルアンチピリン以外の非ピリン系解熱鎮痛成分でも**薬疹**などの**アレルギー症状**が生じることがある。非ピリン系解熱鎮痛成分では薬疹のおそれがない、というのは誤った認識である。→ **速習** P116

問 16　　　　　　　　　　　　　　　　　　　　　　　　　　　正答　**3**

a　×　**抗ヒスタミン成分**を主薬とする一般用医薬品の催眠鎮静薬は、**一時的な睡眠障害**（寝つきが悪い、眠りが浅い）の緩和に用いられるものであり、**慢性的**に不眠症状がある人を対象とするものではない。→ **速習** P121、122

b　○　生体内情報伝達物質である**ヒスタミン**は、脳の下部にある睡眠・**覚醒**に関与する部位で神経細胞の刺激を介して、**覚醒**の維持や調節を行う働きを担っている。脳内におけるヒスタミン刺激が低下すると、**眠気**を促す。→ **速習** P121

c　○　抗ヒスタミン成分を含有する**睡眠改善薬**の服用後は、目が覚めたあとも、**注意力**の低下や寝ぼけ様症状、めまい、倦怠感などを起こすことがあるので注意が必要である。翌日まで眠気やだるさを感じるときには、それらの症状が消失するまで自動車の運転など、危険を伴う**機械の操作**は避ける。→ **速習** P397

d　×　**不眠症**（睡眠障害）の診断を受けた人は、薬物治療がなされていなくても、一般用医薬品の**催眠鎮静薬**を自己判断で使用すると、医師による治療の妨げになるおそれがあるため、**使用を避ける**必要がある。→ **速習** P123

第**3**章　主な医薬品とその作用

チェック ／ ／ ／

ヒスタミン及び抗ヒスタミン成分に関する以下の記述の正誤について、正しい組み合わせはどれか。

a 妊娠中にしばしば生じる睡眠障害は、ホルモンバランスや体型の変化等が原因であり、抗ヒスタミン成分を主薬とする睡眠改善薬の適用対象ではない。

b ジフェンヒドラミン塩酸塩は、抗ヒスタミン成分の中でも中枢作用が弱い。

c 小児及び若年者では、抗ヒスタミン成分により眠気とは反対の神経過敏や中枢興奮などが現れることがあり、特に 15 歳未満の小児ではそうした副作用が起きやすいため、抗ヒスタミン成分を含有する睡眠改善薬の使用は避ける。

	a	b	c
1	正	誤	誤
2	誤	正	誤
3	正	誤	正
4	誤	正	正
5	正	正	誤

チェック ／ ／ ／

眠気を促す薬（催眠鎮静薬）及びその配合成分に関する以下の記述について、正しいものの組み合わせはどれか。

a ブロモバレリル尿素は胎児に障害を引き起こす可能性があるため、妊婦又は妊娠していると思われる女性は使用を避けるべきである。

b カノコソウ、チョウトウコウ等の生薬成分が複数配合されている製品があるが、生薬成分のみからなる製品であれば、安全に長期連用できる。

c カノコソウを含む製品は、医薬品的な効能効果が標榜又は暗示されていなければ食品（ハーブ等）として流通可能である。

d 妊娠中にしばしば起こる睡眠障害については、抗ヒスタミン成分を含有する睡眠改善薬を勧める。

1（a、b）　2（a、c）　3（b、c）　4（b、d）　5（c、d）

問 17

正答　3

a ○ **妊娠中**にしばしば生じる睡眠障害は、ホルモンのバランスや体型の変化などが原因であり、**抗ヒスタミン成分**を主薬とする睡眠改善薬の適用対象ではない。妊婦又は妊娠していると思われる女性には、睡眠改善薬の**使用は避ける**。→ 速習 P122、396

b × ヒスタミンは、脳の下部にある**睡眠・覚醒**に関与する部位で神経細胞の刺激を介して、**覚醒の維持**や**調節**を行う働きを担っており、脳内におけるヒスタミン刺激が**低下**すると、**眠気**を促す。ジフェンヒドラミン塩酸塩は、抗ヒスタミン成分の中でも特にそのような中枢作用が**強い**。→ 速習 P121

c ○ 小児及び若年者では、抗ヒスタミン成分により眠気とは反対の**神経過敏**や**中枢興奮**などが現れることがある。特に **15 歳未満**の小児ではそうした副作用が起きやすいため、抗ヒスタミン成分を含有する睡眠改善薬の**使用**は**避ける**。→ 速習 P122

問 18

正答　2

a ○ **ブロモバレリル尿素**は、脳の興奮を抑え、痛覚を鈍くする作用がある。胎児に障害を引き起こす可能性があるため、**妊婦又は妊娠していると思われる女性は使用を避ける**べきである。→ 速習 P122、405

b × 生薬成分のみからなる催眠鎮静薬であっても、**長期連用**は**避ける**べきである。→ 速習 P123

c ○ カノコソウ、サンソウニン、チャボトケイソウ、ホップなどを含む製品は、医薬品的な効能効果が標榜又は暗示されていなければ**食品**（ハーブなど）として**流通可能**である。→ 速習 P123

d × **妊娠中**にしばしば生じる**睡眠障害**は、ホルモンのバランスや体型の変化などが原因であり、睡眠改善薬の**適用対象ではない**。妊婦又は妊娠していると思われる女性には、睡眠改善薬の**使用は避ける**。→ 速習 P122、396

カフェインの働きに関する以下の記述について、誤っているものはどれか。

1　かぜ薬やアレルギー用薬などを使用したことによる眠気を抑えるために、カフェインが配合された眠気防止薬を使用することは適切ではない。

2　副作用として、振戦（震え）、めまい、不安、不眠、頭痛等を生じることがある。

3　腎臓におけるナトリウムイオン（同時に水分）の再吸収抑制があり、尿量の増加（利尿）をもたらす。

4　眠気防止薬におけるカフェインの1回摂取量はカフェインとして 500mg、1日摂取量はカフェインとして 1,000mg が上限とされている。

カフェインの働きに関する以下の記述について、正しいものはどれか。

1　反復摂取をしても、依存を形成する性質はない。

2　心筋を興奮させる作用があり、副作用として動悸が現れることがある。

3　カフェインには胃液の分泌を抑制する作用があり、その結果として胃腸障害が現れることがある。

4　摂取されたカフェインは乳汁中に移行することはない。

問 19　　　　　　　　　　　　　　　　　　　　　　　　　正答　4

1　○　かぜ薬やアレルギー用薬などを使用したことによる眠気を抑えるために眠気防止薬を使用するのは適切ではない。かぜ薬やアレルギー用薬などには配合成分としてカフェインが含まれている場合が多いため、カフェインが配合された**眠気防止薬**を同時に使用すると、カフェインが**過量**となり、**中枢神経系**や**循環器系**などへの作用が強く現れるおそれがあるため適切ではない。→ 速習 P125

2　○　カフェインは、脳に軽い興奮状態を引き起こし、一時的に眠気や倦怠感を抑える効果がある。脳が過剰に興奮すると、副作用として**振戦**（震え）、**めまい**、**不安**、**不眠**、**頭痛**などを生じることがある。→ 速習 P124

3　○　カフェインの眠気防止に関連しない作用として、**腎臓**における**ナトリウムイオン**（同時に**水分**）の再吸収抑制があり、尿量の増加（**利尿**）をもたらす。→ 速習 P125

4　×　眠気防止薬におけるカフェインの1回摂取量はカフェインとして**200mg**、1日摂取量はカフェインとして**500mg**が上限とされている。→ 速習 P125

問 20　　　　　　　　　　　　　　　　　　　　　　　　　正答　2

1　×　カフェインには、作用は弱いながら反復摂取により**依存を形成する**という性質がある。→ 速習 P125

2　○　カフェインには、**心筋**を興奮させる作用があり、**副作用**として**動悸**が現れることがある。**心臓病**のある人は、服用を避ける。→ 速習 P124、125、394

3　×　カフェインには胃液**分泌亢進**作用がある。その結果として食欲不振、悪心・嘔吐などの**胃腸障害**が現れることがある。→ 速習 P124

4　×　摂取されたカフェインの一部は**乳汁中に移行する**ため、授乳期間中はカフェインの総摂取量が継続して多くならないように留意する。→ 速習 P125、407

■ 眠気防止薬における 　カフェイン摂取量（上限）	ここを**押**さえよう！
1回摂取量	200mg
1日摂取量	500mg

眠気を防ぐ薬に関する以下の記述について、正しいものの組み合わせはどれか。

a カフェインは、脳に強い緊張状態を引き起こし、一時的に眠気や倦怠感を抑える効果がある。

b 妊娠中に眠気防止薬を使用した場合、循環血液中に移行したカフェインの一部が血液−胎盤関門を通過して胎児に到達することが知られており、胎児の発達に影響を及ぼす可能性がある。

c 眠気を防ぐ薬には、眠気を抑える成分としてビタミン B_1 やパントテン酸カルシウム等が配合されている場合がある。

d 小児用の眠気防止薬はない。

1（a、b） 2（a、c） 3（a、d） 4（b、c） 5（b、d）

眠気防止薬における休養の勧奨等に関する以下の記述について、（　）の中に入れるべき字句の正しい組み合わせはどれか。

眠気防止薬は、（　a　）に精神的な集中を必要とするときに、眠気や倦怠感を除去する目的で使用されるものであり、疲労を解消したり、睡眠が（　b　）というものではない。

細菌やウイルスなどに感染したときに生じる眠気は、発熱と同様、生体防御の重要な一端を担っている病態生理的反応である。そのようなときに眠気防止薬で睡眠を妨げると、病気の（　c　）を遅らせるおそれがある。

	a	b	c
1	継続的	深くなる	発見
2	継続的	不要になる	治癒
3	一時的	不要になる	発見
4	一時的	不要になる	治癒
5	一時的	深くなる	発見

問 21   正答 5

a　×　カフェインは、脳に**軽い興奮状態**を引き起こし、**一時的**に眠気や倦怠感を抑える効果がある。→ 速習 P124

b　○　妊娠中に眠気防止薬を使用した場合、循環血液中に移行したカフェインの一部が**血液‒胎盤関門**を通過して胎児に到達することが知られており、**胎児の発達**に影響を及ぼす可能性がある。→ 速習 P125

c　×　眠気を防ぐ薬には、眠気を抑える成分ではないが、眠気による**倦怠感**を和らげる補助成分として、ビタミン B_1、ビタミン B_2、パントテン酸カルシウムなど、ビタミン B_6、ビタミン B_{12}、ニコチン酸アミド、アミノエチルスルホン酸（タウリン）などが配合されている場合がある。→ 速習 P125

d　○　定期的な**睡眠**によって、生体は正常な状態に維持され、また、**成長**することができる。特に**成長期**の小児の発育には**睡眠**が重要であることから、小児用の眠気防止薬はない。→ 速習 P126

問 22   正答 4

　眠気防止薬は、（ a　**一時的**）に精神的な集中を必要とするときに、眠気や倦怠感を除去する目的で使用されるものであり、疲労を解消したり、睡眠が（ b　**不要になる**）というものではない。

　細菌やウイルスなどに感染したときに生じる眠気は、発熱と同様、生体防御の重要な一端を担っている病態生理的反応である。そのようなときに眠気防止薬で睡眠を妨げると、病気の（ c　**治癒**）を遅らせるおそれがある。

　十分な睡眠をとっていても、眠気防止薬の使用では抑えられない**眠気**や**倦怠感**（だるさ）が続くような場合には、**神経**、**心臓**、**肺**、**肝臓**などの重大な病気が原因となっている可能性がある。→ 速習 P126

チェック ☐ / ☐ / ☐ /

鎮暈薬（乗物酔い防止薬）の配合成分に関する以下の記述について、正しいものの組み合わせはどれか。

a ジメンヒドリナートは、延髄にある嘔吐中枢への刺激や内耳の前庭における自律神経反射を抑える作用を示す。

b スコポラミン臭化水素酸塩水和物は、ほかの抗コリン成分と比べて脳内に移行しやすいとされるが、腎臓で速やかに代謝されるため、抗ヒスタミン成分等と比べて作用の持続時間は短い。

c ジフェニドール塩酸塩は、抗ヒスタミン成分ではないため、眠気や口渇などの副作用が現れることはない。

d 平衡感覚の混乱によるめまいを軽減させることを目的として、ジプロフィリンが配合されている場合がある。

1（a、b） 2（a、d） 3（b、c） 4（b、d） 5（c、d）

チェック ☐ / ☐ / ☐ /

鎮暈薬（乗物酔い防止薬）の配合成分に関する以下の記述の正誤について、正しい組み合わせはどれか。

a ジメンヒドリナートは、外国において、乳児突然死症候群や乳児睡眠時無呼吸発作のような致命的な呼吸抑制を生じたとの報告があるため、15歳未満の小児では使用を避ける必要がある。

b 抗コリン成分であるスコポラミン臭化水素酸塩水和物は、消化管から吸収されにくいため、抗ヒスタミン成分と比べて作用の持続時間は長い。

c ジメンヒドリナートは、ジフェニドール塩酸塩の一般名である。

d カフェインは、脳に軽い興奮を起こさせて、平衡感覚の混乱によるめまいを軽減させることを目的として配合されている場合がある。

	a	b	c	d
1	誤	誤	誤	正
2	誤	誤	正	誤
3	正	正	誤	誤
4	誤	誤	正	正
5	正	正	誤	正

問 23

正答 2

a ○ ジメンヒドリナートは、専ら乗物酔い防止薬に配合される**抗ヒスタミン成**分である。延髄にある嘔吐中枢への刺激や内耳の前庭における**自律神経反**射を抑える作用を示す。→ **速習** P127

b ✕ スコポラミン臭化水素酸塩水和物は、ほかの抗コリン成分と比べて脳内に移行しやすいとされるが、**肝臓で速やかに代謝される**ため、抗ヒスタミン成分等と比べて作用の持続時間は短い。→ **速習** P128

c ✕ ジフェニドール塩酸塩は、抗ヒスタミン成分と共通する**類似の薬理作用**を示し、**眠気や口渇**などの副作用が現れることがある。→ **速習** P127

d ○ 脳に軽い興奮を起こさせて平衡感覚の混乱によるめまいを軽減させることを目的として、**カフェイン**（無水カフェインなど）や**ジプロフィリン**などのキサンチン系と呼ばれる成分が配合されている場合がある。→ **速習** P128

■ ジフェニドール塩酸塩（抗めまい成分）	ここを**押**さえよう！
副作用	頭痛、排尿困難、眠気、口渇など （抗ヒスタミン成分や抗コリン成分と同様）
使用上の注意事項	排尿困難の症状がある人、緑内障の診断を受けた人は、症状を悪化させるおそれがあるため、使用する前に医師などに相談

問 24

正答 1

a ✕ aはジメンヒドリナートではなく、プロメタジン塩酸塩などの**プロメタジ**ンを含む成分に関する内容。→ **速習** P128

b ✕ スコポラミン臭化水素酸塩水和物は、**消化管**からよく吸収され、肝臓で速やかに代謝されてしまうため、抗ヒスタミン成分などと比べて作用の持続時間は**短い**。→ **速習** P128

c ✕ ジメンヒドリナートは、**ジフェンヒドラミンテオクル酸塩**の一般名である。→ **速習** P127

d ○ カフェインは、脳に軽い興奮を起こさせて、平衡感覚の混乱による**めまい**を軽減させることを目的として配合されている場合がある。また、**乗物酔い**に伴う**頭痛**を和らげる作用も期待される。→ **速習** P128

鎮暈薬（乗物酔い防止薬）の配合成分に関する以下の記述の正誤について、正しい組み合わせはどれか。

a　スコポラミン臭化水素酸塩水和物は、乗物酔い防止に古くから用いられている抗ヒスタミン成分である。

b　メクリジン塩酸塩は、他の抗ヒスタミン成分と比べて作用が現れるのが遅く、持続時間が長い。

c　乗物酔いの発現には不安や緊張などの心理的な要因による影響も大きく、それらを和らげることを目的として、アリルイソプロピルアセチル尿素が配合されている場合がある。

d　アミノ安息香酸エチルは、胃粘膜への麻酔作用によって嘔吐刺激を和らげ、乗物酔いに伴う吐きけを抑えることを目的として配合されている場合がある。

	a	b	c	d
1	誤	正	正	正
2	誤	正	正	誤
3	正	正	誤	誤
4	誤	誤	正	正
5	正	正	誤	正

呼吸器官に作用する薬

咳や痰、鎮咳去痰薬に関する以下の記述について、誤っているものはどれか。

1　気道粘膜に炎症を生じたときには咳が誘発されるが、炎症に伴って喘息を生じることはない。

2　鎮咳去痰薬は、咳を鎮める、痰の切れを良くする、喘息症状を和らげることを目的とする医薬品の総称である。

3　気道に吸い込まれた埃や塵などの異物が、気道粘膜の線毛運動によって排出されないときなど、それらを排除しようとして反射的に咳が出る。

4　咳はむやみに抑え込むべきではないが、長く続く咳は、体力の消耗や睡眠不足をまねくなどの悪影響もある。

問 25

a ✕ スコポラミン臭化水素酸塩水和物は、乗物酔い防止に古くから用いられている**抗コリン成分**である。→ 速習 P128

b ◯ メクリジン塩酸塩は、他の抗ヒスタミン成分と比べて作用が現れるのが**遅く**、持続時間が**長い**。専ら乗物酔い防止薬に配合されている。→ 速習 P128

c ◯ 乗物酔いの発現には不安や緊張などの心理的な要因による影響も大きく、それらを和らげることを目的として、**アリルイソプロピルアセチル尿素**のような**鎮静**成分が配合されている場合がある。→ 速習 P128

d ◯ アミノ安息香酸エチルは、胃粘膜への麻酔作用によって嘔吐刺激を和らげ、乗物酔いに伴う**吐きけ**を抑えることを目的として、配合されている場合がある。その際は、**6歳未満**への使用は避ける必要がある。→ 速習 P129、396

問 26

1 ✕ 気道粘膜に炎症を生じたときには**咳**が誘発され、また、炎症に伴って**喘息**を生じることもある。→ 速習 P133

2 ◯ 鎮咳去痰薬は、**咳**を鎮める、**痰**の切れを良くする、また、**喘息**症状を和らげることを目的とする医薬品の総称である。錠剤、カプセル剤、顆粒剤、散剤、内用液剤、シロップ剤などのほか、口腔咽喉薬の目的を兼ねたトローチ剤やドロップ剤がある。→ 速習 P133

3 ◯ 気道に吸い込まれた埃や塵などの**異物**が、気道粘膜の**線毛運動**によって排出されないとき、又は、冷たい空気や刺激性のある蒸気などを吸い込んだときなど、それらを排除しようとして**反射的**に咳が出る。→ 速習 P133

4 ◯ 咳はむやみに抑え込むべきではないが、長く続く咳は、**体力の消耗**や**睡眠不足**をまねくなどの悪影響もある。→ 速習 P133

咳や痰、鎮咳去痰薬に関する以下の記述の正誤について、正しい組み合わせはどれか。

a　メチルエフェドリン塩酸塩は、中枢神経系に対する作用が強いとされ、依存性がある成分である。

b　デキストロメトルファンフェノールフタリン塩は、主に内服液剤に配合される鎮咳成分である。

c　メチルエフェドリン塩酸塩は、副交感神経系を刺激して気管支を拡張させる作用を示し、呼吸を楽にして咳や喘息の症状を鎮めることを目的として用いられる。

d　ジヒドロコデインリン酸塩は、延髄の咳嗽中枢に作用する鎮咳成分である。

	a	b	c	d
1	正	正	正	正
2	正	誤	誤	正
3	正	誤	正	誤
4	誤	誤	正	正
5	正	正	誤	正

咳や痰、鎮咳去痰薬に関する以下の記述の正誤について、正しい組み合わせはどれか。

a　気道粘膜から分泌される粘液に、気道に入り込んだ異物や粘膜上皮細胞の残骸などが混じって痰となる。

b　咳は、気管や気管支に何らかの異変が起こったときに、その刺激が中枢神経系に伝わり、脊髄にある咳嗽中枢の働きによって引き起こされる反応である。

c　気管支拡張成分として配合されるジプロフィリンは、自律神経系を介して気管支の平滑筋を弛緩させ、気管支を拡張させる。

d　コデインリン酸塩水和物は、モルヒネと同じ基本構造を持ち、依存性がある成分であり、麻薬性鎮咳成分とも呼ばれる。

	a	b	c	d
1	正	正	正	正
2	正	誤	誤	正
3	正	誤	正	正
4	誤	誤	正	誤
5	正	正	誤	誤

問 27

正答　2

a ○ メチルエフェドリン塩酸塩は、**中枢神経系**に対する作用が強いとされ、**依存性**がある成分である。→ 速習 P136

b × デキストロメトルファンフェノールフタリン塩は、主に**トローチ剤**、**ドロップ剤**に配合される鎮咳成分である。→ 速習 P135

c × メチルエフェドリン塩酸塩は、**交感神経系**を刺激して気管支を**拡張**させる作用を示し、**呼吸**を楽にして咳や喘息の症状を鎮めることを目的として用いられる。→ 速習 P135

d ○ ジヒドロコデインリン酸塩、コデインリン酸塩水和物、ノスカピン、ノスカピン塩酸塩水和物などは、延髄の**咳嗽**中枢に作用する**鎮咳**成分である。→ 速習 P133〜135

問 28

正答　2

a ○ 気道粘膜から分泌される**粘液**に、気道に入り込んだ**異物**や粘膜上皮細胞の**残骸**などが混じって**痰**となる。痰が気道粘膜上に滞留すると呼吸の妨げとなるため、反射的に咳が生じて痰を排除しようとする。→ 速習 P133

b × 咳嗽中枢は脊髄ではなく、**延髄**に存在している。→ 速習 P133

c × ジプロフィリンは、自律神経系を**介さず**に気管支の平滑筋に直接作用して**弛緩**させ、気管支を**拡張**させる。→ 速習 P136

d ○ **コデイン**リン酸塩水和物は、モルヒネと同じ基本構造を持ち、**依存性**がある成分で、**麻薬性鎮咳成分**とも呼ばれる。→ 速習 P134

■ 鎮咳去痰薬の鎮咳成分（主なもの）　ここを**押**さえよう！	
麻薬性鎮咳成分	・コデインリン酸塩水和物 ・ジヒドロコデインリン酸塩
非麻薬性鎮咳成分	・ノスカピン ・ノスカピン塩酸塩水和物 ・デキストロメトルファン臭化水素酸塩水和物 ・デキストロメトルファンフェノールフタリン塩 ・チペピジンヒベンズ酸塩

鎮咳去痰薬の配合成分に関する以下の記述について、正しいものの組み合わせはどれか。

a　ノスカピンは、延髄の咳嗽中枢に作用して咳を抑える。

b　メトキシフェナミン塩酸塩は、粘液成分の含量比を調整し痰の切れをよくする。

c　コデインリン酸塩水和物は、妊娠中に摂取された場合、吸収された成分の一部が血液-胎盤関門を通過して胎児へ移行することが知られている。

d　コデインリン酸塩水和物を含む医薬品は、小児の呼吸抑制発生リスクを可能な限り低減する観点から、原則 15 歳未満の小児等に使用しないよう、添付文書等で注意喚起を行うこととされている。

1（a、b）　2（a、c）　3（b、c）　4（b、d）　5（c、d）

鎮咳去痰薬の配合成分に関する以下の記述の正誤について、正しい組み合わせはどれか。

a　ノスカピンは、モルヒネと同じ基本構造を持ち、依存性がある成分であり、麻薬性鎮咳成分とも呼ばれる。

b　トラネキサム酸は、気道の炎症を和らげることを目的として配合されており、血栓のある人や血栓を起こすおそれのある人に使用する場合は、治療を行っている医師等に相談するなどの対応が必要である。

c　コデインリン酸塩水和物は、胃腸の運動を低下させる作用を示し、副作用として便秘が現れることがある。

d　トリメトキノール塩酸塩水和物は、交感神経系を刺激して気管支を拡張させる作用を示し、呼吸を楽にして咳や喘息の症状を鎮めることを目的として用いられる。

	a	b	c	d
1	正	誤	誤	正
2	誤	正	誤	正
3	正	誤	正	誤
4	誤	誤	正	誤
5	誤	正	正	正

問 29　　　正答　2

a ○　ノスカピンは、延髄の**咳嗽中枢**に作用して咳を抑える。依存性はなく、**非麻薬性鎮咳**成分と呼ばれる。→ 速習 P133、135

b ×　メトキシフェナミン塩酸塩は、**アドレナリン作動**成分であり、交感神経系を刺激して**気管支**を**拡張**させる作用を示し、呼吸を楽にして**咳**や**喘息**の症状を鎮める。→ 速習 P135

c ○　コデインリン酸塩水和物は、**妊娠**中に摂取された場合、吸収された成分の一部が血液−胎盤関門を通過して**胎児**へ移行することが知られている。母乳移行により**乳児**で**モルヒネ中毒**が生じたとの報告もある。→ 速習 P134

d ×　コデインリン酸塩水和物を含む医薬品は、原則**12歳未満**の小児等に使用しないよう、添付文書などで注意喚起を行うこととされている。→ 速習 P134、135

問 30　　　正答　5

a ×　ノスカピン、ノスカピン塩酸塩水和物、デキストロメトルファン臭化水素酸塩水和物、チペピジンヒベンズ酸塩、チペピジンクエン酸塩、ジメモルファンリン酸塩、クロペラスチン塩酸塩、クロペラスチンフェンジゾ酸塩などは、**非麻薬性鎮咳成分**とも呼ばれる。→ 速習 P135

b ○　トラネキサム酸は、気道の**炎症**を和らげることを目的として配合されている。ただし、凝固した血液を溶解されにくくする働きもあるため、**血栓**のある人や**血栓**を起こすおそれのある人に使用する場合は、治療を行っている医師等に**相談**するなどの対応が必要である。→ 速習 P104、137

c ○　コデインリン酸塩水和物、ジヒドロコデインリン酸塩は、**胃腸の運動**を低下させる作用を示し、副作用として**便秘**が現れることがある。→ 速習 P134

d ○　トリメトキノール塩酸塩水和物、メチルエフェドリンサッカリン塩などの**アドレナリン作動**成分は、交感神経系を刺激して**気管支**を**拡張**させる作用を示し、呼吸を楽にして**咳**や**喘息**の症状を鎮めることを目的として用いられる。→ 速習 P135

第3章　主な医薬品とその作用

チェック ☐ / ☐ / ☐

鎮咳去痰薬に配合される生薬成分に関する以下の記述について、誤っているものはどれか。

1　キョウニンは、オオバコ科のオオバコの花期の全草を基原とする生薬で、去痰作用を期待して用いられる。

2　ナンテンジツは、知覚神経・末梢運動神経に作用して咳止めに効果があるとされる。

3　キキョウは、キキョウ科のキキョウの根を基原とする生薬で、痰又は痰を伴う咳に用いられる。

4　ハンゲは、中枢性の鎮咳作用を示す生薬成分として配合されている場合がある。

チェック ☐ / ☐ / ☐

鎮咳去痰薬として用いる生薬、漢方処方製剤に関する以下の記述について、誤っているものはどれか。

1　柴朴湯は、体力中等度でむくみの症状のある人に適すとされる。

2　神秘湯は体力中等度で、咳、喘鳴、息苦しさがあり、痰が少ないものの小児喘息、気管支喘息、気管支炎に用いられる。

3　五虎湯はマオウを含むため、心臓病の診断を受けた人では使用により症状を悪化させるおそれがある。

4　麦門冬湯は、まれに重篤な副作用として、間質性肺炎、肝機能障害を生じることが知られている。

問 31　　　　　　　　　　　　　　　　　　　　　　正答　1

1　✕　キョウニン（杏仁）は、**バラ科のホンアンズ、アンズ**などの種子を基原とする生薬で、体内で分解されて生じた代謝物の一部が延髄の**呼吸中枢、咳嗽中枢**を**鎮静**させる作用を示すとされる。1はシャゼンソウ（車前草）についての記述である。→ 速習 P138、276

2　○　ナンテンジツ（南天実）は、**メギ科のシロミナンテン（シロナンテン）**又は**ナンテン**の果実を基原とする生薬で、知覚神経・末梢運動神経に作用して**咳止め**に効果があるとされる。→ 速習 P138、283

3　○　キキョウ（桔梗）は、**キキョウ科のキキョウ**の根を基原とする生薬で、**痰**又は**痰**を伴う**咳**に用いられる。→ 速習 P138、279

4　○　ハンゲ（半夏）は、**サトイモ科のカラスビシャク**のコルク層を除いた塊茎を基原とする生薬で、中枢性の**鎮咳作用**を示す生薬成分として配合されている場合がある。→ 速習 P135、284

問 32　　　　　　　　　　　　　　　　　　　　　　正答　1

1　✕　柴朴湯は、むくみの症状のある人に**不向き**とされる。→ 速習 P138、260

2　○　神秘湯は体力中等度で、咳、喘鳴、息苦しさがあり、痰が少ないものの小児喘息、**気管支喘息**、気管支炎に用いられる。ただし、胃腸の弱い人、**発汗傾向の著しい人**などには不向きとされる。→ 速習 P138、260

3　○　五虎湯は**マオウ**を含むため、**心臓病、高血圧、糖尿病**又は**甲状腺機能亢進症**の診断を受けた人では使用により**症状を悪化**させるおそれがあり、使用する前にその適否につき、治療を行っている医師などに相談がなされるべきである。→ 速習 P138、260、270、412～414

4　○　麦門冬湯は、体力中等度以下で、痰が切れにくく、ときに強く咳こみ、又は咽頭の乾燥感があるもののから咳、気管支炎、気管支喘息、咽頭炎、しわがれ声に適すとされるが、**水様痰**の多い人には不向きとされる。まれに重篤な副作用として、**間質性肺炎、肝機能障害**を生じることが知られている。→ 速習 P138、261

生薬成分に関する以下の記述について、誤っているものはどれか。

1 オンジは、ヒメハギ科のイトヒメハギの根及び根皮を基原とする生薬で、鎮咳去痰薬では去痰作用を期待して用いられる。

2 オウゴンは、シソ科のコガネバナの周皮を除いた根を基原とする生薬で、内用痔疾用薬では主に抗炎症作用を期待して用いられる。

3 シンイは、アケビ科のアケビ又はミツバアケビの蔓性の茎を、通例、横切りしたものを基原とする生薬で、泌尿器用薬では尿量増加（利尿）を期待して用いられる。

4 ヒノキチオールは、ヒノキ科のタイワンヒノキ、ヒバ等から得られた精油成分で、抗菌、抗炎症などの作用を期待して用いられる。

以下の咳止めや痰を出しやすくする目的で用いられる漢方処方製剤のうち、構成生薬としてカンゾウを含まないものはどれか。

1 麦門冬湯

2 五虎湯

3 半夏厚朴湯

4 麻杏甘石湯

5 神秘湯

問 33　　　　　　　　　　　　　　　　　　　　　　　　**正答　3**

1　○　オンジ（遠志）は、**ヒメハギ科のイトヒメハギの根及び根皮**を基原とする
　　　生薬で、鎮咳去痰薬では**去痰**作用を期待して用いられる。→ 速習 P138、279

2　○　オウゴン（黄芩）は、**シソ科のコガネバナの周皮を除いた根**を基原と
　　　する生薬で、**内用痔疾用薬**では主に**抗炎症**作用を期待して用いられる。
　　　→ 速習 P183、278

3　×　**モクツウ**（木通）は、**アケビ科のアケビ又はミツバアケビの蔓性の茎**を、
　　　通例、横切りしたものを基原とする生薬で、泌尿器用薬では尿量増加（**利尿**）
　　　を期待して用いられる。
　　　シンイ（辛夷）は、**モクレン科**の *Magnolia biondii* Pampanini、ハクモクレン、
　　　Magnolia sprengeri Pampanini、タムシバ又はコブシの蕾を基原とする生
　　　薬で、**鎮静**、**鎮痛**の作用を期待して用いられる。→ 速習 P184、281、285

4　○　ヒノキチオールは、**ヒノキ科のタイワンヒノキ、ヒバ**などから得られた精油
　　　成分で、**抗菌**、**抗炎症**などの作用を期待して用いられる。→ 速習 P222、277

問 34　　　　　　　　　　　　　　　　　　　　　　　　**正答　3**

1　○　麦門冬湯は、カンゾウを**含む**。→ 速習 P138、261

2　○　五虎湯は、カンゾウを**含む**。→ 速習 P138、260

3　×　半夏厚朴湯は、カンゾウを**含まない**。→ 速習 P138、261

4　○　麻杏甘石湯は、カンゾウを**含む**。→ 速習 P138、261

5　○　神秘湯は、カンゾウを**含む**。→ 速習 P138、260

生薬成分に関する問題では、「カンゾウを含むか」についてもよく問われるので、本書「別冊」でしっかり押さえておきましょう。

咳や痰、鎮咳去痰薬に関する以下の記述について、誤っているものはどれか。

1 「咳止め」と「鼻炎の薬」は影響し合わないというのは、誤った認識である。
2 鎮咳去痰薬には複数の有効成分が含まれており、発熱を鎮める効果も期待できる。
3 咳や痰、息切れ等の症状が長期間にわたっている場合には、慢性閉塞性肺疾患の可能性があるため、医師の診療を受けるなどの対応が必要である。
4 喫煙に伴う咳、痰に対して鎮咳去痰薬を長期間にわたって使用することは適当ではない。

口腔咽喉薬及びうがい薬（含嗽薬）に関する以下の記述の正誤について、正しい組み合わせはどれか。

a 口腔咽喉薬は、口腔内又は咽頭部の粘膜に局所的に作用して、それらの部位の炎症による痛み、腫れ等の症状の緩和を主たる目的とする。
b ヨウ素系殺菌消毒成分が配合された含嗽薬は、レモン汁やお茶などに含まれるビタミンC等の成分と反応すると殺菌作用が増強されるため、そうした食品を摂取した直後に使用することが望ましい。
c ポビドンヨードが配合された含嗽薬では、その使用によって銀を含有する歯科材料（義歯等）が変色することがある。
d 噴射式の液剤は、息を吸いながら噴射すると気管支や肺に入ってしまうおそれがあるため、軽く息を吐きながら噴射することが望ましい。

	a	b	c	d
1	正	誤	誤	正
2	誤	正	誤	誤
3	正	正	正	正
4	誤	誤	正	誤
5	正	誤	正	正

問35 正答 2

1 ○ 一般用医薬品の鎮咳去痰薬は、複数の有効成分が配合されている場合が多く、**抗ヒスタミン**成分や**アドレナリン作動**成分を含有する**鼻炎用薬**と併用された場合、同じ成分又は同種の作用を有する成分が重複摂取となり、効き目が**強すぎ**たり、**副作用**が起こりやすくなるおそれがある。→ 速習 P138

2 × 鎮咳去痰薬には複数の有効成分が含まれているが、**解熱成分**は配合されておらず、**発熱を鎮める**効果は期待できない。→ 速習 P139

3 ○ 咳や痰、息切れなどの症状が**長期間**にわたっている場合には、慢性気管支炎や肺気腫などの**慢性閉塞性肺疾患（COPD）**の可能性があるため、医師の診療を受けるなどの対応が必要である。→ 速習 P139

4 ○ **慢性閉塞性肺疾患**のリスク要因の１つとして喫煙があるため、喫煙に伴う咳、痰に対して**鎮咳去痰薬**を長期間にわたって使用することは適当ではない。なお、当人の喫煙だけでなく、生活環境に喫煙者がいる場合の**受動喫煙**も、慢性閉塞性肺疾患のリスク要因として指摘されている。→ 速習 P139

問36 正答 5

a ○ 口腔咽喉薬は、口腔内又は咽頭部の**粘膜**に局所的に作用して、それらの部位の**炎症**による痛み、腫れなどの症状の緩和を主たる目的とするもので、**トローチ剤**や**ドロップ剤**のほか、口腔内に噴霧又は塗布して使用する**外用液剤**がある。→ 速習 P139

b × ヨウ素系殺菌消毒成分が配合された含嗽薬は、レモン汁やお茶などに含まれる**ビタミンC**などの成分と反応すると脱色を生じて**殺菌作用**が失われるため、そうした食品を摂取した**直後**の使用は避ける。→ 速習 P143

c ○ ポビドンヨードが配合された含嗽薬では、その使用によって**銀**を含有する歯科材料（義歯など）が**変色**することがある。→ 速習 P142

d ○ 噴射式の液剤は、**息を吸い**ながら噴射すると気管支や肺に入ってしまうおそれがあるため、**軽く息を吐き**ながら噴射することが望ましい。→ 速習 P140

口腔咽喉薬及びうがい薬（含嗽薬）に関する以下の記述について、正しいものの組み合わせはどれか。

a うがい薬は、水で用時希釈又は溶解して使用するものが多いが、調整した濃度が濃いほど十分な効果が得られるとされる。

b 有効成分が、生薬成分、グリチルリチン酸二カリウム、セチルピリジニウム塩化物等のみからなる製品で、効能・効果が口腔内や喉の殺菌・消毒・洗浄の範囲に限られるものについては、医薬部外品として扱われている。

c セチルピリジニウム塩化物は、喉の粘膜を刺激から保護し、炎症を生じた粘膜組織の修復を促す作用を期待する目的で配合される。

d クロルヘキシジングルコン酸塩が配合された含嗽薬は、口腔内に傷やひどいただれがある人では、強い刺激を生じるおそれがあるため、使用を避ける必要がある。

1 （a、b）　2 （a、c）　3 （b、c）　4 （b、d）　5 （c、d）

口腔咽喉薬及びうがい薬（含嗽薬）に関する以下の記述について、正しいものの組み合わせはどれか。

a 口腔咽喉薬には、鎮咳成分や気管支拡張成分は配合されていないが、去痰成分は配合されていることがある。

b ミルラやラタニアは、収斂作用を期待して用いられる生薬成分である。

c ヨウ素系殺菌消毒成分は、口腔粘膜の荒れ、しみる、灼熱感などの副作用が現れることがある。

d 噴射式の液剤は、口腔の奥まで届くよう、息を吸いながら噴射して使用することが望ましい。

1 （a、b）　2 （a、c）　3 （b、c）　4 （b、d）　5 （c、d）

問 37　　　　　　　　　　　　　　　　　　　　　　　　　正答　4

a ✕　うがい薬は、水で用時希釈又は溶解して使用するものが多いが、調製した濃度が濃すぎても薄すぎても効果が十分得られない。→ 速習 P140

b ○　有効成分が、生薬成分、グリチルリチン酸二カリウム、セチルピリジニウム塩化物などのみからなる製品で、口腔内や喉の殺菌・消毒・洗浄など効能・効果の範囲が限られるものは、医薬部外品として扱われている。→ 速習 P140

c ✕　セチルピリジニウム塩化物は、口腔内や喉に付着した細菌などの微生物を死滅させたり、その増殖を抑えることを目的として配合される。→ 速習 P141

d ○　クロルヘキシジングルコン酸塩が配合された含嗽薬は、口腔内に傷やひどいただれがある人では、強い刺激を生じるおそれがあるため、使用を避ける必要がある→ 速習 P142

問 38　　　　　　　　　　　　　　　　　　　　　　　　　正答　3

a ✕　口腔咽喉薬には、鎮咳成分や気管支拡張成分だけでなく、去痰成分も配合されていない。これらの成分が配合されている場合には、鎮咳去痰薬に分類される。→ 速習 P139

b ○　ミルラやラタニアは、咽頭粘膜をひきしめる収斂作用を期待して用いられる生薬成分である。→ 速習 P143

c ○　ヨウ素系殺菌消毒成分は、口腔粘膜の荒れ、しみる、灼熱感、悪心（吐きけ）、不快感の副作用が現れることがある。→ 速習 P142

d ✕　噴射式の液剤では、息を吸いながら噴射すると気管支や肺に入ってしまうおそれがあるため、軽く息を吐きながら噴射することが望ましい。→ 速習 P140

ヨウ素系殺菌消毒成分の使用上の注意事項は、よく出題されます。
速習142ページをしっかり復習しましょう。

口腔咽喉薬及びうがい薬（含嗽薬）の配合成分とその分類の組み合わせのうち、誤っているものはどれか。

（成分）		（分類）
1	トラネキサム酸 ───────────	抗炎症成分
2	クロルヘキシジングルコン酸塩 ──	殺菌消毒成分
3	グリセリン ──────────────	局所保護成分
4	デカリニウム塩化物 ─────────	抗ヒスタミン成分

口腔咽喉薬及びうがい薬（含嗽薬）に関する以下の記述について、正しいものの組み合わせはどれか。

a ヨウ素系殺菌消毒成分は、口腔内に使用されても甲状腺におけるホルモン産生に影響を及ぼす可能性はない。

b 口内炎などにより口腔内にひどいただれがある人では、刺激感等が現れやすいほか、循環血流中への移行による全身的な影響も生じやすくなる。

c アズレンスルホン酸ナトリウム（水溶性アズレン）は、炎症を生じた粘膜組織の修復を促す作用を期待して配合される。

d ヨウ素系殺菌消毒成分が配合された製品は、局所的な副作用は見られるものの、全身性の副作用を生じることはない。

1 （a、b） 2 （a、c） 3 （a、d） 4 （b、c） 5 （b、d）

問 39　　　　　　　　　　　　　　　　　　　　　　　　　正答　**4**

1 ○　トラネキサム酸、グリチルリチン酸二カリウムは、声がれ、喉の荒れ、喉の不快感、喉の痛み又は喉の腫れの症状を鎮めることを目的とする**抗炎症**成分である。→ 速習 P141

2 ○　クロルヘキシジングルコン酸塩、セチルピリジニウム塩化物、デカリニウム塩化物、ポビドンヨード、ヨウ化カリウム、ヨウ素、クロルヘキシジン塩酸塩などは、口腔内や喉に付着した細菌などの**微生物を死滅**させたり、その増殖を抑えることを目的とした殺菌消毒成分である。→ 速習 P141

3 ○　グリセリンは、喉の粘膜を**刺激**から**保護**する成分として配合されている場合がある。→ 速習 P142

4 ✕　デカリニウム塩化物は、口腔内や喉に付着した細菌などの微生物を死滅させたり、その増殖を抑える**殺菌消毒成分**である。→ 速習 P141

問 40　　　　　　　　　　　　　　　　　　　　　　　　　正答　**4**

a ✕　ヨウ素系殺菌消毒成分が口腔内に使用される場合、結果的に**ヨウ素**の摂取につながり、**甲状腺**における**ホルモン産生**に影響を及ぼす可能性がある。**甲状腺疾患**の診断を受けた人では、その治療に影響を生じるおそれがあるため、使用する前に医師などに**相談**する。→ 速習 P142

b ○　うがい薬の成分の一部は、口腔や咽頭の粘膜から吸収されて**循環血流中**に入りやすい。**口内炎**などにより口腔内に**ひどいただれ**がある人では、刺激感などが現れやすいほか、循環血流中への移行による**全身的な影響**も生じやすくなる。→ 速習 P140

c ○　**アズレンスルホン酸ナトリウム**（水溶性アズレン）は、炎症を生じた粘膜組織の**修復**を促す作用を期待して配合される。→ 速習 P141

d ✕　**ヨウ**素系殺菌消毒成分が配合された製品では、まれにショック（アナフィラキシー）のような全身性の**重篤な副作用**を生じることがある。→ 速習 P142

チェック ☐ / ☐ / ☐ /

口腔咽喉薬及びうがい薬（含嗽薬）に関する以下の記述について、正しいものの組み合わせはどれか。

a 摂取されたヨウ素の一部が乳汁中に移行することが知られているため、母乳を与える女性では、ヨウ素系殺菌消毒成分が配合されたものの使用に留意する必要がある。

b バセドウ病や橋本病などの甲状腺疾患の診断を受けた人が、ヨウ素系殺菌消毒成分が配合された含嗽薬を使用する際には、治療を行っている医師等に相談するなどの対応が必要である。

c トローチ剤やドロップ剤は、有効成分が速やかに口腔内に行き渡るように噛み砕いて使用すると効果が期待できる。

d 咽頭における局所的な作用を目的として口腔咽喉薬に配合された抗ヒスタミン成分では、内服薬と同様な副作用が現れることはない。

1（a、b）**2**（a、c）**3**（b、c）**4**（b、d）**5**（c、d）

胃腸に作用する薬

問 42 必 チェック ☐ / ☐ / ☐ /

胃腸に作用する薬に関する以下の記述の正誤について、正しい組み合わせはどれか。

a 消化薬は、胃液の分泌亢進による胃酸過多や、それに伴う胸やけ、腹部の不快感、吐きけ等の症状を緩和することを目的とする医薬品である。

b 六君子湯は、体力中等度以下で、腹部は力がなくて、胃痛又は腹痛があって、ときに胸やけや、げっぷ、胃もたれ、食欲不振、吐きけ、嘔吐などを伴うものの神経性胃炎、慢性胃炎、胃腸虚弱に適するとされ、カンゾウを含む漢方処方である。

c スクラルファートは、透析を受けている人では使用を避ける必要がある。

d ケイヒは、クスノキ科の *Cinnamomum cassia* J. Presl の樹皮又は周皮の一部を除いた樹皮を基原とする生薬で、苦味による健胃作用を期待して用いられる。

	a	b	c	d
1	誤	誤	正	誤
2	正	正	誤	正
3	正	誤	誤	正
4	誤	正	正	誤
5	誤	誤	誤	誤

問 41　正答　1

a ○ 摂取されたヨウ素の一部が**乳汁中**に移行することが知られているため、**母乳を与える女性**では、ヨウ素系殺菌消毒成分が配合されたものの使用に留意する必要がある。**妊娠中**に摂取されたヨウ素の一部も**血液-胎盤関門**を通過して**胎児**に移行するため、同様に留意される必要がある。→ 速習 P142

b ○ バセドウ病や橋本病などの**甲状腺疾患**の診断を受けた人が、**ヨウ素系殺菌消毒**成分が配合された含嗽薬を使用する際には、治療薬の**効果減弱**などの悪影響を生じるおそれがあるため、治療を行っている医師などに相談するなどの対応が必要である。→ 速習 P142

c × トローチ剤やドロップ剤は、有効成分が口腔内や咽頭部に行き渡るよう、口中に含み、**噛まずにゆっくり溶かす**ようにして使用されることが重要である。噛み砕いて飲み込んでしまうと効果は期待できない。→ 速習 P140

d × 咽頭における局所的な作用を目的として口腔咽喉薬に配合された**抗ヒスタミン**成分では、内服薬と同様な**副作用**が現れることがある。→ 速習 P142

問 42　正答　1

a × 消化薬は、炭水化物、脂質、タンパク質などの分解に働く酵素を補うなどにより、胃や腸の内容物の**消化を助ける**ことを目的とする医薬品である。aの記述は制酸薬の内容である。→ 速習 P145

b × bの記述は安中散（あんちゅうさん）の内容である。
六君子湯（りっくんしとう）は、体力中等度以下で、胃腸が弱く、食欲がなく、みぞおちがつかえ、**疲れ**やすく、貧血性で手足が**冷え**やすいものの胃炎、胃腸虚弱（きょじゃく）、胃（い）下垂（かすい）、消化不良、食欲不振、胃痛、嘔吐に適すとされる。→ 速習 P150、262

c ○ スクラルファートは、**アルミニウム**を含む成分であるため、**透析**を受けている人では使用を避ける必要がある。**透析**を受けていない人でも、**長期連用**は避ける必要がある。→ 速習 P149

d × ケイヒ（桂皮）は、**クスノキ**科の *Cinnamomum cassia* J. Presl（シンナモムム カッシア ブレスル）の樹皮又は周皮の一部を除いた樹皮を基原とする生薬で、**香り**による**健胃**作用を期待して用いられる。→ 速習 P147、279

以下の1～5に示される成分等のうち、中和反応によって胃酸の働きを弱めること（制酸）を目的として配合されるものはどれか。

1　合成ヒドロタルサイト
2　ウルソデオキシコール酸
3　ピレンゼピン塩酸塩
4　セトラキサート塩酸塩
5　ゲンチアナ

胃の薬の配合成分とその分類の組み合わせのうち、正しいものはどれか。

	（成分）	（分類）
1	沈降炭酸カルシウム	制酸成分
2	プロザイム	健胃成分
3	ピレンゼピン塩酸塩	消化成分
4	セトラキサート塩酸塩	胃液分泌抑制成分
5	ケイヒ	胃粘膜保護・修復成分

問 43

正答 **1**

1 ○ 合成ヒドロタルサイトは、**中和**反応によって**胃酸**の働きを**弱める**こと（制酸_{さん}）を目的として配合される成分である。→ 速習 P146

2 × ウルソデオキシコール酸は、**胆汁**の分泌を促す作用（利胆_{りたん}作用）があるとされ、**消化を助ける**効果を期待して用いられる。→ 速習 P148

3 × ピレンゼピン塩酸塩は、過剰な**胃液**の分泌を抑える作用を期待して用いられる。→ 速習 P149

4 × セトラキサート塩酸塩は、**胃粘液**の分泌を促す、胃粘膜を覆って胃液による消化から**保護**する、荒れた胃粘膜の**修復**を促すなどの作用を期待して配合される。→ 速習 P148

5 × ゲンチアナは、**味覚**を刺激して反射的な**唾液**や**胃液**の分泌を促すことにより、弱った胃の働きを**高める**ことを目的として配合される。→ 速習 P147

問 44

正答 **1**

1 ○ 沈降炭酸_{ちんこう}カルシウムは、**中和**反応によって胃酸の働きを**弱める**こと（制酸）を目的として配合されるものである。→ 速習 P146

2 × プロザイムは、**消化成分**である。→ 速習 P148

3 × ピレンゼピン塩酸塩は、**胃液分泌抑制成分**である。→ 速習 P149

4 × セトラキサート塩酸塩は、**胃粘膜保護・修復成分**である。→ 速習 P148

5 × ケイヒ（桂皮）は、**健胃_{けんい}成分**である。→ 速習 P147

第**3**章 主な医薬品とその作用

問 44 のような「胃の薬の配合成分とその分類」は問われやすい問題です。成分名が多いですが、分類と関連づけて覚えましょう。

胃の薬の配合成分に関する以下の記述の正誤について、正しい組み合わせはどれか。

a 制酸成分は、かぜ薬等でも配合されていることが多く、併用によって制酸作用が強くなりすぎる可能性がある。

b ピレンゼピン塩酸塩は、排尿困難の症状がある人では、症状の悪化を招くおそれがある。

c スクラルファートは、血栓を起こすおそれのある人では、生じた血栓を分解されにくくすることが考えられる。

d 胆汁末は、肝臓の働きを高める作用もあるとされるが、肝臓病の診断を受けた人ではかえって症状を悪化させるおそれがある。

	a	b	c	d
1	誤	誤	正	誤
2	正	正	誤	正
3	正	誤	誤	正
4	誤	正	正	正
5	正	正	誤	誤

胃の薬の配合成分に関する以下の記述の正誤について、正しい組み合わせはどれか。

a 健胃成分としてオウバクが配合された散剤は、苦味が強いので、オブラートに包んで服用するとよい。

b アルジオキサは、透析を受けている人では使用を避ける必要がある。

c ロートエキスは、炭水化物、脂質、タンパク質等の分解に働く酵素を補うことを目的として配合されている。

d 胃粘膜保護・修復成分のテプレノンは、まれに重篤な副作用として肝機能障害を生じさせることがある。

	a	b	c	d
1	誤	正	正	正
2	正	誤	誤	正
3	誤	誤	誤	正
4	誤	正	誤	正
5	正	正	誤	正

問 45　　　　　　　　　　　　　　　　　　　　　　　　　　　正答　2

a ○ 制酸成分は、かぜ薬などでも配合されていることが多く、**併用**によって制酸作用が**強く**なりすぎる可能性がある。また、高カルシウム血症、高マグネシウム血症などを生じるおそれがあるため、同種の**無機塩類**を含む医薬品との相互作用に注意する必要がある。→ **速習** P147

b ○ **ピレンゼピン**塩酸塩は、抗コリン作用のため、**排尿困難**、動悸、**目**のかすみの副作用を生じることがある。**排尿困難**の症状がある人及び**緑内障**の診断を受けた人では、症状の悪化を招くおそれがあり、使用する前に医師などに**相談**する。→ **速習** P150

c × c はスクラルファートではなく、セトラキサート塩酸塩のこと。**セトラキサート**塩酸塩は、血栓のある人、血栓を起こすおそれのある人では、生じた血栓を分解されにくくすることが考えられる。→ **速習** P149

d ○ **胆汁末**は、肝臓の働きを高める作用もあるとされるが、**肝臓病**の診断を受けた人ではかえって症状を悪化させるおそれがある。使用する前にその適否につき、治療を行っている医師などに**相談**がなされるべきである。→ **速習** P148

問 46　　　　　　　　　　　　　　　　　　　　　　　　　　　正答　4

a × オウバク（黄柏）のような生薬成分を含む健胃薬は、散剤を**オブラート**で包むなど、味や香りを遮蔽（さえぎられること）する方法で服用されると**効果が期待できない**ので、適当ではない。→ **速習** P147、148

b ○ アルジオキサは、アルミニウムを含む成分であるため、透析を受けている人では**使用を避ける**必要がある。透析治療を受けていない人でも、**長期連用**は避ける必要がある。→ **速習** P149

c × c は消化成分に関する内容である。ロートエキスは、副交感神経の伝達物質である**アセチルコリン**の働きを抑え、過剰な**胃液**の分泌を抑える作用を期待して配合されている場合がある。→ **速習** P149

d ○ **胃粘膜保護・修復**成分のテプレノンは、まれに重篤な副作用として**肝機能障害**を生じさせることがある。その他の副作用として腹部膨満感、吐きけ、腹痛、頭痛、皮下出血、便秘、下痢、口渇が現れることがある。→ **速習** P149

チェック ☐ / ☐ / ☐

胃の薬の配合成分に関する以下の記述について、誤っているものはどれか。

1 オウバクは、ミカン科のキハダ又は *Phellodendron chinense* Schneider の周皮を除いた樹皮を基原とする生薬で、苦味による健胃作用を期待して用いられる。

2 乾燥酵母は、胃腸の働きに必要な栄養素を補給することにより胃の働きを高めるものと考えられており、健胃成分として配合されている場合がある。

3 スクラルファートは、炭水化物、脂質、タンパク質等の分解に働く酵素を補うことを目的として配合されている。

4 過剰な胃液の分泌を抑える作用を期待して、副交感神経の伝達物質であるアセチルコリンの働きを抑えるロートエキスやピレンゼピン塩酸塩が配合されている場合がある。

チェック ☐ / ☐ / ☐

胃の薬の服用方法に関する以下の記述の正誤について、正しい組み合わせはどれか。

a ストレスによる胃酸の出過ぎなどを抑える効果を主とする製剤は、食間や就寝前の服用のものが多い。

b 胃もたれを改善する効果とストレスによる胃酸の出過ぎなどを抑える効果の両方を有する製剤では、食前の服用指示のものが多い。

c 消化を助け、胃もたれを改善する効果を主とする製剤は、食後服用のものが多い。

	a	b	c
1	誤	正	正
2	誤	誤	正
3	誤	誤	誤
4	正	誤	正
5	正	正	誤

問 47　　　　　　　　　　　　　　　　　　　　　　正答　3

1　○　オウバク（黄柏）は、**ミカン**科の**キハダ**又は *Phellodendron chinense* Schneider（フェロデンドロン キネンセ シュナイダー）の周皮を除いた樹皮を基原とする生薬で、**苦味**による**健胃作用**を期待して用いられる。→ 速習 P147、273

2　○　味覚や嗅覚に対する刺激以外の作用による**健胃成分**として、乾燥酵母が配合されている場合がある。乾燥酵母は、胃腸の働きに必要な**栄養素**を**補給**することにより胃の働きを高めるものと考えられている。→ 速習 P147

3　✕　スクラルファートは、胃粘膜保護・修復成分であり、**胃粘液**の分泌を促す、胃粘膜を覆って胃液による消化から**保護**する、荒れた胃粘膜の**修復**を促すなどの作用を期待して配合されている。→ 速習 P148

4　○　胃液の分泌は**副交感神経系**からの刺激によって亢進することから、過剰な胃液の分泌を抑える作用を期待して、副交感神経の伝達物質である**アセチルコリン**の働きを抑える**ロートエキス**や**ピレンゼピン**塩酸塩が配合されている場合がある。→ 速習 P149

問 48　　　　　　　　　　　　　　　　　　　　　　正答　4

a　○　ストレスによる胃酸の出過ぎ、空腹時や就寝時の胸やけなどを抑える効果を主とする製剤は、**食間や就寝前**の服用のものが多い。→ 速習 P151

b　✕　胃もたれを改善する効果とストレスによる胃酸の出過ぎなどを抑える効果の両方を有する製剤では、**食後**又は**食間**の服用指示のものが多い。→ 速習 P151

c　○　消化を助け、胃もたれを改善する効果を主とする製剤は、**食後**服用のものが多い。→ 速習 P151

問48のような「胃の薬の服用方法」は、令和4年3月の手引き改訂で追加された内容です。正答できるように、しっかり確認しておきましょう。

第**3**章　主な医薬品とその作用

腸の薬の配合成分に関する以下の記述の正誤について、正しい組み合わせはどれか。

a　ケツメイシは、マメ科のエビスグサ又は *Cassia tora* Linné の種子を基原とする生薬で、整腸作用を期待して配合される。

b　アロエは、センノシドに類似の物質を含むため、大腸刺激による瀉下作用を期待して配合される。

c　硫酸ナトリウムは、血液中の電解質のバランスが損なわれ、心臓の負担が増加し、心臓病を悪化させるおそれがある。

d　ビフィズス菌、乳酸菌等の生菌成分は、腸内細菌のバランスを整えることを目的として用いられる。

	a	b	c	d
1	誤	正	正	正
2	正	正	誤	正
3	正	誤	正	正
4	誤	正	誤	正
5	正	正	正	正

腸の薬の配合成分に関する以下の記述について、正しいものの組み合わせはどれか。

a　ビスマスを含む成分は、収斂作用のほか、腸内で発生した有毒物質を分解する作用も持つとされる。

b　ロペラミド塩酸塩は、食べすぎ・飲みすぎによる下痢、寝冷えによる下痢のほか、食あたりや水あたりによる下痢にも適用される。

c　酸化マグネシウムは、腸内容物の浸透圧を高めることにより、糞便中の水分量を減らす作用がある。

d　トリメブチンマレイン酸塩は、消化管の平滑筋に直接作用して、消化管の運動を調整する作用があるとされる。

1（a、b）　2（a、d）　3（b、c）　4（b、d）　5（c、d）

問 49　　　　　　　　　　　　　　　　　　正答　5

a ○ ケツメイシ（決明子）は、**マメ**科のエビスグサ又は *Cassia tora* Linné の
種子を基原とする生薬で、**整腸作用**を期待して配合される。日本薬局方収
載のケツメイシについては、煎薬として整腸（便通を整える）、腹部膨満
感などに用いられる。→ 速習 P153、280

b ○ アロエは、**センノシド**に類似の物質を含むため、大腸刺激による**瀉下作用**
を期待して配合される。→ 速習 P157

c ○ 硫酸ナトリウムは、血液中の電解質のバランスが損なわれ、**心臓の負担が**
増加し、**心臓病**を悪化させるおそれがある。**心臓病**の診断を受けた人では、
使用する前にその適否につき、治療を行っている医師などに相談がなされ
るべきである。→ 速習 P159、413

d ○ **ビフィズス菌、乳酸菌**などの生菌成分は、**腸内細菌**のバランスを整えるこ
とを目的として用いられる。→ 速習 P153

問 50　　　　　　　　　　　　　　　　　　正答　2

a ○ ビスマスは、腸粘膜のタンパク質と結合して不溶性の膜を形成し、**腸粘膜**
をひきしめる（**収斂**）ことにより、**腸粘膜**を保護することを目的として配
合されている場合がある。そのほか、腸内で発生した**有毒物質**を分解する
作用も持つとされる。→ 速習 P153

b × ロペラミド塩酸塩は、**食べすぎ・飲みすぎ**による下痢、**寝冷え**による下痢
の症状に用いられることを目的としているが、食あたりや水あたりによる
下痢については**適用対象ではない**。→ 速習 P154、155

c × 酸化マグネシウムは、腸内容物の浸透圧を高めることにより糞便中の**水分**
量を増す作用がある。→ 速習 P158

d ○ トリメブチンマレイン酸塩は、消化管（胃及び腸）の平滑筋に直接作用して、
消化管の運動を**調整**する作用があるとされる。まれに重篤な副作用として、
肝機能障害を生じることがある。→ 速習 P153

腸の薬の配合成分に関する以下の記述について、正しいものの組み合わせはどれか。

a　タンニン酸アルブミンは、腸粘膜のタンパク質と結合して不溶性の膜を形成し、腸粘膜をひきしめることにより、腸粘膜を保護するとされる。

b　マルツエキスは、主成分である麦芽糖が腸内細菌によって分解（発酵）して生じるガスによって便通を促すとされる。

c　センナは、リパーゼの働きによって生じる分解物が、小腸を刺激して排便を促すとされる。

d　腸管内の異常発酵等によって生じた有害な物質を吸着させることを目的として、木クレオソートが配合されている場合がある。

1（a、b）　2（a、c）　3（b、c）　4（b、d）　5（c、d）

腸の薬の配合成分に関する以下の記述について、正しいものの組み合わせはどれか。

a　次硝酸ビスマスは、牛乳に含まれるタンパク質から精製された成分であるため、牛乳にアレルギーのある人では使用を避ける必要がある。

b　腸内殺菌成分の入った止瀉薬は、細菌感染による下痢の症状を鎮めることを目的として用いられるが、下痢の予防で服用することもできる。

c　毎日の排便が滞るようなときは、無機塩類や膨潤性瀉下成分の製剤を使用するなど、大腸刺激性瀉下成分のみに依存しない方法を指導することが必要である。

d　構成生薬にダイオウを含む漢方処方製剤では、瀉下作用の増強を生じて、腹痛、激しい腹痛を伴う下痢等の副作用が現れやすくなるため、瀉下薬との併用に注意する必要がある。

1（a、b）　2（a、c）　3（b、c）　4（b、d）　5（c、d）

問 51　　　　　　　　　　　　　　　　　　　　　　　正答　1

a　○　タンニン酸アルブミンは、腸粘膜の**タンパク質**と結合して**不溶性の膜**を形成し、腸粘膜を**ひきしめる**（収斂）ことにより、腸粘膜を**保護**するとされる。→ 速習 P153

b　○　マルツエキスは、主成分である**麦芽糖**が腸内細菌によって**分解**（発酵）して生じる**ガス**によって便通を促すとされる。瀉下薬としては比較的作用が**穏やかなため**、主に**乳幼児**の便秘に用いられる。→ 速習 P159

c　×　センナ中に存在するセンノシドは、胃や小腸で消化されないが、**大腸**に生息する腸内細菌によって分解され、**分解生成物**が大腸を刺激して瀉下作用をもたらす（排便を促す）とされる。**センノシドカルシウム**などとして配合されている場合もある。→ 速習 P157

d　×　**木クレオソート**は、過剰な腸管の（蠕動）運動を**正常化**し、あわせて水分や電解質の分泌も抑える**止瀉**作用もある。また、歯に使用の場合、局所麻酔作用もあるとされる。→ 速習 P156

問 52　　　　　　　　　　　　　　　　　　　　　　　正答　5

a　×　タンニン酸アルブミンに含まれる**アルブミン**は、牛乳に含まれるたんぱく質（**カゼイン**）から精製された成分であるため、牛乳に**アレルギー**がある人では使用を避ける必要がある。→ 速習 P154

b　×　腸内殺菌成分の入った止瀉薬を、**下痢の予防**で服用したり、症状が治まったのに漫然と服用したりすると、**腸内細菌**のバランスを崩し、**腸内環境**を悪化させることもある。あくまでも**下痢**の症状があるとき、その症状を改善する必要のある間のみの服用にとどめるべきである。→ 速習 P155

c　○　毎日の排便が滞るようなときは、**無機塩類**や**膨潤性瀉下**成分の製剤を使用する、ビフィズス菌や乳酸菌などの**整腸成分**の製剤を並行して使用する、食物繊維を積極的に摂るなど、**大腸刺激性瀉下**成分のみに依存しない方法を指導することが必要である。→ 速習 P158

d　○　構成生薬に**ダイオウ**を含む漢方処方製剤では、瀉下作用の増強を生じて、腹痛、激しい腹痛を伴う下痢等の**副作用**が現れやすくなるため、瀉下薬との**併用**に注意する必要がある。→ 速習 P270

腸の薬の配合成分とその作用の組み合わせの正誤について、正しい組み合わせはどれか。

	（配合成分）		（作用）
a	タンニン酸ベルベリン	————	瀉下
b	ピコスルファートナトリウム	——	止瀉
c	ロペラミド塩酸塩	————	止瀉
d	ヒマシ油	————	瀉下

	a	b	c	d
1	誤	正	誤	正
2	正	誤	誤	正
3	誤	正	誤	誤
4	誤	誤	正	正
5	正	正	正	誤

瀉下薬の配合成分に関する以下の記述について、誤っているものはどれか。

1 カルメロースナトリウムが配合された瀉下薬では、その効果を高めるため、使用と併せて十分な水分摂取がなされることが重要である。

2 酸化マグネシウムを含む成分は、腸内容物の浸透圧を高めることで糞便中の水分量を増し、また、大腸を刺激して排便を促すことを目的として配合されている場合がある。

3 プランタゴ・オバタの種子又は種皮は、腸管内で水分を吸収して腸内容物に浸透し、糞便のかさを増やすとともに糞便を柔らかくすることによる瀉下作用を目的として配合されている場合がある。

4 ピコスルファートナトリウムは、胃では分解されないが、小腸に生息する腸内細菌によって分解されて、大腸への刺激作用を示すようになる。

問 53　　　　　　　　　　　　　　　　　　　　　　　　　　　　　**正答　4**

a　✕　タンニン酸ベルベリンは、細菌感染による下痢の症状を鎮めることを目的
　　　　とした**止瀉**成分である。→ **速習** P155

b　✕　ピコスルファートナトリウムは、**大腸**を刺激して排便を促すことを目的と
　　　　した**瀉下**成分である。→ **速習** P157

c　〇　ロペラミド塩酸塩は、食べすぎ・飲みすぎ、寝冷えによる下痢の症状に用
　　　　いられることを目的とした**止瀉**成分である。→ **速習** P154

d　〇　ヒマシ油は、小腸でリパーゼの働きによって生じる分解物が、**小腸**を刺激
　　　　することで**瀉下**作用をもたらすと考えられている。→ **速習** P156

問 54　　　　　　　　　　　　　　　　　　　　　　　　　　　　　**正答　4**

1　〇　カルメロースナトリウム（カルボキシメチルセルロースナトリウム）、カ
　　　　ルメロースカルシウム（カルボキシメチルセルロースカルシウム）のよう
　　　　な**膨潤性瀉下**成分が配合された瀉下薬については、その効果を高めるため、
　　　　使用と併せて十分な**水分摂取**がなされることが重要である。→ **速習** P159

2　〇　酸化マグネシウムを含む成分は、腸内容物の**浸透圧**を**高める**ことで糞便中
　　　　の**水分量**を増し、また、**大腸**を刺激して排便を促すことを目的として配合
　　　　されている場合がある。→ **速習** P158

3　〇　生薬成分であるプランタゴ・オバタの種子又は種皮は、腸管内で**水分**を
　　　　吸収して腸内容物に浸透し、糞便のかさを**増やす**とともに糞便を**柔ら**
　　　　かくすることによる**瀉下**作用を目的として配合されている場合がある。
　　　　→ **速習** P159、284

4　✕　ピコスルファートナトリウムは、胃では分解されないが、**大腸**に生息す
　　　　る腸内細菌によって分解されて、**大腸**への刺激作用を示すようになる。
　　　　→ **速習** P157

■小腸**刺激性瀉下**成分と大腸**刺激性瀉下**成分　ここを**押**さえよう！
小腸刺激性瀉下成分
小腸でリパーゼの働きによって生じる分解物が、小腸を刺激して、反射的な腸の運動を引き起こすことで瀉下作用をもたらす →成分名（生薬）：**ヒマシ油**
大腸刺激性瀉下成分
大腸を刺激して排便を促す →成分名：**センノシド**、ビサコジル、**ピコスルファートナトリウム**、**センナ**（生薬）など

瀉下薬の配合成分に関する以下の記述について、誤っているものはどれか。

1 センナは、流産・早産を誘発するおそれがあるため、妊婦又は妊娠していると思われる女性では、使用を避けるべきである。

2 ダイオウは、吸収された成分の一部が乳汁中に移行し、乳児に下痢を生じさせるおそれがある。

3 ビサコジルは、腸内容物の浸透圧を高めることで、糞便中の水分量を増し、大腸を刺激する目的で用いられる。

4 マグネシウムを含む成分は、一部は腸で吸収されて尿中に排泄されることが知られており、腎臓病の診断を受けた人では、高マグネシウム血症を生じるおそれがある。

腸の不調に対する受診勧奨に関する以下の記述の正誤について、正しい組み合わせはどれか。

a 便秘の時に腹痛が著しい場合や、便秘に伴って吐きけや嘔吐が現れた場合は、急性腹症の可能性があるため、安易に瀉下薬を使用しない。

b 瀉下薬が手放せなくなっているような慢性の便秘については、漫然と継続使用するよりも、医師の診療を受けるなどの対応が必要である。

c 下痢に発熱を伴う場合は、食中毒菌等による腸内感染症の可能性があるため、安易に止瀉薬を用いて症状を一時的に鎮めようとするのではなく、早期に医療機関を受診して原因の特定、治療がなされるべきである。

	a	b	c
1	誤	正	正
2	正	正	誤
3	正	誤	正
4	誤	正	誤
5	正	正	正

問 55　　　　　　　　　　　　　　　　　　　　　　　　　　　　正答　**3**

1　○　センナは、**大腸**を刺激して排便を促すことを目的として用いられる。**流産・早産**を誘発するおそれがあるため、妊婦又は妊娠していると思われる女性では、使用を避けるべきである。→ **速習** P157、158

2　○　ダイオウは、吸収された成分の一部が**乳汁**中に移行し、乳児に**下痢**を生じさせるおそれがある。構成生薬にダイオウを含む漢方処方製剤においても、同様に、**母乳**を与える女性では使用を避けるか、又は使用期間中の**授乳**を避けることとされている。→ **速習** P158、270

3　✕　ビサコジルは、大腸のうち、特に**結腸**や**直腸**の粘膜を刺激して**排便を促す**ことを目的として用いられる。→ **速習** P157

4　○　マグネシウムを含む成分は、一般に消化管からの吸収は少ないとされているが、一部は腸で吸収されて**尿中**に排泄されることが知られており、**腎臓病**の診断を受けた人では、高マグネシウム血症を生じるおそれがある。→ **速習** P159

問 56　　　　　　　　　　　　　　　　　　　　　　　　　　　　正答　**5**

a　○　腹痛は便秘の時にしばしば起こる症状であるが、**腹痛**が著しい場合や便秘に伴って**吐きけ**や**嘔吐**が現れた場合には、**急性腹症**（腸管の狭窄、閉塞、腹腔内器官の炎症など）の可能性があるため、安易に瀉下薬を使用せずに医師の診療を受けるなどの対応が必要である。→ **速習** P161

b　○　便秘については、便秘になりやすい食生活などの**生活習慣**の改善が図られることが重要であり、瀉下薬の使用は**一時的**なものにとどめることが望ましい。瀉下薬が手放せなくなっているような**慢性**の便秘については、漫然と継続使用するよりも、医師の診療を受けるなどの対応が必要である。→ **速習** P161

c　○　下痢に**発熱**を伴う場合は、食中毒菌などによる腸内**感染症**の可能性や、虫垂炎、虚血性大腸炎のような重大な疾患に起因する場合もあるため、安易に止瀉薬を用いて症状を一時的に鎮めようとするのではなく、早期に医療機関を受診して原因の特定、治療がなされるべきである。→ **速習** P161

第**3**章　主な医薬品とその作用

腸の不調に対する受診勧奨に関する以下の記述の正誤について、正しい組み合わせはどれか。

a 刺激性瀉下成分を主体とする瀉下薬は、繰り返し使用することにより腸管の感受性が上昇して、効果が高くなる。

b 過敏性腸症候群の便通障害のように下痢と便秘が繰り返し現れるものもあり、症状が長引くような場合には、医師の診療を受けるなどの対応が必要である。

c 便に血が混じっている場合は、赤痢や腸管出血性大腸菌（O157 等）、潰瘍性大腸炎、大腸癌などによる腸管出血の可能性がある。

	a	b	c
1	正	正	正
2	誤	誤	正
3	誤	正	正
4	正	誤	正
5	正	誤	誤

胃腸鎮痛鎮痙薬の配合成分に関する以下の記述について、正しいものの組み合わせはどれか。

a アミノ安息香酸エチルは、メトヘモグロビン血症を起こすおそれがあるため、15歳未満の小児への使用は避ける必要がある。

b パパベリン塩酸塩は、消化管の平滑筋に直接働いて胃腸の痙攣を鎮める作用を示すとされるが、眼圧を低下させる作用も示すことが知られている。

c ブチルスコポラミン臭化物は、抗コリン作用により、胃痛、腹痛を鎮める作用があるとされる。

d ロートエキスは、吸収された成分の一部が母乳中に移行して乳児の脈が速くなる（頻脈）おそれがある。

1（a、b）　2（a、c）　3（b、c）　4（b、d）　5（c、d）

解答・解説

問 57　正答 3

a ✕ 刺激性瀉下成分を主体とする瀉下薬は、繰り返し使用されると腸管の感受性が**低下**して効果が**弱く**なるため、常用を避ける必要がある。→ 速習 P161

b ◯ 過敏性腸症候群の便通障害のように、**下痢**と**便秘**が繰り返し現れるものもあり、症状が**長引く**ような場合には、医師の診療を受けるなどの対応が必要である。→ 速習 P161

c ◯ 便に**血**が混じっている場合は、赤痢や腸管出血性大腸菌（O-157 など）、潰瘍性大腸炎、大腸癌などによる**腸管出血**の可能性がある。早期に医療機関を受診して原因の特定、治療がなされるべきである。→ 速習 P161

問 58　正答 5

a ✕ アミノ安息香酸エチルは、メトヘモグロビン血症を起こすおそれがあるため、**6 歳未満**の小児への使用は避ける必要がある。→ 速習 P165、396

b ✕ パパベリン塩酸塩は、消化管の平滑筋に直接働いて胃腸の痙攣を鎮める作用を示すとされるが、眼圧を**上昇**させる作用も示すことが知られている。→ 速習 P164

c ◯ ブチルスコポラミン臭化物は、**抗コリン**作用により、**胃痛**、**腹痛**、さしこみ（疝痛、癪）を鎮めること（鎮痛鎮痙）のほか、**胃酸過多**や**胸やけ**に対する効果も期待して用いられる。→ 速習 P163

d ◯ ロートエキスは、吸収された成分の一部が**母乳**中に移行して**乳児の脈**が速くなる（頻脈）おそれがあるため、母乳を与える女性では使用を避けるか、又は使用期間中の授乳を避ける必要がある。なお、ロートエキスにより母乳が出にくくなることがある。→ 速習 P163、397

ロートエキス→乳児の頻脈
これは確実に正答できるようにしましょう。

227

チェック <u>／</u> <u>／</u> <u>／</u>

胃腸鎮痛鎮痙薬の配合成分に関する以下の記述の正誤について、正しい組み合わせはどれか。

a 抗コリン成分が配合された医薬品を使用した後は、重大な事故につながるおそれがあるため、乗物又は機械類の運転操作を避ける必要がある。

b ブチルスコポラミン臭化物は、メトヘモグロビン血症を起こすおそれがあり、6歳未満の小児への使用は避ける必要がある。

c オキセサゼインは、胃腸鎮痛鎮痙薬と制酸薬の両方の目的で使用される。

	a	b	c
1	正	正	誤
2	正	誤	正
3	正	誤	誤
4	誤	正	誤
5	誤	誤	正

頻 チェック <u>／</u> <u>／</u> <u>／</u>

胃腸鎮痛鎮痙薬の配合成分に関する以下の記述について、誤っているものはどれか。

1 メチルオクタトロピン臭化物は、吸収された成分の一部が母乳中に移行することが知られている。

2 オキセサゼインは精神神経系の副作用として、頭痛、眠気、めまい、脱力感が現れることがある。

3 パパベリン塩酸塩は、消化管の平滑筋に直接働いて胃腸の痙攣を鎮める作用を示すほか、胃液分泌を抑える作用もある。

4 アミノ安息香酸エチルは、痛みが感じにくくなることで重大な消化器疾患や状態の悪化等を見過ごすおそれがあり、長期間にわたって漫然と使用することは避けることとされている。

問 59　　　　　　　　　　　　　　　　　　　　　　　　　正答 **2**

a ○ **抗コリン成分**が配合された医薬品を使用した後は、散瞳による目のかす
みや異常な眩しさなどの副作用が現れることがある。重大な事故につな
がるおそれがあるため、乗物又は機械類の**運転操作**を避ける必要がある。
→ 速習 P164

b ✕ メトヘモグロビン血症を起こすおそれがあるのは、**アミノ安息香酸エチル**
である。→ 速習 P165

c ○ オキセサゼインは、局所麻酔作用のほか、胃液分泌を抑える作用もあると
され、**胃腸鎮痛鎮痙薬**と制酸薬の両方の目的で使用される。→ 速習 P164

問 60　　　　　　　　　　　　　　　　　　　　　　　　　正答 **3**

1 ○ メチルオクタトロピン臭化物は、吸収された成分の一部が**母乳**中に移行す
ることが知られている。→ 速習 P164

2 ○ オキセサゼインは、精神神経系の副作用として、**頭痛**、**眠気**、めまい、脱
力感が現れることがある。→ 速習 P165

3 ✕ パパベリン塩酸塩は、消化管の平滑筋に直接働いて胃腸の痙攣を鎮める作
用を示すが、**胃液分泌**を抑える作用は見出されない。→ 速習 P164

4 ○ アミノ安息香酸エチルは、**局所麻酔**成分で、痛みが感じにくくなることで
重大な**消化器**疾患や状態の**悪化**等を見過ごすおそれがあり、**長期間**にわ
たって漫然と使用することは避けることとされている。→ 速習 P165

第❸章　主な医薬品とその作用

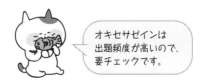

オキセサゼインは
出題頻度が高いので、
要チェックです。

胃腸鎮痛鎮痙薬の配合成分に関する以下の記述の正誤について、正しい組み合わせはどれか。

a アミノ安息香酸エチルは、緑内障の診断を受けた人では、症状の悪化を招くおそれがある。

b オキセサゼインは、小児における安全性が確立されていないため、15歳未満の小児では、使用を避けることとされている。

c 高齢者では、一般的に、抗コリン成分が配合された医薬品を使用すると、口喝、便秘の副作用が現れやすい。

	a	b	c
1	正	誤	誤
2	誤	誤	正
3	誤	正	誤
4	誤	正	正
5	正	正	誤

腹痛と胃腸鎮痛鎮痙薬の使用に関する以下の記述の正誤について、正しい組み合わせはどれか。

a 腹部の痛みは必ずしも胃腸に生じたものとは限らず、血尿を伴って上腹部に痛みが生じたときは、腎臓や尿路の病気が疑われる。

b 下痢に伴う腹痛については、基本的に下痢への対処よりも腹痛への対応のため、胃腸鎮痛鎮痙薬を用いることが適当である。

c 腹部の痛みが次第に強くなったり、周期的に現れる場合には、基本的に医療機関を受診するなどの対応が必要であるが、医師の診療を受けるまでの対処として一般用医薬品を使用することは問題ない。

	a	b	c
1	正	誤	誤
2	誤	誤	誤
3	正	誤	正
4	誤	正	正
5	正	正	誤

問 61　　　　　　　　　　　　　　　　　　　　　　　正答　**4**

a　✕　抗コリン成分やパパベリン塩酸塩は、**緑内障**の診断を受けた人では、症状
の悪化を招くおそれがある。→ 速習 P164

b　○　オキセサゼインは、妊娠中や小児における安全性は確立されておらず、**妊
婦又は妊娠している**と思われる女性、**15 歳未満の小児**では、使用を避け
ることとされている。→ 速習 P165

c　○　**高齢者**では、一般的に、**抗コリン**成分が配合された医薬品を使用すると、
口喝、**便秘**の副作用が現れやすい。また、高齢者は**排尿困難**や緑内障の基
礎疾患を持つ場合が多く、その症状の悪化を招くおそれもあるので、使用
する前にその適否につき、医師などに相談する。→ 速習 P164

問 62　　　　　　　　　　　　　　　　　　　　　　　正答　**2**

a　✕　腹部の痛みは必ずしも胃腸に生じたものとは限らず、血尿を伴って側腹部
に痛みが生じたときは、**腎臓**や**尿路**の病気が疑われる。→ 速習 P166

b　✕　下痢に伴う腹痛については、基本的に**下痢**への対処が優先され、胃腸鎮痛
鎮痙薬の適用となる症状ではない。→ 速習 P166

c　✕　腹部の痛みが**しだいに強く**なったり、**周期的**に現れる場合には、基本的に
医療機関を受診するなどの対応が必要である。その際、医師の診療を受け
るまでの対処として一般用医薬品を使用されると、痛みの発生部位が不明
確となり、**原因の特定**を困難にすることがあるので、原因不明の腹痛に安
易に胃腸鎮痛鎮痙薬を使用することは好ましくない。→ 速習 P166

■ 胃腸鎮痛鎮痙薬の成分の小児への使用上の注意　　ここを **押**さえよう！	
オキセサゼイン （局所麻酔成分）	15 歳未満の小児への使用は避ける
アミノ安息香酸エチル （局所麻酔成分）	6 歳未満の小児への使用は避ける （メトヘモグロビン血症を生じるおそれがあるため）

チェック ☐/☐ ☐/☐ ☐/☐

浣腸薬及び駆虫薬に関する以下の記述の正誤について、正しい組み合わせはどれか。

a 肛門や直腸の粘膜に損傷があり出血しているときに、グリセリンが配合された浣腸薬が使用されると、グリセリンが傷口から血管内に入って、赤血球の破壊（溶血）を引き起こすおそれがある。

b 浣腸薬は、便秘の場合に排便を促すことを目的として、直腸内に適用される医薬品であり、剤形には、注入剤（肛門から薬液を注入するもの）のほか、坐剤となっているものもある。

c サントニンは、アセチルコリン伝達を妨げて、回虫及び蟯虫の運動筋を麻痺させる作用を示し、虫体を排便とともに排出させることを目的として用いられる。

d パモ酸ピルビニウムは、蟯虫の呼吸や栄養分の代謝を抑えて殺虫作用を示すとされる。また、赤～赤褐色の成分で、尿や糞便が赤く着色することがある。

	a	b	c	d
1	誤	正	正	正
2	正	正	誤	正
3	正	誤	正	誤
4	誤	正	誤	正
5	正	正	正	正

チェック ☐/☐ ☐/☐ ☐/☐

浣腸薬に関する以下の記述の正誤について、正しい組み合わせはどれか。

a 注入剤は、薬液を注入した後すぐに排便を試みると、薬液のみが排出されて効果が十分得られないことから、便意が強まるまでしばらく我慢する。

b 繰り返し使用すると、直腸の感受性が高まり効果が強くなる。

c 一般に、直腸の急激な動きに刺激されて流産や早産を誘発するおそれがあるため、妊婦又は妊娠していると思われる女性では使用を避けるべきである。

d 便秘以外のときに直腸内容物の排除を目的として用いることもある。

	a	b	c	d
1	誤	正	正	正
2	正	正	誤	正
3	正	誤	正	誤
4	誤	正	誤	正
5	正	正	正	正

問 63　　　　　　　　　　　　　　　　　　　　　　　　　　正答　**2**

a ○ 肛門や直腸の粘膜に損傷があり**出血**しているときに、**グリセリン**が配合された浣腸薬が使用されると、**グリセリン**が傷口から血管内に入って、**赤血球の破壊（溶血）**を引き起こすおそれがある。また、**腎不全**を起こすおそれがある。→ 速習 P167

b ○ 浣腸薬は、便秘の場合に**排便**を促すことを目的として、**直腸**内に適用される医薬品であり、剤形には、**注入剤**（肛門から薬液を注入するもの）のほか、**坐剤**となっているものもある。→ 速習 P166

c ✕ **ピペラジンリン酸塩**は、アセチルコリン伝達を妨げて、**回虫**及び**蟯虫**の運動筋を**麻痺**させる作用を示し、虫体を排便とともに排出させることを目的として用いられる。サントニンは、**回虫の自発運動を抑える**作用を示す。→ 速習 P169

d ○ パモ酸ピルビニウムは、**蟯虫の呼吸**や栄養分の代謝を抑えて殺虫作用を示すとされる。赤〜赤褐色の成分で、尿や糞便が**赤く**着色することがある。水に溶けにくいため消化管からの吸収は少ないとされているが、**ヒマシ油**との併用は避ける必要がある。→ 速習 P170

問 64　　　　　　　　　　　　　　　　　　　　　　　　　　正答　**3**

a ○ 浣腸薬の注入剤は、薬液を注入した後すぐに排便を試みると、薬液のみが排出されて効果が十分得られないことから、**便意**が強まるまでしばらく**我慢**する。薬液が漏れ出しそうな場合は、肛門を脱脂綿などで押さえておくとよい。→ 速習 P167

b ✕ 浣腸薬は繰り返し使用すると、直腸の感受性の**低下**（いわゆる慣れ）が生じて効果が**弱く**なる。→ 速習 P166

c ○ 浣腸薬は、一般に、直腸の急激な動きに刺激されて**流産**や**早産**を誘発するおそれがあるため、**妊婦又は妊娠している**と思われる女性では使用を避けるべきである。→ 速習 P166、406

d ✕ **便秘**以外のときに直腸内容物の排除を目的として用いることは適当ではない。→ 速習 P166

浣腸薬に関する以下の記述の正誤について、正しい組み合わせはどれか。

a 浣腸薬の使用は一時的なものにとどめるべきであり、特に乳幼児では、安易な使用は避けることとされている。

b 半量等を使用した注入剤は、残量を冷所で保存すれば、感染のおそれもなく再利用することができる。

c グリセリンが配合された浣腸薬では、排便時に血圧低下を生じて、立ちくらみの症状が現れるとの報告がある。

d 注入剤を使用する際は、薬液を人肌程度に温めておくと、不快感を生じることが少ない。

	a	b	c	d
1	誤	正	正	正
2	正	正	誤	正
3	正	誤	正	誤
4	誤	正	誤	正
5	正	誤	正	正

駆虫薬に関する以下の記述について、正しいものの組み合わせはどれか。

a 一般用医薬品の駆虫薬が対象とする寄生虫は、回虫、蟯虫と条虫である。

b 駆虫薬は腸管内に生息する虫体及び虫卵に作用する。

c 食事を摂って消化管内に内容物があるときに使用すると、駆虫成分の吸収が高まることから、空腹時に使用することとされているものが多い。

d 駆虫薬は、一度に多く服用しても駆虫効果が高まることはなく、かえって副作用が現れやすくなる。

1 （a、b）　2 （a、c）　3 （b、c）　4 （b、d）　5 （c、d）

問 65

正答 **5**

a ○ 便秘については、生活習慣の改善が図られることが重要であり、浣腸薬の使用は**一時的**なものにとどめるべきである。特に**乳幼児**では、安易な使用を避けることとされている→ 速習 P166

b × 半量等を使用した注入剤は、残量を再利用すると**感染**のおそれがあるので、使用後は**廃棄**する。→ 速習 P167

c ○ グリセリンが配合された浣腸薬では、排便時に**血圧低下**を生じて、**立ちくらみ**の症状が現れるとの報告がある。高齢者や心臓病の診断を受けた人は、グリセリンの浣腸薬を使用する前にその適否につき、医師などに相談する。→ 速習 P167

d ○ 注入剤を使用する際は、**薬液を人肌程度に温めておく**と、不快感を生じることが少ない。注入剤の配合成分として、グリセリンやソルビトールが用いられる。→ 速習 P167

問 66

正答 **5**

a × 一般用医薬品の駆虫薬が対象とする寄生虫は、**回虫**と**蟯虫**である。**条虫**（いわゆるサナダ虫など）の駆除を目的とする一般用医薬品はない。→ 速習 P168

b × 駆虫薬は腸管内に生息する**虫体のみ**に作用し、**虫卵**や腸管内以外に潜伏した**幼虫**（回虫の場合）には**駆虫作用が及ばない**。→ 速習 P169

c ○ 食事を摂って消化管内に内容物があるときに使用すると、消化管内容物の消化・吸収に伴って駆虫成分の吸収が高まり、頭痛やめまい等の副作用を生じる原因となることから、**空腹**時に使用することとされているものが多い。→ 速習 P169

d ○ 駆虫薬は、**一度に多く**服用しても駆虫効果が**高まることはなく**、かえって**副作用**が現れやすくなるため、定められた1日の服用回数や服用期間を守って適正に使用されることが重要である。→ 速習 P169

心臓などの器官や血液に作用する薬

動悸及び息切れ、強心薬に関する以下の記述の正誤について、正しい組み合わせはどれか。

a 強心薬は、疲労やストレスなどによる重度の心臓の働きの乱れについて、心臓の働きを整えて、動悸や息切れなどの症状の改善を目的とする医薬品である。

b 動悸は、心臓の働きが低下して十分な血液を送り出せなくなり、脈拍数を増やすことによってその不足を補おうとして起こる。

c 息切れは、心臓から十分な血液が送り出されないと体の各部への酸素の供給が低下するため、呼吸運動によって取り込む空気の量を増やすことでそれを補おうとして起こる。

d 強心薬を5～6日間使用しても症状の改善がみられない場合には、心臓以外の要因が考えられる。

	a	b	c	d			a	b	c	d
1	誤	誤	正	正		4	誤	正	正	正
2	誤	正	誤	正		5	正	正	正	誤
3	誤	誤	誤	誤						

強心薬の配合成分に関する以下の記述の正誤について、正しい組み合わせはどれか。

a センソは、ヒキガエル科のアジアヒキガエル等の耳腺の分泌物を集めたものを基原とする生薬で、有効域が比較的狭く、一般用医薬品では1日用量が5mg以下となるよう用法・用量が定められている。

b ロクジョウは、シカ科の *Cervus nippon* Temminck、*Cervus elaphus* Linné、*Cervus canadensis* Erxleben 又はその他同属動物の雄鹿の角化していない幼角を基原とする生薬である。

c ジャコウは、シカ科のジャコウジカの雄の麝香腺分泌物を基原とする生薬で、強心作用のほか、呼吸中枢を刺激して呼吸機能を高めたり、意識をはっきりさせる等の作用があるとされる。

d ゴオウは、ウシ科のウシの胆嚢中に生じた結石を基原とする生薬で、強心作用のほか、末梢血管の拡張による血圧降下、興奮を静める等の作用があるとされる。

	a	b	c	d			a	b	c	d
1	正	誤	正	正		4	誤	正	誤	誤
2	正	正	正	正		5	正	正	誤	誤
3	誤	正	正	正						

問 67 　　　　　　　　　　　　　　　　　　　　　　正答　4

a 　✕ 　強心薬は、疲労やストレスなどによる**軽度**の心臓の働きの乱れについて、心臓の働きを整えて、動悸や息切れなどの症状の改善を目的とする医薬品である。→ 速習 P171

b 　◯ 　**動悸**は、心臓の拍動が強くもしくは速くなり、又は脈拍が乱れ、それが不快に感じられること。**心臓の働きが低下**して十分な血液を送り出せなくなり、脈拍数を増やすことによってその**不足**を補おうとして起こる。なお、動悸や息切れは、不安やストレスなどの精神的な要因で起こることがある。→ 速習 P171

c 　◯ 　**息切れ**は、息をすると胸苦しさや不快感があり、意識的な呼吸運動を必要とすること。心臓から十分な血液が送り出されないと体の各部への**酸素**の供給が低下するため、呼吸運動によって取り込む空気の量を**増やす**ことでそれを補おうとして起こる。→ 速習 P171

d 　◯ 　強心薬を**5〜6**日間使用しても症状の改善がみられない場合には、心臓以外の要因（呼吸器疾患や貧血、高血圧症など）も考えられる。→ 速習 P172

問 68 　　　　　　　　　　　　　　　　　　　　　　正答　2

a 　◯ 　センソ（蟾酥）は、ヒキガエル科のアジアヒキガエルなどの**耳腺**の分泌物を集めたものを基原とする。微量で**強い強心作用**を示す。有効域が比較的狭く、一般用医薬品では、1日用量が**5**mg以下となるよう用法・用量が定められている。→ 速習 P171、274

b 　◯ 　ロクジョウ（鹿茸）は、シカ科の *Cervus nippon* Temminck、*Cervus elaphus* Linné、*Cervus canadensis* Erxleben 又はその他同属動物の雄鹿の角化していない**幼角**を基原とする生薬で、**強心作用**のほか、**強壮**、血行促進などの作用があるとされる。→ 速習 P171、275

c 　◯ 　ジャコウ（麝香）は、シカ科のジャコウジカの雄の**麝香腺**分泌物を基原とする生薬で、**強心作用**のほか、呼吸中枢を刺激して**呼吸機能**を高めたり、**意識をはっきりさせる**などの作用があるとされる。→ 速習 P171、274

d 　◯ 　ゴオウ（牛黄）は、ウシ科のウシの胆嚢中に生じた結石を基原とする生薬で、**強心作用**のほか、末梢血管の拡張による**血圧**降下、**興奮**を静めるなどの作用があるとされる。→ 速習 P171、274

強心薬の配合成分に関する以下の記述について、誤っているものはどれか。

1　シンジュは、ウグイスガイ科のアコヤガイ、シンジュガイ又はクロチョウガイ等の
　　外套膜組成中に病的に形成された顆粒状物質を基原とする生薬である。

2　レイヨウカクは、ウシ科のサイカレイヨウ等の角を基原とする生薬である。

3　ジンコウは、中枢神経系の刺激作用による気つけの効果を期待して用いられる。

4　ニンジンは、外界からのストレス刺激に対する抵抗力や新陳代謝を高める作用があ
　　る。

**コレステロール及びリポタンパク質に関する以下の記述の正誤について、正しい組み合わ
せはどれか。**

a　血液中のリポタンパク質のうち、低密度リポタンパク質（LDL）が少なく、高密度
　　リポタンパク質（HDL）が多いと、心臓病や肥満、動脈硬化症等の生活習慣病につ
　　ながる危険性が高くなる。

b　コレステロールは水に溶けにくい物質であるため、血液中では血漿タンパク質と結
　　合したリポタンパク質となって存在する。

c　血漿中のリポタンパク質のバランスの乱れは、生活習慣病を生じる以前の段階では
　　自覚症状を伴うことが多い。

d　コレステロールは、胆汁酸や副腎皮質ホルモン等の生理活性物質の産生に重要な物
　　質であり、コレステロールの産生及び代謝は、主として腎臓で行われる。

	a	b	c	d
1	誤	誤	正	誤
2	正	正	正	正
3	誤	誤	誤	正
4	誤	正	誤	誤
5	正	正	誤	誤

問 69　　　　　　　　　　　　　　　　　　　　　　　　**正答　3**

1　○　シンジュ（真珠）は、ウグイスガイ科のアコヤガイ、シンジュガイ又はクロチョウガイ等の外套膜組成中に病的に形成された**顆粒状**物質を基原とする生薬で、**鎮静**作用等を期待して用いられる。→ 速習 P171、282

2　○　レイヨウカク（羚羊角）は、ウシ科のサイカレイヨウ等の角を基原とする生薬で、**緊張や興奮を鎮める**作用等を期待して用いられる。→ 速習 P171、277

3　×　ジンコウ（沈香）は、ジンチョウゲ科のジンコウ、その他同属植物の材、特にその辺材の材質中に黒色の樹脂が沈着した部分を採取したもので、**鎮静**作用を期待して用いられる。中枢神経系の刺激作用による気つけの効果を期待して用いられるのは**リュウノウ**（竜脳）である。→ 速習 P171、277、282

4　○　ニンジン（人参）は、別名を高麗人参、朝鮮人参といい、ウコギ科のオタネニンジンの細根を除いた根又はこれを軽く湯通ししたものである。外界からの**ストレス刺激**に対する抵抗力や新陳代謝を高める作用があり、**強心**成分の働きを助ける効果を期待して配合される。→ 速習 P171、277

問 70　　　　　　　　　　　　　　　　　　　　　　　　**正答　4**

a　×　血液中のリポタンパク質のうち、低密度リポタンパク質（LDL）が**多く**、高密度リポタンパク質（HDL）が**少ない**と、心臓病や肥満、動脈硬化症などの**生活習慣病**につながる危険性が**高くなる**。→ 速習 P173

b　○　コレステロールは水に**溶けにくい**物質であるため、血液中では**血漿タンパ**ク質と結合した**リポタンパク質**となって存在する。→ 速習 P173

c　×　血漿中のリポタンパク質のバランスの乱れは、生活習慣病を生じる以前の段階では自覚症状を**伴うものでない**ため、自分で気付いて医療機関の受診がなされるよりもむしろ、偶然又は生活習慣病を生じて指摘されることが多い。→ 速習 P173

d　×　コレステロールは、胆汁酸や副腎皮質ホルモンなどの生理活性物質の産生に重要な物質であり、コレステロールの産生及び代謝は、主として**肝臓**で行われる。→ 速習 P173

コレステロール及びリポタンパク質に関する以下の記述の正誤について、正しい組み合わせはどれか。

a 低密度リポタンパク質（LDL）は、末梢組織のコレステロールを取り込んで肝臓へと運ぶリポタンパク質である。

b LDL（低密度リポタンパク質）を善玉コレステロール、HDL（高密度リポタンパク質）を悪玉コレステロールと呼ぶことがある。

c 低密度リポタンパク質（LDL）が140mg/dL以上、高密度リポタンパク質（HDL）が40mg/dL未満、中性脂肪が150mg/dL以上のすべてにあてはまる状態を脂質異常症という。

	a	b	c
1	誤	誤	正
2	正	正	正
3	正	誤	誤
4	誤	誤	誤
5	正	正	誤

高コレステロール改善薬に関する以下の記述の正誤について、正しい組み合わせはどれか。

a ビタミンEは、血中コレステロール異常に伴う末梢血行障害（手足の冷え、痺れ）の緩和等を目的として用いられる。

b 大豆油不けん化物（ソイステロール）には、腸管におけるコレステロールの吸収を高める働きがあるとされる。

c ポリエンホスファチジルコリンは、腸管におけるコレステロールの吸収を抑える働きを期待して用いられる。

	a	b	c
1	正	正	正
2	正	正	誤
3	誤	正	正
4	誤	誤	誤
5	正	誤	誤

問 71　　　　　　　　　　　　　　　　　　　　　　　　　正答　4

a　✕　低密度リポタンパク質（LDL）は、コレステロールを**肝臓**から**末梢組織**へ
　　　と運ぶリポタンパク質である。→ 速習 P173

b　✕　LDL（低密度リポタンパク質）を**悪玉**コレステロール、HDL（高密度リポ
　　　タンパク質）を**善玉**コレステロールと呼ぶことがある。→ 速習 P173

c　✕　低密度リポタンパク質（LDL）が 140mg/dL 以上、高密度リポタンパク
　　　質（HDL）が 40mg/dL 未満、中性脂肪が 150mg/dL 以上の**いずれか**で
　　　ある状態を、脂質異常症という。→ 速習 P173

■ リポタンパク質の種類と特徴　ここを**押**さえよう！	
リポタンパク質の種類	コレステロールの運搬
低密度リポタンパク質（LDL）	肝臓から末梢組織へ運ぶ
高密度リポタンパク質（HDL）	末梢組織から肝臓へ運ぶ

問 72　　　　　　　　　　　　　　　　　　　　　　　　　正答　5

a　○　**ビタミン E** は、コレステロールからの過酸化脂質の生成を抑えるほか、末
　　　梢血管における**血行**を**促進**する作用があるとされ、血中コレステロール異
　　　常に伴う**末梢血行障害**（手足の冷え、痺れ）の**緩和**などを目的として用い
　　　られる。→ 速習 P174

b　✕　大豆油不けん化物（ソイステロール）には、腸管におけるコレステロール
　　　の吸収を**抑える**働きがあるとされる。→ 速習 P174

c　✕　ポリエンホスファチジルコリンは、コレステロールと結合して、代謝され
　　　やすいコレステロールエステルを形成するとされ、**肝臓**におけるコレステ
　　　ロールの代謝を促す効果を期待して用いられる。→ 速習 P174

> LDL が多く、HDL が少ないとコレステロールの運
> 搬が末梢組織側に偏って蓄積され、心臓病や肥満、
> 動脈硬化症などにつながる危険性が高くなります。

高コレステロール改善薬に関する以下の記述の正誤について、正しい組み合わせはどれか。

a　ビタミンEは、コレステロールの生合成抑制と排泄・異化促進作用、中性脂肪抑制作用、過酸化脂質分解作用を有するといわれている。

b　高コレステロール改善薬は、痩身効果を目的とする医薬品ではない。

c　大豆油不けん化物（ソイステロール）は、コレステロールと結合して、代謝されやすいコレステロールエステルを形成するとされ、肝臓におけるコレステロールの代謝を促す効果を期待して用いられる。

d　リノール酸は、腸管におけるコレステロールの吸収を抑える働きがあるとされる。

	a	b	c	d
1	誤	誤	正	正
2	正	誤	正	誤
3	誤	正	誤	正
4	誤	正	誤	誤
5	正	誤	誤	誤

高コレステロール改善薬の配合成分に関する以下の記述の正誤について、正しい組み合わせはどれか。

a　リノール酸は、コレステロールと結合して、代謝されやすいコレステロールエステルを形成するとされ、肝臓におけるコレステロールの代謝を促す効果を期待して用いられる。

b　パンテチンは、高密度リポタンパク質（HDL）等の異化排泄を促進し、リポタンパクリパーゼ活性を高めて、低密度リポタンパク質（LDL）産生を高める作用があるとされる。

c　ビタミンEは、コレステロールからの過酸化脂質の生成を抑えるほか、末梢血管における血行を促進する作用があるとされるが、同様の作用を期待して、ガンマ-オリザノールが配合されている場合もある。

	a	b	c
1	誤	正	正
2	正	誤	正
3	誤	正	誤
4	正	誤	誤
5	正	正	誤

問 73　　　　　　　　　　　　　　　　　　　　　　　　　　　　正答　4

a ✕　aは、ビタミンB₂の記述である。ビタミンEは、コレステロールからの過酸化脂質の生成を抑えるほか、**末梢血管**における**血行**を**促進**する作用があるとされる。→ 速習 P174

b 〇　高コレステロール改善薬は、痩身効果（やせること）を目的とする医薬品ではない。なお、生活習慣の改善を図りつつ、しばらくの間（1〜3ヶ月）、高コレステロール改善薬の使用を続けても検査値の改善がみられない場合は、いったん使用を中止して医師の診療を受けるなどの対応が必要である。→ 速習 P175

c ✕　大豆油不けん化物（ソイステロール）には、腸管における**コレステロールの吸収**を**抑える**働きがあるとされる。消化器系の副作用として、悪心（吐きけ）、胃部不快感、胸やけ、下痢などが現れることがある。→ 速習 P174

d ✕　リノール酸は、**肝臓**におけるコレステロールの**代謝**を促す効果を期待して用いられる。→ 速習 P174

問 74　　　　　　　　　　　　　　　　　　　　　　　　　　　　正答　2

a 〇　リノール酸は、コレステロールと結合して、代謝されやすいコレステロールエステルを形成するとされ、**肝臓**におけるコレステロールの**代謝**を促す効果を期待して用いられる。→ 速習 P174

b ✕　パンテチンは、低密度リポタンパク質（**LDL**）などの異化排泄を促進し、リポタンパクリパーゼ活性を高めて、高密度リポタンパク質（**HDL**）産生を高める作用があるとされる。なお、異化排泄とは、コレステロールを胆汁酸に代謝し、胆汁とともに体外に排泄することである。→ 速習 P174

c 〇　ビタミンE、ガンマ-オリザノールはコレステロールからの過酸化脂質の生成を抑えるほか、末梢血管における**血行**を**促進**する作用があるとされ、血中コレステロール異常に伴う**末梢血行障害**（手足の冷え、痺れ）の緩和などを目的として用いられる。→ 速習 P174

高コレステロール改善薬の配合成分に関する以下の記述について、正しいものの組み合わせはどれか。

a ソイステロールやパンテチン等の高コレステロール改善成分は、悪心、胃部不快感、胸やけ、下痢等の消化器系の副作用が現れることがある。

b リボフラビン酪酸エステルは、コレステロールの生合成促進作用、中性脂肪抑制作用、過酸化脂質分解作用を有するといわれている。

c トコフェロール酢酸エステルは、コレステロールからの過酸化脂質の生成を抑える作用があるとされる。

1（a、b）**2**（a、c）**3**（b、c）

貧血用薬（鉄製剤）に関する以下の記述の正誤について、正しい組み合わせはどれか。

a 貧血用薬（鉄製剤）は、鉄欠乏性貧血に対して不足している鉄分を補充することにより、造血機能の回復を図る医薬品である。

b 鉄製剤を服用すると、便が黒くなることがある。

c 鉄分の吸収は食後のほうが高いとされているが、消化器系への副作用を軽減するには、空腹時に服用することが望ましい。

d コバルトは、赤血球ができる過程で必要不可欠なビタミン B_{12} の構成成分であり、骨髄での造血機能を高める目的で硫酸コバルトが配合されている場合がある。

	a	b	c	d
1	正	正	誤	正
2	正	誤	正	誤
3	誤	誤	誤	誤
4	誤	正	正	正
5	正	正	正	正

問 75　正答　2

a　○　大豆油不けん化物（ソイステロール）、リノール酸を含む植物油、ポリエンホスファチジルコリン、パンテチンなどの**高コレステロール改善**成分は、悪心（吐きけ）、胃部不快感、胸やけ、下痢などの**消化器系**の副作用が現れることがある。→ 速習 P174

b　×　ビタミン B₂（リボフラビン酪酸エステルなど）は、コレステロールの生合成抑制、排泄・異化促進作用、中性脂肪抑制作用、過酸化脂質分解作用を有するといわれている。なお、ビタミン B₂（リボフラビン酪酸エステルなど）の摂取によって尿が黄色くなることがあるが、これは使用の中止を要する副作用等の**異常ではない**。→ 速習 P174

c　○　トコフェロール酢酸エステル（**ビタミン E**）は、コレステロールからの過酸化脂質の生成を抑える効果があるほか、末梢血管における**血行を促進**する作用があるとされ、血中コレステロール異常に伴う**末梢血行障害**（手足の冷え、痺れ）の緩和等を目的として用いられる。→ 速習 P174

問 76　正答　1

a　○　貧血用薬（鉄製剤）は、鉄欠乏性貧血に対して不足している**鉄分**を補充することにより、**造血機能**の回復を図る医薬品である。**鉄分**は、赤血球が酸素を運搬する上で重要な**ヘモグロビン**の産生に不可欠なミネラルである。→ 速習 P175、176

b　○　鉄製剤を服用すると便が**黒く**なることがあるが、使用の中止を要する副作用などの異常ではない。ただし、服用前から便が黒い場合は、貧血の原因として**消化管内**で**出血**している場合もあるため、服用前の便の状況との対比が必要である。→ 速習 P176

c　×　鉄分の吸収は空腹時のほうが高いとされているが、消化器系への副作用を軽減するには、**食後**に服用することが望ましい。→ 速習 P177

d　○　**コバルト**は、赤血球ができる過程で必要不可欠な**ビタミン B₁₂** の構成成分であり、骨髄での**造血機能**を高める目的で、硫酸コバルトが配合されている場合がある。→ 速習 P176

チェック ／　／　／

循環器用薬及びその配合成分に関する以下の記述の正誤について、正しい組み合わせは
どれか。

a　コウカは、末梢の血行を促してうっ血を除く作用があるとされる。

b　ヘプロニカートは、エネルギー代謝に関与する酵素の働きを助ける成分で、摂取さ
　　れた栄養素からエネルギーが産生される際にビタミンB群とともに働き、別名コエ
　　ンザイムQ10とも呼ばれる。

c　ユビデカレノンは、心筋の酸素利用効率を高めて収縮力を高めることによって、血
　　液循環の改善効果を示すとされる。

d　七物降下湯は、体力中等度以下で、顔色が悪くて疲れやすく、胃腸障害のないもの
　　の高血圧に伴う随伴症状（のぼせ、肩こり、耳鳴り、頭重）に適すとされる。

	a	b	c	d
1	正	誤	正	誤
2	正	誤	正	正
3	誤	正	誤	正
4	誤	誤	誤	誤
5	正	正	誤	誤

頻 チェック ／　／　／

循環器用薬に含まれるユビデカレノンに関する以下の記述について、正しいものの組み合
わせはどれか。

a　別名コエンザイムQ10とも呼ばれる。

b　摂取された栄養素からエネルギーが産生される際にビタミンCとともに働く。

c　副作用として、胃部不快感、食欲減退、吐きけ、下痢、発疹・痒みが現れることがある。

d　小児において心疾患による動悸、息切れ、むくみの症状があるような場合には、医
　　師の診療を受けることが優先されるべきであるが、15歳未満の小児向けの製品も
　　存在する。

1（a、b）　2（a、c）　3（b、c）　4（b、d）　5（c、d）

問 77　　　　　　　　　　　　　　　　　　　　　　　正答　2

a　○　**コウカ**（紅花。キク科のベニバナの管状花をそのまま又は黄色色素の大部分を除いたもので、ときに圧搾して板状としたものを基原とする生薬）には、末梢の血行を促して、**うっ血**を除く作用があるとされる。→ **速習** P178、280

b　×　ヘプロニカートは、遊離したニコチン酸の働きによって末梢の**血液循環**を改善する作用を示すとされる。**ビタミンE**と組み合わせて用いられる場合が多い。→ **速習** P179

c　○　**ユビデカレノン**は、肝臓や心臓などの臓器に多く存在し、エネルギー代謝に関与する酵素の働きを助ける成分である。**心筋**の酸素利用効率を高めて収縮力を高めることによって、**血液循環**の改善効果を示すとされる。→ **速習** P178

d　○　**七物降下湯**は、体力中等度以下で、顔色が悪くて疲れやすく、胃腸障害のないものの**高血圧**に伴う随伴症状（のぼせ、肩こり、耳鳴り、頭重）に適すとされる。**15歳未満の小児への使用は避ける**必要がある。→ **速習** P179、267

問 78　　　　　　　　　　　　　　　　　　　　　　　正答　2

a　○　ユビデカレノンは、肝臓や心臓などの臓器に多く存在し、エネルギー代謝に関与する酵素の働きを助ける成分で、別名**コエンザイムQ10**とも呼ばれる。→ **速習** P178

b　×　摂取された栄養素からエネルギーが産生される際に**ビタミンB群**とともに働く。→ **速習** P178

c　○　副作用として、**胃部不快感**、食欲減退、吐きけ、下痢、発疹・痒みが現れることがある。なお、2週間くらい使用して症状の改善がみられない場合には、心臓以外の病気が原因であることも考えられ、漫然と使用を継続することは適当でない。→ **速習** P178

d　×　ユビデカレノンを使用した一般用医薬品には、**15歳未満の小児向けの製品はない**。→ **速習** P178

排泄に関わる部位に作用する薬

外用痔疾用薬の配合成分に関する以下の記述の正誤について、正しいものの組み合わせはどれか。

a 血管弛緩作用による止血効果を期待して、テトラヒドロゾリン塩酸塩が配合されている場合がある。

b カンフルは、裂肛の感染防止を目的に配合されている場合がある。

c メチルエフェドリン塩酸塩が配合された坐剤及び注入軟膏では、甲状腺機能障害の診断を受けた人はその症状が悪化するおそれがあるため、使用する前に医師などに相談する。

d ステロイド性抗炎症成分が配合された坐剤及び注入軟膏では、その含有量によらず長期連用を避ける必要がある。

1 （a、b）　2 （a、c）　3 （b、c）　4 （b、d）　5 （c、d）

痔疾用薬の配合成分に関する以下の記述の正誤について、正しい組み合わせはどれか。

a イソプロピルメチルフェノールは、血管収縮作用による止血効果を期待して用いられる。

b カルバゾクロムは、うっ血を改善する効果を期待して配合されている。

c トコフェロール酢酸エステルは、肛門周囲の末梢血管の血行を促して、うっ血を改善する効果を期待して配合されている場合がある。

d プレドニゾロン酢酸エステルが配合された坐剤及び注入軟膏では、その含有量によらず長期連用を避ける必要がある。

	a	b	c	d
1	誤	誤	正	正
2	誤	正	誤	正
3	誤	誤	誤	正
4	誤	正	誤	誤
5	正	正	正	誤

解答・解説

問 79　　　　　　　　　　　　　　　　　　　正答　5

a ✕ 血管**収縮**作用による止血効果を期待して、テトラヒドロゾリン塩酸塩が配合されている場合がある。→ 速習 P182

b ✕ カンフルは、局所への穏やかな**冷感刺激**によって**痒み**を抑える効果を期待して配合されている場合がある。→ 速習 P181

c ◯ **心臓病**、高血圧、糖尿病又は**甲状腺**機能障害の診断を受けた人では、その症状が悪化するおそれがあるため、**アドレナリン**作動成分であるメチルエフェドリン塩酸塩が配合された坐剤及び注入軟膏を使用する前に医師などに相談する。→ 速習 P182

d ◯ **ステロイド**性抗炎症成分が配合された坐剤及び注入軟膏では、その含有量によらず、**長期連用**を避ける必要がある。→ 速習 P181

> アドレナリン作動成分が配合された痔疾用薬については、**高齢者**では、**心悸亢進**、血圧上昇、血糖値上昇が現れやすいので、使用する前に医師などに**相談**する必要があります。

問 80　　　　　　　　　　　　　　　　　　　正答　1

a ✕ イソプロピルメチルフェノールは、痔疾患に伴う局所の**感染**を防止することを目的とした、**殺菌消毒**成分として用いられる。→ 速習 182

b ✕ **カルバゾクロム**は、毛細血管を補強、強化して出血を抑える働きがあるとされ、**止血効果**を期待して内用痔疾用薬に配合されている場合がある。→ 速習 P183

c ◯ トコフェロール酢酸エステル、トコフェロールコハク酸エステルなどの**ビタミンE**は、肛門周囲の末梢血管の血行を促して、うっ血を改善する効果を期待して**内用痔疾用薬**に配合されている場合がある。→ 速習 P183

d ◯ **ステロイド**性抗炎症成分であるプレドニゾロン酢酸エステルが配合された坐剤及び注入軟膏では、その含有量によらず**長期連用**を避ける必要がある。→ 速習 P181

外用痔疾用薬の配合成分に関する以下の記述の正誤について、正しい組み合わせはどれか。

a 粘膜の保護・止血を目的とするタンニン酸と、鎮痛鎮痙作用を示すロートエキスとを組み合わせて用いられることもある。

b 局所への穏やかな刺激によって痒みを抑える効果を期待して、熱感刺激を生じさせるハッカ油が配合されることがある。

c 痔に伴う痒みを和らげることを目的として、ジフェンヒドラミン塩酸塩等の抗ヒスタミン成分が配合されることがある。

d 痔に伴う痛みや痒みを和らげることを目的として用いられるリドカインやジブカイン塩酸塩が局所麻酔成分として配合された坐剤では、まれに重篤な副作用としてショック（アナフィラキシー）を生じることがある。

	a	b	c	d
1	正	正	誤	誤
2	誤	正	正	誤
3	正	誤	正	正
4	誤	正	正	正
5	正	正	誤	正

外用痔疾用薬の配合成分に関する以下の記述の正誤について、正しい組み合わせはどれか。

a テトラヒドロゾリン塩酸塩は、粘膜表面に不溶性の膜を形成することによる粘膜の保護・止血を目的として配合され、ロートエキスと組み合わせて用いられることがある。

b ヒドロコルチゾン酢酸エステルは、痔による肛門部の炎症や痒みを和らげる成分として配合されている。

c 局所への穏やかな刺激により痒みを抑える効果を期待して、熱感刺激を生じさせるクロタミトン等が配合される場合がある。

d ベンザルコニウム塩化物は、粘膜の保護を期待して配合されている。

	a	b	c	d			a	b	c	d
1	正	誤	正	誤		4	誤	正	誤	正
2	誤	誤	誤	正		5	正	正	正	誤
3	誤	正	正	誤						

問 81　　　　　　　　　　　　　　　　　　　　　　　　正答　3

a ○ 外用痔疾用薬では、粘膜の保護・**止血**を目的とするタンニン酸と、**鎮痛鎮痙**作用を示すロートエキスとを組み合わせて用いられることもある。
　→ 速習 P182

b ✕ 局所への穏やかな刺激によって痒みを抑える効果を期待して、**冷感刺激を**生じさせる**カンフル**や、ハッカ油、メントールが配合されることがある。
　→ 速習 P181

c ○ 痔に伴う**痒み**を和らげることを目的として、ジフェンヒドラミン塩酸塩、ジフェンヒドラミン、クロルフェニラミンマレイン酸塩などの**抗ヒスタミン**成分が配合されることがある。→ 速習 P181

d ○ 痔に伴う痛みや痒みを和らげることを目的として用いられる**リドカイン**や**ジブカイン**塩酸塩が局所麻酔成分として配合された**坐剤**及び**注入軟膏**では、まれに重篤な副作用として**ショック（アナフィラキシー）**を生じることがある。→ 速習 P181

問 82　　　　　　　　　　　　　　　　　　　　　　　　正答　3

a ✕ テトラヒドロゾリン塩酸塩は、**血管収縮**作用による**止血**効果を期待して配合されている。→ 速習 P182

b ○ **ヒドロコルチゾン**酢酸エステルは、痔による肛門部の**炎症**や**痒み**を和らげる成分として配合されているもので、**ステロイド**性抗炎症成分である。
　→ 速習 P181

c ○ クロタミトンは、局所への穏やかな**熱感刺激**により**痒み**を抑える効果を期待して配合されている場合があり、**局所刺激成分**である。→ 速習 P181

d ✕ ベンザルコニウム塩化物は、痔疾患に伴う局所の**感染**を防止することを目的として配合されている。→ 速習 P182

問 83

泌尿器用薬として用いられる生薬に関する以下の記述について、正しいものの組み合わせはどれか。

a ウワウルシは、ツツジ科のクマコケモモの葉を基原とする生薬である。

b モクツウは、アケビ科のアケビ又はミツバアケビの蔓性の茎を、通例、横切りしたものを基原とする生薬である。

c ブクリョウは、ユリ科の *Smilax glabra* Roxburgh の塊茎を基原とする生薬である。

d サンキライは、クワ科のマグワの根皮を基原とする生薬である。

1（a、b）　**2**（a、c）　**3**（b、c）　**4**（b、d）　**5**（c、d）

問 84

泌尿器用薬として用いられる漢方処方製剤に関する以下の記述の正誤について、正しい組み合わせはどれか。

a 牛車腎気丸は、まれに重篤な副作用として、肝機能障害、間質性肺炎を生じることが知られている。

b 竜胆瀉肝湯は、体力中等度以上で、下腹部に熱感や痛みがあるものの排尿痛、残尿感、尿の濁り、こしけ（おりもの）、頻尿に適すとされる。

c 八味地黄丸は、体力に関わらず使用でき、排尿異常があり、ときに口が渇くものの排尿困難、排尿痛、残尿感、頻尿、むくみに適すとされる。

	a	b	c
1	誤	誤	正
2	正	正	正
3	誤	正	誤
4	正	誤	誤
5	正	正	誤

問 83　　　　　　　　　　　　　　　　　　　　　　　　　　　　　正答　**1**

a ○ ウワウルシは、**ツツジ科**のクマコケモモの葉を基原とする生薬である。利尿作用のほかに、経口的に摂取した後、尿中に排出される分解代謝物が抗菌作用を示し、**尿路**の殺菌消毒効果を期待して用いられる。→ 速習 P184、273

b ○ モクツウ（木通）は、**アケビ科**のアケビ又はミツバアケビの蔓性の茎を、通例、横切りしたものを基原とする生薬で、**利尿作用**を期待して配合されている場合がある。→ 速習 P184、285

c ✕ ブクリョウ（茯苓）は、**サルノコシカケ科**のマツホドの菌核で、通例、外層をほとんど除いたものを基原とする生薬である。→ 速習 P184、275

d ✕ サンキライ（山帰来）は、**ユリ科**の *Smilax glabra* Roxburgh の塊茎を基原とする生薬である。→ 速習 P184、276

問 84　　　　　　　　　　　　　　　　　　　　　　　　　　　　　正答　**5**

a ○ 牛車腎気丸は、まれに重篤な副作用として、**肝機能障害**、**間質性肺炎**を生じることが知られている。→ 速習 P184、264

b ○ 竜胆瀉肝湯は、体力中等度以上で、下腹部に**熱感**や**痛み**があるものの排尿痛、残尿感、尿の濁り、こしけ（おりもの）、頻尿に適すとされる。→ 速習 P184、265

c ✕ **八味地黄丸**は、体力中等度以下で、**疲れ**やすくて、四肢が**冷え**やすく、尿量減少又は多尿でときに口喝があるものの下肢痛、腰痛、しびれ、高齢者のかすみ目、痒み、排尿困難、残尿感、夜間尿、頻尿などに適すとされる。体力に関わらず使用でき、排尿異常があり、ときに口が渇くものの排尿困難、排尿痛、残尿感、頻尿、むくみに適すとされるのは、**猪苓湯**である。→ 速習 P184、265

残尿感や尿量減少は一時的な体調不良等によっても生じますが、泌尿器系の疾患における自覚症状（膀胱炎や前立腺肥大など）としても現れます。その場合は、一般用医薬品で対処することは適当ではありません。

問 85 ⓗ

婦人薬の適用対象となる体質・症状及び婦人薬の配合成分に関する以下の記述について、誤っているものはどれか。

1 更年期においては、月経周期が不規則になるほか、不定愁訴として血の道症の症状に加え、冷え症、腰痛等の症状が起こることがあり、こうした症候群を更年期障害という。

2 月経の周期には、視床下部や下垂体で産生されるホルモンと、子宮で産生される女性ホルモンが関与している。

3 月経周期は、個人差があり、約 21 日から 40 日と幅がある。

4 月経の約 10 日前から 3 日前に現れ、月経開始と共に消失する腹部膨満感、頭痛、乳房痛などの身体症状や感情の不安定、抑うつなどの精神症状を主体とするものを、月経前症候群という。

問 86

女性の月経や更年期障害に伴う諸症状の緩和に用いられる以下の漢方処方製剤のうち、構成生薬としてカンゾウを含まないものはどれか。

1 温経湯

2 加味逍遙散

3 桃核承気湯

4 当帰芍薬散

問 85 正答 **2**

1 ○ 更年期においては、**月経周期が不規則**になるほか、**不定愁訴**として**血の道症**の症状に加え、冷え症、腰痛、頭痛、頭重、ほてり、のぼせ、立ちくらみなどの症状が起こることがあり、こうした症候群を**更年期障害**という。
→ 速習 P186、187

2 × 月経の周期には、**視床下部**や**下垂体**で産生されるホルモンと、**卵巣**で産生される女性ホルモンが関与している。→ 速習 P186

3 ○ 月経は一生のうち妊娠可能な期間に、妊娠期間中などを除き、ほぼ毎月、周期的に起こる生理現象で、月経周期は個人差があり、**約 21 日から 40 日**と幅がある。→ 速習 P186

4 ○ **月経前症候群**とは、月経の約 10 日から 3 日前に現れ、月経開始と共に消失する腹部膨満感、頭痛、乳房痛などの**身体**症状や、感情の不安定、抑うつなどの**精神**症状を主体とするものをいう。→ 速習 P186

問 86 正答 **4**

1 × 温経湯は、カンゾウを**含む**。→ 速習 P188、263
2 × 加味逍遙散は、カンゾウを**含む**。→ 速習 P188、263
3 × 桃核承気湯は、カンゾウを**含む**。→ 速習 P189、264
4 ○ 当帰芍薬散は、カンゾウを**含まない**。→ 速習 P189、264

　内服で用いられる婦人薬では、通常、**複数の生薬**成分が配合されている場合が多く、他の婦人薬、生薬成分を含有する医薬品（鎮静薬、胃腸薬、内用痔疾用薬、滋養強壮保健薬、漢方処方製剤等）が併用された場合、同じ生薬成分又は同種の作用を示す生薬成分が**重複**摂取となり、効き目が強すぎたり、副作用が起こりやすくなるおそれがある。→ 速習 P189

第**3**章　主な医薬品とその作用

婦人薬として用いられる漢方処方製剤に関する以下の記述について、誤っているものはどれか。

1　当帰芍薬散は、体力虚弱で、冷え症で貧血の傾向があり疲労しやすく、ときに下腹部痛などを訴えるものの月経不順、月経痛、更年期障害、めまい・立ちくらみに適すとされる。

2　温経湯は、体力中等度以下で、手足がほてり、唇が乾くものの月経不順、月経困難、更年期障害、不眠に適すとされ、カンゾウを含まない。

3　桂枝茯苓丸は、比較的体力があり、ときにのぼせて足冷えなどを訴えるものの月経不順、月経痛、更年期障害に適すとされる。

4　桃核承気湯は、体力中等度以上で、のぼせて便秘しがちなものの月経不順、月経困難症、月経痛に適すとされ、カンゾウを含む漢方処方製剤である。

婦人薬に関する以下の記述について、正しいものの組み合わせはどれか。

a　内服で用いられる婦人薬は、比較的作用が穏やかで、ある程度長期間使用することによって効果が得られるとされており、3ヶ月位使用してから効果の有無を判断する。

b　おりものの量が急に増加したり、血液が混じったおりものが生じたような場合には、腟や子宮に炎症や感染症を起こしている可能性があるので、速やかに医療機関を受診して専門医の診療を受けるなどの対応が必要である。

c　人工的に合成された女性ホルモンの一種であるエチニルエストラジオールは、長期連用により血栓症を生じるおそれがあり、また、乳癌や脳卒中などの発生確率が高まる可能性もある。

d　内服で用いられる婦人薬では、生薬成分を含有する胃腸薬、内用痔疾用薬などと併用しても相互作用が起こることはない。

1（a、b）　2（a、c）　3（b、c）　4（b、d）　5（c、d）

問 87　　　　　　　　　　　　　　　　　　　　　　　　　　　正答　2

1　○　**当帰芍薬散**は、体力虚弱で、冷え症で貧血の傾向があり疲労しやすく、ときに下腹部痛などを訴えるものの月経不順、月経痛、更年期障害、めまい・立ちくらみに適すとされる。**胃腸の弱い人**では、胃部不快感等の副作用が現れやすい等、**不向き**とされる。→ 速習 P189、264

2　✕　**温経湯**は、体力中等度以下で、手足がほてり、唇が乾くものの月経不順、月経困難、更年期障害、不眠に適すとされ、カンゾウを**含む**。→ 速習 P188、263

3　○　**桂枝茯苓丸**は、比較的体力があり、ときにのぼせて足冷えなどを訴えるものの月経不順、月経痛、更年期障害に適すとされる。**体の虚弱な人**では不向きとされる。→ 速習 P188、263

4　○　**桃核承気湯**は、体力中等度以上で、のぼせて便秘しがちなものの月経不順、月経困難症、月経痛に適すとされ、カンゾウを**含む漢方処方製剤**である。**体の虚弱な人**、**胃腸が弱く下痢しやすい人**では、激しい腹痛を伴う下痢等の副作用が現れやすい等、不向きとされる。→ 速習 P189、264

問 88　　　　　　　　　　　　　　　　　　　　　　　　　　　正答　3

a　✕　内服で用いられる婦人薬は、比較的作用が穏やかで、ある程度長期間使用することによって効果が得られるとされているが、**1ヶ月**位使用して症状の改善がみられず、**日常生活**に支障を来すようであれば、医療機関を受診するなどの対応が必要である。→ 速習 P189

b　○　おりものの量が急に**増加**したり、**血液**が混じったおりものが生じたような場合には、膣や子宮に**炎症**や**感染症**を起こしている可能性があるので、速やかに医療機関を受診して専門医の診療を受けるなどの対応が必要である。→ 速習 P189

c　○　**人工的**に合成された女性ホルモンの一種であるエチニルエストラジオールは、**長期連用**により**血栓症**を生じるおそれがあり、また、**乳癌**や**脳卒中**などの発生確率が高まる可能性もある。→ 速習 P187

d　✕　内服で用いられる婦人薬では、通常、複数の生薬成分が配合されている場合が多く、他の婦人薬、生薬成分を含有する医薬品（鎮静薬、胃腸薬、内用痔疾用薬、滋養強壮保健薬、漢方処方製剤など）が併用された場合、同じ生薬成分又は同種の作用を示す生薬成分が**重複摂取**となり、効き目が**強すぎ**たり、**副作用**が起こりやすくなるおそれがある。→ 速習 P189

漢方処方製剤に関する以下の記述の正誤について、正しい組み合わせはどれか。

a　猪苓湯は、体力中等度以下で、手足がほてり、唇が乾くものの月経不順、月経困難、こしけ（おりもの）、更年期障害、不眠、神経症、湿疹・皮膚炎、足腰の冷え、しもやけ、手あれ（手の湿疹・皮膚炎）に適すとされる。

b　防已黄耆湯は、体力中等度以下で、疲れやすく、汗のかきやすい傾向があるものの肥満に伴う関節の腫れや痛み、むくみ、多汗症、肥満症（筋肉にしまりのない、いわゆる水ぶとり）に適すとされる。

c　黄連解毒湯は、体力中等度以上で、のぼせぎみで顔色赤く、いらいらして落ち着かない傾向のあるものの鼻出血、不眠症、神経症、胃炎、二日酔い、血の道症、めまい、動悸、更年期障害、湿疹・皮膚炎、皮膚の痒み、口内炎に適すとされるが、体の虚弱な人（体力の衰えている人、体の弱い人）では不向きとされる。

	a	b	c
1	誤	正	正
2	正	誤	正
3	誤	正	誤
4	正	誤	誤
5	正	正	誤

女性の月経や更年期障害に伴う諸症状の緩和に用いられる次の漢方処方製剤のうち、構成生薬としてダイオウを含有するものはどれか。

1　当帰芍薬散

2　加味逍遙散

3　桃核承気湯

4　四物湯

5　桂枝茯苓丸

問 89　　　　　　　　　　　　　　　　　　　　　　　　　正答　1

a　×　猪苓湯は、**体力に関わらず使用でき**、排尿異常があり、ときに口が渇（かわ）くもの
の排尿困難、排尿痛、残尿感、頻尿、むくみに適すとされる。→ 速習 P265

b　○　防已黄耆湯（ぼういおうぎとう）は、体力中等度以下で、疲れやすく、汗のかきやすい傾向があ
るものの肥満に伴う関節の腫れや痛み、むくみ、多汗症、**肥満症**（筋肉に
しまりのない、いわゆる水ぶとり）に適すとされる。→ 速習 P267

c　○　黄連解毒湯（おうれんげどくとう）は、体力中等度以上で、のぼせぎみで顔色赤く、いらいらして
落ち着かない傾向のあるものの鼻出血、不眠症、神経症、胃炎、二日酔い、
血の道症、めまい、動悸、**更年期障害**、湿疹・皮膚炎、皮膚の痒み、口内
炎に適すとされるが、体の虚弱な人（体力の衰（おとろ）えている人、体の弱い人）
では不向きとされる。→ 速習 P268

問 90　　　　　　　　　　　　　　　　　　　　　　　　　正答　3

1　×　当帰芍薬散は、ダイオウを**含まない**。→ 速習 P189、264

2　×　加味逍遙散は、ダイオウを**含まない**。→ 速習 P188、263

3　○　桃核承気湯は、ダイオウを**含む**。→ 速習 P189、264

4　×　四物湯（しもつとう）は、ダイオウを**含まない**。→ 速習 P188、264

5　×　桂枝茯苓丸は、ダイオウを**含まない**。→ 速習 P188、263

第 ❸ 章　主な医薬品とその作用

婦人薬に使われる漢方処方製剤で、
ダイオウが含まれるのは桃核承気湯、
マオウが含まれるのは五積散（ごしゃくさん）、
と覚えておきましょう。

259

内服アレルギー用薬

問 91 頻　　チェック ／ ／ ／

アレルギー及び内服アレルギー用薬に関する以下の記述の正誤について、正しい組み合わせはどれか。

a アレルゲン（抗原）が皮膚や粘膜から体内に入り込むと、その物質を特異的に認識した免疫グロブリン（抗体）によって肥満細胞が刺激され、細胞間の刺激の伝達を担う生理活性物質であるヒスタミンやプロスタグランジン等の物質が遊離する。

b ヒスタミンは、器官や組織の表面に分布する特定のタンパク質（受容体）と反応することで、血管収縮、血管透過性低下等の作用を示す。

c 「鼻炎の薬」と「蕁麻疹の薬」は、併用しても相互に影響し合うことはない。

d プソイドエフェドリン塩酸塩は、他のアドレナリン作動成分に比べて中枢神経系に対する作用が強く、副作用として不眠や神経過敏が現れることがある。

	a	b	c	d
1	誤	正	正	誤
2	正	誤	誤	正
3	誤	正	誤	誤
4	誤	誤	正	正
5	正	誤	正	誤

問 92　　チェック ／ ／ ／

アレルギー及び内服アレルギー用薬に関する以下の記述の正誤について、正しい組み合わせはどれか。

a 一般用医薬品のアレルギー用薬（鼻炎用内服薬を含む）は、一時的な症状の緩和に用いられるものであり、長期の連用は避け、５～６日間使用しても症状の改善がみられない場合には、医師の診療を受けるなどの対応が必要である。

b 一般用医薬品のうち漢方処方製剤には、アトピー性皮膚炎による慢性湿疹等の治療に用いることを目的とするものがある。

c ジフェンヒドラミンを含む成分については、吸収されたジフェンヒドラミンの一部が乳汁に移行して乳児に昏睡を生じるおそれがある。

d 抗ヒスタミン成分は、抗コリン作用を示さず、排尿困難の症状の悪化を招くことは少ない。

	a	b	c	d
1	正	誤	正	誤
2	正	正	誤	正
3	誤	正	正	正
4	誤	正	誤	誤
5	正	正	正	誤

問 91　　　　　　　　　　　　　　　　　　　　　　　　　　　　　正答　**2**

a ○ **アレルゲン**（抗原）が皮膚や粘膜から体内に入り込むと、その物質を特異的に認識した**免疫グロブリン**（抗体）によって肥満細胞が刺激され、細胞間の刺激の伝達を担う生理活性物質である**ヒスタミン**や**プロスタグランジン**などの物質が遊離する。→ 速習 P190

b ✕ ヒスタミンは、器官や組織の表面に分布する特定のタンパク質（受容体）と反応することで、**血管拡張**（血管の容積が拡張する）、**血管透過性亢進**（血漿タンパク質が組織中に漏出する）などの作用を示す。→ 速習 P190

c ✕ 「鼻炎の薬と蕁麻疹の薬は影響し合わない」との**誤った認識**がなされることも考えられるので、適宜注意を促していくことが重要である。また、アレルギー用薬（鼻炎用内服薬を含む）と鼻炎用点鼻薬のように、内服薬と外用薬でも同じ成分又は同種の作用を有する成分が**重複**することもあり、相互に影響し合わないということはない。→ 速習 P193

d ○ **プソイドエフェドリン**塩酸塩は、他のアドレナリン作動成分に比べて**中枢**神経系に対する作用が強く、副作用として**不眠**や**神経過敏**が現れることがある。→ 速習 P192

問 92　　　　　　　　　　　　　　　　　　　　　　　　　　　　　正答　**1**

a ○ 一般用医薬品のアレルギー用薬（鼻炎用内服薬を含む）は、**一時的な症状**の緩和に用いられるものであり、**長期の連用**は避け、**5～6日間**使用しても症状の改善がみられない場合には、医師の診療を受けるなどの対応が必要である。→ 速習 P194

b ✕ 一般用医薬品（漢方処方製剤を含む）には、**アトピー性皮膚炎**による慢性湿疹などの治療に用いることを目的としたものはない。**アトピー性皮膚炎**が疑われる場合やその診断が確定している場合は、**医師の受診**を勧めることが重要である。→ 速習 P194

c ○ ジフェンヒドラミンを含む成分については、吸収されたジフェンヒドラミンの一部が**乳汁**に移行して**乳児**に**昏睡**を生じるおそれがあるため、母乳を与える女性は使用を避けるか、使用する場合には授乳を避ける必要がある。→ 速習 P191、397

d ✕ 抗ヒスタミン成分は、**抗コリン**作用も示すため、排尿困難の症状の**悪化**を招くおそれがある。→ 速習 P191

アレルギー及び内服アレルギー用薬に関する以下の記述の正誤について、正しい組み合わせはどれか。

a アレルゲン（抗原）が皮膚や粘膜から体内に入り込むと、その物質を特異的に認識したヒスタミンによって肥満細胞が刺激され、細胞間の刺激の伝達を担う生理活性物質である免疫グロブリン（抗体）が遊離する。

b クロルフェニラミンマレイン酸塩は、肥満細胞から遊離したヒスタミンが受容体と反応するのを妨げることにより、ヒスタミンの働きを抑える作用を示す。

c ベラドンナ総アルカロイドは、抗炎症成分であり、皮膚や鼻粘膜の炎症を和らげることを目的として配合されていることがある。

d プソイドエフェドリン塩酸塩は、副作用として不眠や神経過敏が現れることがあり、また、依存性があるので、長期連用によって薬物依存につながるおそれがある。

	a	b	c	d			a	b	c	d
1	正	誤	誤	正		**4**	誤	誤	正	正
2	誤	正	正	誤		**5**	正	正	誤	誤
3	誤	正	誤	正						

アレルギー及び内服アレルギー用薬に関する以下の記述の正誤について、正しい組み合わせはどれか。

a アドレナリン作動成分であるプソイドエフェドリン塩酸塩は依存性がある成分であるが、メチルエフェドリン塩酸塩には依存性はない。

b アレルギー用薬には、皮膚や粘膜の健康維持・回復に重要なビタミンを補給することを目的として、パントテン酸カルシウム、ニコチン酸アミドが配合されている場合がある。

c メチルエフェドリン塩酸塩は、血管収縮作用により痒みを鎮める効果を期待して、アレルギー用薬に用いられることがある。

d 抗ヒスタミン成分は、ヒスタミンの働きを抑える作用以外に抗コリン作用も示すため、排尿困難や口渇、便秘等の副作用が現れることがある。

	a	b	c	d			a	b	c	d
1	正	誤	正	誤		**4**	誤	正	誤	誤
2	正	正	誤	正		**5**	正	正	正	誤
3	誤	正	正	正						

問 93　　　　　　　　　　　　　　　　　　　　　　　　　　正答　3

a ✕　アレルゲン（抗原）が皮膚や粘膜から体内に入り込むと、その物質を特異的に認識した**免疫グロブリン（抗体）**によって肥満細胞が刺激され、細胞間の刺激の伝達を担う生理活性物質である**ヒスタミン**や**プロスタグランジン**などの物質が遊離する。→ 速習 P190

b ◯　クロルフェニラミンマレイン酸塩、カルビノキサミンマレイン酸塩、ジフェンヒドラミン塩酸塩などは、肥満細胞から遊離した**ヒスタミン**が**受容体**と反応するのを妨げることにより、**ヒスタミン**の働きを抑える作用を示す。→ 速習 P190、191

c ✕　ベラドンナ総アルカロイドは、**抗コリン**成分であり、**鼻汁分泌やくしゃみ**を抑えることを目的として配合されていることがある。→ 速習 P192

d ◯　**プソイドエフェドリン塩酸塩**は、他のアドレナリン作動成分に比べて中枢神経系に対する作用が強く、副作用として**不眠**や**神経過敏**が現れることがある。また、**依存性**があるので、長期連用によって**薬物依存**につながるおそれがある。→ 速習 P192

肢aの「アレルギーが起こるしくみ」は、よく問われます。肢aの解説文は完全に暗記してしまいましょう。速習 190 ページの図解も確認しておきましょう。

問 94　　　　　　　　　　　　　　　　　　　　　　　　　　正答　3

a ✕　**アドレナリン作動**成分であるプソイドエフェドリン塩酸塩、メチルエフェドリン塩酸塩は、どちらも**依存性**がある成分であり、**長期連用**された場合、薬物依存につながるおそれがある。→ 速習 P192

b ◯　アレルギー用薬には、皮膚や粘膜の健康維持・回復に重要な**ビタミン**を補給することを目的として、パントテン酸カルシウムや、ニコチン酸アミドなどの**ビタミン**成分が配合されている場合がある。→ 速習 P192

c ◯　メチルエフェドリン塩酸塩は、**アドレナリン作動**成分で、血管**収縮**作用により**痒み**を鎮める効果を期待して、アレルギー用薬に用いられることがある。→ 速習 P191、192

d ◯　抗ヒスタミン成分は、ヒスタミンの働きを抑える作用以外に**抗コリン**作用も示すため、**排尿困難**や**口渇**、**便秘**などの副作用が現れることがある。**排尿困難**の症状がある人では、症状の悪化を招くおそれがある。→ 速習 P191

アレルギー及び内服アレルギー用薬に関する以下の記述の正誤について、正しい組み合わせはどれか。

a サイシンは、ウマノスズクサ科のケイリンサイシン又はウスバサイシンの根及び根茎を基原とする生薬で、鎮痛、鎮咳、利尿等の作用を有するとされ、鼻閉への効果を期待して用いられる。

b シンイは、モクレン科のタムシバ等の蕾を基原とする生薬で、鎮静、鎮痛の作用を期待してアレルギー用薬に用いられることがある。

c ケイガイは、リンドウ科のトウリンドウの根及び根茎を基原とする生薬で、苦味による健胃作用を期待して用いられるが、アレルギーを起こすことがある。

d メキタジンは、まれに重篤な副作用としてショック（アナフィラキシー）、肝機能障害、血小板減少を生じることがある。

	a	b	c	d
1	誤	正	正	誤
2	正	正	正	正
3	正	正	誤	正
4	誤	誤	正	正
5	正	誤	誤	誤

次の記述にあてはまる漢方処方製剤のうち、最も適切なものはどれか。

比較的体力があるものの鼻づまり、蓄膿症（副鼻腔炎）、慢性鼻炎に適すとされるが、体の虚弱な人、胃腸が弱い人、発汗傾向の著しい人では、悪心、胃部不快感等の副作用が現れやすいなど、不向きとされている。

1 茵蔯蒿湯

2 小青竜湯

3 辛夷清肺湯

4 荊芥連翹湯

5 葛根湯加川芎辛夷

問 95　　　　　　　　　　　　　　　　　　　　　　　　　　　　正答　3

a　○　サイシン（細辛）は、ウマノスズクサ科のケイリンサイシン又はウスバサイシンの根及び根茎を基原とする生薬で、鎮痛、鎮咳、利尿等の作用を有するとされ、鼻閉への効果を期待して用いられる。→ 速習 P193、280

b　○　シンイ（辛夷）は、モクレン科のタムシバ等の蕾を基原とする生薬で、鎮静、鎮痛の作用を期待してアレルギー用薬に用いられることがある。→ 速習 P193、281

c　✕　ケイガイ（荊芥）は、シソ科のケイガイの花穂を基原とする生薬で、発汗、解熱、鎮痛などの作用を有するとされ、鼻閉への効果を期待して用いられる。→ 速習 P193、279

d　○　メキタジンは、まれに重篤な副作用としてショック（アナフィラキシー）、肝機能障害、血小板減少を生じることがある。→ 速習 P191

問 96　　　　　　　　　　　　　　　　　　　　　　　　　　　　正答　5

「比較的体力のあるものの鼻づまり、蓄膿症（副鼻腔炎）、慢性鼻炎に適すとされるが、体の虚弱な人、胃腸が弱い人、発汗傾向の著しい人では、悪心、胃部不快感等の副作用が現れやすいなど、不向きとされている。」の記述にあてはまる漢方処方製剤は、5の葛根湯加川芎辛夷である。→ 速習 P193、268

なお、ほかの漢方処方製剤は以下の目的で使用される。
1　茵蔯蒿湯　口内炎（皮膚の症状）→ 速習 P193、265
2　小青竜湯　鼻の症状（かぜの諸症状）→ 速習 P193、258
3　辛夷清肺湯　鼻の症状→ 速習 P193、268
4　荊芥連翹湯　鼻の症状→ 速習 P193、268

以下の記述にあてはまる漢方処方製剤はどれか。

　体力中等度以上で、濃い鼻汁が出て、ときに熱感を伴うものの鼻づまり、慢性鼻炎、蓄膿症（副鼻腔炎）に適すとされるが、体の虚弱な人、胃腸虚弱で冷え症の人では、胃部不快感等の副作用が現れやすいなど、不向きとされている。

1 当帰芍薬散

2 小青竜湯

3 辛夷清肺湯

4 八味地黄丸

アレルギー及び内服アレルギー用薬に関する以下の記述の正誤について、正しい組み合わせはどれか。

a アレルゲンを厳密に特定するには医療機関における検査を必要とし、その上で、アレルゲンに対して徐々に体を慣らしていく治療法として減感作療法等があり、減感作療法は医師の指導の下に行われるべきである。

b プソイドエフェドリン塩酸塩は、交感神経系に対する刺激作用によって、心臓血管系や肝臓でのエネルギー代謝等への影響が生じやすい。

c 一般の生活者では、使用目的となる症状（蕁麻疹等）と副作用の症状（皮膚の発疹・発赤等の薬疹）が見分けにくいことがあり、医薬品の販売等に従事する専門家において適宜注意を促していくことが重要である。

d 皮膚感染症（たむし、疥癬等）により、湿疹やかぶれ等に似た症状が現れることがあり、その場合、アレルギー用薬によって一時的に痒みを緩和することができる。

	a	b	c	d
1	誤	正	正	誤
2	正	誤	誤	正
3	誤	正	誤	誤
4	誤	誤	正	正
5	正	正	正	誤

問 97　　　　　　　　　　　　　　　　　　　　　　　　正答　**3**

　「体力中等度以上で、濃い鼻汁が出て、ときに熱感を伴うものの鼻づまり、慢性鼻炎、蓄膿症（副鼻腔炎）に適すとされるが、体の虚弱な人、胃腸虚弱で冷え症の人では、胃部不快感等の副作用が現れやすいなど、不向きとされている。」の記述にあてはまる漢方処方製剤は、**辛夷清肺湯**である。

　まれに重篤な副作用として、**肝機能障害、間質性肺炎、腸間膜静脈硬化症**が現れることが知られている。→ 速習 P193、268

問 98　　　　　　　　　　　　　　　　　　　　　　　　正答　**5**

a ○　アレルゲンを厳密に特定するには医療機関における検査を必要とし、その上で、アレルゲンに対して徐々に体を慣らしていく治療法として**減感作療法**等があり、**減感作療法は医師の指導**の下に行われるべきである。→ 速習 P194

b ○　プソイドエフェドリン塩酸塩は、**交感神経系に対する刺激作用**によって、心臓血管系や肝臓でのエネルギー代謝等への影響が生じやすく、**心臓病、高血圧**、糖尿病又は**甲状腺機能障害**の診断を受けた人、前立腺肥大による**排尿困難**の症状がある人では、症状を悪化させるおそれがある。→ 速習 P192

c ○　アレルギー用薬の場合、一般の生活者では、**使用目的**となる症状と**副作用**の症状が見分けにくいことがあり、医薬品の販売等に従事する専門家において適宜**注意を促していく**ことが重要である。使用中に症状が悪化した場合には、その医薬品の服用を**中止**して、医療機関を受診するなどの対応が必要である。→ 速習 P194

d ✕　皮膚感染症（たむし、疥癬など）により、湿疹やかぶれなどに似た症状が現れた場合、アレルギー用薬によって一時的に痒みなどの緩和を図ることは適当ではなく、**皮膚感染症そのもの**に対する対処を**優先**する必要がある。→ 速習 P194

問99 頻

鼻炎用点鼻薬及びその配合成分に関する以下の記述の正誤について、正しい組み合わせはどれか。

a ナファゾリン塩酸塩は交感神経系を刺激して鼻粘膜を通っている血管を収縮させることにより、鼻粘膜の充血や腫れを和らげることを期待して用いられる。

b ベンザルコニウム塩化物は、鼻粘膜を清潔に保ち、細菌による二次感染を防止する目的として用いられる。

c クロモグリク酸ナトリウムは、肥満細胞から遊離したヒスタミンが受容体に結合するのを妨げることにより、抗アレルギー作用を示す。

d 鼻炎用点鼻薬は、鼻づまりや鼻みず（鼻汁過多）、くしゃみ、頭重の緩和を目的として、鼻腔内に適用される内用液剤である。

	a	b	c	d
1	誤	正	正	誤
2	正	正	誤	誤
3	誤	正	誤	正
4	誤	誤	正	正
5	正	誤	正	誤

問100

点鼻薬とその成分に関する以下の記述の正誤について、正しい組み合わせはどれか。

a リドカインは抗ヒスタミン成分で、ヒスタミンの働きを抑えることにより、アレルギー性鼻炎及び急性鼻炎の症状を緩和する。

b ベンザルコニウム塩化物は陽性界面活性成分で、黄色ブドウ球菌、溶血性連鎖球菌、カンジダ等の真菌類に対して殺菌消毒作用を示すほか、結核菌やウイルスに対しても効果がある。

c 点鼻薬は、鎮咳去痰薬や外用痔疾用薬と併用することは問題ない。

d 点鼻薬は、局所（鼻腔内）に適用されるものであるが、成分が鼻粘膜を通っている血管から吸収されて循環血液中に入りやすく、全身的な影響を生じることがある。

	a	b	c	d			a	b	c	d
1	誤	正	正	誤		4	誤	誤	誤	誤
2	正	誤	誤	正		5	正	正	正	誤
3	誤	誤	誤	正						

問 99　　　　　　　　　　　　　　　　　　　　　　　　**正答** 2

a ○　ナファゾリン塩酸塩は**交感神経系**を刺激して鼻粘膜を通っている血管を**収縮**させることにより、鼻粘膜の**充血**や腫れを和らげることを期待して用いられる。→ 速習 P196

b ○　ベンザルコニウム塩化物は、鼻粘膜を清潔に保ち、細菌による**二次感染**を防止する目的として用いられる。ただし、**結核菌**や**ウイルス**には効果を示さない。→ 速習 P197

c ✕　クロモグリク酸ナトリウムは、肥満細胞からの**ヒスタミン**の遊離を抑えることにより、抗アレルギー作用を示す。→ 速習 P196

d ✕　鼻炎用点鼻薬は、鼻づまりや鼻みず（鼻汁過多）、くしゃみ、頭重（頭が重い）の緩和を目的として、鼻腔内に適用される**外用**液剤である。→ 速習 P195

問100　　　　　　　　　　　　　　　　　　　　　　　　**正答** 3

a ✕　リドカインは**局所麻酔**成分で、鼻粘膜の**過敏性**や痛みや痒みを抑える。→ 速習 P197

b ✕　ベンザルコニウム塩化物は陽性界面活性成分で、黄色ブドウ球菌、溶血性連鎖球菌又はカンジダなどの真菌類に対する殺菌消毒作用を示すが、結核菌やウイルスには**効果がない**。→ 速習 P197

c ✕　点鼻薬に配合されている**アドレナリン作動**成分は、鎮咳去痰薬に気管支拡張成分として、外用痔疾用薬に止血成分として配合されている場合があり、**併用**がなされた場合、効き目が**強すぎ**たり、**副作用**が現れやすくなるおそれがある。→ 速習 P198

d ○　点鼻薬は、局所（鼻腔内）に適用されるものであるが、成分が鼻粘膜を通っている血管から吸収されて**循環血液中**に入りやすく、**全身的**な影響を生じることがある。→ 速習 P196

点鼻薬とその成分に関する以下の記述について、正しいものの組み合わせはどれか。

a　スプレー式鼻炎用点鼻薬は、噴霧後に鼻汁とともに逆流する場合があるので、使用前に鼻をよくかんでおく必要がある。

b　ベンゼトニウム塩化物は、鼻粘膜の過敏性や痛みや痒みを抑えることを目的として配合される局所麻酔成分である。

c　アドレナリン作動成分が配合された点鼻薬は、過度に使用すると鼻粘膜の血管が拡張して二次充血を招き、鼻づまり（鼻閉）がひどくなりやすい。

d　一般用医薬品の鼻炎用点鼻薬の対応範囲は、急性又はアレルギー性の鼻炎及びそれに伴う副鼻腔炎のほか、蓄膿症などの慢性のものも対象となる。

1（a、b）　**2**（a、c）　**3**（b、c）　**4**（b、d）　**5**（c、d）

点鼻薬の配合成分とその分類の組み合わせのうち、誤っているものはどれか。

	（成分）	（分類）
1	クロルフェニラミンマレイン酸塩 ──	抗ヒスタミン成分
2	グリチルリチン酸二カリウム ────	局所麻酔成分
3	ナファゾリン塩酸塩 ───────	アドレナリン作動成分
4	ベンザルコニウム塩化物 ─────	殺菌消毒成分

解答・解説

正答　2

問101

a ○ スプレー式鼻炎用点鼻薬は、噴霧後に鼻汁とともに逆流する場合があるので、**使用前**に鼻をよくかんでおくことのほか、**使用後**には鼻に接した部分を清潔なティッシュペーパーなどで拭き、必ずキャップを閉めた状態で保管し清潔に保っておく必要がある。→ 速習 P196

b × ベンゼトニウム塩化物は、鼻粘膜を清潔に保ち、細菌による**二次感染を防**止することを目的として配合される**殺菌消毒成分**である。→ 速習 P197

c ○ **アドレナリン作動成分**が配合された点鼻薬は、**過度**に使用すると鼻粘膜の血管が拡張して**二次充血**を招き、**鼻づまり**（鼻閉）がひどくなりやすい。→ 速習 P196

d × 一般用医薬品の鼻炎用点鼻薬の対応範囲は、**急性又はアレルギー性**の鼻炎及びそれに伴う**副鼻腔炎**であり、蓄膿症などの**慢性**のものは対象となっていない。鼻炎用点鼻薬には、それらの症状を緩和する働きはあるが、その原因そのものを取り除くわけではない。→ 速習 P195、198

問102　　　　　　　　　　　　　　　　　　　　　　　　　**正答　2**

1 ○ クロルフェニラミンマレイン酸塩は、**抗ヒスタミン**成分である。→ 速習 P196

2 × グリチルリチン酸二カリウムは、**抗炎症**成分である。局所麻酔成分としては、リドカイン、リドカイン塩酸塩が配合されている場合がある。→ 速習 P197、198

3 ○ ナファゾリン塩酸塩は、**アドレナリン作動**成分である。→ 速習 P196

4 ○ ベンザルコニウム塩化物は、**殺菌消毒**成分である。→ 速習 P197

第**3**章　主な医薬品とその作用

鼻炎用点鼻薬の成分の1つである**アドレナリン作動成分**（ナファゾリン塩酸塩等）は、「**過度**に使用→**二次充血**を招き、鼻づまりがひどくなる」は重要です。

問103

眼科用薬に関する以下の記述の正誤について、正しい組み合わせはどれか。

a ソフトコンタクトレンズを装着したままで防腐剤が配合された点眼薬を点眼すると、角膜に障害を引き起こすおそれがある。

b 緑内障の症状は、一般用医薬品の点眼薬により、改善を期待できる。

c 人工涙液は、目の疲れや痒み、結膜の充血等の症状を抑える成分が配合されているものである。

d コンタクトレンズ装着液については、配合成分としてあらかじめ定められた範囲内の成分のみを含む等の基準に当てはまる製品については、医薬部外品として認められている。

	a	b	c	d
1	正	正	正	誤
2	正	正	誤	正
3	正	誤	誤	正
4	誤	正	正	正
5	誤	誤	正	誤

問104 必

眼科用薬に関する以下の記述の正誤について、正しい組み合わせはどれか。

a 点眼薬は通常無菌的に製造されているため、別の人との共用が問題となることはない。

b 点眼薬の容器に記載されている使用期限は、未開封の状態における期限である。

c 点眼の際に容器の先端が眼瞼（まぶた）や睫毛（まつげ）に触れると、雑菌が薬液に混入して汚染を生じる原因となるため、触れないように注意しながら1滴ずつ正確に点眼する。

d 点眼後は、しばらく眼瞼（まぶた）を閉じて、薬液を結膜嚢内に行き渡らせる。その際、目頭を押さえると、薬液が鼻腔内へ流れ込むのを防ぐことができ、効果的とされる。

	a	b	c	d			a	b	c	d
1	正	正	誤	誤		4	誤	正	正	正
2	誤	正	誤	正		5	誤	誤	正	誤
3	正	誤	正	正						

解答・解説

問103　　正答 3

a ○ ソフトコンタクトレンズを装着したままで**防腐剤**が配合された点眼薬を点眼すると、**角膜**に障害を引き起こすおそれがあるため、装着したままの点眼は避けることとされている製品が多い。ただし、1回使い切りタイプとして防腐剤を含まない製品では、ソフトコンタクトレンズ装着時にも使用できるものがある。→ 速習 P200

b × 一般用医薬品の点眼薬には、緑内障の症状を**改善できるものはない**。配合されている成分によっては、緑内障の悪化につながるおそれがある場合がある。→ 速習 P204

c × 人工涙液は、**涙液成分**を補うことを目的とするもので、目の疲れや乾き、コンタクトレンズ装着時の不快感などに用いられる。c は一般点眼薬についての記述である。→ 速習 P199

d ○ コンタクトレンズ装着液については、アスパラギン酸カリウム、アミノエチルスルホン酸、塩化ナトリウムなど、あらかじめ**定められた範囲内**の成分のみを含むなどの基準に当てはまる製品については、**医薬部外品**として認められている。→ 速習 P199

問104　　正答 4

a × 別の人が使用している点眼薬は、容器の先端が睫毛（まつげ）に触れるなどして中身が**汚染**されている可能性があり、**共用**することは避けることとされている。→ 速習 P199

b ○ 点眼薬の容器に記載されている使用期限は、**未開封**の状態における期限であり、容器が**開封**されてから**長期間**を経過した製品は、使用を避けるべきである。→ 速習 P199

c ○ 点眼の際に容器の先端が**眼瞼**（まぶた）や睫毛（まつげ）に触れると、雑菌が薬液に混入して**汚染**を生じる原因となるため、触れないように注意しながら1滴ずつ正確に点眼する。→ 速習 P199

d ○ 点眼後は、しばらく眼瞼（まぶた）を閉じて、薬液を結膜嚢内に行き渡らせる。その際、**目頭**を押さえると、薬液が**鼻腔内**へ流れ込むのを防ぐことができ、効果的とされる。→ 速習 P199

第**3**章　主な医薬品とその作用

273

眼科用薬の配合成分に関する以下の記述の正誤について、正しい組み合わせはどれか。

a　イプシロン－アミノカプロン酸は、抗菌作用を有し、細菌感染（ブドウ球菌や連鎖球菌）による結膜炎やものもらい（麦粒腫）、眼瞼炎などの化膿性の症状の改善を目的として用いられる。

b　ネオスチグミンメチル硫酸塩は、コリンエステラーゼの働きを助ける作用を示し、毛様体におけるアセチルコリンの働きを抑えることで、目の調節機能の改善を目的として用いられる。

c　コンドロイチン硫酸ナトリウムは、眼粘膜のタンパク質と結合して皮膜を形成し、外部の刺激から保護する作用を期待して用いられる。

d　クロモグリク酸ナトリウムは、花粉、ハウスダスト（室内塵）等による目のアレルギー症状（結膜充血、痒み、かすみ、流涙、異物感）の緩和を目的として用いられる。

	a	b	c	d
1	正	誤	正	誤
2	正	正	誤	正
3	誤	誤	誤	正
4	誤	誤	正	正
5	誤	正	正	誤

眼科用薬の配合成分に関する以下の記述の正誤について、正しい組み合わせはどれか。

a　ケトチフェンフマル酸塩は抗菌作用を有する配合成分で、結膜炎やものもらいの症状の改善を目的として用いられる。

b　ナファゾリン塩酸塩は、結膜を通っている血管を収縮させることにより、目の充血を除去する。

c　アスパラギン酸カリウム、アスパラギン酸マグネシウム等は、新陳代謝を促し、目の疲れを改善する効果を期待して配合されている場合がある。

d　スルファメトキサゾールナトリウムは、眼粘膜のタンパク質と結合して皮膜を形成し、外部の刺激から保護する。

	a	b	c	d			a	b	c	d
1	正	誤	正	誤		4	誤	正	誤	誤
2	正	正	誤	正		5	誤	正	正	誤
3	誤	誤	正	正						

問105   正答 **3**

a ✕ イプシロン–アミノカプロン酸は、炎症の原因となる物質の生成を抑える
作用を示し、目の**炎症**を改善する効果を期待して用いられる。→ 速習 P200

b ✕ ネオスチグミンメチル硫酸塩は、コリンエステラーゼの働きを**抑える**作用
を示し、毛様体におけるアセチルコリンの働きを**助ける**ことで、目の**調節
機能**の改善を目的として用いられる。→ 速習 P200

c ✕ コンドロイチン硫酸ナトリウムは、角膜の**乾燥**を防ぐことを目的として配
合されている。→ 速習 P201

d 〇 クロモグリク酸ナトリウムは、花粉、ハウスダスト（室内塵）などによ
る目の**アレルギー**症状（結膜充血、痒み、流涙、異物感）の**緩和**を目的
として用いられる。通常、**抗ヒスタミン**成分と組み合わせて配合される。
→ 速習 P202

問106   正答 **5**

a ✕ ケトチフェンフマル酸塩は**抗ヒスタミン**成分で、**ヒスタミン**の働きを抑え
ることにより、目の**痒み**を和らげることを目的として配合されている場合
がある。→ 速習 P201

b 〇 結膜を通っている血管を**収縮**させて目の**充血**を除去することを目的とし
て、ナファゾリン塩酸塩、テトラヒドロゾリン塩酸塩などの**アドレナリン
作動**成分が配合されている場合がある。→ 速習 P200

c 〇 アスパラギン酸カリウム、アスパラギン酸マグネシウムなどは、**アミノ酸**
成分で、**新陳代謝**を促し、目の**疲れ**を改善する効果を期待して配合されて
いる場合がある。→ 速習 P203

d ✕ 細菌感染（ブドウ球菌や連鎖球菌）による**結膜炎**や**ものもらい**（麦粒腫）、
眼瞼炎などの化膿性の症状の改善を目的として、スルファメトキサゾール
ナトリウムが用いられる。→ 速習 P202

眼科用薬では、成分（具体的な成分名）と
その働きをセットで覚えましょう。ワードを
入れ替えて出題されても正答できるように！

第**❸**章 主な医薬品とその作用

眼科用薬の配合成分に関する以下の記述について、誤っているものはどれか。

1 ビタミン A は、アミノ酸の代謝や神経伝達物質の合成に関与していることから、目の疲れ等の症状を改善する効果を期待して用いられる。

2 テトラヒドロゾリン塩酸塩が配合された点眼薬を連用又は頻回に使用すると、かえって充血を招くことがある。5～6日間使用して症状の改善がみられない場合は、医療機関を受診する。

3 コンドロイチン硫酸ナトリウムは、角膜の乾燥を防ぐことを目的として用いられる。

4 スルファメトキサゾールは、ブドウ球菌や連鎖球菌による結膜炎やものもらい、眼瞼炎等の化膿性の症状の改善を目的として用いられる。

眼科用薬の配合成分に関する以下の記述について、誤っているものはどれか。

1 プラノプロフェンは、非ステロイド性抗炎症成分であり、炎症の原因となる物質の生成を抑える作用を示す。

2 クロモグリク酸ナトリウムは、抗アレルギー成分であるが、アレルギー性でない結膜炎等に対しても効果がある。

3 パントテン酸カルシウムは、自律神経系の伝達物質の産生に重要な成分であり、目の調節機能の回復を促す効果を期待して用いられる。

4 トコフェロール酢酸エステルは、末梢の微小循環を促進させることにより、結膜充血、疲れ目等の症状を改善する効果を期待して用いられる。

問107　　正答　1

1　✕　ビタミンAは、視細胞が光を感受する反応に関与していることから、**視力調整**などの反応を改善する効果を期待して用いられる。→ **速習** P203

2　○　テトラヒドロゾリン塩酸塩は、結膜を通っている血管を**収縮**させて目の**充血**を除去することを目的として点眼薬に配合されている場合がある。**連用又は頻回**に使用すると、**異常なまぶしさ**を感じたり、かえって**充血**を招くことがある。**5～6日間**使用して症状の改善がみられない場合は、医療機関を受診する必要性を含め、専門家に相談がなされるべきである。→ **速習** P200

3　○　コンドロイチン硫酸ナトリウムや精製ヒアルロン酸ナトリウムは、角膜の**乾燥**を防ぐことを目的として用いられる。同様の効果を期待して、ヒドロキシプロピルメチルセルロース、ポリビニルアルコールが配合されている場合もある。→ **速習** P201

4　○　スルファメトキサゾール、スルファメトキサゾールナトリウムなどの**サルファ剤**は、細菌感染（ブドウ球菌や連鎖球菌）による結膜炎やものもらい、眼瞼炎などの**化膿性の症状**の改善を目的として用いられる。→ **速習** P202

問108　　正答　2

1　○　プラノプロフェンは、非ステロイド性**抗炎症**成分であり、炎症の原因となる物質の生成を**抑える**作用を示し、目の**炎症**を改善する効果を期待して用いられる。→ **速習** P200

2　✕　クロモグリク酸ナトリウムは、**抗アレルギー**成分であり、アレルギー性でない結膜炎等に対しては**無効**である。→ **速習** P202

3　○　パントテン酸カルシウムは、自律神経系の伝達物質の産生に重要な成分であり、目の**調節機能**の回復を促す効果を期待して用いられる。→ **速習** P203

4　○　トコフェロール酢酸エステルは、末梢の微小循環を促進させることにより、**結膜充血**、**疲れ目**などの症状を改善する効果を期待して用いられる。→ **速習** P203

問109 頻　　　　　　　　　　　　　　　チェック ☐／☐／☐

きず口等の殺菌消毒成分に関する以下の記述について、誤っているものはどれか。

1 アクリノールは、比較的刺激性が高く、創傷患部にしみやすい。

2 ヨードチンキは、化膿している部位に使用された場合、かえって症状を悪化させる おそれがある。

3 レゾルシンは、細菌や真菌類のタンパク質を変性させることにより殺菌消毒作用を 示し、患部の化膿を防ぐとされる。

4 オキシドールは、連鎖球菌、黄色ブドウ球菌などの化膿菌に対する殺菌消毒作用を 示す。

問110 必　　　　　　　　　　　　　　　チェック ☐／☐／☐

きず口等の殺菌消毒成分に関する以下の記述の正誤について、正しい組み合わせはどれ か。

a クロルヘキシジングルコン酸塩は、結核菌を含む一般細菌類、真菌類、ウイルスに 対して殺菌消毒作用を示す。

b ヨードチンキは、ヨウ素及びヨウ化カリウムをエタノールに溶解させたもので、皮 膚刺激性が弱く、粘膜や目の周りの消毒にも用いることができる。

c ベンザルコニウム塩化物は、陽性界面活性成分であり、石けんとの混合によって殺 菌消毒効果が低下する。

d アクリノールは、黄色の色素で、結核菌を含む一般細菌類、真菌、ウイルスに対し て殺菌消毒作用を示す。

	a	b	c	d
1	誤	正	正	誤
2	正	誤	誤	正
3	誤	誤	正	誤
4	誤	誤	正	正
5	正	正	誤	誤

問109　　　　　　　　　　　　　　　　　　　　　　　　　正答　1

1　✕　アクリノールは、黄色の色素で、比較的刺激性が**低く**、創傷患部に**しみに**
　　　　くい。→ 速習 P206

2　○　ヨードチンキは、皮膚刺激性が**強く**、粘膜（口唇など）や**目の周り**への使
　　　　用は避ける必要がある。**化膿**している部位では、かえって症状を悪化させ
　　　　るおそれがある。→ 速習 P207

3　○　レゾルシン、イソプロピルメチルフェノール、チモール、フェノールは、
　　　　細菌や真菌類の**タンパク質**を変性させることにより**殺菌消毒**作用を示し、
　　　　患部の化膿を防ぐことを目的として用いられる。→ 速習 P208

4　○　オキシドールは、一般細菌類の一部（連鎖球菌、黄色ブドウ球菌などの**化**
　　　　膿菌）に対する**殺菌消毒**作用を示す。オキシドールの作用は、過酸化水素
　　　　の分解に伴って発生する活性酸素による酸化、及び発生する酸素による泡
　　　　立ちによる物理的な**洗浄**効果であるため、作用の**持続性**は乏しく、また、
　　　　組織への**浸透性**も低い。→ 速習 P207

問110　　　　　　　　　　　　　　　　　　　　　　　　　正答　3

a　✕　クロルヘキシジングルコン酸塩は、一般細菌類、真菌類に対して比較的広
　　　　い殺菌消毒作用を示すが、**結核菌**や**ウイルス**に対する殺菌消毒作用はない。
　　　　→ 速習 P208

b　✕　ヨードチンキは、ヨウ素及びヨウ化カリウムをエタノールに溶解させたも
　　　　ので、皮膚刺激性が**強く**、粘膜（口唇など）や**目の周り**への使用は避ける
　　　　必要がある。→ 速習 P207

c　○　ベンザルコニウム塩化物は、**陽性界面活性**成分であり、**石けん**との混合に
　　　　よって殺菌消毒効果が**低下**するので、石けんで洗浄した後に使用する場合
　　　　には、石けんを十分に**洗い流す**必要がある。→ 速習 P207、208

d　✕　アクリノールは、黄色の色素で、一般細菌類の一部（連鎖球菌、黄色ブド
　　　　ウ球菌などの化膿菌）に対する殺菌消毒作用を示すが、**真菌**、**結核菌**、**ウ**
　　　　イルスに対しては効果がない。→ 速習 P206

第❸章　主な医薬品とその作用

外皮用薬及びその配合成分に関する以下の記述について、誤っているものはどれか。

1　外皮用薬は、表皮の角質層が柔らかくなることで有効成分が浸透しやすくなることから、入浴後に用いるのが効果的とされる。

2　喘息を起こしたことがある人では、インドメタシンが配合された外皮用薬の使用を避ける必要がある。

3　鎮痛を目的として用いるケトプロフェンは、紫外線による光線過敏症を起こすことはない。

4　損傷皮膚の組織の修復を促す作用を期待して、アラントインやビタミンA油が配合されている場合がある。

皮膚に用いる薬に含まれる成分に関する以下の記述について、誤っているものはどれか。

1　ウフェナマートは、炎症を生じた組織に働いて、細胞膜の安定化、活性酸素の生成抑制などの作用により、抗炎症作用を示すと考えられている。

2　ブテナフィン塩酸塩は、みずむしの原因菌の細胞膜を構成する成分の産生を妨げることにより、その増殖を抑える。

3　ジフェニルイミダゾールは、湿疹や虫さされ等により一時的かつ部分的な皮膚症状（ほてり、腫れ、痒み等）の緩和を目的として用いられる。

4　デキサメタゾンは、副腎皮質ホルモン（ステロイドホルモン）に共通する化学構造（ステロイド骨格）を持たない非ステロイド性抗炎症成分である。

問111
正答　3

1　○　外皮用薬は、表皮の角質層が柔らかくなることで有効成分が浸透しやすくなることから、**入浴後**に用いるのが効果的とされる。また、適用する皮膚表面に汚れや皮脂が多く付着していると有効成分の浸透性が低下するため、患部を**清浄**にしてから使用することが重要である。→ 速習 P205

2　○　インドメタシンは喘息の副作用を引き起こす可能性があるため、喘息を起こしたことがある人では、インドメタシンが配合された外皮用薬の使用を**避ける**必要がある。→ 速習 P211、391

3　✕　鎮痛を目的として用いるケトプロフェンは、紫外線により、使用中又は使用後しばらくしてから重篤な**光線過敏症**が現れることがある。→ 速習 P211

4　○　損傷皮膚の組織の修復を促す作用を期待して、組織修復成分である**アラントイン**や**ビタミンA油**が配合されている場合がある。→ 速習 P214

問112
正答　4

1　○　ウフェナマートは、炎症を生じた組織に働いて、細胞膜の安定化、活性酸素の生成抑制などの作用により、抗炎症作用を示すと考えられている。湿疹、皮膚炎、**かぶれ**、**あせも**などによる皮膚症状の緩和を目的として用いられる。→ 速習 P210

2　○　ブテナフィン塩酸塩は、みずむしの原因菌（**皮膚糸状菌**）の細胞膜を構成する成分の**産生**を妨げることにより、その増殖を抑える。→ 速習 P220

3　○　湿疹、皮膚炎、かぶれ、あせも、虫さされなどによる一時的かつ部分的な皮膚症状（**ほてり・腫れ・痒み**など）の緩和を目的としてジフェニルイミダゾールが用いられる。副作用として、患部の腫れが現れることがある。→ 速習 P213

4　✕　デキサメタゾンは、**副腎皮質ホルモン**（ステロイドホルモン）に共通する化学構造（ステロイド骨格）を持つ**ステロイド性抗炎症**成分である。→ 速習 P209

皮膚に用いる薬に含まれる成分に関する以下の記述について、正しいものの組み合わせはどれか。

a フェルビナクは、皮膚の下層にある骨格筋や関節部まで浸透してプロスタグランジンの産生を抑える作用を示し、筋肉痛、関節痛、腰痛、打撲、捻挫等に用いられる。

b インドメタシンは、適用部位の皮膚に、腫れ、ヒリヒリ感、熱感、乾燥感が現れることがある。

c ジブカイン塩酸塩は、湿疹、皮膚炎、かぶれ、あせも、虫さされ等による一時的かつ部分的な皮膚症状の緩和を目的として用いられる抗ヒスタミン成分である。

d ユーカリ油は、皮膚に温感刺激を与え、末梢血管を拡張させて患部の血行を促す効果を期待して用いられる。

1 (a、b) 2 (a、c) 3 (a、d) 4 (b、c) 5 (b、d)

外皮用薬及びその配合成分に関する以下の記述の正誤について、正しい組み合わせはどれか。

a ヘパリン類似物質は、創傷面に浸透して、その部位を通っている血管を収縮させることによる止血効果を期待して用いられる。

b 外用として用いられる非ステロイド性抗炎症薬（NSAIDs）は、喘息の副作用を引き起こすことはない。

c ケトプロフェンは紫外線により、使用中だけでなく、使用後しばらくしてからも重篤な光線過敏症が現れることがある。

d 酸化亜鉛は、患部のタンパク質と結合して皮膜を形成し、皮膚を保護する作用を示すため、患部が浸潤又は化膿している場合に用いる。

	a	b	c	d
1	正	正	正	誤
2	正	正	誤	正
3	正	誤	誤	正
4	誤	誤	正	正
5	誤	誤	正	誤

問113　　　　　　　　　　　　　　　　　　　　　　正答　1

a ○ フェルビナクは、皮膚の下層にある骨格筋や関節部まで浸透して**プロスタ グランジン**の産生を抑える作用を示し、筋肉痛、関節痛、腰痛、打撲、捻 挫などによる**鎮痛**に用いられる。→ 速習 P210

b ○ インドメタシンは、適用部位の皮膚に、腫れ、**ヒリヒリ**感、**熱感**、**乾燥**感 が現れることがある。→ 速習 P211

c × ジブカイン塩酸塩は、きり傷、擦り傷、掻き傷などの創傷面の**痛み**や、湿疹、 皮膚炎、かぶれ、あせも、虫さされなどによる皮膚の**痒み**を和らげること を目的として配合される**局所麻酔**成分である。→ 速習 P212

d × ユーカリ油は、皮膚表面に**冷感刺激**を与え、軽い炎症を起こして反射的な 血管の拡張による患部の**血行**を促す効果を期待して配合されている場合が ある。→ 速習 P213

問114　　　　　　　　　　　　　　　　　　　　　　正答　5

a × ヘパリン類似物質は、患部局所の**血行**を促すことを目的として用いられ、 **抗炎症**作用や**保湿**作用も期待される。→ 速習 P214

b × 非ステロイド性抗炎症成分（NSAIDs）は、外用であっても、内服で用い られるのと同様に、**喘息**の副作用を引き起こす可能性があるため、喘息を 起こしたことがある人では、使用を避ける必要がある。→ 速習 P211、391

c ○ ケトプロフェンは**紫外線**により、使用中だけでなく、使用後しばらくして からも重篤な**光線過敏症**が現れることがある。ケトプロフェンが配合され た外皮用薬を使用している間及び使用後も当分の間は、天候にかかわらず、 戸外活動を避ける必要がある。→ 速習 P211

d × 酸化亜鉛は、患部のタンパク質と結合して**皮膜**を形成し、皮膚を保護する 作用を示す。患部が浸潤又は化膿している場合は、表面だけを乾燥させて かえって症状を**悪化**させるおそれがあり、使用を避けることとされている。 → 速習 P214

第**3**章　主な医薬品とその作用

必 チェック / / /

角質軟化薬及びにきび用薬の配合成分に関する以下の記述について、正しいものの組み合わせはどれか。

a 白色ワセリンは、角質層の水分保持量を高め、皮膚の乾燥を改善することを目的として用いられる。

b 尿素は、皮膚の角質層を構成するケラチンを変質させることによる角質軟化作用を目的として用いられる。

c サリチル酸は、角質成分を溶解することにより角質軟化作用を示すとともに、抗菌、抗真菌、抗炎症作用も期待され、にきび用薬に配合されている場合もある。

d バシトラシンは、細菌のDNA合成を阻害することにより抗菌作用を示す。

1 (a、b)　2 (a、c)　3 (b、c)　4 (b、d)　5 (c、d)

頻 チェック / / /

肌の角質化、かさつきを改善する成分及びにきび用薬の配合成分に関する以下の記述の正誤について、正しい組み合わせはどれか。

a グリセリンは、皮膚の角質層を構成するケラチンを変質させることにより、角質軟化作用を示す。

b サルファ剤は、細菌のDNA合成を阻害することにより抗菌作用を示す。

c イオウは、皮膚の角質層を構成するケラチンを変質させることにより、角質軟化作用を示す。

d クロラムフェニコールは、角質層の水分保持量を高めることにより、皮膚の乾燥の改善作用を示す。

	a	b	c	d
1	正	正	誤	誤
2	正	誤	正	正
3	誤	正	誤	正
4	誤	正	正	誤
5	誤	誤	正	誤

問115 　　　　　　　　　　　　　　　　　　　　　　　　　　　　**正答　2**

a ○ 白色ワセリン、グリセリン、尿素、オリブ油などは、角質層の水分保持量
を高め、皮膚の乾燥を改善することを目的として用いられる。→ 速習 P217

b × 尿素は、角質層の**水分保持量**を高め、皮膚の**乾燥**を改善することを目的と
して用いられる。→ 速習 P217

c ○ サリチル酸は、角質成分を溶解することにより**角質軟化**作用を示すととも
に、抗菌、抗真菌、抗炎症作用も期待され、**にきび**用薬などに配合されて
いる場合もある。→ 速習 P216

d × **バシトラシン**は、細菌の**細胞壁合成**を阻害することにより抗菌作用を示す。
→ 速習 P217

> 角質軟化薬は、うおのめ（鶏眼）、たこ（胼胝）、いぼ（疣贅）
> といった肌の角質化などによって起こる症状を改善する薬。
> いぼに用いる製品→医薬品のみ認められている
> うおのめ・たこ用剤→医薬部外品
> にも注意しましょう。

問116 　　　　　　　　　　　　　　　　　　　　　　　　　　　　**正答　4**

a × グリセリンは、角質層の水分保持量を高め、皮膚の**乾燥**を改善することを
目的として用いられる。→ 速習 P217

b ○ サルファ剤は、細菌の **DNA 合成**を阻害することにより**抗菌作用**を示す。
→ 速習 P217

c ○ イオウは、皮膚の角質層を構成するケラチンを変質させることにより、**角
質軟化**作用を示す。**抗菌**、**抗真菌**作用も期待され、**にきび用薬**などに配合
されている場合もある。→ 速習 P216

d × クロラムフェニコールは、細菌の**タンパク質**合成を阻害することにより**抗
菌作用を示す**→ 速習 P217

皮膚に用いる薬に含まれる成分に関する以下の記述について、正しいものの組み合わせは
どれか。

a ピロールニトリンは、患部を酸性にすることで、皮膚糸状菌の発育を抑える。

b テルビナフィン塩酸塩は、皮膚糸状菌の細胞膜を構成する成分の産生を妨げること
により、その増殖を抑える。

c スルファジアジンは、皮膚の角質層を構成するケラチンを変質させることにより、
角質軟化作用を示す。

d フラジオマイシン硫酸塩は、細菌のタンパク質合成を阻害することにより抗菌作用
を示す。

1（a、b）　**2**（a、c）　**3**（a、d）　**4**（b、c）　**5**（b、d）

みずむしやたむしに関する以下の記述について、正しいものの組み合わせはどれか。

a みずむし、たむし等は、皮膚糸状菌（白癬菌）という真菌類の一種が皮膚に寄生す
ることで起こる疾患である。

b いんきんたむしは、輪状の小さな丸い病巣が胴や四肢に発生し、発赤と鱗屑、痒み
を伴う。

c 爪白癬は、爪内部に薬剤が浸透しにくいため難治性で、医療機関（皮膚科）におけ
る全身的な治療（内服抗真菌薬の処方）を必要とする場合が少なくない。

d 治療薬の剤形の選択に関して、一般に、皮膚が厚く角質化している部分には、軟膏
が適する。

1（a、b）　**2**（a、c）　**3**（b、c）　**4**（b、d）　**5**（c、d）

問117　　　　　　　　　　　　　　　　　　　　　　　　　正答　5

a ✕　ピロールニトリンは、菌の呼吸や代謝を妨げることにより、皮膚糸状菌の増殖を抑える。→ 速習 P220

b ◯　テルビナフィン塩酸塩は、皮膚糸状菌の細胞膜を構成する成分の産生を妨げることにより、その増殖を抑える。アモロルフィン塩酸塩、ブテナフィン塩酸塩も同じ作用がある。→ 速習 P220

c ✕　スルファジアジンは、細菌の DNA 合成を阻害することにより抗菌作用を示す。→ 速習 P217

d ◯　フラジオマイシン硫酸塩、クロラムフェニコールは、いずれも細菌のタンパク質合成を阻害することにより抗菌作用を示す。→ 速習 P217

問118　　　　　　　　　　　　　　　　　　　　　　　　　正答　2

a ◯　みずむし、たむしなどは、皮膚糸状菌（白癬菌）という真菌類の一種が皮膚に寄生することで起こる疾患（表在性真菌感染症）である。スリッパやタオルなどを介して、感染することも多い。発生する部位によって呼び名が変わる。→ 速習 P218

b ✕　いんきんたむしは、輪状の小さな丸い病巣が内股にでき、尻や陰嚢付近に広がっていくもの。→ 速習 P218

c ◯　爪白癬は、爪内部に薬剤が浸透しにくいため難治性で、医療機関（皮膚科）における全身的な治療（内服抗真菌薬の処方）を必要とする場合が少なくない。→ 速習 P219

d ✕　一般に、皮膚が厚く角質化している部分には、軟膏ではなく液剤が適している。→ 速習 P219

頭皮・毛根に作用する配合成分に関する以下の記述について、正しいものの組み合わせはどれか。

a　カルプロニウム塩化物は、頭皮の血管を拡張、毛根への血行を促すことによる発毛効果を期待して配合されている。

b　カシュウは、抗菌、抗炎症等の作用を期待して用いられる。

c　チクセツニンジンは、頭皮における脂質代謝を高めて、余分な皮脂を取り除く作用を期待して配合されている。

d　エストラジオール安息香酸エステルは、女性ホルモンによる脱毛抑制効果を期待して配合されている。

1（a、b）　2（a、c）　3（a、d）　4（b、c）　5（c、d）

皮膚に用いる薬の配合成分とその分類の組み合わせのうち、誤っているものはどれか。

（成分）　　　　　　　　　　　　　　（分類）

1　アクリノール　――――――――　殺菌消毒成分

2　デキサメタゾン　―――――――　ステロイド性抗炎症成分

3　ジフェンヒドラミン塩酸塩　――　組織修復成分

4　ジブカイン塩酸塩　――――――　局所麻酔成分

問119　　　　　　　　　　　　　　　　　　　　　　　　　　　　　　　正答　3

a　○　カルプロニウム塩化物は、末梢組織（適用局所）においてアセチルコリンに類似した作用（**コリン**作用）を示し、頭皮の血管を拡張、毛根への血行を促すことによる**発毛効果**を期待して配合されている。→ 速習 P221

b　×　カシュウ（何首烏）は、頭皮における脂質代謝を高め、**余分な皮脂を取り除く**作用を期待して用いられる。→ 速習 P222

c　×　チクセツニンジン（竹節人参）は、**血行促進**、**抗炎症**などの作用を期待して用いられる。→ 速習 P222

d　○　脱毛は男性ホルモンの働きが過剰であることも一因とされているため、女性ホルモンによる**脱毛抑制効果**を期待して、女性ホルモン成分の一種である**エストラジオール安息香酸エステル**が配合されている場合がある。→ 速習 P221

問120　　　　　　　　　　　　　　　　　　　　　　　　　　　　　　　正答　3

1　○　アクリノールは、**殺菌消毒**成分である。→ 速習 P206

2　○　デキサメタゾンは、**ステロイド性抗炎症**成分である。→ 速習 P209

3　×　ジフェンヒドラミン塩酸塩は、**抗ヒスタミン**成分である。組織修復成分としては、**アラントイン**や**ビタミンA油**が配合されている場合がある。→ 速習 P213、214

4　○　ジブカイン塩酸塩は、**局所麻酔**成分である。→ 速習 P212

毛髪用薬の成分に関する以下の記述の正誤について、正しい組み合わせはどれか。

a チクセツニンジンは、ウコギ科のトチバニンジンの根茎を、通例、湯通ししたものを基原とする生薬で、血行促進、抗炎症などの作用を期待して用いられる。

b ヒノキチオールは、ヒノキ科のタイワンヒノキ、ヒバ等から得られた精油成分で、抗菌、抗炎症などの作用を期待して用いられる。

c カシュウは、アカネ科のクチナシの果実で、ときには湯通し又は蒸したものを基原とする生薬で、抗炎症作用を期待して用いられる。

d サリチル酸は、頭皮の落屑（ふけ）を抑える効果を期待して、毛髪用薬に配合されている場合がある。

	a	b	c	d
1	誤	正	誤	誤
2	誤	正	正	誤
3	正	誤	正	正
4	正	誤	誤	正
5	正	正	誤	正

歯や口中に用いる薬

歯や口中に用いる薬の配合成分とその配合目的の組み合わせのうち、正しいものの組み合わせはどれか。

	（成分）		（配合目的）
a	カルバゾクロム	──	局所麻酔作用
b	オイゲノール	──	殺菌消毒作用
c	ジブカイン塩酸塩	──	止血作用
d	アラントイン	──	組織修復作用

1（a、b） 2（a、c） 3（b、c） 4（b、d） 5（c、d）

問121 正答 5

a ○ チクセツニンジン（竹節人参）は、ウコギ科のトチバニンジンの根茎を、通例、湯通ししたものを基原とする生薬で、**血行促進**、抗炎症などの作用を期待して用いられる。→ 速習 P222

b ○ ヒノキチオールは、ヒノキ科のタイワンヒノキ、ヒバなどから得られた精油成分で、**抗菌**、**抗炎症**などの作用を期待して用いられる。→ 速習 P222

c × カシュウ（何首烏）は、タデ科のツルドクダミの塊根を基原とする生薬で、**頭皮**における脂質代謝を高めて、**余分な皮脂**を取り除く作用を期待して用いられる。アカネ科のクチナシの果実を基原とする生薬は**サンシシ**（山梔子）である。→ 速習 P222、276

d ○ サリチル酸は、頭皮の落屑（ふけ）を抑える効果を期待して、**毛髪用薬に**配合されている場合がある。抗菌、抗真菌、抗炎症作用も期待され、**にきび用薬**などに配合されている場合もある。→ 速習 P216

■ サリチル酸の作用 ここを**押**さえよう！

成分	作用
サリチル酸	**角質軟化用薬**…角質成分を溶解することにより角質を軟化
	にきび用薬…抗菌、抗真菌、抗炎症作用
	毛髪用薬…頭皮の落屑（ふけ）を抑える効果

問122 正答 4

a × カルバゾクロムは、炎症を起こした歯周組織からの出血を抑える**止血**作用である。→ 速習 P226

b ○ オイゲノールは、齲蝕（むし歯）を生じた部分における**細菌**の繁殖を抑える**殺菌消毒**作用を期待して配合されている。→ 速習 P225

c × ジブカイン塩酸塩は、**局所麻酔**作用である。→ 速習 P224

d ○ アラントインは、炎症を起こした歯周組織の**修復**作用を期待して配合されている。→ 速習 P226

以下は、ある歯槽膿漏薬に含まれている成分の一覧である。

> 100g 中
> ヒノキチオール　0.1g
> セチルピリジニウム塩化物　0.05g
> グリチルリチン酸二カリウム　0.4g
> アラントイン　0.3g

この歯槽膿漏薬に含まれる成分とその主な配合目的の組み合わせのうち、正しいものはどれか。

　　（成分）　　　　　　　　　　　　（主な配合目的）
1　ヒノキチオール ───────── 止血作用
2　セチルピリジニウム塩化物 ─── 殺菌消毒作用
3　グリチルリチン酸二カリウム ── 組織修復作用
4　アラントイン ───────── 抗炎症作用

以下のビタミンのうち、歯槽膿漏薬において、歯周組織からの出血を抑える作用を期待して配合されていることがあるものはどれか。

1　ビタミンA
2　ビタミンB_6
3　ビタミンD
4　ビタミンE
5　ビタミンK_1

問123　　　　　　　　　　　　　　　　　　　　　　　　正答　2

1　×　ヒノキチオールは、**殺菌消毒**作用のほか、**抗炎症**作用を期待して配合され
　　　ている。→ 速習 P226、277

2　○　セチルピリジニウム塩化物は、歯肉溝での**細菌の繁殖を抑える**ことを目的
　　　として配合される**殺菌消毒成分**である。→ 速習 P226

3　×　グリチルリチン酸二カリウムは、歯周組織の**抗炎症作用**を期待して配合さ
　　　れている。→ 速習 P226、227

4　×　アラントインは、炎症を起こした歯周組織の修復作用を期待して配合され
　　　ている。→ 速習 P226

問124　　　　　　　　　　　　　　　　　　　　　　　　正答　5

1　×　ビタミンAは、滋養強壮保健薬に配合され、**目の乾燥感**、**夜盲症**の症状の
　　　緩和などに用いられる。→ 速習 P233

2　×　ビタミンB_6は、滋養強壮保健薬に配合され、口角炎（唇の両端の腫れ・
　　　ひび割れ）、口唇炎（唇の腫れ・ひび割れ）、**口内炎**、**舌の炎症**、湿疹、**皮
　　　膚炎**、かぶれ、ただれ、にきび・吹き出物、肌あれ、手足の**しびれ**の症状
　　　の緩和などに用いられる。→ 速習 P236

3　×　ビタミンDは、滋養強壮保健薬に配合され、**骨歯の発育不良**、**くる病**（ビ
　　　タミンDの代謝障害によってカルシウムやリンの吸収が進まなくなる病
　　　気）の予防などに用いられる。→ 速習 P234

4　×　ビタミンEは、**末梢血管障害**による肩・首すじのこり、手足のしびれ・冷え、
　　　しもやけの症状の緩和などに用いられる。また、歯周組織の**血行**を促す効
　　　果を期待して、歯槽膿漏薬に配合されている場合がある。→ 速習 P227、234

5　○　ビタミンK_1（フィトナジオン）は、**歯周組織からの出血を抑える**作用を期
　　　待して配合されている場合がある。→ 速習 P227

第**3**章　主な医薬品とその作用

口内炎及び口内炎用薬の配合成分に関する以下の記述の正誤について、正しい組み合わせはどれか。

a 口内炎は、口腔粘膜に生じる炎症で、口腔の粘膜上皮に水疱や潰瘍ができて痛み、ときに口臭を伴う。

b シコンは、ムラサキ科のムラサキの根を基原とする生薬で、組織修復促進、抗菌などの作用を期待して用いられる。

c アズレンスルホン酸ナトリウム（水溶性アズレン）は、患部からの細菌感染を防止することを目的として配合されている。

d ステロイド性抗炎症成分が配合されている場合には、その含有量によらず長期連用を避ける必要がある。

	a	b	c	d
1	正	正	正	正
2	正	誤	誤	誤
3	正	誤	正	正
4	誤	誤	正	誤
5	正	正	誤	正

禁煙補助剤

禁煙補助剤に関する以下の記述について、正しいものの組み合わせはどれか。

a 禁煙補助剤を使用するニコチン置換療法は、ニコチンの摂取方法を喫煙以外に換えて離脱症状の軽減を図りながら徐々に摂取量を減らし、最終的にニコチン摂取をゼロにする方法である。

b うつ病と診断されたことのある人は、禁煙時の離脱症状により、うつ症状を悪化させることがあるため、使用を避ける必要がある。

c 咀嚼剤では、口腔内がアルカリ性になるとニコチンの吸収が低下する。

d 咀嚼剤は、菓子のガムのように噛むと唾液が多く分泌されることにより、吐きけや腹痛等の副作用が現れにくくなる。

1（a、b）　2（a、c）　3（b、c）　4（b、d）　5（c、d）

問125　　　　　　　　　　　　　　　　　　　　　　　　正答　5

a　○　口内炎は、口腔粘膜に生じる炎症で、口腔の粘膜上皮に**水疱**や**潰瘍**ができて痛み、ときに**口臭**を伴う。発生の仕組みは必ずしも解明されていないが、疱疹ウイルスの口腔内感染による場合や、医薬品の**副作用**として生じる場合もある。→ 速習 P228

b　○　シコン（紫根）は、**ムラサキ**科のムラサキの根を基原とする生薬で、**組織修復促進、抗菌**などの作用を期待して用いられる。→ 速習 P229、276

c　✕　アズレンスルホン酸ナトリウム（水溶性アズレン）は、口腔粘膜の**組織修復**を促す作用を期待して配合されている。→ 速習 P228

d　○　**ステロイド性抗炎症成分**が配合されている場合には、その含有量によらず**長期連用**を避ける必要がある。→ 速習 P228

問126　　　　　　　　　　　　　　　　　　　　　　　　正答　1

a　○　禁煙補助剤を使用する**ニコチン置換療法**は、ニコチンの摂取方法を喫煙以外に換えて**離脱症状**の軽減を図りながら徐々に摂取量を減らし、最終的にニコチン摂取をゼロにする方法である。→ 速習 P230

b　○　うつ病と診断されたことのある人は、禁煙時の**離脱症状**により、うつ症状を悪化させることがあるため、**禁煙補助剤の使用を避ける**必要がある。→ 速習 P231

c　✕　咀嚼剤では、口腔内が**酸性**になるとニコチンの吸収が**低下**するため、コーヒーや炭酸飲料など口腔内を**酸性**にする食品を摂取した後しばらくは使用を避けることとされている。→ 速習 P232

d　✕　咀嚼剤は、菓子のガムのように噛むと唾液が多く分泌され、**ニコチン**が唾液とともに飲み込まれてしまい、吐きけや腹痛等の副作用が現れやすくなるため、**ゆっくりと断続的**に噛むこととされている。→ 速習 P230

禁煙補助剤に関する以下の記述について、正しいものの組み合わせはどれか。

a 禁煙補助剤に配合されるニコチンは、アドレナリン作動成分が配合された医薬品（鎮咳去痰薬、鼻炎用薬、痔疾用薬等）との併用により、その作用を減弱させるおそれがある。

b 顎の関節に障害がある人では、使用を避ける必要がある。

c 咀嚼剤は、大量に使用しても禁煙達成が早まるものではない。

d 禁煙補助剤は、喫煙を徐々に減らしながら使用して、最終的に完全に禁煙できるようにするものである。

1 （a、b） 2 （a、c） 3 （b、c） 4 （b、d） 5 （c、d）

滋養強壮保健薬

滋養強壮保健薬に関する以下の記述について、正しいものの組み合わせはどれか。

a 医薬部外品の保健薬には、カシュウ、ゴオウ、ゴミシ、ジオウ、ロクジョウ等の生薬成分については、配合することは認められていない。

b 医薬部外品の保健薬では、神経痛、関節痛等のような特定部位の症状に対する効能・効果が認められている。

c ビタミン成分については、1日最大量が既定値を超えるものは、医薬品としての滋養強壮保健薬のみ認められている。

d 滋養強壮保健薬は、特定の栄養素の不足による症状の改善を目的としているが、予防は目的としていない。

1 （a、b） 2 （a、c） 3 （a、d） 4 （b、c） 5 （b、d）

問127　　　　　　　　　　　　　　　　　　　　　　　　　　　正答　3

a ✕　禁煙補助剤に配合されるニコチンは、**アドレナリン**作動成分が配合された医薬品（鎮咳去痰薬、鼻炎用薬、痔疾用薬など）との併用により、その作用を**増強**させるおそれがある。→ 速習 P232

b ◯　顎の関節に障害がある人では、使用を避ける必要がある。また、**口内炎や喉の痛み・腫れ**の症状がある場合には、口内・喉の刺激感などの症状が現れやすくなる→ 速習 P230

c ◯　咀嚼剤は、大量に使用しても禁煙達成が**早まるものではない**。かえってニコチン**過剰摂取**による副作用のおそれがある。→ 速習 P230

d ✕　禁煙補助剤は、**喫煙**を**完全に止めた**うえで使用することとされている。使用中又は使用直後の喫煙は、血中の**ニコチン濃度**が急激に**高まる**おそれがあり、避ける必要がある。→ 速習 P232

> 禁煙補助剤を使用すると喫煙以外の方法でニコチンを摂取することになります。ニコチン摂取量は徐々に減らすのですが、喫煙自体は完全に止めて使用します。

問128　　　　　　　　　　　　　　　　　　　　　　　　　　　正答　2

a ◯　医薬部外品の保健薬には、カシュウ（何首烏）、ゴオウ（牛黄）、ゴミシ（五味子）、ジオウ（地黄）、ロクジョウ（鹿茸）などの**生薬**成分については、配合することは認められておらず、**医薬品**にのみ認められている。→ 速習 P233

b ✕　神経痛、関節痛等のような**特定部位**の症状に対する**効能・効果**は、**医薬品**においてのみ認められている。→ 速習 P233

c ◯　滋養強壮保健薬と医薬部外品の保健薬は、どちらもビタミンなどの補給を目的としているが、**ビタミン**成分については、1日最大量が**既定値**を超えるものは、**医薬品**としての滋養強壮保健薬のみ認められている。→ 速習 P233

d ✕　滋養強壮保健薬は、特定の**栄養素**の不足による症状の**改善**又は**予防**を目的として、ビタミン成分、カルシウム、アミノ酸、生薬成分などが配合された医薬品である。→ 速習 P232

滋養強壮保健薬の配合成分に関する以下の記述について、誤っているものはどれか。

1　アスパラギン酸ナトリウムは、細胞の機能が正常に働くために重要な物質であり、肝臓機能を改善する働きがあるとされている。

2　ビタミン A は、妊娠 3 ヶ月以内の妊婦、妊娠していると思われる女性及び妊娠を希望する女性は、過剰摂取に留意する必要がある。

3　ビタミン B_2 の摂取により、尿が黄色くなることがある。

4　ビタミン E は下垂体や副腎系に作用してホルモン分泌の調節に関与するとされており、ときに生理が早く来たり、経血量が多くなったりすることがある。

滋養強壮保健薬の配合成分に関する以下の記述の正誤について、正しい組み合わせはどれか。

a　グルクロノラクトンは、米油及び米胚芽油から見出された抗酸化作用を示す成分で、ビタミン E 等と組み合わせて配合されている場合がある。

b　アミノエチルスルホン酸は、肝臓機能を改善する働きがあるとされる。

c　コンドロイチン硫酸ナトリウムは、関節痛、筋肉痛等の改善を促す作用を期待してビタミン B_1 等と組み合わせて配合されている場合がある。

d　ビタミン D の過剰症として、高カルシウム血症、異常石灰化が知られている。

	a	b	c	d
1	誤	正	誤	正
2	誤	正	正	正
3	誤	正	正	誤
4	正	誤	誤	誤
5	正	正	正	正

問129　正答　1

1 ✕ アスパラギン酸ナトリウムは、**エネルギー**の産生効率を高め、骨格筋に溜まった**乳酸**（にゅうさん）の分解を促すなどの働きを期待して用いられる。→ 速習 P237

2 ◯ ビタミンA は、**妊娠3ヶ月**以内の妊婦、妊娠していると思われる女性及び妊娠を希望する女性は、**過剰摂取**に留意する必要がある。ビタミンA は、**夜間視力**を維持したり、**皮膚**や**粘膜**の機能を正常に保つために重要な栄養素である。→ 速習 P233、234

3 ◯ ビタミンB$_2$ の摂取により、尿が**黄色**くなることがある。ビタミンB$_2$ は、**脂質**の代謝に関与し、**皮膚**や**粘膜**の機能を正常に保つために重要な栄養素である。→ 速習 P235

4 ◯ ビタミンE は下垂体（かすいたい）や副腎系に作用して**ホルモン分泌**の調節に関与するとされており、ときに**生理**が早く来たり、**経血量**が多くなったりすることがある。この現象は内分泌のバランス調整による一時的なものであるが、出血が**長く続く**場合は他の原因も考えられるため、医療機関を受診する。→ 速習 P234

問130　正答　2

a ✕ **ガンマ-オリザノール**は、米油（こめゆ）及び米胚芽油（こめはいがゆ）から見出された抗酸化作用を示す成分で、ビタミンE などと組み合わせて配合されている場合がある。→ 速習 P237

b ◯ アミノエチルスルホン酸（タウリン）は、**肝臓機能**を改善する働きがあるとされる。体のあらゆる部分に存在し、**細胞の機能**が正常に働くために重要な物質である。→ 速習 P237

c ◯ コンドロイチン硫酸は、**軟骨成分**を**形成**及び**修復**する働きがあるとされる。**コンドロイチン硫酸ナトリウム**として、**関節痛**、**筋肉痛**などの改善を促す作用を期待してビタミンB$_1$ などと組み合わせて配合されている場合がある。→ 速習 P237

d ◯ ビタミンD の過剰症として、**高カルシウム血症**、異常石灰化（せっかいか）が知られている。**高カルシウム血症**は、血液中の**カルシウム**濃度が非常に高くなった状態で、初期症状としては、便秘、吐きけ、嘔吐（おうと）、腹痛、食欲減退、多尿などが現れる。→ 速習 P234

第**❸**章　主な医薬品とその作用

滋養強壮保健薬の配合成分に関する以下の記述について、正しいものの組み合わせはどれか。

a　トコフェロールコハク酸エステルは、主に目の乾燥感や夜盲症の症状の緩和に使用される。

b　ピリドキシン塩酸塩は、タンパク質の代謝に関与し、皮膚や粘膜の健康維持、神経機能の維持に重要な栄養素である。

c　システインは、肝臓においてアルコールを分解する酵素の働きを助け、アセトアルデヒドの代謝を促す働きがあるとされる。

d　グルクロノラクトンは、軟骨組織の主成分で、軟骨成分を形成及び修復する働きがあるとされる。

1（a、b）　**2**（a、c）　**3**（b、c）　**4**（b、d）　**5**（c、d）

以下の記述にあてはまる滋養強壮保健薬に使用される配合成分はどれか。

　炭水化物からのエネルギー産生に不可欠な栄養素で、神経の正常な働きを維持する作用がある。

1　ビタミン A
2　ビタミン D
3　ビタミン E
4　ビタミン B_1
5　ビタミン B_{12}

問131　　　　　　　　　　　　　　　　　　　　　　正答　3

a　✕　トコフェロールコハク酸エステルは、**末梢血管障害による肩・首すじのこ**り、手足のしびれ・冷え、しもやけの症状の緩和、**更年期**における肩・首すじのこり、冷え、手足のしびれ、のぼせ・ほてり、月経不順の症状、また、**老年期**における**ビタミンE**の補給に用いられる。→ 速習 P234

b　◯　ピリドキシン塩酸塩は、妊娠・授乳期、病中病後の体力低下時における**ビタミンB₆**の補給に用いられる。ビタミンB₆は、**タンパク質**の代謝に関与し、**皮膚**や**粘膜**の健康維持、**神経機能**の維持に重要な栄養素である。→ 速習 P236

c　◯　システインは、肝臓において**アルコール**を分解する酵素の働きを助け、**アセトアルデヒド**の代謝を促す働きがあるとされる。→ 速習 P237

d　✕　グルクロノラクトンは、肝臓の働きを助け、**肝血流**を促進する働きがあり、**全身倦怠感**や**疲労**時の栄養補給を目的として配合されている場合がある。→ 速習 P237

問132　　　　　　　　　　　　　　　　　　　　　　正答　4

ビタミンB₁は、**炭水化物**からのエネルギー産生に不可欠な栄養素で、**神経**の正常な働きを維持する作用がある成分である。

ビタミンB₁主薬製剤は、**神経痛**、筋肉痛・関節痛（肩・腰・肘・膝痛、肩こり、五十肩など）、手足の**しびれ**、便秘、眼精疲労（慢性的な目の疲れ及びそれに伴う目のかすみ・目の奥の痛み）の症状の緩和、**脚気**、また、肉体疲労時、妊娠・授乳期、病中病後の体力低下時におけるビタミンB₁の補給に用いられる。→ 速習 P235

滋養強壮保健薬のビタミン成分は種類がたくさんあります。それぞれのビタミン成分ごとに、その作用と成分名について、しっかり整理しておきましょう。

以下の記述にあてはまる滋養強壮保健薬に使用される配合成分はどれか。

赤血球の形成を助け、また、神経機能を正常に保つために重要な栄養素である。

1 ビタミンA
2 ビタミンD
3 ビタミンE
4 ビタミンB$_1$
5 ビタミンB$_{12}$

滋養強壮保健薬の配合成分に関する以下の記述について、正しいものの組み合わせはどれか。

a ガンマ-オリザノールは、米油及び米胚芽油から見出された抗酸化作用を示す成分であるため、同様の作用を有するビタミンEと組み合わせて配合することは避けることとされる。

b アミノエチルスルホン酸（タウリン）は、骨格筋に溜まった乳酸の分解を促す等の働きを期待して用いられる。

c ヘスペリジンは、ビタミン様物質のひとつで、ビタミンCの吸収を助ける等の作用があるとされる。

d ビタミンB$_{12}$は、シアノコバラミン、ヒドロキソコバラミン塩酸塩等としてビタミン主薬製剤、貧血用薬等に配合されている。

1（a、b） 2（a、c） 3（b、c） 4（b、d） 5（c、d）

問133　　　　　　　　　　　　　　　　　　　　　正答　5

「**赤血球**の形成を助け、また、神経機能を正常に保つために重要な栄養素である。」という記述にあてはまる滋養強壮保健薬の配合成分は、**ビタミン B₁₂** である。
→ 速習 P236

問134　　　　　　　　　　　　　　　　　　　　　正答　5

a　×　ガンマ - オリザノールは、米油及び米胚芽油から見出された抗酸化作用を示す成分で、**ビタミン E** と組み合わせて配合されている場合がある。
→ 速習 P237

b　×　**アスパラギン酸ナトリウム**は、**エネルギー**の産生効率を高め、骨格筋に溜まった**乳酸**の分解を促すなどの働きを期待して用いられる。アミノエチルスルホン酸（タウリン）は、**肝臓機能**を改善する働きがあるとされる。
→ 速習 P237

c　○　ヘスペリジンは、ビタミン様物質の1つで、**ビタミン C**の吸収を助ける等の作用があるとされる。滋養強壮保健薬のほか、**かぜ薬**などにも配合されている場合がある。→ 速習 P237

d　○　ビタミン B₁₂ は、**赤血球**の形成を助け、また、**神経機能**を正常に保つために重要な栄養素である。シアノコバラミン、ヒドロキソコバラミン塩酸塩などとして、ビタミン主薬製剤、**貧血用薬**などに配合されている。
→ 速習 P236

■ ビタミン B₁、B₂、B₆、B₁₂ の主な作用　　ここを**押**さえよう！	
ビタミン B₁	炭水化物からのエネルギー産生に不可欠
ビタミン B₂	脂質の代謝に関与。尿が黄色くなることがある
ビタミン B₆	**タンパク質**の代謝に関与
ビタミン B₁₂	**赤血球**の形成を助ける

第**❸**章　主な医薬品とその作用

チェック ☐/☐/☐/

滋養強壮保健薬に配合される生薬に関する以下の記述について、誤っているものはどれか。

1 サンヤクは、ヤマノイモ科のヤマノイモ又はナガイモの周皮を除いた根茎を基原とする生薬で、主に強壮作用を期待して配合されている場合がある。

2 ヨクイニンは、イネ科のハトムギの種皮を除いた種子を基原とする生薬で、強壮、血行促進、強精等の作用を期待して用いられる。

3 ニンジンは、ウコギ科のオタネニンジンの細根を除いた根又はこれを軽く湯通ししたものを基原とする生薬で、神経系の興奮や副腎皮質の機能亢進等の作用により、外界からのストレス刺激に対する抵抗力や新陳代謝を高めるとされる。

4 センキュウは、セリ科のセンキュウの根茎を、通例、湯通ししたものを基原とする生薬で、血行を改善し、血色不良や冷えの症状を緩和するほか、強壮、鎮静、鎮痛等の作用を期待して用いられる。

漢方処方製剤・生薬製剤

チェック ☐/☐/☐/

漢方処方製剤に関する以下の記述の正誤について、正しい組み合わせはどれか。

a 作用が穏やかであるため、間質性肺炎や肝機能障害のような重篤な副作用は起きない。

b 漢方医学は古来に中国から伝わったもので、現代中国で利用されている中医学に基づく薬剤を漢方処方製剤として使用している。

c 漢方薬を使用する場合、漢方独自の病態認識である「証」に基づいて用いることが、有効性及び安全性を確保するために重要である。

	a	b	c
1	誤	誤	正
2	正	誤	正
3	誤	誤	誤
4	正	誤	誤
5	誤	正	誤

問135 正答 **2**

1 ○ サンヤク（山薬）は、**ヤマノイモ科のヤマノイモ**又は**ナガイモの周皮**を除いた根茎（担根体）を基原とする生薬で、主に**強壮**作用を期待して配合されている場合がある。→ 速習 P281

2 ✕ ヨクイニン（薏苡仁）は、イネ科のハトムギの種皮を除いた種子を基原とする生薬で、**肌荒れ**や**いぼ**に用いられる。→ 速習 P238、285

3 ○ ニンジン（人参）は、**ウコギ科のオタネニンジン**の細根を除いた根又はこれを軽く湯通ししたものを基原とする生薬で、神経系の**興奮**や副腎皮質の機能**亢進**などの作用により、外界からの**ストレス**刺激に対する抵抗力や新陳代謝を高めるとされる。→ 速習 P238、277

4 ○ センキュウ（川芎）は、**セリ科のセンキュウ**の根茎を、通例、湯通ししたものを基原とする生薬で、**血行**を改善し、**血色不良や冷え**の症状を緩和するほか、強壮、鎮静、鎮痛などの作用を期待して用いられる。→ 速習 P238、282

問136 正答 **1**

a ✕ 漢方処方製剤においても、間質性肺炎や肝機能障害のような**重篤な副作用**が起きることがある。→ 速習 P256

b ✕ 漢方医学は、古来に中国から伝わり、日本において発展してきた日本の伝統医学であり、漢方処方製剤は**漢方医学の考え方**に沿うように、**生薬を組み合わせて**構成された漢方処方に基づくものである。現代中国で利用されている中医学に基づく薬剤は、**中薬**と呼ばれ、漢方薬とは明らかに**別物**である。→ 速習 P255

c ○ 漢方薬を使用する場合、漢方独自の病態認識である「**証**」に基づいて用いることが、有効性及び安全性を確保するために重要である。一般用に用いることが出来る漢方処方は、現在 300 処方程度である。→ 速習 P255

漢方処方製剤に関する以下の記述の正誤について、正しい組み合わせはどれか。

a 患者の「証」に合わないものが選択された場合には、効果が得られないばかりでなく、副作用を生じやすくなる。

b 症状の原因となる体質の改善を主眼としているものが多く、比較的長期間（1ヶ月位）継続して服用されることがあるが、一定期間又は一定回数使用しても症状の改善が認められない場合には、「証」が適していない処方である可能性がある。

c 用法用量において適用年齢の下限が設けられていない場合でも、生後3ヶ月未満の乳児には使用しないこととされている。

d 漢方処方を構成する生薬には、複数の処方で共通しているものもあり、同じ生薬を含む漢方処方製剤が併用された場合、作用が強く現れたり、副作用を生じやすくなるおそれがある。

	a	b	c	d			a	b	c	d
1	正	正	正	誤		4	誤	正	誤	正
2	正	正	正	正		5	誤	誤	正	誤
3	正	誤	正	正						

漢方処方製剤に関する以下の記述の正誤について、正しい組み合わせはどれか。

a 防風通聖散は、体力充実して、腹部に皮下脂肪が多く、便秘がちなものの高血圧や肥満に伴う動悸・肩こり・のぼせ・むくみ・便秘、蓄膿症（副鼻腔炎）、湿疹・皮膚炎、ふきでもの（にきび）、肥満症に適すとされるが、体の虚弱な人では激しい腹痛を伴う下痢等の副作用が現れやすい等、不向きとされる。

b 防已黄耆湯は、体力中等度以上で、赤ら顔で、ときにのぼせがあるもののにきび、顔面・頭部の湿疹・皮膚炎、赤鼻（酒さ）に適すとされる。

c 黄連解毒湯は、体力中等度以上で、のぼせぎみで顔色赤く、いらいらして落ち着かない傾向のあるものの鼻出血、不眠症、神経症、胃炎、二日酔い、血の道症、めまい、動悸、更年期障害、湿疹・皮膚炎、皮膚の痒み、口内炎に適すとされるが、体の虚弱な人（体力の衰えている人、体の弱い人）では不向きとされる。

	a	b	c			a	b	c
1	誤	正	正		4	正	誤	誤
2	正	誤	正		5	正	正	誤
3	誤	正	誤					

問137 　　　　　　　　　　　　　　　　　　　　　　　　正答　2

a ○ 漢方処方製剤を利用する場合、患者の「証」に合わないものが選択された場合には、効果が得られないばかりでなく、**副作用**を生じやすくなる。そのため、それぞれの製剤について、「証」の概念を良く理解することが重要である。→ 速習 P255

b ○ 漢方処方製剤は、症状の原因となる体質の改善を主眼としているものが多く、比較的長期間（1ヶ月位）継続して服用されることがある。**一定期間**又は**一定回数**使用しても症状の改善が認められない場合には、「証」が適していない処方である可能性がある。→ 速習 P256

c ○ 漢方処方製剤は、用法用量において適用年齢の下限が設けられていない場合であっても、生後**3ヶ月未満**の乳児には使用しないこととされている。→ 速習 P256

d ○ 漢方処方を構成する生薬には、複数の処方で共通しているものもあり、**同じ生薬**を含む漢方処方製剤が**併用**された場合、作用が強く現れたり、**副作用**を生じやすくなるおそれがある。他の漢方処方製剤、生薬製剤又は医薬部外品との併用には注意が必要である。→ 速習 P256

問138 　　　　　　　　　　　　　　　　　　　　　　　　正答　2

a ○ 防風通聖散は、**体力充実**して、腹部に皮下脂肪が多く、便秘がちなものの高血圧や**肥満**に伴う動悸・肩こり・のぼせ・むくみ・便秘、蓄膿症（副鼻腔炎）、湿疹・皮膚炎、ふきでもの（にきび）、肥満症に適すとされるが、体の虚弱な人では激しい腹痛を伴う**下痢**などの副作用が現れやすいなど、不向きとされる。→ 速習 P267

b × 清上防風湯は、体力中等度以上で、赤ら顔でときにのぼせがあるものの**にきび**、顔面・頭部の湿疹・皮膚炎、赤鼻（酒さ）に適すとされる。
防已黄耆湯は、体力中等度以下で、疲れやすく、汗のかきやすい傾向があるものの**肥満**に伴う関節の腫れや痛み、むくみ、多汗症、肥満症（筋肉にしまりのない、いわゆる水ぶとり）に適すとされる。→ 速習 P267、269

c ○ 黄連解毒湯は、体力中等度以上で、**のぼせ**ぎみで顔色赤く、いらいらして落ち着かない傾向のあるものの鼻出血、不眠症、神経症、胃炎、二日酔い、血の道症、めまい、**動悸**、更年期障害、湿疹・皮膚炎、皮膚の痒み、口内炎に適すとされるが、体の虚弱な人（体力の衰えている人、体の弱い人）では不向きとされる。→ 速習 P268

漢方処方製剤に関する以下の記述の正誤について、正しい組み合わせはどれか。

a　清上防風湯は、まれに重篤な副作用として、肝機能障害、偽アルドステロン症、腸間膜静脈硬化症が起こることが知られている。

b　防風通聖散は、他の瀉下薬との併用は避けることとされている。

c　漢方処方製剤と医療用医薬品との相互作用が起こることはない。

	a	b	c
1	誤	正	正
2	誤	誤	正
3	誤	誤	誤
4	正	誤	正
5	正	正	誤

生薬成分に関する以下の記述について、誤っているものはどれか。

1　サイコは、マメ科のクズの周皮を除いた根を基原とする生薬で、解熱、鎮痙等の作用を期待して用いられる。

2　生薬は、動植物の薬用とする部分、細胞内容物、分泌物、抽出物又は鉱物などである。

3　生薬製剤は、漢方処方製剤のように、使用する人の体質や症状に適した配合を選択するという考え方に基づくものではなく、定まった処方というものはない。

4　生薬は、薬用部位とその他の部位、又は類似した基原植物を取り違えると、人体に有害な作用を引き起こすことがある。

問139　正答　5

a ○　清上防風湯は、まれに重篤な副作用として、**肝機能障害、偽アルドステロン症、腸間膜静脈硬化症**が起こることが知られている→ **速習** P269

b ○　防風通聖散は、他の瀉下薬との併用は避けることとされている。→ **速習** P267

c ×　小柴胡湯と**インターフェロン製剤**の相互作用のように、漢方処方製剤と医療用医薬品との相互作用も知られている。→ **速習** P257

> 漢方処方製剤でも重篤な副作用があること、相互作用があって併用できない場合があることに注意。「小柴胡湯とインターフェロン製剤」の併用による間質性肺炎（副作用）はしっかり覚えておきましょう。

問140　正答　1

1 ×　サイコ（柴胡）は**セリ科**のミシマサイコの根を基原とする生薬で、**抗炎症、鎮痛**などの作用を期待して用いられる。→ **速習** P274

2 ○　生薬は、**動植物の薬用**とする部分、細胞内容物、分泌物、抽出物又は**鉱物**などである。薬用動植物・薬用鉱物などの名称が生薬名と混同されて用いられることがあるが、これらは生薬の素材（基原）となる動植物・鉱物などを指すものであり、明確に区別される必要がある。→ **速習** P272

3 ○　生薬製剤は、漢方処方製剤のように、使用する人の体質や症状に適した配合を選択するという考え方に基づくものではなく、**定まった処方**というものはない。→ **速習** P272

4 ○　生薬は、薬用部位とその他の部位、又は類似した基原植物を取り違えると、人体に有害な作用を引き起こすことがある。**個人輸入**などによって入手された生薬又は生薬製剤では、**健康被害**が発生した事例が知られている。→ **速習** P272

チェック ☐ / ☐ / ☐ / ☐

生薬成分に関する以下の記述の正誤について、正しい組み合わせはどれか。

a ブクリョウは、サルノコシカケ科のマツホドの菌核で、通例、外層をほとんど除いたものを基原とする生薬で、利尿、健胃、鎮静等の作用を期待して用いられる。

b ブシは、キンポウゲ科のハナトリカブト又はオクトリカブトの塊根を減毒加工して製したものを基原とする生薬で、心筋の収縮力を高めて血液循環を改善する作用を持つ。

c サンザシは、モクセイ科のレンギョウの果実を基原とする生薬で、鎮痛、抗菌等の作用を期待して用いられる。

d カッコンは、マメ科のクズの周皮を除いた根を基原とする生薬で、解熱、鎮痙等の作用を期待して用いられる。

	a	b	c	d
1	誤	正	誤	誤
2	誤	正	正	誤
3	誤	誤	正	正
4	正	誤	正	正
5	正	正	誤	正

公衆衛生用薬

チェック ☐ / ☐ / ☐ / ☐

消毒薬に関する以下の記述について、誤っているものはどれか。

1 消毒薬が微生物を死滅させる仕組み及び効果は、殺菌消毒成分の種類、濃度、温度、時間、消毒対象物の汚染度、微生物の種類や状態などによって異なる。

2 次亜塩素酸ナトリウムは、皮膚刺激性が弱いため、手指の消毒に適している。

3 トリクロロイソシアヌル酸等の有機塩素系殺菌消毒成分は、塩素臭や刺激性、金属腐食性が比較的抑えられており、プール等の大型設備の殺菌・消毒に用いられることが多い。

4 クレゾール石けん液は、結核菌を含む一般細菌類、真菌類に対して比較的広い殺菌消毒作用を示すが、大部分のウイルスに対する殺菌消毒作用はない。

問141　　　　　　　　　　　　　　　　　　　　　　　正答　5

a ○ ブクリョウ（茯苓）は、**サルノコシカケ**科のマツホドの菌核^{きんかく}で、通例、外層をほとんど除いたものを基原とする生薬で、**利尿**、**健胃**、**鎮静**などの作用を期待して用いられる。→ 速習 P275

b ○ ブシ（附子）は、**キンポウゲ**科のハナトリカブト又はオクトリカブトの塊根^{かい}^{こん}を減毒加工して製したものを基原とする生薬で、心筋の収縮力を高めて**血液循環**を改善する作用を持つ。利尿や鎮痛作用も示す。→ 速習 P275

c × レンギョウ（連翹）は、**モクセイ**科のレンギョウの果実を基原とする生薬で、**鎮痛**、**抗菌**などの作用を期待して用いられる。→ 速習 P285

d ○ カッコン（葛根）は、**マメ**科のクズの周皮を除いた根を基原とする生薬で、**解熱**、**鎮痙**などの作用を期待して用いられる。→ 速習 P276

　サンザシ（山査子）は、**バラ**科のサンザシ又はオオミサンザシの偽果^{ぎ か}をそのまま、又は縦切若しくは横切したものを基原とする生薬で、**健胃**、**消化促進**などの作用を期待して用いられる。→ 速習 P281

問142　　　　　　　　　　　　　　　　　　　　　　　正答　2

1 ○ 消毒薬が微生物を死滅させる仕組み及び効果は、殺菌消毒成分の**種類**、**濃度**、**温度**、**時間**、消毒対象物の**汚染度**、微生物の**種類**や**状態**などによって異なる。消毒薬によっては、殺菌消毒効果が十分得られない微生物が存在する。→ 速習 P240

2 × 次亜塩素酸^{じ あ}ナトリウムは、皮膚刺激性が**強い**ため、通常、人体の消毒には用いられない。→ 速習 P242

3 ○ ジクロロイソシアヌル酸ナトリウム、トリクロロイソシアヌル酸などの**有機塩素系殺菌消毒成分**は、塩素臭や刺激性、金属腐食性が比較的抑えられており、プールなどの**大型設備**の殺菌・消毒に用いられることが多い。→ 速習 P242

4 ○ クレゾール石けん液は、結核菌を含む**一般細菌類**、**真菌類**に対して比較的広い殺菌消毒作用を示すが、大部分の**ウイルス**に対する殺菌消毒作用はない。→ 速習 P241

消毒薬に関する以下の記述の正誤について、誤っているものはどれか。

a 生息条件が整えば消毒薬の溶液中で生存、増殖する微生物もいる。

b 誤って消毒薬を飲み込んだ場合、一般的な家庭における応急処置として、手元に何もないときは数分以内にまず水を飲ませる。

c 器具等の殺菌・消毒を併せて目的とする製品については、配合成分や濃度等があらかじめ定められた範囲内である製品については、医薬部外品として流通することが認められている。

	a	b	c
1	誤	誤	正
2	誤	正	誤
3	正	誤	誤
4	正	正	誤
5	正	誤	正

消毒薬に含まれる成分に関する以下の記述について、正しいものの組み合わせはどれか。

a エタノールのウイルスに対する不活性効果は、イソプロパノールよりも低い。

b 次亜塩素酸ナトリウムは、プラスチックやゴム製品は劣化させないが、金属を腐食させる。

c サラシ粉は、漂白作用があり、毛、絹、ナイロン、アセテート、ポリウレタン、色・柄物等には使用を避ける必要がある。

d クレゾール石けん液は、原液を水で希釈して用いられるが、刺激性が強いため、原液が皮膚に付着した場合には、直ちに石けん水と水で洗い流す必要がある。

1 （a、b）　2 （a、c）　3 （b、c）　4 （b、d）　5 （c、d）

問143 　　　　　　　　　　　　　　　　　　　　　　　　　正答　4

a ○ 殺菌消毒効果が十分得られない微生物が存在するだけでなく、生息条件が整えば、消毒薬の溶液中で**生存**、**増殖**する微生物もいる。→ **速習** P240

b ○ 誤って消毒薬を飲み込んだ場合、一般的な家庭における応急処置として、通常は多量の牛乳などを飲ませるが、手元に何もないときは**数分以内**にまず**水**を飲ませる。なお、原末や濃厚液を誤って飲み込んだ場合には、自己判断で安易に**吐き出させる**ことは避ける。→ **速習** P242

c × 手指や皮膚などのほか**器具**などの殺菌・消毒を併せて目的とする製品については、**医薬品**としてのみ製造販売されている。手指又は皮膚の殺菌・消毒を目的とする消毒薬のうち、配合成分や濃度などがあらかじめ**定められた範囲内**である製品については、**医薬部外品**として流通することが認められている→ **速習** P240

問144 　　　　　　　　　　　　　　　　　　　　　　　　　正答　5

a × エタノールのウイルスに対する不活性効果は、イソプロパノールよりも**高い**。→ **速習** P241

b × **次亜塩素酸ナトリウム**などの塩素系殺菌消毒成分は、金属腐食性があるとともに、**プラスチック**や**ゴム製品を劣化**させる。→ **速習** P242

c ○ サラシ粉は、強い**酸化力**により一般細菌類、真菌類、ウイルス全般に対する殺菌消毒作用を示す。**漂白**作用があり、毛、絹、ナイロン、アセテート、ポリウレタン、色・柄物などには**使用を避ける**必要がある。→ **速習** P242

d ○ クレゾール石けん液は、原液を水で希釈して用いられるが、**刺激性**が強いため、原液が皮膚に付着した場合には、直ちに**石けん水と水**で洗い流す必要がある。炎症などを生じたときには**医師の診療を受ける**などの対応が必要である。→ **速習** P241、242

■ 主な消毒薬の成分	ここを押さえよう!
①手指・皮膚のほか、器具等の殺菌・消毒	
成分名	特徴・作用
クレゾール石けん液	・大部分の**ウイルス**には効果がない
エタノール、イソプロパノール	・細菌、真菌、結核菌、**ウイルス**のいずれにも有効 ・イソプロパノールによるウイルス不活性はエタノールより低い
②専ら器具等の殺菌・消毒	
成分名	特徴・作用
次亜塩素酸ナトリウム、サラシ粉	・強い酸化力により、細菌、真菌、**ウイルス**に有効 ・金属腐食性があり、**プラスチック**や**ゴム製品を劣化**させる ・漂白作用がある

消毒薬に含まれる成分に関する以下の記述の正誤について、正しい組み合わせはどれか。

a　イソプロパノールのウイルスに対する不活性効果はエタノールよりも低い。

b　次亜塩素酸ナトリウムは、酸性の洗剤・洗浄剤と反応して、有害な塩素ガスを発生することはない。

c　次亜塩素酸ナトリウムは、漂白作用があり、毛、絹、ナイロン、アセテート、ポリウレタン、色・柄物等には使用を避ける必要がある。

d　エタノールは、粘膜刺激性があり、粘膜面や目のまわり、傷がある部分への使用は避けることとされている。

	a	b	c	d
1	正	正	誤	正
2	正	誤	正	正
3	正	誤	誤	正
4	誤	正	正	誤
5	誤	正	誤	正

消毒薬における殺菌消毒成分に関する以下の記述の正誤について、正しい組み合わせはどれか。

a　次亜塩素酸ナトリウムは、強い酸化力により一般細菌類、真菌類、ウイルス全般に対する殺菌消毒作用を示す。

b　イソプロパノールは、脱脂による肌荒れを起こしやすく、皮膚へ繰り返して使用する場合には適さない。

c　ジクロロイソシアヌル酸ナトリウムは、塩素臭や刺激性、金属腐食性が比較的抑えられており、プール等の大型設備の殺菌・消毒に用いられることが多い。

d　エタノールは、結核菌を含む一般細菌類及びウイルスに対する殺菌消毒作用を示すが、真菌類には殺菌消毒作用を示さない。

	a	b	c	d
1	正	正	正	誤
2	正	正	誤	正
3	正	誤	正	正
4	誤	正	誤	正
5	誤	誤	正	誤

問145 正答 2

a ○ イソプロパノールは、アルコール分が微生物のタンパク質を変性させ、それらの作用を消失させることから、**結核菌を含む一般細菌類、真菌類、ウイルス**に対する殺菌消毒作用を示す。ウイルスに対する不活性効果は、**エタノール**よりも低い。→ 速習 P241

b ✕ 次亜塩素酸ナトリウムは、**酸性**の洗剤・洗浄剤と反応して有害な**塩素ガス**を発生するため、混ざらないように注意する必要がある。→ 速習 P242

c ○ 次亜塩素酸ナトリウムは、**漂白作用**があり、毛、絹、ナイロン、アセテート、ポリウレタン、色・柄物などには**使用を避ける**必要がある。→ 速習 P242

d ○ エタノールは、**粘膜刺激性**があり、粘膜面や目のまわり、傷がある部分への使用は避けることとされている。また、**脱脂**による**肌荒れ**を起こしやすく、皮膚へ繰り返して使用する場合には適さない。→ 速習 P241

問146 正答 1

a ○ 次亜塩素酸ナトリウムは、強い酸化力により一般細菌類、真菌類、**ウイルス**全般に対する殺菌消毒作用を示すが、皮膚刺激性が強いため、通常**人体**の消毒には用いられない。→ 速習 P242

b ○ イソプロパノールは、**脱脂**による**肌荒れ**を起こしやすく、皮膚へ繰り返して使用する場合には適さない。また、ウイルスに対する不活性効果はエタノールよりも**低い**。→ 速習 P241

c ○ ジクロロイソシアヌル酸ナトリウム、トリクロロイソシアヌル酸などの**有機塩素系殺菌消毒成分**は、塩素臭や刺激性、金属腐食性が比較的抑えられており、プールなどの**大型設備**の殺菌・消毒に用いられることが多い。→ 速習 P242

d ✕ エタノールは、結核菌を含む一般細菌類、真菌類、**ウイルス**に対する殺菌消毒作用を示す。→ 速習 P241

衛生害虫とその防除に関する以下の記述について、誤っているものはどれか。

1 トコジラミは、シラミの一種でなくカメムシ目に属する昆虫で、ナンキンムシとも呼ばれる。

2 ゴキブリの卵は、医薬品の成分が浸透しやすい殻で覆われているため、燻蒸処理を行えば、殺虫効果を示す。

3 ノミによる保健衛生上の害としては、主に吸血されたときの痒みであるが、ノミは、元来、ペスト等の病原細菌を媒介する衛生害虫である。

4 ハエの防除の基本は、ウジの防除であり、その防除法としては、通常、有機リン系殺虫成分が配合された殺虫剤が用いられる。

衛生害虫とその防除に関する以下の記述について、正しいものの組み合わせはどれか。

a シラミの種類ごとに寄生対象となる動物が決まっているため、ヒト以外の動物に寄生するシラミがヒトに寄生して直接的な害を及ぼすことはない。

b ツツガムシは、ツツガムシ病リケッチアを媒介するダニの一種である。

c ペルメトリンは、人体におけるシラミの防除を目的として、シャンプーやてんか粉に配合されている場合がある。

d ハエは、日本脳炎、マラリア、黄熱、デング熱等の重篤な病気を媒介する。

1（a、b） 2（a、c） 3（a、d） 4（b、c） 5（b、d）

問147 　　　　　　　　　　　　　　　　　　　　　　　　　　　正答　**2**

1 　○　トコジラミは、シラミの一種でなくカメムシ目に属する昆虫で、**ナンキン
　　　ムシ**とも呼ばれる。トコジラミに刺されると**激しい痒痛**を生じ、アレルギー
　　　反応による全身の**発熱、睡眠不足、神経性の消化不良**を起こすことがある。
　　　→ 速習 P245

2 　✕　ゴキブリの卵は医薬品の成分が浸透しない殻で覆われているため、**燻蒸処
　　　理**では殺虫効果を示さない。そのため、3週間くらい後に、もう一度燻蒸
　　　処理を行い、孵化した**幼虫**を駆除する必要がある。→ 速習 P244

3 　○　ノミによる保健衛生上の害としては、主に吸血されたときの**痒み**であるが、
　　　ノミは、元来、ペストなどの病原細菌を**媒介**する衛生害虫である。ノミは
　　　宿主を厳密に選択しないため、ペット等に寄生しているノミによる被害が
　　　しばしば発生している。→ 速習 P245

4 　○　ハエの防除の基本は、**ウジの防除**であり、その防除法としては、通常、**有
　　　機リン系**殺虫成分が配合された殺虫剤が用いられる。薬液がウジの**生息場
　　　所**に十分行き渡るよう散布されることが重要である。→ 速習 P244

問148 　　　　　　　　　　　　　　　　　　　　　　　　　　　正答　**1**

a 　○　シラミの種類ごとに寄生対象となる動物が決まっているため、**ヒト以外の
　　　動物**に寄生するシラミがヒトに寄生して直接的な害を及ぼすことはない。
　　　→ 速習 P244

b 　○　ツツガムシは、ツツガムシ病リケッチアを媒介するダニの一種である。ヒ
　　　トの生活環境ではなく、**野外**に生息する。→ 速習 P246

c 　✕　**フェノトリン**は、人体におけるシラミの防除を目的として、シャンプーや
　　　てんか粉に配合されている場合がある。ペルメトリンは家庭用殺虫剤に広
　　　く用いられているが、**人体には用いられない。**→ 速習 P244、247

d 　✕　ハエは、**赤痢菌、チフス菌、コレラ菌**、O-157 大腸菌などの病原菌や皮膚疾患、
　　　寄生虫卵など、様々な病原体を媒介する。日本脳炎、マラリア、黄熱、デ
　　　ング熱などの重篤な病気を媒介するのは、**蚊**である。→ 速習 P243、244

チェック ☐/☐ ☐/☐ ☐/☐

衛生害虫とその防除に関する以下の記述の正誤について、正しい組み合わせはどれか。

a 外敵から身を守るために人体に危害を与えることがあるもの（ハチ、ドクグモ等）は衛生害虫に含まれる。

b ボウフラが成虫にならなければ保健衛生上の有害性はないため、羽化するまでに防除を行えばよい。

c トコジラミに刺されると激しい痒痛を生じ、アレルギー反応による全身の発熱、睡眠不足、神経性の消化不良を起こすことがある。

	a	b	c
1	誤	正	正
2	正	誤	正
3	誤	誤	正
4	正	誤	誤
5	誤	正	誤

チェック ☐/☐ ☐/☐ ☐/☐

殺虫剤・忌避剤に含まれる成分に関する以下の記述の正誤について、正しい組み合わせはどれか。

a イカリジンは、蚊やマダニなどに対して効果を発揮する忌避成分で、5歳未満の幼児には使用することができない。

b ジクロルボスは、アセチルコリンを分解する酵素と不可逆的に結合してその働きを阻害することで殺虫作用を示す。

c ジフルベンズロンは、神経細胞に直接作用して神経伝達を阻害することにより殺虫作用を示す。

d メトキサジアゾンは、アセチルコリンエステラーゼの阻害によって殺虫作用を示す。

	a	b	c	d
1	正	正	誤	誤
2	正	誤	正	正
3	誤	誤	誤	誤
4	誤	正	誤	正
5	誤	誤	正	誤

問149   正答　1

a ✕　外敵から身を守るために人体に危害を加えることがあるもの（ハチ、ドク
ガ、ドクグモ、サソリなど）は、**衛生害虫に含まれない**。→ 速習 P243

b ○　ボウフラ（蚊の幼虫）が**成虫**にならなければ保健衛生上の有害性はないた
め、**羽化**するまでに防除を行えばよい。ボウフラの防除では**水系**に殺虫剤
を投入することになるため、生態系に与える影響を考慮し適切な使用を行
う必要がある。→ 速習 P244

c ○　トコジラミに刺されると激しい**痒痛**を生じ、アレルギー反応による全身の
発熱、**睡眠不足**、神経性の**消化不良**を起こすことがある。ときに、ペスト、
再帰熱、発疹チフスを媒介することもある。→ 速習 P245

> シラミは、散髪、洗髪、入浴による除去、
> トコジラミやノミは、電気掃除機による吸引
> といった、医薬品によらない防除も可能です。

問150   正答　4

a ✕　イカリジンは、蚊やマダニなどに対して効果を発揮する**忌避**成分で、**年齢**
による使用制限がない。→ 速習 P248

b ○　ジクロルボスは、有機リン系殺虫成分で、**アセチルコリン**を分解する酵素
と**不可逆的**（いったんくっつくと容易に離れない）に結合してその働きを
阻害することで殺虫作用を示す。→ 速習 P246

c ✕　**ジフルベンズロン**は、脱皮時の新しい外殻の形成を阻害して、幼虫の正常
な**脱皮**をできなくする。→ 速習 P247

d ○　メトキサジアゾンはオキサジアゾール系殺虫成分で、**アセチルコリンエス
テラーゼ**の阻害によって殺虫作用を示す。有機リン系殺虫成分と異なり、
アセチルコリンエステラーゼとの結合は**可逆的**（容易にくっついたり離れ
たりする）である。→ 速習 P247

殺虫剤・忌避剤に含まれる成分に関する以下の記述の正誤について、正しい組み合わせはどれか。

a　フェノトリンは、脱皮時の新しい外殻の形成を阻害して、幼虫の正常な脱皮をできなくする。

b　ピレスロイド系殺虫成分であるペルメトリンは、シラミの駆除を目的とする製品の場合、殺虫成分で唯一人体に直接適用されるものである。

c　ディートを含有する忌避剤（医薬品及び医薬部外品）は、生後6ヶ月未満の乳児については、顔面への使用を避け、1日の使用限度（1日2回）を守って使用する必要がある。

d　プロポクスルに代表されるカーバメイト系殺虫成分は、神経細胞に直接作用して神経伝達を阻害することにより殺虫作用を示す。

```
   a  b  c  d
1  正  正  誤  誤
2  正  誤  正  正
3  誤  誤  誤  誤
4  誤  正  誤  正
5  誤  誤  正  誤
```

一般用検査薬

一般用検査薬に関する以下の記述の正誤について、正しい組み合わせはどれか。

a　専ら疾病の診断に使用されることが目的とされる医薬品のうち、人体に直接使用されるものを体外診断用医薬品という。

b　いかなる検査薬においても偽陰性・偽陽性を完全に排除することは困難である。

c　一般用検査薬は、薬局においてのみ取り扱うことが認められている。

d　一般用検査薬は、一般の生活者が正しく用いて健康状態を把握し、速やかな受診につなげることで疾病を早期発見するためのものである。

```
   a  b  c  d         a  b  c  d
1  正  正  正  誤    4  誤  正  誤  正
2  正  正  正  正    5  誤  誤  正  誤
3  正  誤  正  正
```

問151　　　　　　　　　　　　　　　　　　　　　　　正答　3

a ✕　フェノトリンは、神経細胞に直接作用して**神経伝達**を**阻害**することにより殺虫作用を示す。→ 速習 P246、247

b ✕　ピレスロイド系殺虫成分である**フェノトリン**は、シラミの駆除を目的とする製品の場合、殺虫成分で唯一**人体**に直接適用されるものである。→ 速習 P246、247

c ✕　ディートを含有する忌避剤（医薬品及び医薬部外品）は、生後**6ヶ月未満**の乳児については**使用を避ける**。また、生後**6ヶ月**から**12歳未満**までの小児については、**顔面**への使用を避け、1日の使用限度を守って使用する必要がある。→ 速習 P248

d ✕　プロポクスルに代表されるカーバメイト系殺虫成分は、**アセチルコリンエステラーゼ**の阻害によって殺虫作用を示す。→ 速習 P247

問152　　　　　　　　　　　　　　　　　　　　　　　正答　4

a ✕　専ら疾病の診断に使用されることが目的とされる医薬品のうち、**人体に直接使用されることのないもの**を体外診断用医薬品という。→ 速習 P250

b ◯　生体から採取された検体には予期しない妨害物質や化学構造がよく似た物質が混在することがあり、いかなる検査薬においても、**偽陰性・偽陽性**を完全に排除することは困難である。→ 速習 P250、251

c ✕　一般用検査薬については、薬局又は医薬品の販売業（**店舗販売業**、**配置販売業**）において取り扱うことが認められている。→ 速習 P250

d ◯　一般用検査薬は、一般の生活者が正しく用いて**健康状態**を把握し、速やかな**受診**につなげることで疾病を**早期発見**するためのものである。検査に用いる検体は、尿、糞便、鼻汁、唾液、涙液など、採取に際して侵襲（採血や穿刺（針を刺す）など）のないものである。→ 速習 P250

チェック／／／

問153

一般用検査薬に関する以下の記述の正誤について、正しい組み合わせはどれか。

a 一般の生活者が正しく用いて原因疾患を把握し、一般用医薬品による速やかな治療につなげることを目的として用いられる。

b 医療用検査薬と比べ、一般用検査薬は検査結果が明確であることから、販売を行う際に、購入者等に対し検査結果の判定について説明をする必要はない。

c 一般用検査薬の検査に用いる検体は、尿、糞便、鼻汁、唾液、涙液など採取に際して侵襲のないものである。

	a	b	c
1	正	正	誤
2	正	正	正
3	誤	正	正
4	誤	誤	正
5	誤	正	誤

問154

チェック／／／

一般用検査薬に関する以下の記述の正誤について、正しい組み合わせはどれか。

a 一般用検査薬の対象には、悪性腫瘍、心筋梗塞や遺伝性疾患など、重大な疾患の診断に関係するものが含まれる。

b 尿糖値に異常を生じる要因は、一般に高血糖と結びつけて捉えられることが多いが、腎性糖尿等のように高血糖を伴わない場合もある。

c 妊娠検査薬は、妊娠の早期判定の補助として尿中の hCG の有無を調べるものであり、その結果をもって直ちに妊娠しているか否かを断定することはできない。

d 検体中に対象物質が存在しているにもかかわらず、検出反応が起こらなかった場合を偽陽性という。

	a	b	c	d
1	正	正	正	誤
2	正	誤	正	正
3	誤	誤	誤	正
4	誤	正	誤	誤
5	誤	正	正	誤

問153 　　　　　　　　　　　　　　　　　　　　　　　　　　　　　　　　正答　4

a ✕ 一般用検査薬は、一般の生活者が正しく用いて**健康状態**を把握し、速やかな**受診**につなげることで、疾病を**早期発見**するためのものである。→ 速習 P250

b ✕ 一般用検査薬の販売を行う際には、検査結果の判定について**わかりやすく説明**する必要がある。→ 速習 P250

c ◯ 一般用検査薬の検査に用いる**検体**は、尿、糞便、鼻汁、唾液、涙液など採取に際して**侵襲**（採血や穿刺など）のないものである。→ 速習 P250

問154 　　　　　　　　　　　　　　　　　　　　　　　　　　　　　　　　正答　5

a ✕ 悪性腫瘍(しゅよう)、心筋梗塞(しんきんこうそく)や遺伝性疾患など重大な疾患の診断に関係するものは、一般用検査薬の**対象外**である。→ 速習 P250

b ◯ **尿糖値**に異常を生じる要因は、一般に高血糖と結びつけて捉えられることが多いが、腎性糖尿などのように**高血糖**を伴わない場合もある。→ 速習 P251

c ◯ 妊娠検査薬は、妊娠の早期判定の補助として尿中 h CG の有無を調べるもので、その結果をもって直ちに妊娠しているか否かを断定することはできない。妊娠の確定診断には、専門医による**問診**や**超音波検査**などの結果から総合的に妊娠の成立を見極める必要がある。→ 速習 P253

d ✕ 対象とする生体物質が検体中に**存在していない**にもかかわらず、検査結果が**陽性**となった場合を**偽陽性**という。→ 速習 P250、251

■ 偽陰性と偽陽性	ここを押さえよう！
偽陰性	検体中に対象となる生体物質が**存在している**のに、検査結果が**陰性**となった場合
偽陽性	検体中に対象となる生体物質が**存在していない**のに、検査結果が**陽性**となった場合

第**3**章　主な医薬品とその作用

一般用検査薬に関する以下の記述の正誤について、正しい組み合わせはどれか。

a 尿タンパクを検査する場合、原則として早朝尿（起床直後の尿）を検体とし、激しい運動の直後は避ける必要がある。

b 検査薬の検出する部分を長い間尿に浸していると、検出成分が溶け出してしまい、正確な検査結果が得られなくなることがある。

c 通常、尿は弱アルカリ性であるが、食事その他の影響で中性〜弱酸性に傾くと、正確な検査結果が得られなくなることがある。

d 生体から採取された検体には予期しない妨害物質や化学構造がよく似た物質が混在することがあり、いかなる検査薬においても偽陰性・偽陽性を完全に排除することは困難である。

	a	b	c	d
1	誤	正	正	誤
2	正	正	誤	正
3	誤	誤	正	誤
4	正	正	誤	誤
5	正	誤	正	正

尿糖・尿タンパク検査薬を用いた検査に関する以下の記述の正誤について、正しい組み合わせはどれか。

a 尿糖・尿タンパクの検査結果に影響を与える要因として、採尿のタイミングや食事などがある。

b 腎炎やネフローゼ、尿路結石がある場合は、尿中のタンパク値に異常を生じる場合がある。

c 採取した尿は、少し時間が経過してから検査したほうが、尿中の検出成分が安定して確実な検査結果が得られる。

	a	b	c
1	正	正	誤
2	正	正	正
3	誤	誤	正
4	正	誤	正
5	誤	正	誤

問155　　　　　　　　　　　　　　　　　　　　　　　正答　2

a　○　尿タンパクを検査する場合、原則として**早朝尿（起床直後の尿）**を検体とし、**激しい運動の直後**は避ける必要がある。尿糖・尿タンパク同時検査の場合、**早朝尿（起床直後の尿）**を検体とするが、尿糖が検出された場合には、**食後の尿**について改めて検査して判断する必要がある。→ **速習** P251

b　○　検査薬の検出する部分を**長い間尿**に浸していると、検出成分が溶け出してしまい、正確な検査結果が得られなくなることがある。また、検出する部分を**直接手で触れる**と、正確な検査結果が得られなくなることがある。→ **速習** P252

c　×　通常、尿は**弱酸性**であるが、食事その他の影響で**中性〜弱アルカリ性**に傾くと、正確な検査結果が得られなくなることがある。→ **速習** P252

d　○　生体から採取された検体には予期しない妨害物質や化学構造がよく似た物質が混在することがあり、いかなる検査薬においても偽陰性・偽陽性を**完全に排除**することは**困難**である。→ **速習** P251

問156　　　　　　　　　　　　　　　　　　　　　　　正答　1

a　○　尿糖・尿タンパクの検査結果に影響を与える要因として、採尿の**タイミング**や**食事**、採尿に用いた容器の**汚れ**、採尿の仕方、検査薬の適切でない取扱いなどがある。→ **速習** P251、252

b　○　尿中のタンパク値に異常を生じる要因については、腎臓機能障害によるものとして**腎炎**や**ネフローゼ**、尿路に異常が生じたことによるものとして**尿路感染症、尿路結石、膀胱炎**などがある。→ **速習** P251

c　×　採取した尿を放置すると、雑菌の繁殖などによって尿中の成分の**分解**が進み、検査結果に影響を与えるおそれがあるので、なるべく採尿後**速やかに**検査することが望ましい。→ **速習** P252

一般用検査薬では、尿糖・尿タンパク検査薬、妊娠検査薬いずれも「検査結果に影響を与える要因と注意点」が頻出ポイント。**速習** 251〜253ページをしっかり復習しておきましょう。

第**3**章　主な医薬品とその作用

一般用検査薬に関する以下の記述の正誤について、正しい組み合わせはどれか。

a　尿糖検査の場合、早朝尿（起床直後の尿）を検体とする。

b　尿糖・尿タンパク検査薬の結果により、直ちに疾患の有無や種類を判断することができる。

c　尿タンパク検査薬では、尿道や外陰部に付着した細菌や分泌物が混入することを防ぐために、出始めの尿を採取して検査する必要がある。

d　尿タンパク検査薬では、食事は検査結果に影響しないが、医薬品を服用している場合には、その医薬品成分が検査結果に影響を与えることがある。

	a	b	c	d
1	誤	正	正	誤
2	正	誤	誤	正
3	誤	誤	誤	誤
4	誤	正	誤	正
5	正	誤	正	誤

尿糖・尿タンパク検査薬を用いた検査に関する以下の記述の正誤について、正しい組み合わせはどれか。

a　検査薬が冷蔵庫内に保管されていたりすると、設計通りの検出感度を発揮できなくなるおそれがある。

b　検査結果では尿糖又は尿タンパクが陰性でも、何らかの症状がある場合には、再検査するか医療機関を受診するなどの対応が必要である。

c　尿糖・尿タンパク検査薬は、検出する部分を長い間尿に浸すほど、正確な検査結果が得られる。

	a	b	c
1	正	正	誤
2	正	正	正
3	正	誤	誤
4	誤	正	誤
5	誤	誤	正

問157　正答　3

a ✕ 尿糖検査の場合、食後1〜2時間など、検査薬の使用方法に従って採尿を行う。→ 速習 P251

b ✕ 尿糖・尿タンパク検査薬は、尿中の糖やタンパク質の有無を調べるものであり、その結果をもって直ちに**疾患の有無**や**種類**を判断することはできない。→ 速習 P252

c ✕ 出始めの尿では、尿道や外陰部に付着した細菌や分泌物が混入することがあるため、**中間尿**を採取して検査することが望ましい。→ 速習 P251

d ✕ 検査結果に影響を与えるのは医薬品の成分だけではない。食事その他の影響で尿が**中性〜弱アルカリ性**に傾くと、正確な検査結果が得られなくなることがある。→ 速習 P252

問158　正答　1

a ◯ 検査薬が**高温**になる場所に放置されたり、**冷蔵庫内**に保管されていたりすると、設計通りの検出感度を発揮できなくなるおそれがある。→ 速習 P251

b ◯ 検査結果では尿糖又は尿タンパクが**陰性**でも、何らかの**症状**がある場合には、**再検査**するか**医療機関を受診**するなどの対応が必要である。→ 速習 P252

c ✕ 検査薬の検出部分を**長い間**尿に浸していると検出成分が溶け出してしまい、正確な検査結果が得られなくなることがあるため、採尿後**速やか**に検査する。→ 速習 P252

チェック ☐ / ☐ / ☐

妊娠検査薬に関する以下の記述について、誤っているものはどれか。

1 一般的な妊娠検査薬は、月経予定日が過ぎて概ね1週目以降の検査が推奨されている。

2 尿中のヒト絨毛性性腺刺激ホルモン（hCG）の検出反応は、温度の影響を受けない。

3 高濃度のタンパク尿や糖尿の場合、偽陽性を示すことがある。

4 更年期障害治療薬などのホルモン剤を使用している人では、妊娠していなくても尿中 hCG が検出されることがある。

チェック ☐ / ☐ / ☐

妊娠検査薬に関する以下の記述の正誤について、正しいものはどれか。

1 妊娠検査薬の検体としては、早朝尿は適さない。

2 絨毛細胞が腫瘍化している場合には、妊娠していなくても hCG が分泌され、検査結果が陽性となることがある。

3 妊娠検査薬は正常な妊娠の場合に陽性の検査結果となる。

4 経口避妊薬を使用しても、検査結果には影響しない。

問159　　　　　　　　　　　　　　　　　　　　　　　正答　2

1　○　一般的な妊娠検査薬は、**月経予定日**が過ぎて概ね**1週目以降**の検査が推奨されている。→ 速習 P252

2　×　尿中 hCG の検出反応は、hCG と特異的に反応する抗体や酵素を用いた反応のため、**温度の影響を受けることがある**。→ 速習 P253

3　○　**高濃度のタンパク尿や糖尿**の場合、非特異的な反応が生じて**偽陽性**を示すことがある。→ 速習 P253

4　○　経口避妊薬や更年期障害治療薬などの**ホルモン剤**を使用している人では、妊娠していなくても尿中 hCG が検出されることがある。**閉経期**に入っている人も、検査結果が陽性となることがある。→ 速習 P253

問160　　　　　　　　　　　　　　　　　　　　　　　正答　2

1　×　妊娠検査薬の検体としては、hCG が検出されやすい**早朝尿**（起床直後の尿）が向いている。ただし、尿が濃すぎると、かえって正確な結果が得られないこともある。→ 速習 P253

2　○　**絨毛細胞**が腫瘍化している場合には、妊娠していなくても hCG が分泌され、検査結果が**陽性**となることがある。また、本来は hCG を産生しない組織の細胞でも、**腫瘍化**すると hCG を産生するようになることがある（胃癌、膵癌、卵巣癌など）。→ 速習 P253

3　×　妊娠が成立していたとしても、**正常な妊娠か否か**については、妊娠検査薬による検査結果では**判別できない**。→ 速習 P253

4　×　経口避妊薬や更年期障害治療薬などの**ホルモン剤**を使用している人では、妊娠していなくても尿中 hCG が検出されることがある。閉経期に入っている人も、検査結果が**陽性**となることがある。→ 速習 P253

医薬品医療機器等法の目的等

問 1 頻　　　　　　　　　　　　　　　　　チェック ☐／☐／☐

以下の記述は、医薬品医療機器等法第1条の条文である。（　）の中に入れるべき字句の正しい組み合わせはどれか。

　この法律は、医薬品、医薬部外品、化粧品、医療機器及び再生医療等製品の品質、有効性及び安全性の確保並びにこれらの使用による（ a ）の危害の発生及び拡大の防止のために必要な規制を行うとともに、（ b ）の規制に関する措置を講ずるほか、医療上特にその必要性が高い医薬品、医療機器及び再生医療等製品の研究開発の促進のために必要な措置を講ずることにより、（ c ）を図ることを目的とする。

	a	b	c
1	保健衛生上	指定薬物	保健衛生の向上
2	保健衛生上	向精神薬	適正使用の促進
3	副作用等	指定薬物	適正使用の促進
4	保健衛生上	指定薬物	適正使用の促進
5	副作用等	向精神薬	保健衛生の向上

問 2 必　　　　　　　　　　　　　　　　　チェック ☐／☐／☐

次の記述は、医薬品医療機器等法第1条の5第1項の条文である。（　）の中に入れるべき字句の正しい組み合わせはどれか。

　医師、歯科医師、薬剤師、獣医師その他の医薬関係者は、医薬品等の（ a ）及び（ b ）その他これらの適正な使用に関する知識と理解を深めるとともに、これらの使用の対象者（略）及びこれらを購入し、又は譲り受けようとする者に対し、これらの適正な使用に関する事項に関する正確かつ適切な（ c ）に努めなければならない。

	a	b	c
1	危険性	安全性	情報の提供
2	危険性	重要性	指導
3	有効性	重要性	指導
4	有効性	安全性	情報の提供
5	有効性	重要性	情報の提供

問 1　　　　　　　　　　　　　　　　　　　　　　　　　　　正答　1

　この法律は、医薬品、医薬部外品、化粧品、医療機器及び再生医療等製品の品質、有効性及び安全性の確保並びにこれらの使用による（ **a　保健衛生上** ）の危害の発生及び拡大の防止のために必要な規制を行うとともに、（ **b　指定薬物** ）の規制に関する措置を講ずるほか、医療上特にその必要性が高い医薬品、医療機器及び再生医療等製品の研究開発の促進のために必要な措置を講ずることにより、（ **c　保健衛生の向上** ）を図ることを目的とする。

　一般用医薬品の販売に関連する法令のうち、最も重要な法令は、医薬品、医療機器等の品質、有効性及び安全性の確保等に関する法律（医薬品医療機器等法）である。
→ 速習 P288

問 2　　　　　　　　　　　　　　　　　　　　　　　　　　　正答　4

　医師、歯科医師、薬剤師、獣医師その他の医薬関係者は、医薬品等の（ **a　有効性** ）及び（ **b　安全性** ）その他これらの適正な使用に関する知識と理解を深めるとともに、これらの使用の対象者（略）及びこれらを購入し、又は譲り受けようとする者に対し、これらの適正な使用に関する事項に関する正確かつ適切な（ **c　情報の提供** ）に努めなければならない。→ 速習 P289

第❹章　薬事関係法規・制度

　医薬品医療機器等法第1条はよく出題されます。
　問1の赤字を中心にしっかり覚えましょう。
　同法第1条の4「医薬品等関連事業者等の責務」
　　　第1条の5第1項「医薬関係者の責務」
　　　第1条の6「国民の役割」
　も重要です。速習 288〜289ページを復習しましょう。

チェック ☐ / ☐ / ☐ /

医薬品医療機器等法第36条に規定する販売従事登録に関する以下の記述の正誤について、正しい組み合わせはどれか。ただし、厚生労働省令で定める書類の省略に関する規定は考慮しないものとする。

a 二以上の都道府県の薬局又は店舗において一般用医薬品の販売又は授与に従事しようとする者は、それぞれの薬局又は店舗の所在地の都道府県知事の販売従事登録を受けなければならない。

b 登録販売者とは、一般用医薬品の販売又は授与に従事しようとする者がそれに必要な資質を有することを確認するために都道府県知事が行う試験に合格した者をいう。

c 販売従事登録を受けようとする者は、販売従事登録申請書を住所地の都道府県知事に提出しなければならない。

d 販売従事登録の申請時には、登録販売者試験に合格したことを証する書類の提出が必要である。

	a	b	c	d
1	正	誤	正	誤
2	正	誤	誤	正
3	誤	正	正	誤
4	誤	正	誤	正
5	誤	誤	誤	正

チェック ☐ / ☐ / ☐ /

医薬品医療機器等法第36条に規定する販売従事登録に関する以下の記述について、誤っているものはどれか。

1 登録販売者試験合格の年月日は、販売従事登録の登録事項の一つである。

2 都道府県知事は、登録販売者が偽りその他不正の手段により販売従事登録を受けたことが判明したときは、登録を消除しなければならない。

3 登録販売者は、住所に変更を生じたときには、30日以内に、その旨を登録を受けた都道府県知事に届け出なければならない。

4 登録販売者は、一般用医薬品の販売又は授与に従事しようとしなくなったときは、30日以内に、登録販売者名簿の登録の消除を申請しなければならない。

問 3　　　　　　　　　　　　　　　　　　　　　　　　　　　　　正答　**5**

a　✕　二以上の都道府県の薬局又は店舗において販売従事登録を受けようと申請した者は、申請を行った都道府県知事のうち、**いずれか一**の都道府県知事の登録のみを受けることができる。→ 速習 P290

b　✕　登録販売者とは、一般用医薬品の販売又は授与に従事しようとする者がそれに必要な資質を有することを確認するために都道府県知事が行う試験に合格した者であって、**都道府県知事の登録を受けた者である。**→ 速習 P289

c　✕　販売従事登録を受けようとする者は、販売従事登録申請書を医薬品の販売又は授与に**従事する薬局**又は医薬品の販売業の**店舗の所在地**の都道府県知事に提出しなければならない。→ 速習 P289、290

d　○　販売従事登録の申請時には、①**登録販売者試験**に合格したことを証する書類、②申請者の**戸籍謄本**等の書類（日本国籍を有していない者については、国籍等が記載された**住民票の写し等**）の提出が必要である。なお、申請者が精神の機能の障害により業務を適正に行うに当たって必要な認知、判断及び意思疎通を適切に行うことができないおそれがある者の場合は、申請者に係る精神の機能の障害に関する医師の**診断書**が必要となる。→ 速習 P290

問 4　　　　　　　　　　　　　　　　　　　　　　　　　　　　　正答　**3**

1　○　販売従事登録の登録事項は、①**登録番号**及び**登録年月日**、②**本籍地**都道府県名（日本国籍を有していない者については、その**国籍**）、**氏名**、**生年月日**及び性別、③登録販売者試験合格の**年月**及び**試験施行地**都道府県名、④その他都道府県知事が必要と認める事項、である。→ 速習 P290

2　○　都道府県知事は、登録販売者が**偽り**その他**不正の手段**により販売従事登録を受けたことが判明したときは、登録を**消除**（消し去ること）しなければならない。→ 速習 P291

3　✕　登録販売者の住所は、**登録事項ではない**ため、変更を生じたときに届け出る必要はない。→ 速習 P290

4　○　登録販売者は、一般用医薬品の販売又は授与に従事しようとしなくなったときは、**30**日以内に、登録販売者名簿の**登録**の**消除**を申請しなければならない。→ 速習 P291

以下の記述は、医薬品医療機器等法第2条第1項の条文の抜粋である。（　）の中に入れるべき字句の正しい組み合わせはどれか。

第二条　この法律で「医薬品」とは、次に掲げる物をいう。

一　（ **a** ）に収められている物

二　人又は動物の疾病の診断、治療又は予防に使用されることが目的とされている物であつて、機械器具等（機械器具、歯科材料、医療用品、衛生用品並びにプログラム（電子計算機に対する指令であつて、一の結果を得ることができるように組み合わされたものをいう。以下同じ。）及びこれを記録した記録媒体をいう。以下同じ。）でないもの（（ **b** ）及び再生医療等製品を除く。）

三　人又は動物の身体の（ **c** ）に影響を及ぼすことが目的とされている物であつて、機械器具等でないもの（医薬部外品、化粧品及び再生医療等製品を除く。）

	a	b	c
1	日本薬局方	医薬部外品	構造又は機能
2	日本薬局方	医薬部外品	機能
3	日本薬局方	化粧品	構造又は機能
4	医薬品医療機器等法施行令別表	化粧品	機能
5	医薬品医療機器等法施行令別表	医薬部外品	構造又は機能

要指導医薬品及び一般用医薬品に関する以下の記述の正誤について、正しい組み合わせはどれか。

a　一般用医薬品には劇薬に該当するものはない。

b　要指導医薬品は、その適正な使用のために薬剤師又は登録販売者の対面による情報の提供及び薬学的知見に基づく指導が行われることが必要なものとして、厚生労働大臣が薬事・食品衛生審議会の意見を聴いて指定するものである。

c　一般用医薬品の使用方法において、注射等の侵襲性の高い方法は用いられていない。

d　一般用医薬品の効能効果の表現は、一般の生活者が判断できる症状（例えば、胃痛、胸やけ等）で示されている。

	a	b	c	d			a	b	c	d
1	正	誤	誤	正		4	正	誤	正	正
2	誤	正	正	誤		5	正	正	誤	正
3	誤	正	誤	誤						

問 **5**	正答　**1**

第二条　この法律で「医薬品」とは、次に掲げる物をいう。

一　（ **a　日本薬局方** ）に収められている物

二　人又は動物の疾病の診断、治療又は予防に使用されることが目的とされている物であつて、機械器具等（機械器具、歯科材料、医療用品、衛生用品並びにプログラム（電子計算機に対する指令であつて、一の結果を得ることができるように組み合わされたものをいう。以下同じ。）及びこれを記録した記録媒体をいう。以下同じ。）でないもの（（ **b　医薬部外品** ）及び再生医療等製品を除く。）

三　人又は動物の身体の（ **c　構造又は機能** ）に影響を及ぼすことが目的とされている物であつて、機械器具等でないもの（医薬部外品、化粧品及び再生医療等製品を除く。）

　日本薬局方（日局）とは、医薬品の性状及び品質の適正を図るため、**厚生労働大臣**が**薬事・食品衛生審議会**の意見を聴いて、保健医療上重要な医薬品について、必要な**規格・基準**及び標準的試験法等を定めたもの。日局に収載されている医薬品の中には、**一般用医薬品**として販売されているものも少なくない。→ 速習 P292

問 **6**	正答　**4**

a 〇　毒薬又は劇薬は、**要指導医薬品**に該当することはあるが、現在のところ、**一般用医薬品**のものはない。→ 速習 P297

b ×　要指導医薬品は、その適正な使用のために**薬剤師**の対面による情報の提供及び薬学的知見に基づく指導が行われることが必要なものとして、厚生労働大臣が**薬事・食品衛生審議会**の意見を聴いて指定するものである。→ 速習 P294

c 〇　一般用医薬品の使用方法において、注射等の**侵襲性の高い**使用方法は用いられていない。人体に直接使用されない検査薬においても、**血液を検体**とするものは、一般用医薬品又は要指導医薬品としては認められていない。→ 速習 P297

d 〇　効能効果の表現に関しては、医療用医薬品では通常、**診断疾患名**（例えば、胃炎、胃・十二指腸潰瘍等）で示されているのに対し、一般用医薬品及び要指導医薬品では、一般の生活者が判断できる**症状**（例えば、**胃痛、胸やけ**等）で示されている。→ 速習 P297

**要指導医薬品及び一般用医薬品に関する以下の記述の正誤について、正しい組み合わせは
どれか。**

a　一般用医薬品には、劇薬に該当するものがある。

b　要指導医薬品は、厚生労働大臣が薬事・食品衛生審議会の意見を聴いて指定するも
のをいう。

c　血液を検体とする検査薬は、要指導医薬品として指定されている。

d　一般用医薬品での効能効果の表現は、通常、胃炎等の診断疾患名で示されている。

	a	b	c	d
1	正	誤	誤	正
2	誤	正	正	誤
3	誤	正	誤	誤
4	誤	誤	正	正
5	正	正	誤	正

**一般用医薬品及び要指導医薬品に関する以下の記述について、正しいものの組み合わせ
はどれか。**

a　要指導医薬品は、患者の容態に合わせて処方量を決めて交付するもののため、薬剤
師の対面による情報の提供及び薬学的知見に基づく指導が必要である。

b　医師等の診療によらなければ一般に治癒が期待できない疾患（例えば、がん、心臓
病等）に対する効能効果は、認められていない。

c　要指導医薬品には、劇薬に指定されているものはない。

d　一般用医薬品及び要指導医薬品は、医療機関を受診するほどではない体調不良や疾
病の初期段階において使用されるものである。

1（a、b）　2（a、c）　3（b、c）　4（b、d）　5（c、d）

問 7
正答 3

a ✕ 現在のところ、毒薬又は**劇薬**で一般用医薬品のものはない。なお、毒薬又は劇薬は、**要指導医薬品**に該当することはある。→ 速習 P297

b ○ 要指導医薬品は、厚生労働大臣が**薬事・食品衛生審議会**の意見を聴いて**指定**するもので、専ら**動物**のために使用されることが目的とされているものを除く。→ 速習 P294

c ✕ 血液を検体とするような検体の採取に身体への直接のリスクを伴う検査薬は、**要指導医薬品**としては認められていない。一般用医薬品としても認められていない。→ 速習 P297

d ✕ 一般用医薬品の効能効果の表現は、通常、**一般の生活者**が判断できる症状（例えば、胃痛、胸やけ、むかつき、もたれ等）で示されている。→ 速習 P297

問 8
正答 4

a ✕ 要指導医薬品は、薬剤師その他の医薬関係者から提供された情報に基づく**需要者**の選択により使用されることが目的とされるものである。その適正な使用のために薬剤師の**対面**による情報の提供及び薬学的知見に基づく指導が行われることが必要である。→ 速習 P294

b ○ 一般用医薬品及び要指導医薬品は、医師等の診療によらなければ一般に**治癒が期待できない**疾患（例えば、がん、心臓病等）に対する効能効果は、認められていない。→ 速習 P297

c ✕ 一部の要指導医薬品は**毒薬又は劇薬**に指定されている。→ 速習 P297

d ○ 一般用医薬品及び要指導医薬品は、医療機関を受診するほどではない体調不良や疾病の**初期段階**において使用されるものである 。→ 速習 P297

毒薬に関する以下の記述について、誤っているものはどれか。

1 業務上毒薬を取り扱う者は、毒薬を貯蔵、陳列する場所については、かぎを施さなければならない。

2 毒薬は、毒性が強いものとして厚生労働大臣が薬事・食品衛生審議会の意見を聴いて指定する医薬品である。

3 毒薬を、20 歳未満の者その他安全な取扱いに不安のある者に交付することは禁止されている。

4 毒薬を一般の生活者に対して販売又は譲渡する際には、当該医薬品を譲り受ける者から、品名、数量、使用目的、譲渡年月日、譲受人の氏名、住所及び職業が記入され、署名又は記名押印された文書の交付を受けなければならない。

毒薬又は劇薬に関する以下の記述について、誤っているものはどれか。

1 業務上毒薬を取り扱う者は、それらをほかの物と区別して貯蔵、陳列しなければならない。

2 毒薬は、単に毒性が強いものだけでなく、薬効が期待される摂取量（薬用量）と中毒のおそれがある摂取量（中毒量）が接近しており安全域が狭いため、その取扱いに注意を要するもの等が指定される。

3 毒薬又は劇薬については、店舗管理者が登録販売者である店舗販売業者は、開封して、販売等することができる。

4 劇薬については、容器等に白地に赤枠、赤字をもって、当該医薬品の品名及び「劇」の文字が記載されていなければならない。

問 9 　　　　　　　　　　　　　　　　　　　　　　　　　　　正答　3

1　○　毒薬を貯蔵、陳列する場所については、**かぎを施さなければならない**。
→ 速習 P298

2　○　毒薬は、毒性が強いものとして**厚生労働大臣**が薬事・食品衛生審議会の意見を聴いて**指定**する医薬品である。→ 速習 P298

3　×　毒薬を、**14 歳未満の者**その他安全な取扱いに不安のある者に交付することは**禁止されている**→ 速習 P298

4　○　毒薬又は劇薬を、一般の生活者に対して**販売又は譲渡**する際には、当該医薬品を**譲り受ける者**から、品名、数量、**使用目的**、譲渡年月日、譲受人の氏名、住所及び職業が記入され、**署名又は記名押印**された**文書の交付**を受けなければならない。→ 速習 P298

問 10 　　　　　　　　　　　　　　　　　　　　　　　　　　　正答　3

1　○　業務上**毒薬**を取り扱う者は、それらを**ほかの物と区別**して貯蔵、陳列しなければならず、貯蔵、陳列する場所には、**かぎ**を施さなければならない。これに違反した者については、**1 年以下**の懲役もしくは **100 万円以下**の罰金に処せられ、又はこれを併科される。→ 速習 P298

2　○　毒薬は、単に毒性が強いものだけでなく、薬効が期待される摂取量（**薬用量**）と中毒のおそれがある摂取量（**中毒量**）が接近しており**安全域が狭い**ため、その**取扱いに注意**を要するもの等が指定される。→ 速習 P297

3　×　毒薬又は劇薬については、店舗管理者が**薬剤師**である店舗販売業者及び医薬品営業所管理者が**薬剤師**である卸売販売業者以外の医薬品の販売業者は、開封して、販売等してはならないとされている。→ 速習 P298

4　○　劇薬については、容器等に**白地**に**赤枠**、**赤字**をもって、当該医薬品の**品名**及び「**劇**」の文字が記載されていなければならず、この規定に触れる劇薬は、販売等してはならないとされている。→ 速習 P298

第**4**章　薬事関係法規・制度

毒薬又は劇薬を交付してはいけない年齢（14 歳未満）、販売又は譲渡の際に譲り受ける者から受け取る文書の内容は、頻出項目です。しっかり覚えておきましょう。

医薬品医療機器等法に基づく毒薬及び劇薬に関する以下の記述の正誤について、正しい組み合わせはどれか。

a 毒薬又は劇薬を一般の生活者に対して販売又は譲渡する際には、販売又は譲渡する者が、品名、数量、譲渡年月日を記載し、譲り受ける者に交付しなければならない。

b 毒薬の直接の容器又は被包には、黒地に白枠、白字をもって、当該医薬品の品名及び「毒」の文字が記載されていなければならない。

c 毒薬又は劇薬を、18 歳未満の者その他安全な取扱いに不安のある者に交付することは禁止されている。

d 劇薬を貯蔵又は陳列する場所には、かぎを施さなければならない。

	a	b	c	d
1	正	誤	誤	誤
2	誤	正	正	誤
3	誤	正	誤	誤
4	誤	誤	正	正
5	正	正	誤	正

一般用医薬品のリスク区分に関する以下の記述について、正しいものの組み合わせはどれか。

a 一般用医薬品は、その保健衛生上のリスクに応じて、第一類医薬品、第二類医薬品、第三類医薬品の３つに区分される。

b 第三類医薬品とは、第一類医薬品及び第二類医薬品以外の一般用医薬品であり、副作用等により身体の変調・不調が起こるおそれがないものをいう。

c 第三類医薬品に分類されている医薬品が、第一類医薬品又は第二類医薬品に分類が変更されることはない。

d 第二類医薬品のうち、「特別の注意を要するものとして厚生労働大臣が指定するもの」を「指定第二類医薬品」としている。

1（a、b）　2（a、d）　3（b、c）　4（b、d）　5（c、d）

問 11　　　　　　　　　　　　　　　　　　　　　　　正答　3

a　✕　毒薬又は劇薬を一般の生活者に対して販売又は譲渡する際には、**譲り受ける者**から、品名、数量、使用目的、譲渡年月日、譲受人の氏名、住所及び職業が記入され、署名又は記名押印された文書の交付を受けなければならない。→ 速習 P298

b　〇　毒薬の直接の容器又は被包には、**黒地**に**白枠**、**白字**をもって、当該医薬品の**品名**及び「**毒**」の文字が記載されていなければならない。→ 速習 P298

c　✕　毒薬又は劇薬を、**14歳未満**の者その他安全な取扱いに不安のある者に交付することは**禁止**されている。安全な取扱いに不安がある者とは、「**睡眠薬の乱用**」「**不当使用**」等が懸念される購入希望者等をさす。→ 速習 P298

d　✕　**毒薬**を貯蔵又は陳列する場所には、かぎを施さなければならないとされている。→ 速習 P298

問 12　　　　　　　　　　　　　　　　　　　　　　　正答　2

a　〇　一般用医薬品は、その**保健衛生上のリスク**に応じて、**第一類医薬品**、**第二類医薬品**、**第三類医薬品**の３つに区分される。→ 速習 P299

b　✕　第三類医薬品は保健衛生上のリスクが**比較的低い**が、日常生活に支障を来す程度ではない副作用等により身体の変調・不調が起こるおそれはある。→ 速習 P300

c　✕　第三類医薬品に分類されている医薬品が、日常生活に支障を来す程度の副作用を生じるおそれがあることが明らかとなった場合、第一類医薬品又は第二類医薬品に**分類が変更**されることがある。→ 速習 P301

d　〇　第二類医薬品のうち、「**特別の注意を要するものとして厚生労働大臣**が指定するもの」を「指定第二類医薬品」としている。→ 速習 P340、341

第**4**章　薬事関係法規・制度

医薬品に関する以下の記述について、正しいものの組み合わせはどれか。

a 購入者等がそのリスクの程度について判別しやすいよう、各製品の外箱等に、当該医薬品が分類されたリスク区分ごとに定められた事項を記載することが義務づけられている。

b 医療用医薬品において使用されていた有効成分を一般用医薬品において初めて配合したものを、いわゆるスイッチ OTC という。

c 第三類医薬品について、日常生活に支障を来す程度の副作用を生じるおそれが明らかになった場合でも、第一類医薬品又は第二類医薬品に分類が変更されることはない。

d 第一類医薬品は、保健衛生上のリスクが比較的高い成分が配合された一般用医薬品である。

1（a、b） 2（a、c） 3（b、c） 4（b、d） 5（c、d）

医薬品のリスク区分に関する以下の記述について、（ ）の中に入れるべき字句の正しい組み合わせはどれか。

　第一類医薬品とは、その副作用等により（ a ）に支障を来す程度の（ b ）が生ずるおそれがある医薬品のうちその使用に関し（ c ）が必要なものとして厚生労働大臣が指定するものであり、保健衛生上のリスクが特に高い成分が配合された一般用医薬品である。

	a	b	c
1	日常生活	影響	知識
2	日常生活	健康被害	特に注意
3	身体	健康被害	特に注意
4	身体	影響	知識
5	日常生活	健康被害	知識

問 13　　　　　　　　　　　　　　　　　　　　　　　　　　　　　正答　1

a ○ 購入者等がそのリスクの程度について判別しやすいよう、各製品の**外箱等**に、当該医薬品が分類された**リスク区分**ごとに定められた事項（**法定表示事項**）を記載することが**義務**づけられている。→ 速習 P301〜303

b ○ **医療用医薬品**において使用されていた有効成分を一般用医薬品において**初めて配合**したものを、いわゆる**スイッチ OTC**（オーティーシー）という。既存の医薬品と明らかに異なる有効成分を配合したものは、いわゆる**ダイレクト OTC** という。→ 速習 P300

c × 第三類医薬品について、日常生活に支障を来す程度の副作用を生じるおそれが明らかとなった場合には、第一類医薬品又は第二類医薬品に**分類が変更**されることもある。→ 速習 301

d × 第一類医薬品は、保健衛生上のリスクが**特に高い**成分が配合された一般用医薬品である。→ 速習 P300

問 14　　　　　　　　　　　　　　　　　　　　　　　　　　　　　正答　2

　第一類医薬品とは、その副作用等により（ **a　日常生活** ）に支障を来す程度の（ **b　健康被害** ）が生ずるおそれがある医薬品のうちその使用に関し（ **c　特に注意** ）が必要なものとして厚生労働大臣が指定するものであり、保健衛生上のリスクが**特に高い**成分が配合された一般用医薬品である。→ 速習 P300

■一般用医薬品のリスク区分　　ここを**押**さえよう！

第一類医薬品		特に高い
第二類医薬品	保健衛生上のリスクが	比較的高い
第三類医薬品		比較的低い

一般用医薬品のリスク区分に関する以下の記述の正誤について、正しい組み合わせはどれか。

a　第三類医薬品でも、日常生活に支障を来す程度ではないが、副作用等により身体の変調・不調が起こるおそれはある。

b　第二類医薬品は、副作用等により身体の変調・不調が起こるおそれはあるが、日常生活に支障を来す程度ではない、保健衛生上のリスクが比較的低い一般用医薬品である。

c　一般用医薬品のリスク区分は、外箱等に記載する必要はない。

	a	b	c
1	正	誤	誤
2	正	誤	正
3	誤	正	正
4	誤	誤	正
5	正	正	誤

医薬品医療機器等法第 50 条に基づき、医薬品の直接の容器又は被包に記載されていなければならない事項として、誤っているものはどれか。ただし、厚生労働省令で定める表示の特例に関する規定は考慮しなくてよい。

1　製造販売業者等の氏名又は名称及び住所

2　製造年月日

3　指定第二類医薬品にあっては、枠の中に「2」の数字

4　配置販売品目以外の一般用医薬品にあっては、「店舗専用」の文字

問 15 　　　　　　　　　　　　　　　　　　　　　　　　正答　1

a ○ 第三類医薬品でも、日常生活に支障を来す程度ではないが、副作用等により身体の**変調・不調が起こるおそれ**はある。→ 速習 P300

b × 第二類医薬品は、その成分や使用目的等から、「その副作用等により日常生活に支障を来す程度の健康被害が生ずるおそれがある」保健衛生上のリスクが**比較的高い**一般用医薬品である。→ 速習 P300

c × 購入者等が一般用医薬品のリスクの程度について判別しやすいよう、各製品の**外箱等**にリスク区分を記載することが**義務づけ**られている。→ 速習 P302

問 16 　　　　　　　　　　　　　　　　　　　　　　　　正答　2

1 ○ 「**製造販売業者等**の氏名又は名称及び住所」は、記載されていなければならない。→ 速習 P302

2 × 「製造年月日」は、記載される必要はない。→ 速習 P302

3 ○ 指定第二類医薬品にあっては、枠の中に「**2**」の数字は、記載されていなければならない。→ 速習 P302

4 ○ 配置販売品目以外の一般用医薬品にあっては、「**店舗専用**」の文字は、記載されていなければならない。→ 速習 P302

医薬品の直接の容器等への「法定表示事項」は頻出です。速習 302 ページの項目をしっかり覚えましょう。

チェック ☐ / ☐ / ☐ /

医薬品医療機器等法第 50 条等に基づき、医薬品の直接の容器又は被包に記載されていなければならない事項として、誤っているものはどれか。ただし、厚生労働省令で定める表示の特例に関する規定は考慮しなくてよい。

1 　重量、容量又は個数等の内容量

2 　製造番号又は製造記号

3 　配置販売品目については「配置専用」の文字

4 　日局に収載されている医薬品については「日本薬局方」の文字等

問 18 必 チェック ☐ / ☐ / ☐ /

容器、外箱、添付文書等への記載事項に関する以下の記述について、誤っているものはどれか。

1 　適切な保存条件の下で 5 年を超えて性状及び品質が安定でない医薬品における使用の期限は、法定表示事項である。

2 　医薬品の容器等が小売りのために包装されている場合において、容器等への記載が、外部の容器又は被包（外箱等）を透かして容易に見ることができないときには、その外箱等にも法定表示事項を記載しなければならない。

3 　当該医薬品に関し虚偽または誤解を招くおそれのある事項は、記載することが禁止されている。

4 　法定表示が適切になされていない医薬品は販売等してはならず、この規定に違反した者については、2 年以下の懲役もしくは 200 万円以下の罰金に処し、又はこれを併科することとされている。

問 17　　　　　　　　　　　　　　　　　　　　正答　3

1　○　「**重量、容量又は個数**等の内容量」は、記載されていなければならない。
　　　　→ 速習 P302
2　○　「**製造番号又は製造記号**」は、記載されていなければならない。→ 速習 P302
3　✕　配置販売品目については、「**配置専用**」の文字は、記載される必要はない。
　　　　→ 速習 P302
4　○　日局に収載されている医薬品については「**日本薬局方**」の文字等は、記載
　　　　されていなければならない。→ 速習 P302

問 18　　　　　　　　　　　　　　　　　　　　正答　1

1　✕　法定表示事項となるのは、適切な保存条件の下で**3**年を超えて性状及び品
　　　　質が安定でない医薬品における**使用の期限**である。→ 速習 P302
2　○　医薬品の容器等が小売りのために**包装**されている場合において、容器等へ
　　　　の記載が、外部の容器又は被包（外箱等）を透かして容易に見ることがで
　　　　きないときには、その**外箱**等にも**法定表示事項**を記載しなければならない。
　　　　→ 速習 P301
3　○　当該医薬品に関し**虚偽**または**誤解**を招くおそれのある事項は、記載するこ
　　　　とが**禁止**されている。→ 速習 P304
4　○　法定表示が適切になされていない医薬品（**不正表示医薬品**）は**販売**等し
　　　　てはならず、この規定に違反した者については、2年以下の懲役もしく
　　　　は200万円以下の罰金に処し、又はこれを併科することとされている。
　　　　→ 速習 P304

医薬部外品に関する以下の記述の正誤について、正しい組み合わせはどれか。

a 医薬部外品には、ねずみ、はえ、蚊、のみその他これらに類する生物の防除を目的
　とするものであって機械器具等でないものがある。

b 医薬部外品を一般の生活者に販売等する場合、医薬部外品販売業の許可が必要であ
　る。

c 医薬部外品の直接の容器又は直接の被包には、「医薬部外品」の文字の表示その他
　定められた事項の表示が義務付けられている。

d 医薬部外品を製造販売する場合には、製造販売業の許可が必要であり、厚生労働大
　臣が基準を定めて指定するものを除き、品目ごとに承認を得る必要がある。

	a	b	c	d
1	正	誤	正	正
2	正	正	正	正
3	誤	正	誤	誤
4	誤	誤	正	誤
5	正	正	誤	正

医薬部外品及び化粧品に関する以下の記述の正誤について、正しい組み合わせはどれか。

a 化粧品の販売には、化粧品販売業の許可が必要である。

b 化粧品の効能効果の一つに、「毛髪につやを与える」がある。

c 医薬部外品を製造する場合には、製造業の許可が必要である。

	a	b	c
1	正	誤	誤
2	誤	正	正
3	誤	正	誤
4	誤	誤	正
5	正	正	誤

問 19   正答　1

a　○　医薬部外品には、人又は動物の保健のためにするねずみ、はえ、蚊、のみ
　　　その他これらに類する**生物の防除**を目的とするものであって機械器具等で
　　　ないものがある。→ 速習 P306

b　×　医薬部外品の販売等については、医薬品のような販売業の**許可**は必要なく、
　　　一般小売店において販売等することができる。→ 速習 P309

c　○　医薬部外品の**直接の容器**又は**直接の被包**には、「**医薬部外品**」の文字の表
　　　示その他定められた事項の表示が**義務付け**られている。また、衛生害虫類
　　　の防除のため使用される製品群については、各製品の容器や包装等に「防
　　　除用医薬部外品」の**識別表示**がなされている。→ 速習 P307

d　○　医薬部外品を製造販売する場合には、製造販売業の**許可**が必要であり、厚
　　　生労働大臣が基準を定めて指定するものを除き、**品目ごとに承認**を得る必
　　　要がある。→ 速習 P309

問 20   正答　2

a　×　化粧品の販売は、医薬品のような販売業の**許可**は必要なく、一般小売店に
　　　おいて販売等することができる。→ 速習 P309

b　○　化粧品は、あくまで「人の身体を清潔にし、美化し、魅力を増し、容貌を変え、
　　　又は皮膚若しくは毛髪を健やかに保つ」の範囲内においてのみ効能効果を
　　　表示・標榜することが認められたものであり、効能効果の範囲として、「毛
　　　髪につやを与える」が含まれる。→ 速習 P307、308

c　○　医薬部外品を**製造**する場合には、製造業の**許可**が必要である。→ 速習 P309

第4章　薬事関係法規・制度

医薬部外品、化粧品、食品等に関する以下の記述の正誤について、正しい組み合わせはどれか。

a 特定保健用食品として特定の保健の用途を表示するには、個別に生理的機能や特定の保健機能を示す有効性や安全性等に関する審査を受け、許可又は承認を取得することが必要であり、消費者庁の許可等のマークが付されている。

b 医薬部外品は、医薬品的な効能効果を表示・標榜することが一切認められていない。

c 化粧品は、医薬品的な効能効果を表示・標榜することが一切認められていない。

d 食品とは、医薬品、医薬部外品及び再生医療等製品以外のすべての飲食物をいう。

	a	b	c	d
1	正	誤	正	正
2	正	正	正	正
3	誤	正	誤	正
4	誤	誤	正	誤
5	正	正	誤	誤

医薬部外品及び化粧品に関する以下の記述の正誤について、正しい組み合わせはどれか。

a 化粧品を業として製造販売する場合には、製造販売業の許可を受けた者が、製造販売後 30 日以内に、品目ごとの届出を行う必要がある。

b 化粧品の効能効果の一つに、「皮膚の乾燥を防ぐ」がある。

c 医薬品と同様に、不良医薬部外品及び不正表示医薬部外品の販売は禁止されている。

	a	b	c
1	正	誤	誤
2	誤	誤	正
3	誤	正	誤
4	誤	正	正
5	正	正	誤

問 21　　　　　　　　　　　　　　　　　　　　　　　**正答　1**

a 〇 特定保健用食品として**特定の保健**の用途を表示するには、個別に生理的機能や特定の保健機能を示す有効性や安全性等に関する審査を受け、許可又は承認を取得することが必要であり、**消費者庁**の許可等のマークが付されている。→ 速習 P311

b ✕ 医薬部外品は、その効能効果が**あらかじめ定められた範囲内**であって、成分や用法等に照らして人体に対する作用が**緩和**であることを要件として、医薬品的な効能効果を表示・標榜することが認められている。→ 速習 P306

c 〇 化粧品は、**医薬品的な効能効果**を表示・標榜することが**一切認められていない**。→ 速習 P308

d 〇 **食品**とは、医薬品、医薬部外品及び再生医療等製品以外のすべての飲食物をいう。→ 速習 P310

問 22　　　　　　　　　　　　　　　　　　　　　　　**正答　4**

a ✕ 化粧品を業として製造販売する場合には、原則、製造販売業の許可を受けた者が、**あらかじめ**、品目ごとの**届出**を行う必要がある。→ 速習 P309

b 〇 化粧品は、あくまで「人の身体を清潔にし、美化し、魅力を増し、容貌を変え、又は皮膚若しくは毛髪を健やかに保つ」の範囲内においてのみ効能効果を表示・標榜することが認められるものであり、その一つに、「皮膚の**乾燥を防ぐ**」がある。→ 速習 P307

c 〇 医薬品と同様に、**不良**医薬部外品及び**不正表示**医薬部外品の販売は禁止されている。また、**不良化粧品及び不正表示**化粧品の販売も禁止されている。→ 速習 P307、308

直接の容器等や添付文書に法定表示や記載が適切になされていないもの、記載禁止事項が記載されているものは、不正表示医薬品、不正表示医薬部外品、不正表示化粧品となります。

医薬部外品、化粧品、食品等に関する以下の記述の正誤について、正しい組み合わせはどれか。

a 特定保健用食品について、現行の許可の際に必要とされる有効性の科学的根拠のレベルに達しないものの、一定の有効性が確認されるものについては、限定的な科学的根拠である旨の表示をすることを条件として許可されている。

b 医薬部外品のうち、衛生害虫類（ねずみ、はえ、蚊、のみその他これらに類する生物）の防除のため使用される製品群は、一般の生活者が購入時に容易に判別することができ、また、実際に製品を使用する際に必要な注意が促されるよう、各製品の容器や包装等に識別表示がなされている。

c 特別用途食品には、厚生労働省の許可のマークが付されている。

d 外形上、食品として販売等されている製品であっても、その成分本質、効能効果の標榜内容等に照らして医薬品とみなされる場合がある。

	a	b	c	d
1	正	誤	正	正
2	正	正	誤	正
3	誤	正	誤	正
4	誤	誤	正	誤
5	正	正	正	誤

化粧品に関する以下の記述について、誤っているものはどれか。

1 化粧品は、「人の身体を清潔にし、美化し、魅力を増し、容貌を変え、又は皮膚若しくは毛髪を健やかに保つ」の範囲内においてのみ効能効果を表示・標榜することが認められている。

2 化粧品を販売する店舗においては、化粧品と医薬部外品を区別して貯蔵又は陳列しなければならない。

3 化粧品の成分本質（原材料）に医薬品の成分を配合する場合は、薬理作用が期待できない量以下に制限されている。

4 化粧品を業として製造販売する場合には、製造販売業の許可を受けた者が、あらかじめ品目ごとの届出を行う必要がある。

問 23　　　　　　　　　　　　　　　　　　　　　　　　　　　正答　**2**

a ○ 特定保健用食品のうち、現行の許可の際に必要とされる有効性の科学的根拠のレベルに達しないものの、**一定の有効性**が確認されるものについては、限定的な科学的根拠である旨の表示をすることを条件として許可されており、「**条件付き特定保健用食品**」として区分されている。→ 速習 P312

b ○ 医薬部外品のうち、**衛生害虫類**（ねずみ、はえ、蚊、のみその他これらに類する生物）の防除のため使用される製品群は、一般の生活者が購入時に容易に判別することができ、また、実際に製品を使用する際に必要な注意が促されるよう、各製品の**容器や包装等**に**識別表示**（防除用医薬部外品）がなされている。→ 速習 P307

c ✕ 特別用途食品には、**消費者庁**の許可のマークが付されている。→ 速習 P311

d ○ 外形上、**食品**として販売等されている製品であっても、その**成分本質**（原材料）、**効能効果**の標榜内容等に照らして医薬品とみなされる場合には、許可等を受けずに製造された医薬品（**無承認無許可医薬品**）として、**取締り**の対象となる。→ 速習 P310

問 24　　　　　　　　　　　　　　　　　　　　　　　　　　　正答　**2**

1 ○ 化粧品は、「人の身体を清潔にし、美化し、魅力を増し、容貌を変え、又は皮膚若しくは毛髪を健やかに保つ」の範囲内においてのみ**効能効果を表示・標榜**することが認められているものであり、**医薬品的な効能効果**を表示・標榜することは一切認められていない。→ 速習 P307、308

2 ✕ 化粧品と医薬部外品については、区別して貯蔵又は陳列する規定はない。ただし、医薬品と他の物（化粧品、食品及び保健機能食品、医薬部外品等）は、区別しなければならない。→ 速習 P342

3 ○ 化粧品の成分本質（原材料）については、原則として**医薬品の成分**を配合してはならないこととされており、配合が認められる場合であっても、添加物として使用されているなど、**薬理作用**が期待できない量以下に**制限**されている。→ 速習 P308

4 ○ 化粧品を業として製造販売する場合には、原則、製造販売業の許可を受けた者が、**あらかじめ**、品目ごとの**届出**を行う必要がある。→ 速習 P309

第**4**章　薬事関係法規・制度

チェック ☐ / ☐ / ☐ /

化粧品に関する以下の記述について、誤っているものはどれか。

1 化粧品に、医薬品的な効能効果を表示・標榜することは一切認められていない。

2 化粧品を業として製造販売する場合には、製造販売業の届出を行う必要がある。

3 化粧品の成分本質（原材料）については、原則として医薬品の成分を配合してはならないこととされている。

4 人の疾病の診断、治療若しくは予防に使用されること、又は人の身体の構造若しくは機能に影響を及ぼすことを目的とするものは化粧品に含まれない。

チェック ☐ / ☐ / ☐ /

「医薬品の範囲に関する基準」における医薬品に該当する要素に関する以下の記述の正誤について、正しい組み合わせはどれか。

a 口腔用スプレー剤等の医薬品的な形状であること

b 成分本質（原材料）が、専ら医薬品として使用される成分本質を含むこと（食品添加物と認められる場合を除く。）

c 医薬品的な効能効果が標榜又は暗示されていること（製品表示や添付文書によるほか、チラシ、パンフレット、刊行物、インターネット等の広告宣伝物等による場合も含む。）

d 服用時期、服用間隔、服用量等の医薬品的な用法用量の記載があること（調理のために使用方法、使用量等を定めている場合を除く。）

	a	b	c	d
1	正	誤	誤	正
2	正	正	正	正
3	誤	正	正	正
4	誤	誤	正	誤
5	正	正	誤	誤

　　　　　　　　　　　　　　　　　　　　　　　　正答　2

1 〇　化粧品は、あくまで「人の身体を清潔にし、美化し、魅力を増し、容貌を変え、又は皮膚若しくは毛髪を健やかに保つ」の範囲内においてのみ効能効果を表示・標榜することが認められるものであり、**医薬品的な効能効果を表示・標榜することは一切認められていない。**→ 速習 P307、308

2 ✕　化粧品を業として製造販売する場合には、原則、製造販売業の**許可**を受けた者が、あらかじめ、**品目ごとの届出**を行う必要がある。→ 速習 P309

3 〇　化粧品の**成分本質**（原材料）については、原則として**医薬品の成分**を配合してはならないこととされており、配合が認められる場合にあっても、**添加物として使用されている**など、**薬理作用**が期待できない量以下に制限されている。→ 速習 P308

4 〇　人の疾病の**診断**、**治療**若しくは**予防**に使用されること、又は人の身体の**構造若しくは機能**に影響を及ぼすことを目的とするものは化粧品に**含まれない。**→ 速習 P308

　　　　　　　　　　　　　　　　　　　　　　　　正答　2

a 〇　「アンプル剤や舌下錠、口腔用スプレー剤等の**医薬品的な形状**であること」は、医薬品に該当する要素である。→ 速習 P311

b 〇　「成分本質（原材料）が、**専ら医薬品として使用**される成分本質を含むこと（食品添加物と認められる場合を除く。）」は、医薬品に該当する要素である。→ 速習 P311

c 〇　「**医薬品的な効能効果**が標榜又は暗示されていること（製品表示や添付文書によるほか、チラシ、パンフレット、刊行物、インターネット等の広告宣伝等による場合も含む。）」は、医薬品に該当する要素である。→ 速習 P311

d 〇　「服用時期、服用間隔、服用量等の**医薬品的な用法用量**の記載があること（調理のために使用方法、使用量等を定めている場合を除く。）」は、医薬品に該当する要素である。→ 速習 P311

第4章　薬事関係法規・制度

食品と医薬品に関する以下の記述について、（　）の中に入れるべき字句の正しい組み合わせはどれか。

　医薬品には、その品質、有効性及び安全性の確保のために必要な規制が行われているが、食品には、専ら（ a ）の確保のために必要な規制その他の措置が図られている。
　（ b ）、食品として販売等されている製品であっても、その（ c ）、効能効果の標榜内容等に照らして医薬品とみなされる場合には、法に基づく承認を受けずに製造販売され、又は製造業の許可を受けずに製造された医薬品として取締りの対象となる。

	a	b	c
1	有効性	外形上	用法
2	有効性	成分上	用法
3	安全性	外形上	成分本質
4	安全性	成分上	成分本質
5	安全性	外形上	用法

保健機能食品等の食品に関する以下の記述について、正しいものの組み合わせはどれか。

a　特別用途食品とは、乳児、幼児、妊産婦又は病者の発育又は健康の保持若しくは回復の用に供することが適当な旨を医学的・栄養学的表現で記載し、かつ、用途を限定したものである。

b　栄養機能食品は、栄養成分の機能表示に関して、消費者庁長官の許可は要さない。

c　健康食品とは、健康増進法で定められた1日あたりの摂取目安量に含まれる栄養成分量が規格基準に適合している食品のことである。

d　機能性表示食品とは、食品表示法の規定に基づく食品表示基準に規定されている食品であり、販売前に安全性及び機能性の根拠に関する審査を受け、消費者庁長官の許可を受けたものである。

1（a、b）　2（a、c）　3（b、c）　4（b、d）　5（c、d）

問 27　　　　　　　　　　　　　　　　　　　　　　正答　3

医薬品には、その品質、有効性及び安全性の確保のために必要な規制が行われているが、食品には、専ら（ **a　安全性** ）の確保のために必要な規制その他の措置が図られている。

（ **b　外形上** ）、食品として販売等されている製品であっても、その（ **c　成分本質** ）、効能効果の標榜内容等に照らして医薬品とみなされる場合には、法に基づく承認を受けずに製造販売され、又は製造業の許可を受けずに製造された医薬品として取締りの対象となる。

なお、法に基づく承認を受けずに製造販売され、又は製造業の許可を受けずに製造された医薬品は、**無承認無許可医薬品**という。→ 速習 P310

問 28　　　　　　　　　　　　　　　　　　　　　　正答　1

a　○　特別用途食品とは、健康増進法に基づく許可又は承認を受けて、**乳児**、**幼児**、**妊産婦**又は**病者**の発育又は健康の保持若しくは回復の用に供することが適当な旨を医学的・栄養学的表現で記載し、かつ、**用途を限定**したものである。**消費者庁**の許可等のマークが付されている。→ 速習 P311

b　○　栄養機能食品は、**栄養成分の機能表示**に関して、消費者庁長官の**許可は要さない**が、その表示と併せて、当該栄養成分を摂取する上での**注意事項**を適正に表示することが求められている。また、消費者庁長官の**個別の審査を受けたものではない**旨の表示も義務づけられている。→ 速習 P312

c　×　いわゆる健康食品という単語は、**法令で定義された**用語ではないが、一般に用いられている単語である。栄養補助食品、サプリメント、ダイエット食品等と呼ばれることもある。→ 速習 P312

d　×　機能性表示食品は、販売前に安全性及び機能性の根拠に関する情報などが消費者庁長官へ**届け出**られたものである。→ 速習 P312

保健機能食品等の食品に関する以下の記述について、正しいものの組み合わせはどれか。

a 特定保健用食品、栄養機能食品、機能性表示食品を総称して保健機能食品という。

b 機能性表示食品は、販売前に安全性及び機能性の根拠に関する情報などが消費者庁長官へ届け出られたものであり、消費者庁長官の責任において、科学的根拠に基づいた機能性を表示するものである。

c いわゆる健康食品の中には、重篤な健康被害が発生した事例も知られているが、厚生労働省、消費者庁や都道府県等では、因果関係が完全に解明された場合に限り、健康被害の拡大防止を図るため、製品名等を公表している。

d 条件付き特定保健用食品は、特定保健用食品のうち、特定の有効性が確認されるものについて、その効果を表示することが許可されているものである。

	a	b	c	d
1	誤	誤	正	正
2	誤	誤	誤	正
3	正	誤	誤	正
4	正	誤	誤	誤
5	正	誤	正	誤

健康食品に関する以下の記述の正誤について、正しい組み合わせはどれか。

a いわゆる健康食品は、医薬品医療機器等法で定義されたものである。

b 二日酔い改善効果と表示・標榜された、いわゆる健康食品は、医薬品の効能効果を暗示するものとはみなされない。

c いわゆる健康食品の中には、医薬品成分が検出される場合もあり、そうした製品の摂取によって重篤な健康被害が発生した事例も知られている。

	a	b	c
1	正	誤	誤
2	誤	正	正
3	誤	誤	誤
4	誤	誤	正
5	正	正	誤

問 29　　　　　　　　　　　　　　　　　　　　　　　　　　正答　4

a ○ **特定保健用食品**、**栄養機能食品**、**機能性表示食品**を総称して保健機能食品という。→ 速習 P312

b × 機能性表示食品は、**事業者**の責任において、科学的根拠に基づいた機能性を表示するものである。→ 速習 P312

c × 厚生労働省、消費者庁や都道府県等では、因果関係が**完全に解明されていなくても**、広く一般に対して注意を喚起して健康被害の拡大防止を図るため、**製品名**等を公表している。→ 速習 P313

d × 条件付き特定保健用食品は、特定保健用食品のうち、現行の特定保健用食品の許可の際に必要とされる有効性の科学的根拠のレベルに達しないものの、一定の有効性が確認されるものについて、**限定的な科学的根拠**である旨の表示をすることを条件として許可されているものである。→ 速習 P312

問 30　　　　　　　　　　　　　　　　　　　　　　　　　　正答　4

a × いわゆる健康食品という単語は、**法令で定義された用語**ではなく、一般に用いられている単語である。→ 速習 P312

b × 二日酔い改善効果と表示・標榜された、いわゆる健康食品は、**医薬品の効能効果を暗示**するものとみなされる。→ 速習 P312

c ○ いわゆる健康食品の中には、医薬品成分が検出される場合もあり、そうした製品の摂取によって**重篤な健康被害**が発生した事例も知られており、厚生労働省、消費者庁や都道府県等では、因果関係が完全に解明されていなくても、広く一般に対して注意を喚起して健康被害の拡大防止を図るため、**製品名等を公表**している。→ 速習 P313

第**4**章 薬事関係法規・制度

いわゆる健康食品とは、栄養補助食品、サプリメント、ダイエット食品などと呼ばれているものを指しています。法律上の扱いは、一般食品と同じです。

問 31 頻　　　　　　　　　　　　　チェック ☐／☐／☐

医薬品の販売業に関する以下の記述の正誤について、正しい組み合わせはどれか。

a 医薬品の販売業の許可は、店舗販売業の許可、配置販売業の許可及び卸売販売業の許可の3種類に分けられている。

b 薬局における医薬品の販売行為は、薬局の業務に付随して行われる行為であるので、医薬品の販売業の許可は必要としない。

c 店舗販売業の許可は、3年ごとに、その更新を受けなければ、その期間の経過によって、その効力を失う。

d 卸売販売業の許可を受けた者は、一般の生活者に対して直接医薬品を販売することができる。

	a	b	c	d
1	誤	正	正	誤
2	正	誤	誤	正
3	正	正	誤	誤
4	誤	誤	正	正
5	正	正	正	誤

問 32 必　　　　　　　　　　　　　チェック ☐／☐／☐

薬局に関する以下の記述の正誤について、正しい組み合わせはどれか。

a 薬局においては、一般用医薬品は、あらかじめ小分けし、販売することができる。

b 薬局開設者は、自らが登録販売者である場合は、その薬局を実地に管理しなければならない。

c 病院又は診療所の調剤所については薬局として開設の許可を受けずに薬局の名称を付すことができる。

d 学校薬剤師の業務やあらかじめ予定されている定期的な業務によって恒常的に薬剤師が不在となる時間については、薬局開設者は、薬剤師不在時間として、調剤室を閉鎖しなければならない。

	a	b	c	d			a	b	c	d
1	正	誤	誤	正		4	誤	誤	正	誤
2	誤	正	正	誤		5	正	正	誤	誤
3	誤	正	誤	正						

問 31　　　　　　　　　　　　　　　　　　　　　　正答　3

a ○　医薬品の販売業の許可は、**店舗販売業の許可**、**配置販売業の許可**、**卸売販売業の許可**の３種類に分けられている。→ 速習 P318

b ○　薬局における医薬品の販売行為は、薬局の業務に**付随**して行われる行為であるので、医薬品の**販売業の許可は必要としない**。→ 速習 P319

c ✕　店舗販売業の許可は、**6年**ごとに、その**更新**を受けなければ、その期間の経過によって、その効力を失う。→ 速習 P318

d ✕　**卸売販売業**は、医薬品を薬局や他の医薬品の販売業、製薬企業又は医療機関等に対して販売等する業態であり、業として**一般の生活者**に対して直接医薬品の販売等を行うことは**認められていない**。→ 速習 P328

問 32　　　　　　　　　　　　　　　　　　　　　　正答　4

a ✕　医薬品を**あらかじめ小分け**し、販売する行為は、無許可製造、無許可製造販売に該当するため、薬局、店舗販売業、卸売販売業すべてにおいて**認められていない**。→ 速習 P328

b ✕　薬局開設者は、自らが**薬剤師**である場合は、その薬局を実地に管理しなければならない。また、薬局開設者が**薬剤師でない**ときは、その薬局で薬事に関する実務に従事する**薬剤師**のうちから、管理者を指定して実地に管理させなければならない。→ 速習 P320

c ○　医薬品を取り扱う場所であって、薬局として開設の許可を受けていないものについては、病院又は診療所の**調剤所**を除き、薬局の名称を付してはならないこととされている。→ 速習 P320

d ✕　緊急時の在宅対応や急遽日程の決まった退院時カンファレンスへの参加のため、**やむを得ず**、かつ、**一時的**に薬剤師が不在となる時間が薬剤師不在時間に該当するもので、学校薬剤師の業務やあらかじめ予定されている**定期的な業務**によって恒常的に薬剤師が不在となる時間については、**薬剤師不在時間**として認められず、調剤応需体制を確保する必要がある。→ 速習 P321、322

薬局に関する以下の記述について、正しい組み合わせはどれか。

a 薬局の管理者は、保健衛生上支障を生ずるおそれがないよう、薬局の業務につき、必要な注意をしなければならず、薬局開設者に対して必要な意見を対面により述べなければならない。

b 専門医療機関連携薬局と称するには、傷病の区分ごとに、厚生労働大臣の認定が必要である。

c 薬局開設者は、薬局の管理に関する業務その他の薬局開設者の業務を適正に遂行することにより、薬事に関する法令の規定の遵守を確保するために必要な措置を講じるとともに、その措置の内容を記録し、適切に保存しなければならない。

	a	b	c
1	誤	誤	正
2	誤	正	正
3	誤	誤	誤
4	正	正	誤
5	正	誤	正

薬局及び医薬品の販売業に関する以下の記述の正誤について、正しい組み合わせはどれか。

a 医薬品をあらかじめ小分けし、販売する行為は、無許可製造、無許可製造販売に該当するため、薬局、店舗販売業、卸売販売業すべてにおいて認められていない。

b 薬局は、その所在地の都道府県知事等への届出により開設することができる。

c 地域連携薬局と称するためには、都道府県知事の許可が必要である。

	a	b	c
1	正	誤	誤
2	誤	正	正
3	誤	正	誤
4	誤	誤	正
5	正	正	誤

問 33 　　　　　　　　　　　　　　　　　　　　　　　　　　　　　**正答　1**

a ✕ 薬局の管理者は、保健衛生上支障を生ずるおそれがないよう、薬局の業務につき、必要な注意をしなければならず、薬局開設者に対して必要な意見を**書面**により述べなければならない。→ 速習 P320

b ✕ 専門医療機関連携薬局と称するには、傷病の区分ごとに、その所在地の**都道府県知事**の認定が必要である。専門医療機関連携薬局は、他の医療提供施設と連携し、薬剤の適正な使用の確保のために専門的な薬学的知見に基づく**指導**を実施する。→ 速習 P321

c ◯ 薬局開設者は、薬局の管理に関する業務その他の薬局開設者の業務を適正に遂行することにより、薬事に関する**法令の規定の遵守**を確保するために必要な措置を講じるとともに、その措置の内容を**記録**し、適切に**保存**しなければならない。→ 速習 P321

問 34 　　　　　　　　　　　　　　　　　　　　　　　　　　　　　**正答　1**

a ◯ 医薬品を**あらかじめ小分け**し、販売する行為は、無許可製造、無許可製造販売に該当するため、薬局、店舗販売業、卸売販売業すべてにおいて**認められていない**。→ 速習 P328

b ✕ 薬局は、その所在地の都道府県知事（その所在地が保健所を設置する市又は特別区の区域にある場合においては、市長又は区長）の**許可**がなければ開設してはならない。→ 速習 P319

c ✕ 地域連携薬局と称するためには、その所在地の都道府県知事の**認定**を受けることが必要である。地域連携薬局は、地域における薬剤及び医薬品の適正な使用の推進及び効率的な提供に必要な**情報の提供**及び薬学的知見に基づく**指導**を実施する。→ 速習 P321

第**④**章 薬事関係法規・制度

医薬品の販売等に関する以下の記述について、誤っているものはどれか。

1　一般の生活者に対して医薬品を販売等することができるのは、薬局、店舗販売業、配置販売業又は卸売販売業の許可を受けた者である。

2　薬局開設者は、健康サポート薬局である旨を表示するときは、その薬局を厚生労働大臣が定める基準に適合するものとしなければならない。

3　薬剤師が不在の店舗において第一類医薬品の販売又は授与を行ったときは、都道府県知事（その店舗の所在地が保健所を設置する市又は特別区の区域にある場合においては、市長又は区長）は、その許可を取り消し、又は期間を定めてその業務の全部若しくは一部の停止を命ずることができる。

4　薬局開設者が薬剤師でないときは、その薬局で薬事に関する実務に従事する薬剤師のうちから管理者を指定して実地に管理させなければならない。

店舗販売業に関する以下の記述の正誤について、正しい組み合わせはどれか。

a　店舗販売業の許可は、本店が許可を受けていれば、医薬品を販売する支店は新たに許可を受ける必要はない。

b　第二類医薬品又は第三類医薬品を販売できるのは、登録販売者のみである。

c　要指導医薬品を販売又は授与する店舗を実地に管理する者は、登録販売者でなければならない。

d　都道府県知事（その店舗の所在地が保健所を設置する市又は特別区の区域にある場合においては、市長又は区長）は、許可を受けようとする店舗が必要な構造設備を備えていないとき、許可を与えないことができる。

	a	b	c	d
1	誤	正	正	誤
2	正	誤	正	正
3	誤	正	誤	誤
4	誤	誤	誤	正
5	正	正	誤	正

問 35　　　　　　　　　　　　　　　　　　　　　　　　　　　　　　**正答　1**

1　✕　一般の生活者に対して医薬品を販売等することができるのは、薬局と店舗販売業及び配置販売業の許可を受けた者だけであり、**卸売販売業**の許可を受けた者は販売できない。→ 速習 P328

2　○　薬局開設者は、健康サポート薬局である旨を表示するときは、その薬局を**厚生労働大臣**が定める基準に適合するものとしなければならない。→ 速習 P321

3　○　薬剤師が不在の店舗において、**要指導医薬品**及び**第一類医薬品**の販売又は授与を行うことができない。行ったときは、**都道府県知事等**は、その許可を**取り消し**、又は期間を定めてその業務の全部若しくは一部の**停止を命ず**ることができる。→ 速習 P330、331、357、358

4　○　薬局開設者が薬剤師でないときは、その薬局で薬事に関する実務に従事する薬剤師のうちから**管理者を指定**して実地に管理させなければならない。薬局開設者が薬剤師であるときは、その薬局を**実地に管理**しなければならない。→ 速習 P320

問 36　　　　　　　　　　　　　　　　　　　　　　　　　　　　　　**正答　4**

a　✕　店舗販売業の許可は、**店舗ごとに**、その店舗の所在地の**都道府県知事**（その店舗の所在地が保健所を設置する市又は特別区の区域にある場合においては、市長又は区長）が与えることとされている。→ 速習 P322

b　✕　店舗販売業者の店舗において、第二類医薬品又は第三類医薬品を販売できるのは、**登録販売者**と**薬剤師**である。→ 速習 P331

c　✕　要指導医薬品を販売又は授与する店舗を実地に管理する者は、**薬剤師**でなければならない。→ 速習 P323

d　○　**都道府県知事等**は、許可を受けようとする店舗が必要な**構造設備**を備えていないとき、適切に医薬品を販売し、又は授与するために**必要な体制**が整っていないとき、又は申請者が薬事に関する法令に違反し**一定期間**を経過していないとき、などには許可を与えないことができる。→ 速習 P322、323

チェック ☐ / ☐ / ☐

店舗販売業に関する以下の記述の正誤について、正しい組み合わせはどれか。

a 登録販売者は、過去5年間のうち、登録販売者として業務に従事した期間が通算して2年以上あれば、第一類医薬品を販売する店舗の店舗管理者になることができる。

b 薬剤師が従事している店舗においては、調剤が認められている。

c 薬剤師が従事している店舗においては、要指導医薬品及び一般用医薬品以外の医薬品を販売することができる。

d 店舗管理者は、その店舗の所在地の都道府県知事（その店舗の所在地が保健所設置市又は特別区の区域にある場合においては、市長又は区長）の許可を受けた場合を除き、その店舗以外の場所で業として店舗の管理その他薬事に関する実務に従事する者であってはならない。

	a	b	c	d
1	誤	誤	誤	正
2	誤	正	正	誤
3	誤	誤	誤	誤
4	正	誤	正	誤
5	正	正	誤	誤

チェック ☐ / ☐ / ☐

店舗販売業に関する以下の記述の正誤について、正しい組み合わせはどれか。

a 店舗販売業者は、要指導医薬品、第一類医薬品については、必ず薬剤師に販売又は授与させなければならない。

b 第二類医薬品は、薬剤師又は登録販売者でなければ、販売又は授与してはならない。

c 登録販売者は、第一類医薬品を販売する店舗の管理者になることはできない。

d 店舗販売業者は、名札を付けさせる等により、その店舗において医薬品の販売等に従事する薬剤師、登録販売者又は一般従事者であることが容易に判別できるようにしなければならない。

	a	b	c	d
1	誤	正	正	誤
2	正	誤	正	正
3	正	正	誤	正
4	誤	誤	誤	正
5	正	正	誤	誤

問 37

正答 1

a ×　第一類医薬品を販売し、授与する店舗において、薬剤師を店舗管理者にすることができない場合は、①要指導医薬品若しくは第一類医薬品を販売し、若しくは授与する**薬局**、②薬剤師が店舗管理者である要指導医薬品若しくは第一類医薬品を販売し、若しくは授与する**店舗販売業**、③薬剤師が区域管理者である第一類医薬品を配置販売する**配置販売業**において、**登録販売者として3年**以上従事した者であって、その店舗において医薬品の販売等に従事する者であれば**店舗管理者**になることができる。→ 速習 P323

b ×　店舗販売業は、薬局と異なり、薬剤師が従事していても**調剤**を行うことはできない。→ 速習 P322

c ×　店舗販売業では、薬剤師が従事していても、要指導医薬品又は一般用医薬品以外の医薬品の販売等は**認められていない**。→ 速習 P322

d ○　店舗販売業における**店舗管理者**は、その店舗の所在地の都道府県知事の許可を受けた場合を除き、**その店舗以外の場所**で業として店舗の管理その他薬事に関する実務に従事する者であってはならない。→ 速習 P323

問 38

正答 3

a ○　店舗販売業者は、**要指導医薬品**と**第一類医薬品**については、必ず薬剤師に販売又は授与させなければならないとされている。→ 速習 P330、331

b ○　第二類医薬品は、**薬剤師**又は**登録販売者**でなければ、販売又は授与してはならない。第三類医薬品も同様に、**薬剤師**又は**登録販売者**でなければ、販売又は授与してはならない。→ 速習 P331

c ×　第一類医薬品を販売等する店舗において、薬剤師を店舗管理者とすることができない場合には、以下のような場合に、**登録販売者**を**店舗管理者**とすることができる。
①「要指導医薬品若しくは第一類医薬品を販売し、若しくは授与する**薬局**」、②「薬剤師が店舗管理者である要指導医薬品若しくは第一類医薬品を販売し、若しくは授与する**店舗販売業**」、③「薬剤師が区域管理者である第一類医薬品を配置販売する**配置販売業**」において、登録販売者として**3年**以上業務に従事した者であって、その店舗において医薬品の販売又は授与に関する業務に従事している者。→ 速習 P323

d ○　店舗販売業者は、**名札**を付けさせる等により、その店舗において医薬品の販売等に従事する薬剤師、登録販売者又は一般従事者であることが容易に**判別**できるようにしなければならない。→ 速習 P352

店舗販売業における店舗管理者に関する以下の記述の正誤について、正しい組み合わせはどれか。

a 店舗管理者は、店舗に関する必要な業務を遂行し、必要な事項を遵守するために必要な能力及び経験を有する者でなければならない。

b 店舗販売業者は、店舗管理者に、その店舗を実地に管理させなければならない。

c 第二類医薬品又は第三類医薬品のみを販売する店舗の店舗管理者は、必ず登録販売者でなければならない。

	a	b	c
1	正	正	誤
2	正	誤	正
3	誤	正	誤
4	誤	誤	正
5	誤	誤	誤

配置販売業に関する以下の記述について、誤っているものはどれか。

1 配置販売業の許可は、一般用医薬品を配置しようとする区域をその区域に含む都道府県ごとに、その都道府県知事が与えることとされている。

2 配置販売業では医薬品を開封して分割販売することは禁止されている。

3 配置員は、医薬品の配置販売に従事したときは、30日以内に、配置販売業者の氏名及び住所、配置販売に従事する者の氏名及び住所並びに区域及びその期間を、配置販売に従事する区域の都道府県知事に届け出なければならない。

4 配置販売業者又はその配置員は、その住所地の都道府県知事が発行する身分証明書の交付を受け、かつ、これを携帯しなければ、医薬品の配置販売に従事してはならない。

問 39　正答　1

a　○　店舗管理者は、店舗に関する必要な業務を遂行し、必要な事項を遵守する ために必要な**能力及び経験**を有する者でなければならない。→ 速習 P323

b　○　店舗販売業者は、店舗管理者に、その店舗を**実地に管理**させなければ ならない。店舗管理者は、**薬剤師又は登録販売者**でなければならない。
→ 速習 P323

c　✕　第二類医薬品又は第三類医薬品のみを販売する店舗の店舗管理者は、**薬剤 師又は登録販売者**でなければならない。→ 速習 P323

問 40　正答　3

1　○　配置販売業の**許可**は、一般用医薬品を配置しようとする区域をその区域に 含む都道府県ごとに、その**都道府県知事**が与えることとされている。都道 府県知事は、医薬品の配置販売するために**必要な基準**が整っていないとき などには、許可を与えないことができる。→ 速習 P325

2　○　配置販売業では、医薬品を開封して**分割販売**することは禁止されている。 一方、薬局、店舗販売業及び卸売販売業では、特定の購入者の求めに応じ て分割販売することができる。→ 速習 P327

3　✕　配置販売業者又はその配置員は、医薬品の配置販売に従事しようとすると きは、**あらかじめ**、**配置販売業者**の氏名及び住所、**配置販売に従事する者** の氏名及び住所並びに**区域及びその期間**を、配置販売に従事する区域の**都 道府県知事に届け出**なければならない。→ 速習 P327

4　○　配置販売業者又はその配置員は、その住所地の都道府県知事が発行する**身 分証明書**の交付を受け、かつ、これを**携帯**しなければ、医薬品の配置販売 に従事してはならない。この規定に違反した者は 50 万円以下の罰金に処 せられる。→ 速習 P327

第**4**章　薬事関係法規・制度

配置販売業に関する以下の記述について、医薬品医療機器等法の規定に照らし、誤っているものはどれか。

1 配置販売業者は、第一類医薬品を配置販売する場合は、薬剤師により販売又は授与させなければならない。

2 都道府県知事は、許可を受けようとする区域において適切に医薬品の配置販売するために必要な基準が整っていないときは、許可を与えないことができる。

3 配置販売業者は、一般用医薬品のうち経年変化が起こりにくいこと等の基準に適合するもの以外の医薬品を販売等してはならないこととされている。

4 配置販売業者は、その業務に係る都道府県の区域を、必ず自ら管理しなければならない。

配置販売業に関する以下の記述について、医薬品医療機器等法の規定に照らし、正しいものの組み合わせはどれか。

a 配置販売業は、顧客の居宅を訪問して、医薬品を一旦まとめて販売するが、一定期間後、再度その居宅を訪問し、販売した医薬品のうち使用しなかった医薬品を購入者から買い取る販売形態である。

b 配置販売業において、常備薬として用いられる製品をひと揃い収めた「配置箱」を預けることは、陳列に該当する。

c すべての一般用医薬品を配置できる。

d 配置販売業者は、区域管理者が書面により述べた意見を尊重するとともに、法令遵守のために措置を講ずる必要があるときは、当該措置を講じなければならない。

1（a、b） 2（a、c） 3（a、d） 4（b、c） 5（b、d）

問 41
正答 4

1 ○ 配置販売業者は、第一類医薬品を配置販売する場合は、**薬剤師**により販売又は授与させなければならない。→ 速習 P331

2 ○ 都道府県知事は、許可を受けようとする**区域**において適切に医薬品の配置販売するために必要な**基準**が整っていないときは、許可を与えないことができる。また、申請者が薬事に関する法令等に**違反し一定期間**を経過していないときも許可を与えないことができる。→ 速習 P325

3 ○ 配置販売業者は、一般用医薬品のうち**経年変化が起こりにくいこと等の基準（配置販売品目基準）**に適合するもの以外の医薬品を販売等してはならないこととされている。→ 速習 P325

4 ✕ 配置販売業者は、その業務に係る都道府県の区域を、**自ら**管理し、又は当該都道府県の区域において配置販売に従事する**配置員**のうちから指定したものに管理させなければならない。その区域を管理する者を**区域管理者**という。→ 速習 P325

問 42
正答 5

a ✕ 配置販売業は、購入者の居宅等に医薬品をあらかじめ**預けておき**、購入者がこれを**使用した後**でなければ代金請求権を生じない（先用後利）販売形態である。→ 速習 P325

b ○ 配置販売業において、常備薬として用いられる製品をひと揃い収めた「**配置箱**」を預けることは、陳列に該当する。→ 速習 P327

c ✕ 配置販売業では、一般用医薬品のうち、**経年変化が起こりにくいこと等の基準（配置販売品目基準）**に適合するもの以外の医薬品を販売等してはならないこととされている。→ 速習 P325

d ○ 配置販売業者は、区域管理者が書面により述べた意見を尊重するとともに、**法令遵守**のために措置を講ずる必要があるときは、**当該措置**を講じなければならない。講じた措置の内容は**記録**し、これを適切に**保存**しなければならない。→ 速習 P326

「配置販売業は**すべて**の一般用医薬品を配置できる」は、誤りです。経年変化が起こりにくいこと等の基準（配置販売品目基準）に適合するもの以外の医薬品は販売等できません。注意しましょう。

第**4**章 薬事関係法規・制度

問 43 必

医薬品医療機器等法施行規則第146条の規定により、店舗販売業者が、要指導医薬品又は第一類医薬品を一般の生活者に販売したときの記録に関する以下の記述の正誤について、正しい組み合わせはどれか。

a 医薬品の購入者等が情報提供の内容を理解したことの確認の結果を記載しなければならない。

b 販売した日時、品名、数量を記載しなければならない。

c 必要事項を書面に記載し、3年間保存しなければならない。

d ほかの薬剤又は医薬品の使用状況を記載しなければならない。

	a	b	c	d
1	誤	正	正	正
2	正	誤	正	正
3	誤	正	誤	正
4	正	誤	誤	誤
5	正	正	誤	誤

問 44

要指導医薬品を販売又は授与する場合に薬剤師が行う情報提供及び指導の際の確認事項について誤っているものはどれか。

1 年齢

2 他の薬剤又は医薬品の使用の状況

3 症状に関して医師又は歯科医師の診断を受けた場合は、その医師又は歯科医師の氏名

4 現にかかっている他の疾病がある場合は、その病名

5 当該要指導医薬品に係る購入、譲受け又は使用の経験の有無

問 43 　　　　　　　　　　　　　　　　　　　　　　正答　5

a ○ 医薬品の購入者等が**情報提供の内容**を理解したことの確認の結果を記載しなければならない。→ 速習 P333

b ○ 販売した**日時**、**品名**、**数量**を記載しなければならない。→ 速習 P333

c × 必要事項を書面に記載し、**2年間保存**しなければならない。→ 速習 P333

d × 「ほかの薬剤又は医薬品の使用状況」は、書面に記載・保存する必要はない。
→ 速習 P333

　このほかに、店舗販売業者が要指導医薬品又は第一類医薬品を一般の生活者に販売したときの書面への記載事項として、**販売した薬剤師の氏名、情報提供を行った薬剤師の氏名**がある。→ 速習 P333

問 44 　　　　　　　　　　　　　　　　　　　　　　正答　3

1 ○ **年齢**は、確認することが必要である。→ 速習 P335

2 ○ 他の薬剤又は医薬品の**使用の状況**については、確認することが必要である。
→ 速習 P335

3 × 症状に関して医師又は歯科医師の診断を受けた場合は、その**診断の内容**を確認することが必要である。→ 速習 P335

4 ○ 現にかかっている他の疾病がある場合は、その**病名**は、確認することが必要である。→ 速習 P335

5 ○ 当該要指導医薬品に係る購入、譲受け又は**使用の経験**の有無は、確認することが必要である。→ 速習 P336

　その他、**性別**、**症状**、妊娠しているか否か及び妊娠中である場合は**妊娠週数**、授乳しているか否かなどを確認する必要がある。→ 速習 P335

第**4**章　薬事関係法規・制度

> 要指導医薬品は、購入者に対して、薬剤師の対面により、書面を用いて、必要な情報の提供と薬学的知見に基づく指導が行われることが必要です。売り場で自由に買えるわけではなく、薬剤師が対面で販売するものです。

要指導医薬品又は一般用医薬品のリスク区分に応じた情報提供等に関する以下の記述の正誤について、正しい組み合わせはどれか。

a 薬局開設者は、その薬局において第三類医薬品について購入者から相談があった場合には、医薬品の販売又は授与に従事する薬剤師又は登録販売者に、必要な情報を提供させることが望ましいものの、特に法律上規定は設けられていない。

b 配置販売業者が第二類医薬品を配置する場合には、その業務に係る都道府県の区域において医薬品の配置販売に従事する薬剤師又は登録販売者に、必要な情報を提供させるよう努めなければならない。

c 店舗販売業者が第一類医薬品を販売又は授与する場合には、その店舗において医薬品の販売又は授与に従事する薬剤師又は登録販売者に、書面を用いて、必要な情報を提供させなければならない。

d 店舗販売業者が第一類医薬品を販売する際には、購入者から説明を要しない旨の意思の表明があっても、薬剤師に適正使用のための情報提供を書面により必ず行わせなければならない。

	a	b	c	d			a	b	c	d
1	誤	正	正	正		4	正	誤	誤	正
2	正	誤	正	誤		5	正	正	誤	誤
3	誤	正	誤	誤						

医薬品医療機器等法に基づく店舗販売業における要指導医薬品及び一般用医薬品の陳列に関する以下の記述の正誤について、正しい組み合わせはどれか。

a 一般用医薬品を販売し、又は授与しない時間は、一般用医薬品を通常陳列し、又は交付する場所を閉鎖しなければならない。

b 第三類医薬品は、原則として、情報提供を行うための設備から7メートル以内の範囲に陳列しなければならない。

c 要指導医薬品は、鍵をかけた陳列設備に陳列する場合でも、薬局等構造設備規則に規定する要指導医薬品陳列区画に陳列しなければならない。

	a	b	c			a	b	c
1	誤	正	正		4	正	誤	誤
2	正	誤	正		5	正	正	誤
3	誤	正	誤					

問 45　　　　　　　　　　　　　　　　　　　　　　　　　　**正答　3**

a　×　薬局開設者は、一般用医薬品の購入者から相談があった場合は、リスク区分にかかわらず、医薬品の販売又は授与に従事する**薬剤師又は登録販売者**から必要な**情報を提供**させなければならないと、医薬品医療機器等法に定められている。→ **速習** P341

b　○　配置販売業者が**第二類医薬品**を配置する場合には、その業務に係る都道府県の区域において医薬品の配置販売に従事する**薬剤師又は登録販売者**に、必要な**情報を提供**させるよう**努め**なければならないとされている。→ **速習** P339

c　×　第一類医薬品については、その店舗において医薬品の販売又は授与に従事する**薬剤師**に、**書面を用いて**、必要な**情報を提供させ**なければならない。→ **速習** P336

d　×　店舗販売業者が第一類医薬品を販売する際には、購入者から**説明を要しない旨の意思の表明**があり、薬剤師が、当該第一類医薬品が適正に使用されると認められると判断した場合には、書面を用いての**情報提供はしなくてもよい**とされている。→ **速習** P336

問 46　　　　　　　　　　　　　　　　　　　　　　　　　　**正答　4**

a　○　店舗販売業者は、一般用医薬品を販売し、又は授与しない時間は、一般用医薬品を通常**陳列**し、又は交付する場所を**閉鎖**しなければならない。→ **速習** P343

b　×　店舗販売業者は、**指定第二類医薬品**を、原則として、情報提供を行うための設備から**7メートル以内**の範囲に陳列しなければならない。→ **速習** P343

c　×　店舗販売業者は、要指導医薬品を、**鍵**をかけた陳列設備に陳列する場合、薬局等構造設備規則に規定する要指導医薬品陳列区画に陳列する**必要はない**。→ **速習** P342

医薬品医療機器等法に基づく店舗販売業における要指導医薬品及び一般用医薬品の陳列に関する以下の記述の正誤について、正しい組み合わせはどれか。

a　要指導医薬品と一般用医薬品は、混在させて陳列してはならない。

b　第二類医薬品は、情報提供を行うための設備から7メートル以内の範囲に陳列しなければならない。

c　要指導医薬品は、要指導医薬品を購入しようとする者等が直接手の触れられない陳列設備に陳列すれば、要指導医薬品陳列区画内部に陳列する必要はない。

	a	b	c
1	誤	正	正
2	正	誤	正
3	誤	正	誤
4	正	誤	誤
5	正	正	誤

一般用医薬品の陳列に関する以下の記述について、正しい組み合わせはどれか。

a　薬局開設者又は店舗販売業者は、要指導医薬品又は第一類医薬品を販売し、又は授与しない時間は、原則として、要指導医薬品陳列区画又は第一類医薬品陳列区画を閉鎖しなければならない。

b　薬局開設者は、第一類医薬品、第二類医薬品及び第三類医薬品を混在しないように陳列しなければならない。

c　薬局開設者又は店舗販売業者は、原則として、指定第二類医薬品を薬局等構造設備規則に規定する「情報提供を行うための設備」から7メートル以内の範囲に陳列しなければならない。

d　薬局開設者は、同一店舗で併せて医薬部外品の販売を行う場合には、医薬品と医薬部外品を区別して貯蔵又は陳列することが求められる。

	a	b	c	d
1	誤	正	正	誤
2	正	正	正	正
3	誤	誤	誤	誤
4	正	正	誤	正
5	正	誤	正	誤

問 47　　　　　　　　　　　　　　　　　　　　　　　　　正答　**2**

a ○ 店舗販売業者は、**要指導医薬品**と**一般用医薬品**を、**混在**させて陳列しては
　　ならない。→ 速習 P342、343

b × 店舗販売業者が、原則として、「情報提供を行うための設備」から**7メー
　　トル以内**の範囲に陳列しなければならないのは、**指定第二類医薬品**である。
　　→ 速習 P343

c ○ 店舗販売業者は、要指導医薬品を、要指導医薬品陳列区画の内部の陳列設
　　備に陳列しなければならない。ただし、**鍵をかけた陳列設備**に陳列する場
　　合、又は要指導医薬品を購入しようとする者等が直接手**の触れられない**陳
　　列設備に陳列する場合は、その必要がない。→ 速習 P342

問 48　　　　　　　　　　　　　　　　　　　　　　　　　正答　**2**

a ○ 薬局開設者又は店舗販売業者は、要指導医薬品又は第一類医薬品を販売
　　し、又は授与しない時間は、要指導医薬品陳列区画又は第一類医薬品陳
　　列区画を**閉鎖**しなければならない。ただし、**鍵をかけた陳列設備**に要指
　　導医薬品又は第一類医薬品を陳列している場合は、閉鎖しなくてもよい。
　　→ 速習 P342、343

b ○ 薬局開設者は、第一類医薬品、第二類医薬品及び第三類医薬品を**混在しな
　　いように**陳列しなければならない。→ 速習 P343

c ○ 薬局開設者又は店舗販売業者は、原則として、指定第二類医薬品を薬局等
　　構造設備規則に規定する「情報提供を行うための設備」から**7メートル以
　　内**の範囲に陳列しなければならない。→ 速習 P343

d ○ 薬局開設者は、同一店舗で併せて医薬部外品の販売を行う場合には、**医薬品
　　と医薬部外品を区別**して貯蔵又は陳列することが求められる。→ 速習 P342

原則として、「情報提供を行うための設備」から**7メートル以内の範囲**に陳列しなければならないのは、**指定第二類医薬品**です。しっかり覚えておきましょう。

チェック ／ ／ ／

一般用医薬品の陳列等に関する以下の記述の正誤について、正しい組み合わせはどれか。

a 店舗販売業者は、一般用医薬品を販売しない時間であっても、第三類医薬品を通常陳列し、又は交付する場所を閉鎖する必要はない。

b 店舗販売業者は、第一類医薬品、第二類医薬品、第三類医薬品を区分ごとに陳列しなくてもよい。

c 店舗販売業者は、医薬品の貯蔵設備を設ける区域に立ち入ることができる者を特定しなければならない。

d 店舗販売業において、医薬部外品を陳列する場合には、一般の生活者に対し医薬品的な誤認を与えることのないよう配慮される必要がある。

	a	b	c	d
1	誤	誤	正	正
2	誤	正	正	正
3	誤	誤	誤	誤
4	正	正	誤	正
5	正	誤	正	誤

チェック ／ ／ ／

医薬品を販売する際の陳列に関する以下の記述の正誤について、正しい組み合わせはどれか。

a 配置販売業においては、第一類医薬品、第二類医薬品、第三類医薬品の区分ごとに陳列しなくてはならない。

b 配置販売業者は、医薬品と食品は区別せずに貯蔵し、又は陳列することができる。

c 薬局開設者及び店舗販売業者は、指定第二類医薬品を陳列する陳列設備から1.2メートルの範囲に、医薬品を購入しようとする人が進入することができないよう必要な措置が取られている場合は、情報提供を行うための設備から7メートル以内の範囲に陳列する必要はない。

	a	b	c
1	誤	正	正
2	正	誤	正
3	誤	正	誤
4	誤	誤	正
5	正	正	誤

問 49　　　　　　　　　　　　　　　　　　　　　　　　　正答　1

a　✕　店舗販売業者は、一般用医薬品を販売しない時間は、第三類医薬品を含め、一般用医薬品を通常陳列し、又は交付する場所を**閉鎖**しなければならない。→ 速習 P343

b　✕　店舗販売業者は、第一類医薬品、第二類医薬品及び第三類医薬品を**混在しない**ように陳列しなければならない。→ 速習 P343

c　○　店舗販売業者は、医薬品の**貯蔵設備**を設ける区域に立ち入ることができる者を**特定**しなければならない。→ 速習 P352

d　○　店舗販売業者において、**医薬部外品**、**化粧品**等の医薬品でない製品を陳列する場合には、一般の生活者に対し**医薬品的な誤認**を与えることのないよう配慮される必要があり、医薬品を他の物と**区別**して陳列しなければならない。→ 速習 P342

問 50　　　　　　　　　　　　　　　　　　　　　　　　　正答　2

a　○　配置販売業においては、第一類医薬品、第二類医薬品、第三類医薬品の**区分**ごとに陳列しなくてはならないとされており、混在させないように配置しなければならない。→ 速習 P343

b　✕　配置販売業者は、医薬品と他の物を**区別**して**貯蔵**し、又は**陳列**しなければならない。→ 速習 P342

c　○　薬局開設者及び店舗販売業者は、**指定第二類医薬品**は、薬局等構造設備規則に規定する「情報提供を行うための設備」から**7メートル以内**の範囲に陳列しなければならない。ただし、**鍵**をかけた陳列設備に陳列する場合や、**指定第二類**医薬品を陳列する陳列設備から **1.2** メートルの範囲に、医薬品を購入しようとする人が**進入する**ことができないよう必要な措置が取られている場合はその必要はない。→ 速習 P343

第**4**章　薬事関係法規・制度

医薬品医療機器等法に基づき、店舗販売業者が店舗の見やすい位置に掲示しなければならない以下の事項のうち、誤っているものはどれか。

1　店舗に勤務する者の名札等による区別に関する説明
2　販売を行う一般用医薬品の使用期限
3　要指導医薬品の陳列に関する解説
4　相談時及び緊急時の電話番号その他連絡先

医薬品医療機器等法に基づき、店舗販売業者が店舗の見やすい位置に掲示しなければならない以下の事項のうち、誤っているものはどれか。

1　営業時間、営業時間外で相談できる時間及び営業時間外で医薬品の購入、譲受けの申込みを受理する時間
2　店舗に勤務する薬剤師又は登録販売者の氏名、薬剤師名簿番号又は販売従事登録番号
3　取り扱う要指導医薬品及び一般用医薬品の区分
4　開設者等の氏名又は名称、許可証の記載事項

問 51　　　　　　　　　　　　　　　　　　　　　　　　　　正答　2

1　○　「店舗に勤務する者の**名札等による区別**に関する説明」は、掲示事項に含まれる。→ 速習 P345

2　×　「販売を行う一般用医薬品の使用期限」は、掲示事項に含まれない。→ 速習 P345、346

3　○　「**要指導医薬品の陳列**に関する解説」は、掲示事項に含まれる。→ 速習 P346

4　○　「**相談時及び緊急時の電話番号**その他連絡先」は、掲示事項に含まれる。→ 速習 P346

問 52　　　　　　　　　　　　　　　　　　　　　　　　　　正答　2

1　○　「**営業時間、営業時間外で相談**できる時間及び営業時間外で医薬品の購入、譲受けの申込みを受理する時間」は、掲示しなければならない事項である。→ 速習 P346

2　×　「勤務する薬剤師、登録販売者の**氏名**」は、掲示しなければならない事項であるが、「薬剤師名簿番号や販売従事登録番号」の掲示義務はない。→ 速習 P345

3　○　「取り扱う要指導医薬品及び一般用医薬品の**区分**」は、掲示しなければならない事項である。→ 速習 P345

4　○　「開設者等の**氏名**又は名称、**許可証**の記載事項」は、掲示しなければならない事項である。→ 速習 P345

第**❹**章　薬事関係法規・制度

薬局または店舗の掲示板に掲示する内容は、
・管理及び運営に関する事項は 8 項目
・要指導医薬品や一般用医薬品などの販売制度に関する事項は 11 項目
です。数は多いですが、「誤っているもの」を判断できるよう、速習 345 ～ 346 ページをしっかり確認しておきましょう。

特定販売に関する以下の記述について、正しいものの組み合わせはどれか。

a 特定販売とは、その薬局又は店舗におけるその薬局又は店舗以外の場所にいる者に対する要指導医薬品又は一般用医薬品の販売又は授与をいう。

b 特定販売を行うことについてインターネットを利用して広告をするときは、都道府県知事（その薬局又は店舗の所在地が保健所を設置する市又は特別区の区域にある場合においては、市長又は区長。）及び厚生労働大臣が容易に閲覧することができるホームページでなければならない。

c 一般用医薬品を購入しようとする者等から、対面による相談応需の希望があった場合でも、これに代えて、電子メールにより情報提供を行うことができる。

d 薬局開設者又は店舗販売業者は、特定販売を行う場合、当該薬局又は店舗に貯蔵し、又は陳列している薬局製造販売医薬品を販売又は授与することができる。

1（a、b） 2（a、c） 3（b、c） 4（b、d） 5（c、d）

医薬品医療機器等法に基づく薬局における特定販売に関する以下の記述の正誤について、正しい組み合わせはどれか。

a 特定販売を行うことについてインターネットを利用して広告をするとき、ホームページの利用の履歴等の情報に基づき、自動的に特定の医薬品の購入を勧誘する方法による医薬品の広告が認められている。

b 特定販売により一般用医薬品を購入しようとする者から、対面又は電話による相談応需の希望があった場合には、薬局開設者は、その薬局において医薬品の販売又は授与に従事する薬剤師又は登録販売者に、対面又は電話により情報提供を行わせなければならない。

c 薬局が、その薬局において、その薬局以外の場所にいる者に対して、薬局に貯蔵している一般用医薬品を販売又は授与することは、特定販売に該当する。

	a	b	c
1	誤	誤	正
2	誤	正	正
3	誤	正	誤
4	正	正	誤
5	正	正	正

問 53 　　　　　　　　　　　　　　　　　　　　　　　　正答　**4**

a ✕ 特定販売とは、その薬局又は店舗における**その薬局又は店舗以外の場所に
いる者**に対する**一般用医薬品又は薬局製造販売医薬品**（毒薬及び劇薬であ
るものを除く。）の販売又は授与をいう。→ 速習 P347

b ○ 特定販売を行うことについてインターネットを利用して広告をするときは、
都道府県知事（その薬局又は店舗の所在地が保健所を設置する市又は特別
区の区域にある場合においては、市長又は区長。）及び厚生労働大臣が**容易
に閲覧**することができるホームページでなければならない。→ 速習 P348

c ✕ 一般用医薬品を購入しようとする者等から、対面による**相談応需**の希望が
あった場合は、その薬局又は店舗において医薬品の販売又は授与に従事す
る**薬剤師又は登録販売者**に、**対面**により**情報提供**を行わせなければならな
い。→ 速習 P349

d ○ 薬局開設者又は店舗販売業者は、特定販売を行う場合は、当該薬局又は店
舗に貯蔵し、又は陳列している**一般用医薬品又は薬局製造販売医薬品**を販
売又は授与することができる。→ 速習 P347、348

問 54 　　　　　　　　　　　　　　　　　　　　　　　　正答　**2**

a ✕ 特定販売を行うことについてインターネットを利用して広告をするとき、
ホームページの利用の履歴等の情報に基づき、**自動的に特定の医薬品の購
入を勧誘**する方法などの、医薬品の使用が**不適正なもの**となるおそれのあ
る方法により医薬品を広告してはならないこととされている。→ 速習 P354

b ○ 特定販売により一般用医薬品を購入しようとする者から、対面又は電話に
より**相談応需**の希望があった場合には、薬局開設者は、その薬局において
医薬品の販売又は授与に従事する**薬剤師又は登録販売者**に、対面又は電話
により**情報提供**を行わせなければならない。→ 速習 P349

c ○ 薬局が、その薬局において、**その薬局以外の場所にいる者**に対して、薬局
に貯蔵し、又は陳列している一般用医薬品を販売又は授与することは、**特
定販売**に該当する。→ 速習 P347、348

医薬品医療機器等法に基づく薬局における特定販売に関する以下の記述について、誤っているものはどれか。

1　特定販売を行うことについてインターネットを利用して広告をするときは、開店時間と特定販売を行う時間が異なる場合、当該広告にその開店時間及び特定販売を行う時間を見やすく表示しなければならない。

2　薬局製造販売医薬品（毒薬及び劇薬であるものを除く。）は、特定販売の方法により販売することができる。

3　特定販売を行うことについてインターネットを利用して広告をするときは、個人情報の適正な取扱いを確保するための措置について当該広告に見やすく表示しなければならない。

4　薬局開設者は、特定販売を行う場合、当該薬局以外の場所に貯蔵し、又は陳列している一般用医薬品を販売又は授与することができる。

特定販売に関する以下の記述について、正しいものの組み合わせはどれか。

a　特定販売を行うことについてインターネットを利用して広告をするときは、ホームページに、薬局製造販売医薬品又は一般用医薬品の陳列の状況を示す写真を表示しなければならない。

b　特定販売を行うことについて広告をするときは、薬局又は店舗の許可の区分の別を見やすく表示しなければならない。

c　特定販売を行う場合は、一般用医薬品を購入しようとする者等から対面又は電話により相談応需の希望があったとしても、対面又は電話によらず情報提供を行えばよい。

d　店舗販売業者は、特定販売を行う場合、当該店舗以外の場所に貯蔵し、又は陳列している一般用医薬品を販売又は授与することができる。

1（a、b）　2（a、c）　3（b、c）　4（b、d）　5（c、d）

問 55
正答 4

1 ○ 特定販売を行うことについてインターネットを利用して広告をすると
きは、**開店時間**と**特定販売を行う時間**が異なる場合、当該広告にその
開店時間及び特定販売を行う時間を見やすく表示しなければならない。
→ 速習 P349

2 ○ **薬局製造販売医薬品（毒薬及び劇薬であるものを除く。）**は、特定販売の
方法により販売することができる。→ 速習 P347

3 ○ 特定販売を行うことについてインターネットを利用して広告するときは、
個人情報の適正な取扱いを確保するための措置について当該広告に見やす
く表示しなければならない。→ 速習 P349

4 × 特定販売を行う場合は、**当該薬局**に貯蔵し、又は陳列している一般用医薬
品を販売又は授与することとされている。→ 速習 P347、348

問 56
正答 1

a ○ 特定販売を行うことについてインターネットを利用して広告するときは、
ホームページに、薬局製造販売医薬品又は一般用医薬品の**陳列の状況**を示
す写真を表示しなければならない。→ 速習 P349

b ○ 特定販売を行うことについて広告をするときは、薬局又は店舗の**許可**の区
分の別を見やすく表示しなければならない。→ 速習 P348

c × 特定販売を行う場合は、一般用医薬品を購入しようとする者等から対面又
は電話により**相談応需**の希望があった場合には、対面又は電話により**情報
提供**を行わなければならない。→ 速習 P349

d × 特定販売を行う場合は、**当該店舗**に貯蔵し、又は陳列している一般用医薬
品を販売又は授与することができる。→ 速習 P347、348

第
④
章
薬事関係法規・制度

「特定販売」では、問 55 肢 4 や問 56 肢 d のような問題がよく
出題されます。
「当該薬局（または店舗）以外に貯蔵し、又は陳列」は誤りです。
「当該薬局（または店舗）に貯蔵し、又は陳列」
が正しいので、注意しましょう。

チェック ☐／ ☐／ ☐／

医薬品医療機器等法に基づき、薬局開設者がインターネットを利用して、特定販売を行う場合に関する以下の記述の正誤について、正しい組み合わせはどれか。

a 在庫管理を明確にするため、特定販売用の医薬品は薬局以外の倉庫等に保管しなければならない。

b 特定販売を行うことについて広告をするときは、医薬品の薬効群ごとに表示しなければならない。

c ホームページに表示しなければならない写真として、薬局の主要な外観のみを表示すればよい。

	a	b	c		a	b	c
1	正	誤	正	4	誤	誤	誤
2	誤	正	誤	5	正	正	誤
3	誤	誤	正				

チェック ☐／ ☐／ ☐／

医薬品医療機器等法に基づき、薬局開設者がインターネットを利用して、特定販売を行う場合に関する以下の記述の正誤について、正しい組み合わせはどれか。

a 特定販売を行う薬局において、貯蔵し、又は陳列していない一般用医薬品についても特定販売を行うことができる。

b 特定販売を行うことについて広告をするときは、特定販売を行う一般用医薬品の使用期限を当該広告に見やすく表示しなければならない。

c 第三類医薬品を購入しようとする者から、対面又は電話により相談応需の希望があった場合には、当該薬局において医薬品の販売又は授与に従事する薬剤師又は登録販売者に、対面又は電話により情報提供を行わせなければならない。

d 特定販売を行うことについて広告をするときは、指定第二類医薬品の表示等に関する解説を見やすく表示しなければならない。

	a	b	c	d
1	正	誤	誤	正
2	誤	正	正	正
3	誤	正	誤	誤
4	誤	誤	正	正
5	正	正	正	誤

a ✕ 特定販売用の医薬品は、**その薬局**に貯蔵し、又は陳列している一般用医薬品又は薬局製造販売医薬品のみを販売、授与することができる。→ 速習 P347、348

b ✕ 特定販売を行うことについて広告をするときは、薬効群ではなく、第一類医薬品、指定第二類医薬品、第二類医薬品、第三類医薬品及び薬局製造販売医薬品の**区分ごと**に表示しなければならない。→ 速習 P348

c ✕ ホームページに表示しなければならない写真については、薬局の主要な**外観**以外にも、薬局製造販売医薬品又は一般用医薬品の**陳列の状況**を示す写真も掲載する必要がある。→ 速習 P349

a ✕ 特定販売を行う薬局において、貯蔵し、又は陳列していない一般用医薬品については特定販売を**行うことはできない**。→ 速習 P348

b ○ 特定販売を行うことについて広告をするときは、特定販売を行う一般用医薬品の**使用期限**を当該広告に見やすく表示しなければならない。→ 速習 P349

c ○ 第三類医薬品を購入しようとする者から、対面又は電話により**相談応需**の希望があった場合には、当該薬局において医薬品の販売又は授与に従事する薬剤師又は登録販売者に、**対面又は電話**により**情報提供**を行わせなければならない。→ 速習 P349

d ○ 特定販売を行うことについて広告をするときは、**指定第二類医薬品の表示等**に関する解説を見やすく表示しなければならない。→ 速習 P349

第**④**章 薬事関係法規・制度

医薬品医療機器等法に基づき、店舗販売業者が特定販売を行うことについて広告するときに表示しなければならない事項として、誤っているものはどれか。

1　店舗の管理者の住所
2　一般用医薬品の表示に関する解説
3　相談時及び緊急時の電話番号その他連絡先
4　医薬品による健康被害の救済制度に関する解説

医薬品医療機器等法に基づき、店舗販売業者が特定販売を行うことについて広告するときに表示しなければならない次の事項のうち、正しいものの組み合わせはどれか。

a　店舗における駐車場の有無
b　店舗に勤務する者の名札等による区別に関する説明
c　一般用医薬品の陳列の状況を示す写真
d　営業時間外で相談できる薬剤師又は登録販売者の氏名

1（a、b）　2（a、c）　3（a、d）　4（b、c）　5（c、d）

問 59　　　　　　　　　　　　　　　　　　　　　　　　正答　1

1　✕　「店舗の管理者の住所」は、表示しなくてもよい。→ 速習 P348、349
2　○　「**一般用医薬品の表示**に関する解説」は、表示しなければならない。
　　　→ 速習 P349
3　○　「**相談時及び緊急時の電話番号**その他連絡先」は、表示しなければならない。
　　　→ 速習 P348
4　○　「医薬品による健康被害の**救済制度**に関する解説」は、表示しなければな
　　　らない。→ 速習 P349

問 60　　　　　　　　　　　　　　　　　　　　　　　　正答　4

a　✕　「店舗における駐車場の有無」は、表示しなくてもよい。→ 速習 P348、349
b　○　「店舗に勤務する者の**名札等による区別**に関する説明」は、表示しなけれ
　　　ばならない。→ 速習 P348
c　○　「一般用医薬品の**陳列**の状況を示す写真」は、表示しなければならない。
　　　→ 速習 P349
d　✕　「営業時間外で相談できる薬剤師又は登録販売者の氏名」は、表示しなく
　　　てもよい。→ 速習 P348、349

第 **④** 章　薬事関係法規・制度

店舗販売業者が医薬品を薬局開設者、医薬品の製造販売業者に販売し、又は授与したときに書面に記載しなければならない事項として、誤っているものはどれか。ただし、店舗販売業者と購入者が常時取引関係にはないこととする。

1　品名

2　数量

3　購入等の年月日

4　購入者等の氏名又は名称及び年齢

医薬品医療機器等法に基づき、一般用医薬品のうち、濫用等のおそれのあるものとして厚生労働大臣が指定する医薬品（平成 26 年厚生労働省告示第 252 号）に関する以下の記述の正誤について、正しい組み合わせはどれか。

a　店舗販売業において当該医薬品を購入し、又は譲り受けようとする者が若年者である場合にあっては、当該者の氏名及び住所を確認しなければならない。

b　店舗販売業において当該医薬品を購入し、又は譲り受けようとする者が、適正な使用のために必要と認められる数量を超えて当該医薬品を購入し、又は譲り受けようとする場合は、その理由を確認しなければならない。

c　ブロモバレリル尿素を有効成分として含有する製剤は、当該医薬品に指定されている。

```
    a   b   c
1   誤   正   正
2   正   誤   正
3   誤   正   誤
4   正   誤   誤
5   正   正   誤
```

問 61 　　　　　　　　　　　　　　正答 4

　購入者等の**年齢**は、店舗販売業者が医薬品を薬局開設者、医薬品の製造販売業者に販売し、又は授与したときに書面に記載しなければならない事項ではない。

　店舗販売業者が医薬品を薬局開設者、医薬品の製造販売業者に販売し、又は授与したときに書面に記載しなければならない事項は、①**品名**、②**数量**、③購入等の**年月日**、④購入者等の**氏名**又は**名称**、住所又は**所在地**及び電話番号その他の連絡先、⑤ ④の事項を確認するために提示を受けた資料など（④のうち住所又は所在地及び電話番号その他の連絡先と⑤については、店舗販売業者と購入者等が常時取引関係にある場合を除く。）である。→ 速習 P350

問 62 　　　　　　　　　　　　　　正答 1

a ✕ 　濫用等のおそれのある医薬品を購入し、又は譲り受けようとする者が**若年者**である場合は、当該者の氏名及び**年齢**を確認しなければならない。→ 速習 P353

b 〇 　店舗販売業において、濫用等のおそれのある医薬品を、適正な使用のために**必要と認められる数量を超えて**購入し、又は譲り受けようとする場合は、その**理由**を確認しなければならない。→ 速習 P353

c 〇 　**ブロモバレリル尿素**、**エフェドリン**、**コデイン**、**ジヒドロコデイン**、**プソイドエフェドリン**、**メチルエフェドリン**を有効成分として含有する製剤は、濫用等のおそれのある医薬品に**指定**されている。→ 速習 P353

第④章 薬事関係法規・制度

医薬品医療機器等法に基づき、一般用医薬品のうち、濫用等のおそれのあるものとして厚生労働大臣が指定する医薬品の販売に関する以下の記述の正誤について、正しい組み合わせはどれか。

a 店舗販売業において当該医薬品を購入しようとする者の氏名及び住所を確認しなければならない。

b 当該医薬品を購入し、又は譲り受けようとする者の他の薬局開設者、店舗販売業者又は配置販売業者からの当該医薬品及び当該医薬品以外の濫用等のおそれのある医薬品の購入又は譲受けの状況を確認しなければならない。

c プソイドエフェドリンを有効成分として含有する製剤は、当該医薬品に指定されていない。

	a	b	c
1	誤	正	正
2	正	誤	正
3	誤	正	誤
4	正	誤	誤
5	正	正	誤

以下の医薬品のうち、厚生労働大臣が指定する濫用等のおそれがある医薬品（その水和物及びそれらの塩類を有効成分として含有する製剤も含む。）として、誤っているものはどれか。

1 ジヒドロコデイン

2 プソイドエフェドリン

3 ノスカピン

4 ブロモバレリル尿素

問 63　　　　　　　　　　　　　　　　　　　　　　　**正答　3**

a　✕　店舗販売業において当該医薬品を購入しようとする者が、**若年者**である場合にあっては、当該者の**氏名及び年齢**を確認しなければならない。→ 速習 P353

b　◯　当該医薬品を購入し、又は譲り受けようとする者の**他の**薬局開設者、店舗販売業者又は配置販売業者からの当該医薬品及び当該医薬品以外の濫用等のおそれのある医薬品の**購入又は譲受けの状況**を確認しなければならない。→ 速習 P353

c　✕　プソイドエフェドリンを有効成分として含有する製剤は、**濫用等のおそれ**のある医薬品に指定されている。→ 速習 P353

問 64　　　　　　　　　　　　　　　　　　　　　　　**正答　3**

1　◯　ジヒドロコデインは、濫用等のおそれのあるものとして指定されている。
→ 速習 P353

2　◯　プソイドエフェドリンは、濫用等のおそれのあるものとして指定されている。
→ 速習 P353

3　✕　ノスカピンは、濫用等のおそれのあるものとして**指定されていない**。
→ 速習 P353

4　◯　ブロモバレリル尿素は、濫用等のおそれのあるものとして指定されている。
→ 速習 P353

> ■ 濫用等のおそれのあるものとして　　**ここを押さえよう！**
> 　厚生労働大臣が指定する医薬品6種類
>
> ① エフェドリン
> ② コデイン
> ③ ジヒドロコデイン
> ④ ブロモバレリル尿素
> ⑤ プソイドエフェドリン
> ⑥ メチルエフェドリン
> （上記の医薬品の水和物及びそれらの塩類を有効成分として含有する製剤を含む）

第**4**章　薬事関係法規・制度

厚生労働大臣が指定する濫用等のおそれのある医薬品は6種類なので、確実に覚えておきましょう。

チェック ☐ / ☐ / ☐

以下に記載する、厚生労働大臣が指定する濫用等のおそれがある医薬品（その水和物及びそれらの塩類を有効成分として含有する製剤も含む。）のうち、誤っているものはどれか。

1 コデイン

2 メチルエフェドリン

3 クロルフェニラミンマレイン酸塩

4 エフェドリン

医薬品販売に関する法令遵守

問 66 チェック ☐ / ☐ / ☐

医薬品の広告規制に関する以下の記述のうち、誤っているものはどれか。

1 医薬品の効能、効果について、医師がこれを保証したものと誤解されるおそれがある記事を広告してはならない。

2 承認前の医薬品については、その名称、製造方法、性能に関する広告をしてはならない。

3 一般用医薬品と同じ有効成分を含有する医療用医薬品の効能効果をそのまま標榜することは、承認されている内容を正確に反映した広告として認められている。

4 一般用医薬品の販売広告としては、製薬企業等の依頼によりマスメディアを通じて行われるもののほか、薬局、店舗販売業又は配置販売業において販売促進のため用いられるチラシやダイレクトメール（電子メールを含む）、POP 広告等も含まれる。

問 65　　　　　　　　　　　　　　　　　　　　　　　　　　　正答　3

1　○　コデインは、濫用等のおそれのあるものとして指定されている。→ 速習 P353

2　○　メチルエフェドリンは、濫用等のおそれのあるものとして指定されている。
　　　→ 速習 P353

3　✕　クロルフェニラミンマレイン酸塩は、濫用等のおそれのあるものとして**指定されていない。**→ 速習 P353

4　○　エフェドリンは、濫用等のおそれのあるものとして指定されている。
　　　→ 速習 P353

問 66　　　　　　　　　　　　　　　　　　　　　　　　　　　正答　3

1　○　医薬品の効能、効果について、**医師がこれを保証したものと誤解される**おそれがある記事を広告してはならない。虚偽または誇大な広告に該当するとされている。→ 速習 P314

2　○　**承認前の医薬品**については、効能、効果をはじめ、その名称、製造方法又は性能に関する広告をしてはならない。→ 速習 P314

3　✕　一般用医薬品と同じ有効成分を含有する医療用医薬品の効能効果をそのまま標榜することは、承認されている内容を正確に反映した広告として**認められていない。**→ 速習 P315

4　○　一般用医薬品の販売広告としては、製薬企業等の依頼により**マスメディア**を通じて行われるもののほか、薬局、店舗販売業又は配置販売業において販売促進のため用いられる**チラシ**や**ダイレクトメール**（電子メールを含む）、**POP 広告**等も含まれる。→ 速習 P314

第 **4** 章　薬事関係法規・制度

医薬品の広告とは、
① 顧客を誘引する（購入する気にさせる）意図が明確であること
② 特定の医薬品の商品名（販売名）が明らかにされていること
③ 一般人が認知できる状態であること
のいずれの要件も満たす場合に広告に該当します。

医薬品等の広告に関する以下の記述について、誤っているものはどれか。

1 漢方処方製剤の効能効果は、配合されている個々の生薬成分が相互に作用しているため、それらの構成生薬の作用を個別に挙げて説明することは不適当である。

2 公的機関が推薦している旨の広告は、一般の生活者が正しく認識できるため、不適当とみなされることはない。

3 POP 広告、チラシ、ダイレクトメール（電子メールを含む）も規制の対象となる。

4 誇大広告等を禁止する医薬品医療機器等法上の規定は、広告等の依頼主だけでなく、その広告等に関与するすべての人が対象となる。

医薬品の広告規制に関する以下の記述のうち、正しいものはどれか。

1 医薬品の効果を保証するため、使用者の使用前・使用後を示した図画や写真等を掲げて説明することが認められている。

2 承認前の医薬品については、承認申請中である旨の記載があれば、効能、効果等に関する広告をすることができる。

3 厚生労働大臣は、医薬品等の効能、効果等に関する虚偽・誇大広告を行った者に対し、課徴金を納付させる命令を行うことができる。

4 一般用医薬品の販売広告の規制は、製薬企業の依頼によりマスメディアを通じて行われるもののみが対象となり、店舗販売業においては特に留意する必要はない。

問 67　　　　　　　　　　　　　　　　　　　　　　　正答　**2**

1　○　漢方処方製剤の効能効果は、配合されている個々の生薬成分が相互に作用しているため、それらの構成生薬の作用を**個別に挙げて**説明することは不適当である。また、使用する人の体質等を限定した上で特定の症状等に対する改善を目的として、効能効果に一定の前提条件（いわゆる「**しばり表現**」）が付されることが多いが、そうした「**しばり表現**」を省いて広告することは原則として認められていない。→ 速習 P315

2　×　医薬関係者や医療機関、公的機関等が**公認**、**推薦**、**選用**等している旨の広告は、一般の生活者の当該医薬品に対する認識に与える影響が大きいことをかんがみて、仮に事実であったとしても、原則として**不適当**とされている。→ 速習 P316

3　○　一般用医薬品の広告としては、製薬企業等の依頼により**マスメディア**を通じて行われるもののほか、**POP広告**、**チラシ**、**ダイレクトメール**（電子メールを含む）も規制の対象となる。→ 速習 P314

4　○　誇大広告等を禁止する医薬品医療機器等法上の規定は、広告等の依頼主だけでなく、その広告等に関与する**すべての人**が対象となる。→ 速習 P314

問 68　　　　　　　　　　　　　　　　　　　　　　　正答　**3**

1　×　使用前・使用後にかかわらず図画・写真等を掲げる際には、効能効果等の**保証表現**となるものは認められていない。→ 速習 P315

2　×　**承認前**の医薬品については、効能効果をはじめ、その名称、製造方法、性能に関する広告をしてはならない。→ 速習 P314

3　○　厚生労働大臣は、医薬品等の効能、効果等に関する虚偽・誇大広告を行った者に対し、**課徴金**を納付させる命令を行うことができる（違反を行っていた期間中における対象商品の売上額×**4.5%**）。→ 速習 P314

4　×　一般用医薬品の販売広告としては、製薬企業等の依頼によりマスメディアを通じて行われるもののほか、薬局、店舗販売業又は配置販売業において販売促進のため用いられる**チラシ**や**ダイレクトメール**（電子メールを含む）、**POP広告**等も含まれる。→ 速習 P314

医薬品等適正広告基準に関する以下の記述について、誤っているものはどれか。

1 医薬品において、「天然成分を使用しているので副作用がない」といった事実に反する広告表現は、過度の消費や乱用を助長するおそれがあるだけでなく、虚偽誇大な広告にも該当する。

2 医療機関や医薬関係者が公認、推薦等している旨の広告を行うことは、仮に事実であったとしても、原則として不適当とされている。

3 商品名を連呼する音声広告は、過度な消費や乱用を助長するおそれのある広告には該当しない。

4 医師による診断・治療によらなければ一般に治癒が期待できない疾患について、一般用医薬品により自己治療が可能であるかのような広告表現は認められない。

医薬品の販売方法に関する以下の記述について、正しいものの組み合わせはどれか。

a 景品類を提供して販売することに関しては、不当景品類及び不当表示防止法の限度内であれば認められているが、医薬品を懸賞や景品として授与することは、原則として認められていない。

b 効能効果が重複するような医薬品を組み合わせて販売又は授与することは、購入者の利便性を高めるため推奨されている。

c 在庫処分を目的とした医薬品の組み合わせ販売は認められている。

d チラシ等の同一紙面に、医薬品と、医薬品ではない製品を併せて掲載すること自体は問題ないが、医薬品ではない製品について医薬品的な効能効果があるように見せかけ、一般生活者に誤認を与えるおそれがある場合には、必要な承認等を受けていない医薬品の広告とみなされることがある。

1（a、b）　2（a、c）　3（a、d）　4（b、c）　5（c、d）

問 69　　　　　　　　　　　　　　　　　　　　　　　　**正答　3**

1　○　医薬品において、「天然成分を使用しているので副作用がない」「いくら飲んでも副作用がない」といった**事実に反する**広告表現は、過度の消費や乱用を助長するおそれがあるだけでなく、**虚偽誇大**な広告にも該当する。→ 速習 P316

2　○　医療機関、医薬関係者、公的機関、団体等が**公認**、**推薦**、**選用**等している旨の広告を行うことは、一般の生活者の当該医薬品に対する認識に与える影響が大きいことにかんがみて、**仮に事実**であったとしても、原則として**不適当**とされている。→ 速習 P316

3　×　商品名を**連呼**する音声広告は、過度な消費や乱用を助長するおそれのある広告として、**不適当**とされている→ 速習 P316

4　○　医師による診断・治療によらなければ一般に治癒が期待できない疾患（例えば、がん、糖尿病、心臓病等）について、一般用医薬品により**自己治療が可能**であるかのような広告表現は**認められない**。→ 速習 P315

問 70　　　　　　　　　　　　　　　　　　　　　　　　**正答　3**

a　○　景品類を提供して販売することに関しては、不当景品類及び不当表示防止法の限度内であれば認められているが、医薬品を**懸賞**や**景品**として授与することは、原則として**認められていない**。→ 速習 P316

b　×　効能効果が**重複**するような医薬品を組み合わせて販売又は授与することは、**不適当**である。→ 速習 P316

c　×　**在庫処分**を目的とした医薬品の組み合わせ販売は、厳に認められていない。→ 速習 P316

d　○　チラシ等の同一紙面に、医薬品と、医薬品ではない製品（食品、化粧品等）を併せて掲載すること自体は問題ないが、医薬品ではない製品について**医薬品的な効能効果がある**ように見せかけ、一般の生活者に誤認を与えるおそれがある場合には、必要な承認等を受けていない医薬品の広告とみなされることがある。→ 速習 P315

チェック □ / □ / □

医薬品の販売方法に関する以下の記述の正誤について、正しい組み合わせはどれか。

a 医薬品の販売に合わせキャラクターグッズを提供して販売することは、医薬品の過度の消費や乱用を助長するおそれがあるとして、不当景品類及び不当表示防止法の限度内であっても、認められていない。

b 購入者の利便性のため異なる複数の医薬品を組み合わせて販売する場合、購入者に対して情報提供を十分に行える程度の範囲内であって、かつ、組み合わせることに合理性が認められるものでなければならない。

c 配置販売業において、医薬品を先用後利によらず現金売りを行うことは配置による販売行為に当たらない。

	a	b	c
1	誤	正	正
2	誤	正	誤
3	誤	誤	誤
4	正	誤	正
5	正	正	正

チェック □ / □ / □

医薬品の販売方法等に関する以下の記述の正誤について、正しい組み合わせはどれか。

a 複数の医薬品を組み合わせて販売する場合、個々の医薬品等の外箱等に法定表示事項が記載されていれば、その表示は組み合わせ販売のために使用される容器の外からは見えなくてもよい。

b 効能効果が重複する組合せや、相互作用等により保健衛生上の危害を生じるおそれのある組み合わせ販売は不適当である。

c 医薬品と一緒にキャラクターグッズ等の景品類を提供して販売することはいかなる場合でも認められない。

d 異なる複数の医薬品又は医薬品と他の物品を組み合わせて販売する場合、医薬品医療機器等法に基づく法定表示がされていれば、どのような組み合わせでも認められる。

	a	b	c	d			a	b	c	d
1	正	誤	誤	正		4	誤	誤	正	正
2	誤	正	正	誤		5	正	正	誤	誤
3	誤	正	誤	誤						

問 71　　　　　　　　　　　　　　　　　　　　　　正答　1

a ✕　医薬品の販売に合わせキャラクターグッズ等の**景品類**を提供して販売することは、不当景品類及び不当表示防止法の**限度内**であれば認められている。
→ 速習 P316

b ○　購入者の利便性のため異なる複数の医薬品を組み合わせて販売する場合、購入者に対して**情報提供**を十分に行える程度の範囲内であって、かつ、組み合わせることに**合理性**が認められるものでなければならない。→ 速習 P316

c ○　配置販売業において、医薬品を**先用後利**によらず**現金売り**を行うことは配置による販売行為に当たらない。法規定に違反するものとして**取締り**の対象となる。→ 速習 P316

問 72　　　　　　　　　　　　　　　　　　　　　　正答　3

a ✕　複数の医薬品を組み合わせて販売する場合、個々の医薬品等の外箱等の**法定表示事項**が、組み合わせ販売のために使用される容器の外から**明瞭に見える**必要がある。→ 速習 P317

b ○　効能効果が**重複**する組合せや、**相互作用**等により保健衛生上の危害を生じるおそれのある組み合わせ販売は不適当である。→ 速習 P316

c ✕　キャラクターグッズ等の景品類を提供しての販売は、**不当景品類及び不当表示防止法**の限度内であれば認められている。→ 速習 P316

d ✕　異なる複数の医薬品又は医薬品と他の物品を組み合わせて販売する場合、購入者等に対して**情報提供**を十分に行える範囲内であって、かつ、組み合わせることに**合理性**が認められるものでなければならない。→ 速習 P316

■ 景品類を提供して医薬品を販売することなど　ここを押さえよう！

● 医薬品の販売に合わせ、キャラクターグッズ等の景品類を提供して販売すること
　→不当景品類及び不当表示防止法の限度内であれば認められる
● 医薬品を懸賞や景品として授与すること
　→原則として認められない

医薬品医療機器等法に基づく店舗販売業者に対する行政庁の監視指導及び処分に関する以下の記述の正誤について、正しい組み合わせはどれか。なお、本設問において、「都道府県知事」とは、「都道府県知事（その店舗の所在地が保健所を設置する市又は特別区の区域にある場合においては、市長又は区長）」とする。

a　都道府県知事は、店舗販売業者に対して、その構造設備によって不良医薬品を生じるおそれがある場合には、その構造設備の改善を命ずることができる。

b　都道府県知事は、一般の住民の中から公募で薬事監視員を任命し、立入検査等を行わせることができる。

c　薬剤師や登録販売者を含む従業員は、薬事監視員の質問に対して正当な理由なく答弁しなかった場合でも処罰されることはない。

	a	b	c		a	b	c
1	誤	正	正	4	正	誤	誤
2	正	誤	正	5	正	正	誤
3	誤	正	誤				

医薬品医療機器等法に基づく医薬品の販売業者に対する行政庁の監視指導及び処分に関する以下の記述の正誤について、正しい組み合わせはどれか。なお、本設問において、「都道府県知事」とは、「都道府県知事（その店舗の所在地が保健所設置市又は特別区の区域にある場合においては、市長又は区長）」とする。

a　都道府県知事は、店舗管理者に薬事に関する法令又はこれに基づく処分に違反する行為があったとき、又はその者が管理者として不適当であると認めるときは、その医薬品の販売業者に対して、店舗管理者の変更を命ずることができる。

b　行政庁の薬事監視員の質問に対して、薬剤師や登録販売者を含む従業員が虚偽の答弁を行った場合は、罰金に処せられる。

c　都道府県知事は、薬事監視員に、当該店舗に立ち入りさせ、帳簿書類を収去させることができる。

	a	b	c		a	b	c
1	正	正	誤	4	誤	正	正
2	正	誤	正	5	誤	正	誤
3	正	誤	誤				

問 73　　　　　　　　　　　　　　　　　　　　　　　　正答　4

a ○　都道府県知事は、店舗販売業者に対して、その**構造設備**によって不良医薬品を生じるおそれがある場合には、その**構造設備の改善**を命ずることができる。→ 速習 P356

b ✕　都道府県知事は、**当該職員**のうちから薬事監視員を任命し、立入検査等を行わせることができる。→ 速習 P354、355

c ✕　薬剤師や登録販売者を含む従業員が、薬事監視員の質問に対して正当な理由なく**答弁**しなかった場合には「50 万円以下の**罰金**に処する」こととされている。→ 速習 P355

問 74　　　　　　　　　　　　　　　　　　　　　　　　正答　1

a ○　**都道府県知事**は、店舗管理者に薬事に関する法令又はこれに基づく処分に**違反**する行為があったとき、又はその者が管理者として**不適当**であると認めるときは、その医薬品の販売業者に対して、店舗管理者の**変更**を命ずることができる。→ 速習 P356、357

b ○　薬剤師や登録販売者を含む従業員が、行政庁の薬事監視員の質問に対して**虚偽の答弁**を行った場合には**罰金**（50 万円以下）に処せられる。→ 速習 P355

c ✕　都道府県知事は、薬事監視員に、当該店舗に立ち入りさせ、帳簿書類等を収去させるのではなく**検査**させることができる。→ 速習 P355

■ 薬事監視員の検査・収去できるもの	ここを**押**さえよう！
検査	構造設備若しくは帳簿書類等
収去	無承認無許可医薬品、不良医薬品又は不正表示医薬品等の疑いのある物を、試験のため必要な最少分量

医薬品医療機器等法に基づく医薬品の販売業者に対する行政庁の監視指導及び処分に関する以下の記述について、誤っているものはどれか。なお、本設問において、「都道府県知事」とは、「都道府県知事（その店舗の所在地が保健所設置市又は特別区の区域にある場合においては、市長又は区長）」とする。

1 薬事監視員の質問に、正当な理由はないが答えたくない事項があった場合は、一切、これに答える必要はない。

2 都道府県知事は、医薬品の販売業者について、薬事に関する法令に違反する行為があった場合は、期間を定めて業務の停止を命ずることができる。

3 厚生労働大臣は、医薬品による保健衛生上の危害の発生又は拡大を防止するため必要があると認めるときは、薬局開設者又は医薬品の販売業者に対して、医薬品の販売又は授与を一時停止することを命ずることができる。

4 都道府県知事は、薬事監視員に、不良医薬品の疑いのある物を、試験のため必要な最少分量に限り、収去させることができる。

医薬品医療機器等法に基づく行政庁による監視指導及び処分に関する以下の記述について、正しいものの組み合わせはどれか。

a 医薬品等の製造販売業者等は、行政庁の命令がなくても、医薬品等の使用によって保健衛生上の危害が発生し、又は拡大するおそれがあることを知ったときは、これを防止するために廃棄、回収、販売の停止、情報の提供その他必要な措置を講じなければならない。

b 薬局開設者又は医薬品の販売業者は、医薬品等の製造販売業者等が行う必要な措置の実施に協力しなければならない。

c 都道府県知事は、配置販売業の配置員がその業務に関し法に違反する行為があったときは、その配置販売業者に対して、期間を定めてその配置員による配置販売の業務の停止を命ずることができるが、配置員に対しての処分はできない。

d 都道府県知事（その店舗の所在地が保健所を設置する市又は特別区の区域にある場合においては、市長又は区長）は、薬局開設者又は医薬品の販売業者に対して、一般用医薬品の販売等を行うための業務体制が基準に適合しなくなった場合において、その業務体制の整備を命ずることができる。

1（a、b） 2（a、c） 3（a、d） 4（b、c） 5（b、d）

問 75　　　　　　　　　　　　　　　　　　　　正答　1

1　×　薬事監視員の質問に対しては、**正当な理由**がない限り答えなければならない。→ 速習 P355

2　○　都道府県知事は、医薬品の販売業者について、薬事に関する**法令に違反**する行為があった場合は、期間を定めて**業務の停止**を命ずることができる。→ 速習 P357、358

3　○　厚生労働大臣は、医薬品による保健衛生上の**危害の発生**又は**拡大**を防止するため必要があると認めるときは、薬局開設者又は医薬品の販売業者に対して、医薬品の販売又は授与を**一時停止**することを命ずることができる。→ 速習 P358

4　○　都道府県知事は、**薬事監視員**に、医薬品を業務上取り扱う場所に**立ち入**り、その構造設備若しくは帳簿書類等を**検査**させ、不良医薬品等の疑いのある物を、試験のため必要な最少分量に限り、**収去**させることができる。→ 速習 P355

問 76　　　　　　　　　　　　　　　　　　　　正答　3

a　○　医薬品等の製造販売業者等が、医薬品等の使用によって保健衛生上の**危害**が発生し、又は**拡大する**おそれがあることを知ったときは、**行政庁による命令**がなくても、これを防止するために廃棄、回収、販売の停止、情報の提供その他必要な措置を講じなければならない。→ 速習 P358

b　×　薬局開設者又は医薬品の販売業者は、医薬品等の製造販売業者等が行う必要な措置の実施に**協力するよう努め**なければならないこととされており、義務ではなく努力義務である。→ 速習 P358

c　×　都道府県知事は、配置販売業の配置員がその業務に関し法に違反する行為があったときは、その配置販売業者に対して、期間を定めてその配置員による配置販売の業務の停止を命ずることができ、また、必要があるときは、**配置員**に対しても、期間を定めてその**業務の停止**を命ずることができる。→ 速習 P357

d　○　都道府県知事は、薬局開設者又は医薬品の販売業者に対して、一般用医薬品の販売等を行うための**業務体制**が基準に適合しなくなった場合において、その**業務体制の整備**を命ずることができる。→ 速習 P356

第4章　薬事関係法規・制度

化粧品の効能効果の範囲に関する以下の記述について、誤っているものはどれか。

1　頭皮、毛髪を清浄にする
2　フケ、カユミを抑える
3　皮膚の炎症を抑える
4　皮膚の乾燥を防ぐ
5　歯石の沈着を防ぐ（使用時にブラッシングを行う歯みがき類）

化粧品の効能効果の範囲に関する以下の記述について、誤っているものはどれか。

1　日やけによるシミ、ソバカスを防ぐ
2　口唇の荒れを防ぐ
3　毛髪にウェーブをもたせ、保つ
4　乾燥による小ジワを目立たなくする
5　歯垢を除去する（使用時にブラッシングを行う歯みがき類）

問 77　　　　　　　　　　　　　　　　　　　　　　　　　　正答　3

1　○　「頭皮、毛髪を**清浄**にする」は、化粧品の効果効能の範囲に含まれる。
　　　→ **速習** P307、308（「手引き」第 4 章別表 4-2 参照）

2　○　「**フケ**、**カユミ**を抑える」は、化粧品の効果効能の範囲に含まれる。
　　　→ **速習** P307、308（「手引き」第 4 章別表 4-2 参照）

3　✕　「皮膚の炎症を抑える」は、化粧品ではなく**医薬品**の効果効能である。
　　　→ **速習** P307、308（「手引き」第 4 章別表 4-2 参照）

4　○　「皮膚の**乾燥**を防ぐ」は、化粧品の効果効能の範囲に含まれる。
　　　→ **速習** P307、308（「手引き」第 4 章別表 4-2 参照）

5　○　「歯石の**沈着**を防ぐ（使用時にブラッシングを行う歯みがき類）」は、化粧
　　　品の効果効能の範囲に含まれる。
　　　→ **速習** P307、308（「手引き」第 4 章別表 4-2 参照）

　人の疾病の**診断**、**治療**若しくは**予防**に使用されること、又は人の身体の**構造**若し
くは**機能**に影響を及ぼすことを目的（医薬品の使用目的）とするものは化粧品に含
まれない。→ **速習** P307

問 78　　　　　　　　　　　　　　　　　　　　　　　　　　正答　3

1　○　「日やけによる**シミ**、**ソバカス**を防ぐ」は、化粧品の効能効果の範囲に含
　　　まれる。→ **速習** P307、308（「手引き」第 4 章別表 4-2 参照）

2　○　「口唇の**荒れ**を防ぐ」は、化粧品の効能効果の範囲に含まれる。
　　　→ **速習** P307、308（「手引き」第 4 章別表 4-2 参照）

3　✕　「毛髪にウェーブをもたせ、保つ」は、化粧品の効能効果の範囲に含まれ
　　　ない。**医薬部外品**（パーマネント・ウェーブ用剤）の効能効果の範囲である。
　　　→ **速習** P307、308（「手引き」第 4 章別表 4-2 参照）

4　○　「乾燥による小ジワを目立たなくする」は、化粧品の効能効果の範囲に含
　　　まれる。→ **速習** P307、308（「手引き」第 4 章別表 4-2 参照）

5　○　「**歯垢**を除去する（使用時にブラッシングを行う歯みがき類）」は、化粧品の
　　　効能効果の範囲に含まれる。→ **速習** P307、308（「手引き」第 4 章別表 4-2 参照）

第**❹**章　薬事関係法規・制度

特定保健用食品における保健機能成分と認められる表示内容に関する以下の組み合わせのうち、正しいものはどれか。

	（保健機能成分）	（表示内容）
1	ビフィズス菌	コレステロールが高めの方に適する
2	難消化性デキストリン	血圧が高めの方に適する
3	ラクトトリペプチド	食後の血糖値の上昇を緩やかにする
4	キトサン	おなかの調子を整える
5	大豆イソフラボン	骨の健康維持に役立つ

特定保健用食品における保健機能成分と認められる表示内容に関する以下の組み合わせのうち、正しいものはどれか。

	（保健機能成分）	（表示内容）
1	グアバ葉ポリフェノール	おなかの調子を整える
2	小麦アルブミン	コレステロールが高めの方に適する
3	サーデンペプチド	血圧が高めの方に適する
4	大豆たんぱく質	歯の健康維持に役立つ
5	MBP（乳塩基性たんぱく質）	血糖値が気になる方に適する

問 79　　　　　　　　　　　　　　　　　　　　　　　　　　　正答　5

1　✕　ビフィズス菌は、「**おなかの調子を整える**」と表示できる。
　　　→ **速習** P311（「手引き」第 4 章別表 4-3 参照）

2　✕　難消化性デキストリンは、「**食後の血糖値の上昇を緩やかにする**」と表示
　　　できる。→ **速習** P311（「手引き」第 4 章別表 4-3 参照）

3　✕　ラクトトリペプチドは、「**血圧が高めの方に適する**」と表示できる。
　　　→ **速習** P311（「手引き」第 4 章別表 4-3 参照）

4　✕　キトサンは、「**コレステロールが高めの方に適する**」と表示できる。
　　　→ **速習** P311（「手引き」第 4 章別表 4-3 参照）

5　○　大豆イソフラボンは、「**骨の健康維持に役立つ**」と表示できる。
　　　→ **速習** P311（「手引き」第 4 章別表 4-3 参照）

問 80　　　　　　　　　　　　　　　　　　　　　　　　　　　正答　3

1　✕　グアバ葉ポリフェノールは、「**血糖値が気になる方に適する**」と表示できる。
　　　→ **速習** P311（「手引き」第 4 章別表 4-3 参照）

2　✕　小麦アルブミンは、「**血糖値が気になる方に適する**」「**食後の血糖値の上昇
　　　を穏やかにする**」と表示できる。→ **速習** P311（「手引き」第 4 章別表 4-3 参照）

3　○　サーデンペプチドは、「**血圧が高めの方に適する**」と表示できる。
　　　→ **速習** P311（「手引き」第 4 章別表 4-3 参照）

4　✕　大豆たんぱく質は、「**コレステロールが高めの方に適する**」と表示できる。
　　　→ **速習** P311（「手引き」第 4 章別表 4-3 参照）

5　✕　MBP（乳塩基性たんぱく質）は、「**骨の健康維持に役立つ**」と表示できる。
　　　→ **速習** P311（「手引き」第 4 章別表 4-3 参照）

第**❹**章　薬事関係法規・制度

医薬品の適正使用・安全対策

医薬品の適正使用情報

問 1 必

チェック ☐ / ☐ / ☐

医薬品の使用のための必要な情報に関する以下の記述について、（ ）の中に入るべき字句の正しい組み合わせはどれか。

　医薬品は、効能・効果、用法・用量、起こり得る副作用等、その適正な使用のために必要な情報(適正使用情報)を伴って初めて医薬品としての（ **a** ）を発揮するものである。

　要指導医薬品又は一般用医薬品の場合、その医薬品のリスク区分に応じた販売又は授与する者その他の医薬関係者から提供された情報に基づき、一般の生活者が購入し、（ **b** ）で使用するものであるため、添付文書や製品表示に記載されている適正使用情報は、その適切な（ **c** ）、適正な使用を図る上で特に重要である。

	a	b	c
1	効果	自己の判断	選択
2	効果	医薬関係者の勧め	購入
3	機能	自己の判断	購入
4	機能	医薬関係者の勧め	選択
5	機能	自己の判断	選択

問 2

チェック ☐ / ☐ / ☐

医薬品の適正な使用のための必要な情報に関する以下の記述の正誤について、正しい組み合わせはどれか。

a 一般用医薬品の添付文書の内容は、一般の方にも分かりやすく記載されているため、開封時に一度目を通せば十分であり、保管しておく必要はない。

b 医薬品の添付文書は、重要な内容が変更された場合には、改訂年月を記載するとともに改訂された箇所を明示することとされている。

c 要指導医薬品の添付文書や製品表示に記載されている適正使用情報は、医師、薬剤師、登録販売者等の専門家だけが理解できるような表現で記載されている。

d 使用上の注意「してはいけないこと」の項において、「服用後、乗物又は機械類の運転操作をしないこと」等、副作用や事故等が起きる危険性を回避するための内容は、添付文書のみに記載されている。

	a	b	c	d			a	b	c	d
1	正	誤	正	正		4	正	正	正	誤
2	正	正	誤	誤		5	誤	誤	正	正
3	誤	正	誤	誤						

問 1　　　　　　　　　　　　　　　　　　　　　　正答　5

　医薬品は、効能・効果、用法・用量、起こり得る副作用等、その適正な使用のために必要な情報（適正使用情報）を伴って初めて医薬品としての（ **a　機能** ）を発揮するものである。

　要指導医薬品又は一般用医薬品の場合、その医薬品のリスク区分に応じた販売又は授与する者その他の医薬関係者から提供された情報に基づき、一般の生活者が購入し、（ **b　自己の判断** ）で使用するものであるため、添付文書や製品表示に記載されている適正使用情報は、その適切な（ **c　選択** ）、適正な使用を図る上で特に重要である。

　添付文書の内容は**一般**的・**網羅**的なものとならざるを得ないため、医薬品の販売等に従事する専門家においては、医薬品を購入し又は使用する個々の生活者の**状況**に応じて、**効果**的かつ**効率**的な説明がなされることが重要である。→ 速習 P362

問 2　　　　　　　　　　　　　　　　　　　　　　正答　3

a ✕ 　一般用医薬品の**添付文書**は開封時に一度目を通されれば十分というものでなく、実際に使用する人やその時の状態等によって留意されるべき事項が異なってくるため、必要なときに**いつでも**取り出して読むことができるように**保管**される必要がある。→ 速習 P363

b ◯ 　医薬品の添付文書は、重要な内容が変更された場合には、**改訂年月**を記載するとともに**改訂された箇所**を明示することとされている。→ 速習 P363

c ✕ 　要指導医薬品又は一般用医薬品の添付文書や製品表示に記載されている**適正使用情報**は、**一般の生活者**に理解しやすい**平易**な表現で記載されている。→ 速習 P362

d ✕ 　「服用後、乗物又は機械類の運転操作をしないこと」等、副作用や事故等が起きる危険性を回避するため記載されている内容については、添付文書だけでなく、**外箱**等にも記載されている。→ 速習 P367、371

第**5**章 医薬品の適正使用・安全対策

一般用医薬品の添付文書に関する以下の記述について、正しいものの組み合わせはどれか。

a　効能又は効果（一般用検査薬では「使用目的」）は、「適応症」として記載される場合がある。

b　一般用医薬品の添付文書の内容は変わるものであり、医薬品の有効性・安全性等に係る新たな知見、使用に係る情報に基づき、3年ごとに改訂がなされている。

c　副作用については、まず一般的な副作用について関係部位別に症状が記載され、そのあとに続けて、まれに発生する重篤な副作用について副作用名ごとに症状が記載されている。

d　使用上の注意は、「してはいけないこと」、「相談すること」及び「受診すること」から構成され、それぞれ例示された標識的マークがついていることが多い。

1（a、b）　2（a、c）　3（b、c）　4（b、d）　5（c、d）

一般用医薬品の添付文書に関する以下の記述について、正しいものの組み合わせはどれか。

a　添付文書は、必要なときにいつでも取り出して読むことができるように、保管される必要がある。

b　添付文書の内容は、医薬品の有効性・安全性等に係る新たな知見、使用に係る情報に基づき、必要に応じて随時改訂がなされている。

c　副作用については、まず一般的な副作用について発生頻度別に症状が記載され、そのあとに続けて、まれに発生する重篤な副作用について副作用名ごとに症状が記載されている。

d　販売名に薬効名が含まれている場合には、薬効名を省略することはできない。

1（a、b）　2（a、d）　3（b、c）　4（b、d）　5（c、d）

問 3 　　　　　　　　　　　　　　　　　正答　2

a ○ 効能又は効果（一般用検査薬では「使用目的」）は、「**適応症**」として記載される場合がある。→ 速習 P369

b × 添付文書の内容は**変わる**ものであり、医薬品の有効性・安全性等に係る新たな知見、使用に係る情報に基づき、必要に応じて**随時改訂**（ずいじかいてい）がなされている。→ 速習 P363

c ○ 副作用については、まず**一般的な副作用**について関係部位別に症状が記載され、そのあとに続けて、**まれに発生する重篤な副作用**について副作用名ごとに症状が記載されている。→ 速習 P368

d × 使用上の注意は、「**してはいけないこと**」、「**相談すること**」及び「**その他の注意**」から構成され、「使用上の注意」、「してはいけないこと」及び「相談すること」の各項目の見出しには、それぞれ例示された**標識的マーク**がついていることが多い。→ 速習 P365、366

問 4 　　　　　　　　　　　　　　　　　正答　1

a ○ 添付文書は、実際に使用する人やその時の状態等によって留意されるべき事項が異なってくるため、必要なときに**いつでも取り出して読む**ことができるように、**保管される**必要がある。→ 速習 P363

b ○ 医薬品の有効性・安全性等に係る新たな知見、使用に係る情報に基づき、必要に応じて**随時改訂**がなされている。→ 速習 P363

c × 副作用については、まず一般的な副作用について**関係部位別**に症状が記載され、そのあとに続けて、まれに発生する重篤な副作用について副作用名ごとに症状が記載されている。→ 速習 P368

d × 販売名に薬効名が含まれている場合には（例えば「○○胃腸薬」など）、薬効名の記載は**省略される**ことがある。→ 速習 P364

「添付文書の記載事項」は頻出項目です。実際の製品の添付文書と見比べながら暗記していくのがおすすめ。速習 364〜365 ページにも実際の製品の添付文書を例として掲載していますので、参考にしてください。

第**5**章　医薬品の適正使用・安全対策

一般用医薬品の添付文書に関する以下の記述について、正しい組み合わせはどれか。

a　添付文書に記載される薬効名とは、その医薬品の薬効又は性質が簡潔な分かりやすい表現で示されたものである。

b　一般用医薬品を使用した人が医療機関を受診する際に、その添付文書を持参し、相談することは、診察の際に医師が先入観をもつおそれがあるため、行わないほうがよい。

c　添付文書の改訂において、重要な内容が変更された場合は、改訂された箇所を明示すれば、改訂年月を記載する必要はない。

	a	b	c
1	正	正	誤
2	正	誤	誤
3	正	誤	正
4	誤	正	正
5	誤	正	誤

一般用医薬品の添付文書に関する以下の記述について、誤っているものはどれか。

1　販売名に薬効名が含まれているような場合には、薬効名の記載は省略されることがある。

2　人体に直接使用しない検査薬では、「薬効名」ではなく、「使用目的」と記載される。

3　添付文書の「使用上の注意」「してはいけないこと」「相談すること」の各項目の見出しには、それぞれ例示された標識的マークを付さなければならない。

4　販売名の上部に、「使用にあたって、この説明文書を必ず読むこと。また、必要なときに読めるよう大切に保存すること。」等の文言が記載されている。

問 5

a ○ 添付文書に記載される**薬効名**とは、その医薬品の**薬効又は性質**（例えば、主たる有効成分など）が簡潔な分かりやすい表現で示されたものである。→ **速習** P364

b × 一般用医薬品を使用した人が医療機関を**受診**する際に、その添付文書を**持参**し、医師などに相談することが重要である。→ **速習** P363

c × 添付文書の改訂において、重要な内容が変更された場合は、**改訂年月**を記載するとともに、改訂された箇所を**明示**することとされている。以前からその医薬品を使用している人が、変更箇所に注意を払うことができるようにするためである。→ **速習** P363

問 6

1 ○ 薬効名とは、その医薬品の薬効又は性質（例えば、主たる有効成分など）が簡潔な分かりやすい表現で示されたもので、販売名に薬効名が含まれているような場合には**省略される**ことがある。→ **速習** P364

2 ○ 人体に直接使用しない検査薬では、「薬効名」ではなく、「**使用目的**」と記載される。→ **速習** P364

3 × 添付文書の「使用上の注意」「してはいけないこと」「相談すること」の各項目の見出しには、それぞれ例示された**標識的マーク**を付していることが**多い**が、付す義務はない。→ **速習** P366

4 ○ 一般用医薬品の添付文書の販売名の**上部**に、「使用にあたって、この説明文書を**必ず読む**こと。また、必要なときに読めるよう大切に**保存**すること。」等の文言が記載されている。添付文書は開封時に一度目を通されれば十分というものでなく、**必要なとき**にいつでも取り出して読むことができるように**保管**される必要がある。→ **速習** P363

第**5**章 医薬品の適正使用・安全対策

一般用医薬品の添付文書の使用上の注意に関する以下の記述の正誤について、正しい組み合わせはどれか。

a 局所に適用する医薬品は、誤った部位に使用すると副作用を生じるおそれがある場合には、「その他の注意」の項において、適用部位が簡潔に記載される。

b 医療機関で治療を受けている人が、一般用医薬品との併用を避けようとして、治療のために処方された医薬品の使用を自己判断で控えることは適当でないため、「相談すること」の項において、「医師（又は歯科医師）の治療を受けている人」等として記載される。

c 連用すると効果が減弱して医薬品に頼りがちになりやすい成分が配合されている場合には、「してはいけないこと」の項において、「長期連用しないこと」として記載される。

	a	b	c			a	b	c
1	正	正	誤		**4**	誤	正	正
2	正	誤	誤		**5**	誤	誤	正
3	誤	正	誤					

一般用医薬品の添付文書に関する以下の記述の正誤について、正しい組み合わせはどれか。

a 一般用医薬品を使用した人が医療機関を受診する際には、その添付文書を持参し、医師や薬剤師に見せて相談がなされることが重要である。

b 「成分及び分量」の項目に、添加物として配合されている成分が掲げられているが、それ自体に薬効を期待して配合されるものではないので、その成分に対するアレルギーの既往歴があったとしても使用することができる。

c 「用法及び用量」には、年齢区分、1回用量、1日の使用回数等について一般の生活者に分かりやすく、表形式で示されるなど工夫して記載されている。

d 「消費者相談窓口」には、製造販売元の製薬企業において購入者等からの相談に応じるための窓口担当部門の名称、電話番号、受付時間等が記載されている。

	a	b	c	d			a	b	c	d
1	正	誤	正	正		**4**	正	正	誤	正
2	正	誤	正	誤		**5**	誤	誤	正	誤
3	誤	正	誤	正						

問 7　　正答　4

a ✕　**局所**に適用する医薬品は、患部の状態によっては症状を悪化させたり、誤った部位に使用すると副作用を生じるおそれがあるため、「**してはいけないこと**」の項目に「次の部位には使用しないこと」として、使用を避けるべき患部の状態、**適用部位**等が簡潔に記載される。→ 速習 P366

b ◯　医療機関で治療を受けている人が、一般用医薬品との**併用**を避けようとして、治療のために処方された医薬品の使用を**自己判断**で控えることは適当でないため、「**相談すること**」の項において、「医師（又は歯科医師）の治療を受けている人」等として記載される。→ 速習 P367

c ◯　**連用**すると効果が減弱して医薬品に頼りがちになりやすい成分が配合されている場合には、「**してはいけないこと**」の項において、「**長期連用**しないこと」等として記載される。→ 速習 P367

問 8　　正答　1

a ◯　一般用医薬品を使用した人が医療機関を受診する際には、その**添付文書**を持参し、医師や薬剤師に見せて**相談**がなされることが重要である。→ 速習 P363

b ✕　一般用医薬品の添加物において、アレルギーの原因となり得ることが知られているものがあることから、その成分に対するアレルギーの**既往歴**がある人では**使用を避ける**必要がある。→ 速習 P370

c ◯　一般用医薬品の添付文書において「用法及び用量」には、**年齢区分、1回用量、1日の使用回数**等について、一般の生活者に分かりやすく、表形式で示されるなど工夫して記載されている。→ 速習 P369

d ◯　一般用医薬品の添付文書において「消費者相談窓口」には、**製造販売元の製薬企業**において購入者等からの相談に応じるための窓口担当部門の**名称、電話番号、受付時間**等が記載されている。→ 速習 P371

第**⑤**章　医薬品の適正使用・安全対策

一般用医薬品の添付文書の使用上の注意に関する以下の記述の正誤について、正しい組み合わせはどれか。

a 乳汁中に移行する成分が配合された医薬品では、必ず「してはいけないこと」として「授乳中の人は本剤を服用しないか、本剤を服用する場合は授乳を避けること」として記載されている。

b 「相談すること」の項に、「薬などによりアレルギー症状を起こしたことがある人」と記載がある医薬品では、アレルギー体質であっても、その医薬品を使用してアレルギーを起こしたことがない人は、相談の対象とならない。

c 眠気を引き起こす成分が配合された医薬品については、服用後、乗物又は機械類の運転操作をしないよう記載されている。

	a	b	c
1	誤	正	誤
2	正	誤	誤
3	正	正	誤
4	誤	正	正
5	誤	誤	正

一般用医薬品の添付文書の使用上の注意に関する以下の記述について、誤っているものはどれか。

1 使用上の注意は、「してはいけないこと」、「相談すること」及び「その他の注意」から構成され、適正使用のために重要と考えられる項目が前段に記載されている。

2 65歳以上の高齢者であっても、年齢のみから一概にリスクを判断することは難しいため、専門家に相談しながら医薬品の使用の適否を判断する場合に、「相談すること」の項に「高齢者」と記載される。

3 解熱鎮痛薬は、一定期間又は一定回数使用しても症状の改善がみられない場合は、ほかに原因がある可能性があるため、「長期連用しないこと」と記載されている。

4 使用上の注意には、医薬品の使用時に現れる症状のうち、容認される軽微なものについては対象外とされている。

問 9

a ✕ 乳汁中に移行する成分が配合された医薬品でも、「してはいけないこと」に必ず記載されているとは限らない。「してはいけないこと」の項で記載するほどではない場合、「**相談すること**」の項に記載されている場合もある。→ 速習 P368

b ✕ その医薬品を使用してアレルギー症状を起こしたことはなくても、アレルギー体質の人、他の医薬品で**アレルギーの既往歴**がある人では、一般にアレルギー性の副作用を生じるリスクが高いため**相談の対象**となる。→ 速習 P368

c ○ **眠気**や**異常なまぶしさ**等を引き起こす成分が配合された医薬品については、「服用後、乗物又は機械類の運転操作をしないこと」と記載されている。→ 速習 P367

問 10

1 ○ 使用上の注意は、「してはいけないこと」、「相談すること」及び「その他の注意」から構成され、**適正使用**のために重要と考えられる項目が**前段**に記載されている。→ 速習 P365

2 ○ 65歳以上の高齢者であっても、**年齢のみ**から一概にリスクを判断することは難しいため、専門家に相談しながら医薬品の使用の適否を判断する場合に、「**相談すること**」の項に「高齢者」と記載される。→ 速習 P368

3 ○ かぜ薬、抗菌性点眼薬、鼻炎用内服薬、鎮静薬、アレルギー用薬、解熱鎮痛薬は、一定期間又は一定回数使用しても症状の改善がみられない場合は、**ほかに原因**がある可能性があるため、「**長期連用しないこと**」と記載されている。→ 速習 P367, 398

4 ✕ 使用上の注意には、医薬品の使用時に現れる症状のうち、容認される軽微なものについては、「**次の症状が現れることがある**」として記載されている。→ 速習 P369

一般用医薬品の添付文書の使用上の注意に関する以下の記述について、正しいものの組み合わせはどれか。

a 「してはいけないこと」の項には、守らないと症状が悪化する事項、副作用又は事故等が起こりやすくなる事項について記載されている。

b 小児が使用した場合に特異的な有害作用のおそれがある成分を含有する医薬品では、通常、「相談すること」の項に「15 歳未満の小児」「6 歳未満の小児」等として記載されている。

c 重篤な副作用として、ショック（アナフィラキシー）等が掲げられている医薬品では、「本剤又は本剤の成分によりアレルギー症状を起こしたことがある人は注意して使用すること」と記載されている。

d 一般用検査薬では、その検査結果のみで確定診断はできないため、判定が陽性であれば速やかに医師の診断を受ける旨が記載されている。

1 （a、b）　2 （a、c）　3 （a、d）　4 （b、c）　5 （c、d）

一般用医薬品の添付文書に関する以下の記述の正誤について、正しい組み合わせはどれか。

a 効能又は効果に関連する注意事項がある場合には、効能又は効果の項目に続けて、これと区別して記載される。

b 一般用検査薬では、「用法及び用量」の項目は「使用目的」と記載される。

c 一般用検査薬では、その検査結果のみで確定診断はできないので、判定が陽性であれば速やかに医師の診断を受ける旨が、「その他の注意」の項に記載されている。

d 病気の予防・症状の改善につながる事項（養生訓）については、必須記載事項である。

	a	b	c	d
1	正	誤	正	誤
2	正	正	誤	誤
3	誤	正	正	誤
4	正	誤	誤	誤
5	誤	誤	誤	正

a ○ 「してはいけないこと」の中には、守らないと**症状が悪化**する事項、**副作用**又は**事故**等が起こりやすくなる事項について記載されている。→ 速習 P366

b × 小児が使用した場合に特異的な有害作用のおそれがある成分を含有する医薬品では、通常、「してはいけないこと」の中の「次の人は使用（服用）しないこと」の項に「15 歳未満の小児」「6 歳未満の小児」等として記載されている。→ 速習 P366

c × 重篤な副作用として、ショック（アナフィラキシー）等が掲げられている医薬品では、「してはいけないこと」の中で、「アレルギーの既往歴がある**人等は使用（服用）しないこと**」として記載されている。→ 速習 P366

d ○ 一般用検査薬では、その検査結果のみで**確定診断**はできないため、判定が**陽性**であれば速やかに**医師の診断**を受ける旨が記載されている。→ 速習 P366

a ○ 効能又は効果に関連する注意事項がある場合には、効能又は効果の項目に続けて、これと**区別**して記載される。また、効能又は効果は、一般の生活者が自ら判断できる症状、用途等が示されており、「**適応症**」として記載されている場合もある。→ 速習 P369

b × 一般用検査薬では、「用法及び用量」の項目は「**使用方法**」と記載される。→ 速習 P369

c × 一般用検査薬では、その検査結果のみで確定診断はできないので、判定が陽性であれば速やかに医師の診断を受ける旨が、「**してはいけないこと**」の項に記載されている。→ 速習 P366

d × 日常生活上、どのようなことに心がけるべきかなど、症状の**予防・改善**につながる事項（養生訓ようじょうくん）について一般の生活者に分かりやすく記載されていることがあるが、**必須記載ではない**。→ 速習 P370

■ 添付文書における「一般用検査薬」	ここを押さえよう！	
検査	項目	記載
一般用検査薬	「効能又は効果」	使用目的
	「用法及び用量」	**使用方法**

一般用医薬品の添付文書等に関する以下の記述について、誤っているものはどれか。

1　「相談すること」の項には、守らないと症状が悪化する事項、副作用又は事故等が起こりやすくなる事項について記載されている。

2　重篤な副作用を生じる危険性が特に高いため、使用を避けるべき人については、生活者が自らの判断で認識できるように「次の人は使用（服用）しないこと」の項に記載することとされている。

3　重篤な副作用として、ショック（アナフィラキシー）等が掲げられている医薬品では、アレルギーの既往歴がある人等は「使用しないこと」として記載されている。

4　製造販売業の許可を受け、その医薬品について製造責任を有する製薬企業の名称及び所在地が記載されている。

一般用医薬品の添付文書に関する以下の記述の正誤について、正しい組み合わせはどれか。

a　医療機関で治療を受けている人が、医療用医薬品と併用する場合、治療のために処方された医薬品の使用を自己判断で控えることは適当でないため、「相談すること」の項において、「医師（又は歯科医師）の治療を受けている人」等として記載されている。

b　一般的な副作用として記載されている症状には、重篤な副作用の初期症状である可能性があるものは含まれない。

c　各医薬品の薬理作用等から発現が予測される軽微な症状については、症状の持続又は増強がみられた場合には、いったん使用を中止した上で専門家に相談する旨が記載されている。

d　病気の予防・症状の改善につながる事項（養生訓）については、症状の予防・改善につながる事項について記載されていることがあるが、必須記載項目ではない。

	a	b	c	d
1	正	誤	正	誤
2	正	正	誤	誤
3	誤	正	正	誤
4	正	誤	正	正
5	誤	誤	誤	正

正答　1

1　✕　「**してはいけないこと**」の項には、守らないと症状が悪化する事項、副作用
又は事故等が起こりやすくなる事項について記載されている。→ 速習 P366

2　○　**重篤な副作用**を生じる危険性が特に高いため、**使用を避けるべき人**につい
ては、生活者が自らの判断で認識できるように「次の人は使用（服用）し
ないこと」の項に記載することとされている。→ 速習 P366

3　○　重篤な副作用として、ショック（アナフィラキシー）、皮膚粘膜眼症候
群、中毒性表皮壊死融解症、喘息等が掲げられている医薬品では、**ア**
ルギーの既往歴がある人等は「**使用しないこと**」として記載されている。
→ 速習 P366

4　○　製造販売業の許可を受け、その医薬品について製造責任を有する製薬企業
の**名称及び所在地**が記載されている。→ 速習 P371

正答　4

a　○　医療機関で治療を受けている人が、一般用医薬品を医療用医薬品と併用す
る場合、治療のために処方された医薬品の使用を**自己判断で控える**ことは
適当でないため、「**相談すること**」の項において、「医師（又は歯科医師）
の治療を受けている人」等として記載されている。→ 速習 P367

b　✕　一般的な副作用として添付文書に記載されている症状には、発疹や発赤等
のように、重篤な副作用の**初期症状**である可能性があるものが含まれてい
る。→ 速習 P368

c　○　各医薬品の薬理作用等から発現が予測される**軽微**な症状（例えば、抗ヒス
タミン薬の眠気等）については、症状の**持続又は増強**がみられた場合には、
いったん使用を**中止**した上で専門家に**相談**する旨が添付文書に記載されて
いる。→ 速習 P369

d　○　病気の予防・症状の改善につながる事項（**養生訓**）については、症状の予
防・改善につながる事項について添付文書に記載されていることがあるが、
必須記載項目ではない。→ 速習 P370

第**5**章　医薬品の適正使用・安全対策

一般用医薬品の添付文書の使用上の注意に関する以下の記述について、誤っているものは
どれか。

a 小児に使用される医薬品の「してはいけないこと」の項には、「服用前後は飲酒し
ないこと」といった小児では通常当てはまらない内容は記載されていない。

b 異常なまぶしさを引き起こす成分が配合されている場合は、重大な事故につながる
おそれがあるため、その症状の内容とともに「服用後、乗物又は機械類の運転操作
をしないこと」の旨が記載されている。

c 医師又は歯科医師の治療を受けている人は、自己判断で要指導医薬品又は一般用医
薬品を使用すると治療の妨げとなることがあるので、治療を行っている医師又は歯
科医師にあらかじめ相談して、使用の適否について判断を仰ぐべきである。

d 摂取されたアルコールによって、医薬品の作用の増強、副作用を生じる危険性の増
大等が予測される場合は、「服用前後は飲酒しないこと」と記載されている。

一般用医薬品の添付文書に関する以下の記述の正誤について、正しい組み合わせはどれか。

a 「使用上の注意」には、「服用前後は飲酒しないこと」など、小児では通常当てはま
らない内容もあるが、小児に使用される医薬品においても、その医薬品の配合成分
に基づく一般的な注意事項として記載されているものがある。

b 「医師又は歯科医師の治療を受けている人」は、要指導医薬品を使用する場合に医
師又は歯科医師に相談することが必要であるが、一般用医薬品であれば、自己判断
で使用し、相談しなくても差し支えない。

c 剤形・形状に由来する必要な注意や小児に使用させる場合の注意等、用法・用量に
関連する使用上の注意事項がある場合は、「用法及び用量」の項目に続けて、これ
と区別して記載されている。

```
    a   b   c
1   誤   正   誤
2   正   誤   誤
3   正   正   誤
4   誤   正   正
5   正   誤   正
```

問 15 　　　　　　　　　　　　　　　　　　　　　　　　　　正答　1

a ✕ 小児に使用される医薬品の「してはいけないこと」の項には、小児では通常当てはまらない内容もあるが、小児に使用される医薬品においても、その医薬品の配合成分に基づく**一般的な注意事項**として記載されている。その主なものとして、「服用前後は飲酒しないこと」、「服用後、乗物又は機械類の運転操作をしないこと」などの記載がある。→ 速習 P367

b ◯ 異常なまぶしさを引き起こす成分が配合されている場合は、重大な事故につながるおそれがあるため、その症状の内容とともに「**服用後、乗物又は機械類の運転操作をしないこと**」の旨が記載されている。→ 速習 P367

c ◯ 医療機関で治療を受けている人は、自己判断で要指導医薬品又は一般用医薬品を使用すると治療の妨げとなることがあるので、治療を行っている医療機関にあらかじめ**相談**して、**使用の適否**の判断を仰ぐべきである。→ 速習 P367

d ◯ 摂取されたアルコールによって、医薬品の作用の増強、副作用を生じる危険性の増大等が予測される場合は、「**服用前後は飲酒しないこと**」と記載されている。→ 速習 P367

問 16 　　　　　　　　　　　　　　　　　　　　　　　　　　正答　5

a ◯ 「使用上の注意」には、「服用前後は飲酒しないこと」など、小児では通常当てはまらない内容もあるが、小児に使用される医薬品においても、その医薬品の配合成分に基づく**一般的な注意事項**として記載されているものがある。→ 速習 P367

b ✕ 医療機関で治療を受けている人が、一般用医薬品を自己判断で併用すると、医師又は歯科医師から処方された薬剤（医療用医薬品）と同種の有効成分の重複や相互作用等を生じることがあるため、「**相談すること**」の項において、「**医師又は歯科医師の治療を受けている人**」として記載されている。→ 速習 P367

c ◯ 剤形・形状に由来する必要な注意や小児に使用させる場合の注意等、用法・用量に関連する使用上の注意事項がある場合は、「**用法及び用量**」の項目に続けて、これと**区別**して記載されている。→ 速習 P369

一般用医薬品の添付文書に関する以下の記述の正誤について、正しい組み合わせはどれか。

a　医薬品の添加物は、それ自体積極的な薬効を期待して配合されているものではないため、添付文書に成分名が記載されることはない。

b　医療用医薬品との併用については、医療機関で治療を受けている人は、治療のために処方された医薬品の使用を自己判断で控えることとされている。

c　漢方処方製剤では、ある程度の期間継続して使用されることにより効果が得られるとされているものが多いが、長期連用する場合には、専門家に相談する旨が記載されている。

	a	b	c
1	正	正	誤
2	誤	誤	誤
3	誤	誤	正
4	誤	正	正
5	正	誤	正

一般用医薬品の添付文書に関する以下の記述の正誤について、正しい組み合わせはどれか。

a　一般用医薬品の添加物として配合されている成分は、医薬品医療機器等法の定めではなく、製薬企業界の自主申し合わせに基づいて記載されている。

b　成分及び分量の項目には、尿や便が着色することがある旨の注意等、配合成分に関連した使用上の注意も記載される。

c　一般用医薬品を使用した際に生じる副作用のうち、容認される軽微なものについては、「次の症状が現れることがある」として記載されている。

d　漢方処方製剤では、短期の使用に限られるものについては、専門家に相談する旨の記載は必要がない。

	a	b	c	d
1	正	誤	正	誤
2	正	正	誤	誤
3	誤	正	正	誤
4	正	誤	正	正
5	正	誤	誤	正

問 17

a ✕ 医薬品の**添加物**は、それ自体積極的な薬効を期待して配合されているものではないが、添付文書には、添加物として配合されている成分も**記載されている。** → 速習 P370

b ✕ 医療用医薬品との併用については、医療機関で治療を受けている人が、治療のために処方された医薬品の使用を自己判断で控（ひか）えることは**適当ではなく**、あらかじめ**専門家に相談**するよう説明がなされる必要がある。 → 速習 P367

c ◯ **漢方処方製剤**では、ある程度の期間継続して使用されることにより効果が得られるとされているものが多いが、**長期連用**する場合には、**専門家に相談**する旨が記載されている。この記載がない場合は、**短期の使用**に限られる。 → 速習 P369

問 18

a ◯ 一般用医薬品の**添加物**として配合されている成分は、医薬品医療機器等法の定めではなく、現在のところ、製薬企業界の自主申し合わせに基づいて、一般用医薬品の添付文書及び外箱に記載されている。添加物の記載は、用途名（香料、pH 調整剤）で行われている場合もある。 → 速習 P370

b ✕ 尿や便が着色することがある旨の注意等、配合成分に関連した使用上の注意事項がある場合には、成分及び分量の項目に続けて、これと**区別**して記載される。 → 速習 P370

c ◯ 一般用医薬品を使用した際に生じる副作用のうち、**容認される軽微なもの**については、「次の症状が現れることがある」として記載されている。 → 速習 P369

d ◯ 専門家に相談する旨の記載がない漢方処方製剤は、**短期の使用**に限られるものである。 → 速習 P369

漢方処方製剤の添付文書で、
「専門家に相談する」旨の記載なし
　→「短期の使用」に限られる
この点に注意しましょう。
長期連用する場合は専門家に相談
する旨が記載されます。

第**⑤**章　医薬品の適正使用・安全対策

一般用医薬品の添付文書の「保管及び取扱い上の注意」に関する以下の記述について、正しいものの組み合わせはどれか。

a 「保管及び取扱い上の注意」には、医薬品を旅行や勤め先等へ携行する場合、別の容器に移すことがあるため、「携行時には他の容器に入れ替えて保管すること」と記載されている。

b シロップ剤は、適切な保管がなされないと雑菌の繁殖を生じることがあるため、紫外線殺菌を目的として、直射日光のあたる場所に保管することが適当である。

c 錠剤、カプセル剤、散剤等では、取り出したときに室温との急な温度差で湿気を帯びるおそれがあるため、冷蔵庫内での保管は不適当である。

d 薬液の細菌汚染による感染を防ぐため、点眼薬では「他の人と共用しないこと」と記載されている。

1 （a、b）　2 （a、c）　3 （a、d）　4 （b、c）　5 （c、d）

一般用医薬品の添付文書の「保管及び取扱い上の注意」に関する以下の記述について、誤っているものはどれか。

1 医薬品を旅行や勤め先等へ携行するために別の容器へ移し替えると、中身がどんな医薬品であったか分からなくなってしまい、誤用の原因となるおそれがある。

2 シロップ剤は変質しやすいため、開封後は冷蔵庫内に保管することが望ましい。

3 点眼薬は、開封後長期間保存すると変質するおそれがあるため、家族間で共有し、できる限り早めに使い切ることが重要である。

4 家庭内において、小児の目のつくところに医薬品が置かれていた場合に、誤飲事故が多く報告されているため、小児の手の届かないところに保管されることが重要である。

問 19

a ✕ 医薬品を旅行や勤め先等へ携行するために別の容器へ移し替えると、誤用の原因となるおそれがあるうえ、医薬品として適切な品質が保持できなくなるおそれがあるため、「**他の容器に入れ替えないこと**」と添付文書に記載されている。→ 速習 P370

b ✕ 医薬品は、適切な保管がなされないと化学変化や雑菌の繁殖等を生じることがあり、特に**シロップ剤**は変質しやすいため、開封後は**冷蔵庫内**に保管されるのが望ましい。→ 速習 P370

c ○ **錠剤**、**カプセル剤**、散剤等では、取り出したときに室温との急な温度差で湿気を帯びるおそれがあるため、**冷蔵庫内**での保管は不適当である。→ 速習 P370

d ○ 薬液の細菌汚染による感染を防ぐため、点眼薬では「**他の人と共用しないこと**」と添付文書に記載されている。→ 速習 P370

問 20

1 ○ 医薬品を旅行や勤め先等へ携行するために**別の容器**へ移し替えると、日時が経過して中身がどんな医薬品であったか分からなくなってしまうことがあり、誤用の原因となるおそれがある。→ 速習 P370

2 ○ **シロップ剤**は変質しやすいため、開封後は**冷蔵庫内**に保管することが望ましい。なお、錠剤、カプセル剤、散剤等では、取り出したときに室温との急な温度差で**湿気**を帯びるおそれがあるため、冷蔵庫内での保管は**不適当**である。→ 速習 P370

3 ✕ 点眼薬は、複数の使用者間で使い回されると、万一、使用に際して薬液に細菌汚染があった場合に、別の使用者に**感染**するおそれがあるため、添付文書において「**他の人と共用しないこと**」と記載されている。→ 速習 P370

4 ○ 家庭内において、小児の目のつくところに医薬品が置かれていた場合に、誤飲事故が多く報告されているため、添付文書において「**小児の手の届かないところに保管すること**」と記載されている。→ 速習 P370

第**5**章 医薬品の適正使用・安全対策

一般用医薬品の製品表示に関する以下の記述について、誤っているものはどれか。

1 使用期限の表示において、配置販売される医薬品では、「配置期限」として記載される場合がある。

2 可燃性ガスを噴射剤としているエアゾール製品には、消防法に基づき「火気厳禁」等の注意事項が表示されている。

3 表示された「使用期限」は、未開封状態で保管された場合に品質が保持される期限である。

4 すべての一般用医薬品は、医薬品医療機器等法の規定により、使用期限の表示が義務づけられている。

一般用医薬品の製品表示に関する以下の記述の正誤について、正しい組み合わせはどれか。

a 医薬品によっては添付文書の形でなく、「用法、用量その他使用及び取扱い上必要な注意」等の記載を、外箱等に行っている場合がある。

b 使用期限の表示については、適切な保存条件の下で製造後3年を超えて性状及び品質が安定であることが確認されている医薬品において、法的な表示義務はない。

c 1回服用量中 0.1mL を超えるアルコールを含有する内服液剤(滋養強壮を目的とするもの)については、例えば「アルコール含有○○ mL 以下」のように、アルコールを含有する旨及びその分量が記載されている。

d 購入者によっては、購入後すぐに開封せずにそのまま保管する場合や持ち歩く場合があるため、添付文書を見なくても適切な保管がなされるよう、その容器や包装にも、保管に関する注意事項が記載されている。

	a	b	c	d
1	誤	誤	正	誤
2	正	正	誤	誤
3	誤	正	正	正
4	正	誤	誤	正
5	正	正	正	正

問 21 正答　4

1　○　使用期限の表示において、配置販売される医薬品では、「**配置期限**」として記載される場合がある。→ 速習 P372

2　○　**可燃性ガス**を噴射剤としているエアゾール製品や消毒用アルコール等、**危険物**に該当する製品には、消防法に基づき「**火気厳禁**」等の注意事項が表示されている。→ 速習 P372

3　○　表示された「使用期限」は、**未開封**状態で保管された場合に品質が保持される期限であり、いったん開封されたものについては記載されている期日まで品質が保証されない場合がある。→ 速習 P372

4　×　使用期限の表示については、適切な保存条件の下で製造後**3年**を超えて**性状及び品質**が**安定**している医薬品に法的な**表示義務はない**が、流通管理等の便宜上、**外箱**等に記載されるのが通常となっている。→ 速習 P372

問 22 正答　5

a　○　医薬品によっては**添付文書**の形でなく、「用法、用量その他使用及び取扱い上必要な注意」等の記載を、**外箱**等に行っている場合がある。→ 速習 P371

b　○　使用期限の表示については、適切な保存条件の下で製造後**3年**を超えて**性状及び品質**が**安定**であることが確認されている医薬品において、法的な表示義務はない。しかし、流通管理等の便宜上、**外箱**等に記載されるのが通常となっている。→ 速習 P372

c　○　1回服用量中 **0.1mL** を超えるアルコールを含有する内服液剤（滋養強壮を目的とするもの）については、例えば「アルコール含有○○ mL 以下」のように、**アルコールを含有する旨及びその分量**が記載されている。→ 速習 P372

d　○　購入者によっては、購入後すぐ開封せずにそのまま保管する場合や持ち歩く場合があるため、**添付文書**を見なくても適切な保管がなされるよう、その**容器や包装**にも、保管に関する注意事項が記載されている。→ 速習 P372

第**⑤**章　医薬品の適正使用・安全対策

一般用医薬品の製品表示に関する以下の記述の正誤について、正しい組み合わせはどれか。

a エアゾール製品には、医薬品医療機器等法の規定による法定表示事項のほか、高圧ガス保安法に基づく「高温に注意」等の注意事項が表示されている。

b 添付文書が外箱に封入されていない医薬品に限り、その容器や包装に、「保管及び取扱い上の注意」の項のうち、医薬品の保管に関する事項が記載されている。

c 症状、体質、年齢等からみて、副作用による危険性が高い場合若しくは医師又は歯科医師の治療を受けている人であって、一般使用者の判断のみで使用することが不適当な場合は専門家に相談するよう外箱等に記載されている。

	a	b	c		a	b	c
1	正	正	誤	4	誤	正	正
2	正	誤	誤	5	正	誤	正
3	正	正	正				

一般用医薬品の製品表示に関する以下の記述の正誤について、正しい組み合わせはどれか。

a 包装中に封入されている医薬品（内袋を含む）だけが取り出され、添付文書が読まれないことのないように、外箱等にも「使用にあたって添付文書をよく読むこと」と記載されている。

b 使用期限の表示については、適切な保存条件の下で製造後1年を超えて性状及び品質が安定であることが確認されている医薬品において、法的な表示義務はない。

c 副作用や事故等が起きる危険性を回避するため、1回服用量中0.1mLを超えるアルコールを含有する内服液剤（滋養強壮を目的とするもの）については、アルコールを含有する旨及びその分量が記載されている。

d 「保管及び取扱い上の注意」の項のうち、医薬品の保管に関する事項は、添付文書を見なくても確認できるよう、医薬品の包装や容器にも記載されている。

	a	b	c	d		a	b	c	d
1	誤	誤	誤	誤	4	正	誤	正	正
2	正	誤	正	誤	5	正	正	誤	正
3	誤	正	正	正					

問 23　　　　　　　　　　　　　　　　　　　　　　　正答　5

a ○ 医薬品の製品表示において、エアゾール製品には、医薬品医療機器等法の規定による法定表示事項のほか、**高圧ガス保安法**に基づく「**高温に注意**」等の注意事項が表示されている。→ 速習 P372

b × **添付文書がある医薬品**にあっても、購入者等が購入後に製品を開封して添付文書を見て初めて、自分（又は家族）にとって適当な製品でなかったことが分かるといった事態等を防ぐため、購入者における適切な医薬品の選択、適正な使用に資する情報については、外箱等にも記載されている。→ 速習 P372

c ○ 症状、体質、年齢等からみて、副作用による危険性が高い場合若しくは医師又は歯科医師の治療を受けている人であって、**一般使用者**の判断のみで使用することが不適当な場合は**専門家に相談**するよう外箱等に記載されている。→ 速習 P372

問 24　　　　　　　　　　　　　　　　　　　　　　　正答　4

a ○ 包装中に封入されている医薬品（内袋を含む）だけが取り出され、添付文書が読まれないことのないように、外箱等にも「**使用にあたって添付文書をよく読むこと**」と記載されている。→ 速習 P372

b × 使用期限の表示については、適切な保存条件の下で製造後**3年**を超えて性状及び品質が安定であることが確認されている医薬品において、法的な表示義務はない。→ 速習 P372

c ○ 副作用や事故等が起きる危険性を回避するため、1回服用量中**0.1mL**を超えるアルコールを含有する内服液剤（滋養強壮を目的とするもの）については、例えば「アルコール含有〇〇mL以下」のように、**アルコールを含有する旨及びその分量**が記載されている。→ 速習 P371、372

d ○ 購入者によっては、購入後すぐ開封せずにそのまま保管する場合や持ち歩く場合があるため、「保管及び取扱い上の注意」の項のうち、医薬品の保管に関する事項は、添付文書を見なくても確認できるよう、医薬品の包装や**容器**にも記載されている。→ 速習 P372

一般用医薬品の製品表示に関する以下の記述の正誤について、正しい組み合わせはどれか。

a 専門家への相談勧奨に関する事項については、記載スペースが狭小な場合には、「使用が適さない場合があるので、使用前には必ず医師、歯科医師、薬剤師又は登録販売者に相談してください」等と記載されている。

b 包装中に封入されている医薬品だけが取り出され、添付文書が読まれないといったことのないように、「使用にあたって添付文書をよく読むこと」等の添付文書の必読に関する事項が、外箱等へ記載されている。

c 医薬品の外箱には、資源の有効な利用の促進に関する法律に基づく、容器包装の識別表示（識別マーク）を記載してはならない。

	a	b	c
1	正	正	正
2	正	正	誤
3	正	誤	誤
4	誤	正	正
5	誤	誤	正

一般用医薬品の製品表示の「保管及び取扱い上の注意」に関する以下の記述について、正しいものの組み合わせはどれか。

a 表示された「使用期限」は、未開封状態で保管された場合に品質が保持される期限であり、いったん開封されたものについては記載されている期日まで品質が保証されない場合がある。

b 購入後、開封されてからどの程度の期間品質が保持されるかについては、医薬品それぞれの状況によるので、購入者等から質問等がなされたときには説明を避ける必要がある。

c 可燃性ガスを噴射剤としているエアゾール製品や消毒用アルコール等、危険物に該当する製品には、「高温に注意」という製品表示をしなければならない。

	a	b	c			a	b	c
1	正	誤	正		4	誤	正	誤
2	正	正	誤		5	誤	誤	誤
3	正	誤	誤					

　　　　　　　　　　　　　　　　　　　　正答　2

a　○　専門家への相談勧奨に関する事項については、症状、体質、年齢等からみて、副作用による危険性が高い場合若しくは医師又は歯科医師の治療を受けている人であって、**一般使用者**の判断のみで使用することが**不適当な場合**について記載されている。記載スペースが**狭小**な場合には、「使用が適さない場合があるので、使用前には必ず医師、歯科医師、薬剤師又は登録販売者に**相談してください**」等と記載されている。→ 速習 P372

b　○　包装中に封入されている医薬品だけが取り出され、添付文書が読まれないといったことのないように、「使用にあたって添付文書をよく読むこと」等の**添付文書の必読**に関する事項が、**外箱**等へ記載されている。→ 速習 P372

c　×　医薬品の**外箱**には、資源の有効な利用の促進に関する法律に基づく、容器包装の識別表示（**識別マーク**）が記載される。→ 速習 P372

　　　　　　　　　　　　　　　　　　　　正答　3

a　○　表示された「使用期限」は、**未開封状態**で保管された場合に品質が保持される期限であり、いったん開封されたものについては記載されている期日まで品質が保証されない場合がある。開封されてからどの程度の期間品質が保持されるかについては、医薬品の**包装形態**や個々の**使用**状況、保管状況等による。→ 速習 P372

b　×　表示された「使用期限」は、未開封の状態で保管された場合に品質が保持される期限であるが、購入後、開封されてからどの程度の期間品質が保持されるかについては、医薬品それぞれの包装形態や個々の使用状況、保管状況等によるので、購入者等から質問等がなされたときには、それらを踏まえて**適切な説明**がなされる必要がある。→ 速習 P372

c　×　可燃性ガスを噴射剤としているエアゾール製品や消毒用アルコール等、危険物に該当する製品には、「**火気厳禁**」等という製品表示がなされる必要がある。→ 速習 P372

チェック ☐ ☐ ☐

一般用医薬品の製品表示に関する以下の記述について、正しい組み合わせはどれか。

a 配置販売される医薬品では、使用期限の代わりに消費期限が表示される。

b エアゾール製品には、高圧ガス保安法に基づく「高温に注意」「使用ガスの名称」等の注意事項が表示されている。

c 添付文書の内容のうち、添加物として配合されている成分については、外箱等には記載されていない。

	a	b	c
1	誤	正	正
2	誤	正	誤
3	誤	誤	正
4	正	正	誤
5	正	誤	誤

チェック ☐ ☐ ☐

医薬品等に係る安全性情報に関する以下の記述の正誤について、正しい組み合わせはどれか。

a 緊急安全性情報は、医療用医薬品や医家向け医療機器について情報提供するためのものであり、一般用医薬品に関係する情報が発出されることはない。

b 医薬品の製造販売業者等は、医薬品の有効性及び安全性に関する事項その他医薬品の適正な使用のために必要な情報を収集し、検討するとともに、薬局開設者、店舗販売業者、配置販売業者及びそこに従事する薬剤師や登録販売者に対して、提供するよう努めなければならない。

c 安全性速報は、厚生労働省からの命令、指示、製造販売業者の自主決定等に基づいて作成される。

	a	b	c
1	誤	正	正
2	正	誤	正
3	誤	正	誤
4	正	正	誤
5	正	正	正

問 27　　　　　　　　　　　　　　　正答　2

a ✕　配置販売される医薬品では、使用期限の代わりに**配置期限**が表示される場合がある。→ 速習 P372

b 〇　エアゾール製品には、高圧ガス保安法に基づく「**高温に注意**」「**使用ガスの名称**」等の注意事項が表示されている。→ 速習 P372

c ✕　**添加物**として配合されている成分については、添付文書だけでなく、**外箱**等にも記載されている。ただし、外箱等は記載スペースが限られることから、添加物成分の記載については、**アレルギー**の原因となり得ることが知られているもの等、安全対策上重要なものを記載し、「（これら以外の）添加物成分は、添付文書をご覧ください」としている場合がある。→ 速習 P371

■ 医薬品医療機器等法以外の法令に基づく製品表示　ここを押さえよう！

	関連法令	表示される注意事項
可燃性ガスを噴射剤とするエアゾール製品、消毒用アルコール	消防法	「火気厳禁」の文字
エアゾール製品	高圧ガス保安法	「高温に注意」の文字 使用ガスの名称

問 28　　　　　　　　　　　　　　　正答　1

a ✕　緊急安全性情報は、医療用医薬品や医家向け医療機器についての情報伝達である場合が多いが、小柴胡湯による間質性肺炎に関する緊急安全性情報のように、**一般用医薬品**にも関係する緊急安全性情報が発出されたこともある。→ 速習 P373

b 〇　医薬品の製造販売業者等は、医薬品の有効性及び安全性に関する事項その他医薬品の適正な使用のために必要な**情報を収集**し、検討するとともに、薬局開設者、店舗販売業者、配置販売業者及びそこに従事する薬剤師や登録販売者に対して、**提供するよう努め**なければならない。→ 速習 P373

c 〇　安全性速報は、厚生労働省からの命令、指示、製造販売業者の**自主決定**等に基づいて作成される。→ 速習 P373

第❺章　医薬品の適正使用・安全対策

チェック ☐ / ☐ / ☐ / ☐

医薬品等に係る安全性情報に関する以下の記述の正誤について、正しい組み合わせはどれか。

a 安全性速報は、医薬品又は医薬部外品について、一般的な使用上の注意の改訂情報よりも迅速な注意喚起が必要な場合、又は適正使用のための対応の注意喚起が必要な場合に作成される。

b 緊急安全性情報は、厚生労働省からの命令により作成されるもので、厚生労働省からの指示、製造販売業者の自主決定等に基づいて作成されることはない。

c 安全性速報は、A4サイズの青色地の印刷物で、ブルーレターとも呼ばれる。

	a	b	c
1	誤	誤	正
2	誤	正	誤
3	正	正	誤
4	正	誤	正
5	正	誤	誤

チェック ☐ / ☐ / ☐ / ☐

医薬品等の緊急安全性情報に関する以下の記述の正誤について、正しい組み合わせはどれか。

a 緊急安全性情報では、一般用医薬品に関係する緊急安全性情報が発出されたことがある。

b A4サイズの青色地の印刷物であり、ブルーレターとも呼ばれる。

c 医療機器は対象から除かれている。

d 独立行政法人医薬品医療機器総合機構の医薬品医療機器情報配信サービスによる配信（PMDAメディナビ）のほかに、製造販売業者から医療機関や薬局等への直接配布により情報伝達されるものである。

	a	b	c	d
1	正	正	誤	誤
2	誤	誤	誤	正
3	誤	正	正	誤
4	正	誤	誤	正
5	誤	正	正	正

問 29　　　　　　　　　　　　　　　　　　　　　　　　正答　1

a ✕ 安全性速報は、**医薬品、医療機器又は再生医療等製品**が対象となり、一般的な使用上の注意の改訂情報よりも迅速な注意喚起や適正使用のための対応の注意喚起が必要な状況にある場合に、**厚生労働省**からの命令、指示、製造販売業者の自主決定等に基づいて作成される。→ 速習 P373

b ✕ 緊急安全性情報は、医薬品、医療機器又は再生医療等製品について**緊急かつ重大**な注意喚起や**使用制限**に係る対策が必要な状況にある場合に、**厚生労働省**からの命令、指示のほか、製造販売業者の自主決定等に基づいても作成される。→ 速習 P373

c ○ 安全性速報は、A4 サイズの**青色地**の印刷物で、**ブルーレター**とも呼ばれる。→ 速習 P373

問 30　　　　　　　　　　　　　　　　　　　　　　　　正答　4

a ○ 小柴胡湯による間質性肺炎に関するもののように、一般用医薬品に関係する緊急安全性情報が**発出されたこともある**。→ 速習 P373

b ✕ A4 サイズの**黄色地**の印刷物であり、**イエローレター**とも呼ばれる。→ 速習 P373

c ✕ 緊急安全性情報は、**医薬品、医療機器又は再生医療等製品**について作成される。→ 速習 P373

d ○ 独立行政法人医薬品医療機器総合機構の医薬品医療機器情報配信サービスによる配信（PMDA メディナビ）のほかに、**製造販売業者**から医療機関や薬局等への**直接配布**、ダイレクトメール、電子メール等により情報伝達されるものである。→ 速習 P373

医薬品等に係る安全性速報に関する以下の記述の正誤について、正しい組み合わせはどれか。

a 安全性速報には、医薬品だけではなく、医療機器や再生医療等製品についての情報も含まれる。

b 安全性速報は、医薬品、医療機器又は再生医療等製品について、緊急かつ重大な注意喚起や使用制限に係る対策が必要な場合に作成される。

c 医薬品医療機器情報配信サービス（PMDA メディナビ）は、医薬品・医療機器の安全性に関する情報を電子メールにより配信するサービスであり、医薬関係者のみに限定されたサービスである。

d 安全性速報は、A4 サイズの黄色地の印刷物で、イエローレターとも呼ばれる。

	a	b	c	d
1	誤	正	正	正
2	正	誤	誤	誤
3	誤	誤	誤	誤
4	誤	誤	誤	正
5	正	正	正	正

医薬品の情報に関する以下の記述について、（　）の中に入るべき字句の正しい組み合わせはどれか。

　厚生労働省においては、医薬品（一般用医薬品を含む）、医療機器等による重要な副作用、不具合等に関する情報をとりまとめ、「（ a ）」として、広く（ b ）に情報提供を行っている。

　その内容としては、医薬品の安全性に関する解説記事や、使用上の注意の改訂内容、主な対象品目、参考文献（重要な副作用等に関する改訂については、その根拠となった（ c ）の概要も紹介）等が掲載されている。

	a	b	c
1	医薬品・医療機器等安全性情報	一般向け	症例
2	医薬品・医療機器等安全性情報	医薬関係者向け	症例
3	医薬品・医療機器等安全性情報	医薬関係者向け	実験
4	緊急安全性情報	医薬関係者向け	実験
5	緊急安全性情報	一般向け	症例

問 31　　　　　　　　　　　　　　　　　　　　正答　2

a　○　安全性速報には、医薬品だけではなく、**医療機器**や**再生医療等製品**についての情報も含まれる。厚生労働省からの**命令**、指示、製造販売業者の**自主決定**等に基づいて作成される。→ 速習 P373

b　×　安全性速報は、医薬品、医療機器又は再生医療等製品について、一般的な使用上の注意の改訂情報よりも**迅速**な注意喚起が必要な場合や、**適正使用**のための対応の注意喚起が必要な場合に作成される。→ 速習 P373

c　×　医薬品医療機器情報配信サービス（**PMDA メディナビ**）は、医薬品・医療機器の安全性に関する情報を電子メールにより配信するサービスであり、**誰でも利用可能**である。→ 速習 P374

d　×　安全性速報は、A4 サイズの**青色地**の印刷物で、**ブルーレター**とも呼ばれる。
　　　→ 速習 P373

問 32　　　　　　　　　　　　　　　　　　　　正答　2

　厚生労働省においては、医薬品（一般用医薬品を含む）、医療機器等による重要な副作用、不具合等に関する情報をとりまとめ、「（ **a　医薬品・医療機器等安全性情報** ）」として、広く（ **b　医薬関係者向け** ）に情報提供を行っている。

　その内容としては、医薬品の安全性に関する解説記事や、使用上の注意の改訂内容、主な対象品目、参考文献（重要な副作用等に関する改訂については、その根拠となった（ **c　症例** ）の概要も紹介）等が掲載されている。

　医薬品・医療機器等安全性情報は、各都道府県、保健所設置市及び特別区、関係学会等への冊子の送付がなされているほか、**厚生労働省ホームページ及び独立行政法人医薬品医療機器総合機構**ホームページへ掲載されるとともに、医学・薬学関係の**専門誌**等にも転載される。→ 速習 P373、374

> 3つの安全性情報
> ・緊急安全性情報（イエローレター）
> ・安全性速報（ブルーレター）
> ・医薬品・医療機器等安全性情報
> は、作成の目的、作成者、伝達方法などをしっかり整理しておきましょう。
> 速習 373〜374ページの表を確認しましょう。

独立行政法人医薬品医療機器総合機構のホームページに掲載されている情報について、誤っているものはどれか。

1 医薬品等の製品回収に関する情報
2 一般用医薬品・要指導医薬品の添付文書情報
3 医薬品の生産量及び生産額情報
4 製造販売業者等や医療機関等から報告された、医薬品による副作用が疑われる症例情報

以下の情報のうち、独立行政法人医薬品医療機器総合機構のホームページに掲載されていないものはどれか。

1 患者向医薬品ガイド
2 医薬品の承認情報
3 厚生労働省が製造販売業者等に指示した緊急安全性情報
4 新たに許可を取得した医薬品製造販売業者の情報

問 33 正答 3

1 ○ 「医薬品等の製品回収に関する情報」は、**掲載されている。**→ 速習 P374

2 ○ 「一般用医薬品・要指導医薬品の添付文書情報」は、**掲載されている。**
→ 速習 P374

3 ✕ 「医薬品の生産量及び生産額情報」は、掲載されていない。→ 速習 P374

4 ○ 「製造販売業者等や医療機関等から報告された、医薬品による副作用が疑われる症例情報」は、**掲載されている。**→ 速習 P374

問 34 正答 4

1 ○ 「患者向医薬品ガイド」は、**掲載されている。**→ 速習 P374

2 ○ 「医薬品の承認情報」は、**掲載されている。**→ 速習 P374

3 ○ 厚生労働省が製造販売業者等に指示した「緊急安全性情報」は、**掲載されている。**→ 速習 P374

4 ✕ 「新たに許可を取得した医薬品製造販売業者の情報」は、掲載されていない。
→ 速習 P374

総合機構のホームページに掲載されている情報は出題頻度が高いです。速習 374 ページの内容については必ず覚えておきましょう。

独立行政法人医薬品医療機器総合機構（総合機構）のホームページに関する以下の記述について、正しいものの組み合わせはどれか。

a 要指導医薬品、一般用医薬品及び医薬部外品に関連した情報が掲載されている。

b 医薬品・医療機器等安全性情報が掲載されている。

c 医薬品の生産量及び生産額情報が掲載されている。

d 厚生労働省が医薬品等の安全性について発表した資料が掲載されている。

1（a、b） 2（a、c） 3（a、d） 4（b、c） 5（b、d）

購入者等に対する情報提供に関する以下の記述の正誤について、正しい組み合わせはどれか。

a 医薬品の販売に従事する薬剤師や登録販売者は、医薬品の適正な使用を確保するため、製造販売業者等から提供される情報の活用その他必要な情報の収集、検討及び利用を行うことに努めなければならない。

b 令和3年8月1日より、一般用医薬品の添付文書情報は電子的な方法により提供する場合には、紙の添付文書の同梱はしなくてもよいこととなった。

c 添付文書は、記載内容が改訂されても実際にはその内容が反映されていない製品も流通していることがあるため、医薬品の販売等に従事する専門家においては、常に最新の知見に基づいた情報を積極的に収集し、資質向上に努めることが求められる。

d 一般の生活者が接する情報は、断片的かつ正確でない場合も多いため、医薬品の販売等に従事する専門家には、購入者等に対して科学的な根拠に基づいた正確なアドバイスを与え、セルフメディケーションを適切に支援することが期待されている。

	a	b	c	d
1	正	正	正	誤
2	正	正	誤	誤
3	正	誤	正	正
4	誤	誤	正	正
5	誤	正	正	正

問 35 　　　　　　　　　　　　　　　　　　　　　　　正答　5

a ✕ 総合機構のホームページには、要指導医薬品及び一般用医薬品に関連した情報が掲載されており、**医薬部外品**に関連する情報は掲載されていない。→ 速習 P374

b ◯ 総合機構のホームページには、医薬品・医療機器等安全性情報が**掲載されている。**→ 速習 P374

c ✕ 総合機構のホームページには、医薬品の生産量及び生産額情報は掲載されていない。→ 速習 P374

d ◯ 総合機構のホームページには、厚生労働省が医薬品等の安全性について発表した資料が**掲載されている。**→ 速習 P374

問 36 　　　　　　　　　　　　　　　　　　　　　　　正答　3

a ◯ 医薬品の販売に従事する薬剤師や登録販売者は、医薬品の適正な使用を確保するため、製造販売業者等から提供される情報の**活用**その他必要な情報の**収集、検討及び利用**を行うことに**努め**なければならない。→ 速習 P374

b ✕ 令和３年８月１日より、**医療用医薬品への紙の添付文書**の同梱は廃止され、**電子的な方法**により提供されることとなったが、**一般用医薬品**については、引き続き**紙の添付文書**が同梱される。→ 速習 P374

c ◯ 添付文書は、記載内容が改訂されても実際にはその内容が反映されていない製品も流通していることがあるため、医薬品の販売等に従事する専門家においては、常に**最新の知見に基づいた情報**を積極的に収集し、**資質向上**に努めることが求められる。→ 速習 P375

d ◯ 一般の生活者が接する情報は、**断片的**かつ**正確でない**場合も多いため、医薬品の販売等に従事する専門家には、購入者等に対して**科学的な根拠**に基づいた正確なアドバイスを与え、**セルフメディケーション**を適切に支援することが期待されている。→ 速習 P375

問 37

医薬品・医療機器等安全性情報報告制度に関する以下の記述の正誤について、正しい組み合わせはどれか。

a 医薬品・医療機器等安全性情報報告制度は、1967 年 3 月より、約 3,000 の医療機関をモニター施設に指定して、厚生省（当時）が直接副作用報告を受ける「医薬品副作用モニター制度」としてスタートした。

b 医薬品等安全性情報報告書は、実務上、報告する医薬関係者の勤務する店舗等の所在地の都道府県知事に提出することとされている。

c 2006 年 6 月の薬事法改正で登録販売者制度が導入され、登録販売者も医薬品・医療機器等安全性情報報告制度に基づく報告を行う医薬関係者として位置づけられた。

d 医薬関係者は、保健衛生上の危害の発生又は拡大防止の観点から、報告の必要性を認めた場合には、厚生労働大臣に報告しなければならないとされている。

	a	b	c	d
1	誤	正	誤	誤
2	正	誤	誤	正
3	正	正	正	誤
4	正	誤	正	正
5	誤	誤	正	正

問 38 必

副作用情報等の収集に関する以下の記述について、正しいものの組み合わせはどれか。

a 製造販売業者等は、製造販売をし、又は承認を受けた医薬品について、その副作用等によるものと疑われる健康被害の発生を知ったときは、その旨を定められた期限までに都道府県知事に報告することが義務づけられている。

b 収集された副作用等の情報は、その医薬品の製造販売業者等において評価・検討され、必要な安全対策が図られる。

c 登録販売者には、医薬品・医療機器等安全性情報報告制度に基づく副作用等の報告義務はない。

d 医療用医薬品で使用されていた有効成分を一般用医薬品で初めて配合したものについては、承認条件として承認後の一定期間（概ね 3 年）、安全性に関する調査及び調査結果の報告が求められている。

1（a、b） 2（a、c） 3（a、d） 4（b、c） 5（b、d）

問 37 正答 4

a ○ 医薬品・医療機器等安全性情報報告制度は、1967 年 3 月より、**約 3,000** の医療機関をモニター施設に指定して、厚生省（当時）が直接副作用報告を受ける「**医薬品副作用モニター制度**」としてスタートした。→ 速習 P378

b ✕ 医薬品等安全性情報報告書は、実務上、**独立行政法人医薬品医療機器総合機構**に提出することとされている。→ 速習 P377

c ○ 医薬品の安全対策の着実な実施を図ることを目的とし、2006 年 6 月の薬事法改正で登録販売者制度が導入され、**登録販売者**も医薬品・医療機器等安全性情報報告制度に基づく報告を行う医薬関係者として位置づけられた。→ 速習 P378

d ○ 医薬関係者は、医薬品の副作用等によるものと疑われる**健康被害**の発生を知った場合において、保健衛生上の危害の発生又は拡大防止の観点から、報告の必要性を認めるときは、**厚生労働大臣**に**報告**しなければならない。→ 速習 P377

問 38 正答 5

a ✕ 医薬品の製造販売業者等は、製造販売をし、又は承認を受けた医薬品について、その副作用等によるものと疑われる健康被害の発生を知ったときは、その旨を定められた期限までに**厚生労働大臣**に報告することが**義務**づけられている。→ 速習 P378

b ○ 収集された副作用等の情報は、その医薬品の**製造販売業者等**において評価・検討され、必要な**安全対策**が図られる。→ 速習 P380

c ✕ 医薬品・医療機器等安全性情報報告制度により、登録販売者は医師や薬剤師等と共に**医薬関係者**と位置付けられているため、副作用等の報告は**義務化**されている。→ 速習 P377、378

d ○ **医療用医薬品**で使用されていた有効成分を**一般用医薬品**で初めて配合したもの（いわゆるスイッチ OTC 医薬品）については、承認条件として**承認後**の一定期間（概ね 3 年）、安全性に関する調査及び調査結果の**報告**が求められている。→ 速習 P380

第 5 章 医薬品の適正使用・安全対策

医薬品の副作用情報等の収集及び評価に関する以下の記述について、誤っているものはどれか。

1 医薬品医療機器等法第 68 条の 2 の 5 第 2 項の規定により、登録販売者を含む医薬関係者は、製造販売業者等が行う情報収集に協力するよう努めなければならない。

2 医薬品の市販後においても、常にその品質、有効性及び安全性に関する情報を収集し、医薬関係者に必要な情報を提供することが、企業責任として重要なことである。

3 製造販売業者には、その製造販売した医薬品の使用によるものと疑われる感染症の発生を知ったときは、厚生労働大臣への報告が義務づけられている。

4 各制度により収集された副作用情報については、独立行政法人医薬品医療機器総合機構が行う調査検討の結果に基づき、厚生労働大臣が厚生科学審議会の意見を聴いて、安全対策上必要な行政措置を講じている。

医薬品の副作用情報等の収集及び評価に関する以下の記述の正誤について、正しい組み合わせはどれか。

a 独立行政法人医薬品医療機器総合機構は、薬事・食品衛生審議会の意見を聴いて、使用上の注意の改訂の指示等を通じた注意喚起のための情報提供や、効能・効果の一部変更、製造・販売の中止、製品の回収等の安全対策上必要な行政措置を講じている。

b 血液製剤等の生物由来製品を製造販売する企業に対して、当該企業が製造販売する生物由来製品の安全性について評価し、その成果を定期的に国へ報告する制度が導入されている。

c 各制度により集められた副作用情報については、厚生労働省において専門委員の意見を聴きながら調査検討が行われる。

	a	b	c
1	誤	正	誤
2	正	誤	正
3	誤	正	正
4	正	誤	誤
5	誤	誤	正

問 39　　　　　　　　　　　　　　　　　　　　　　　　　　　　　　正答　4

1　○　医薬品医療機器等法第 68 条の２の５第２項の規定により、**登録販売者を含む医薬関係者**は、製造販売業者等が行う情報収集に協力するよう**努め**なければならない。→ 速習 P378

2　○　医薬品の**市販後**においても、常にその**品質**、**有効性及び安全性**に関する情報を収集し、また、医薬関係者に必要な**情報を提供**することが、医薬品の適切な使用を確保する観点からも、企業責任として重要なことである。→ 速習 P380

3　○　製造販売業者には、その製造販売した医薬品の使用によるものと疑われる**感染症**の発生を知ったときは、**厚生労働大臣**への**報告**が義務づけられている。なお、実務上は、報告書を独立行政法人医薬品医療機器総合機構に提出する。→ 速習 P378

4　×　収集された副作用等の情報については、独立行政法人医薬品医療機器総合機構が行う調査検討の結果に基づき、厚生労働大臣が**薬事・食品衛生審議会**の意見を聴いて、安全対策上必要な**行政措置**を講じている。→ 速習 P380

問 40　　　　　　　　　　　　　　　　　　　　　　　　　　　　　　正答　1

a　×　**厚生労働大臣**は、薬事・食品衛生審議会の意見を聴いて、使用上の注意の改訂の指示等を通じた注意喚起のための情報提供や、効能・効果の一部変更、製造・販売の中止、製品の回収等の安全対策上必要な行政措置を講じている。→ 速習 P380

b　○　2003 年７月からは、その前年に行われた薬事法改正により、血液製剤等の**生物由来製品**を製造販売する企業に対して、最新の論文や知見に基づき、当該企業が製造販売する生物由来製品の安全性について評価し、その成果を**定期的に国へ報告**する制度が導入されている。→ 速習 P378

c　×　各制度により集められた副作用情報については、**独立行政法人医薬品医療機器総合機構**において専門委員の意見を聴きながら調査検討が行われ、その結果に基づき、厚生労働大臣は、安全対策上必要な行政措置を講じている。→ 速習 P380

第**5**章　医薬品の適正使用・安全対策

チェック ☐ / ☐ / ☐

医薬品の製造販売業者が、その製造販売をした医薬品の副作用による症例が発生したとき
に、厚生労働大臣に報告しなければならない期限が「15日以内」であるものの組み合わ
せはどれか。

a 医薬品によるものと疑われる副作用症例のうち、発生傾向が使用上の注意から予測
することができないもので重篤な国内事例

b 医薬品によるものと疑われる副作用症例のうち、使用上の注意から予測できないも
ので、非重篤な国内事例

c 医薬品によるものと疑われる副作用症例のうち、使用上の注意から予測できるもの
で、市販直後調査などによって得られた国内事例

d 医薬品によるものと疑われる感染症症例のうち、使用上の注意から予測できるもの
で非重篤な国内事例

1（a、b）　2（a、c）　3（a、d）　4（b、c）　5（b、d）

チェック ☐ / ☐ / ☐

医薬品医療機器等法第68条の10 第2項の規定に基づく医薬品による副作用等が疑わ
れる場合の報告に関する以下の記述について、正しいものの組み合わせはどれか。

a 報告様式の記入事項は、健康被害を生じた本人から直接聴取した事項でなければな
らない。

b 報告書の送付は、郵送又はファクシミリによるほか、電子メールを利用して行うこ
ともできる。

c 情報の正確性を確保するため、定められた報告様式の記入欄は、すべて記入して報
告しなければならない。

d 無承認無許可医薬品又は健康食品によると疑われる健康被害については、最寄りの
保健所に連絡することとなっている。

1（a、b）　2（a、c）　3（a、d）　4（b、c）　5（b、d）

問 41　正答　2

a ○ 医薬品によるものと疑われる副作用症例のうち、発生傾向が使用上の注意から予測することができないもので重篤な国内事例の報告期限は、**15 日以内**である。→ 速習 P379

b × 医薬品によるものと疑われる副作用症例のうち、使用上の注意から予測できないもので、非重篤な国内事例の報告は、**定期報告**である。→ 速習 P379

c ○ 医薬品によるものと疑われる副作用症例のうち、使用上の注意から予測できるもので、市販直後調査などによって得られた国内事例の報告期限は、**15 日以内**である。→ 速習 P379

d × 医薬品によるものと疑われる感染症症例のうち、使用上の注意から予測できるもので非重篤な国内事例の報告期限については、**特段の定めはない**。→ 速習 P379

> 「副作用・感染症の症例報告の期限」は頻出です。
> 報告期限が「15 日以内」「30 日以内」「定期報告」
> 「特段の定めはない」
> のどれに該当するのか、ケースごとに問われるので、
> 速習 379 ページの表をしっかり覚えておきましょう。

問 42　正答　5

a × 医薬品による副作用等が疑われる場合の報告様式は、健康被害を生じた本人に限らず、購入者等から**把握可能な範囲**で報告がなされればよい。→ 速習 P381

b ○ 独立行政法人医薬品医療機器総合機構への報告書の送付は、**郵送又はファクシミリ**によるほか、**電子メール**を利用して行うこともできる。→ 速習 P381

c × 医薬品による副作用等が疑われる場合の報告様式は、記入欄すべてに記入がなされる**必要はない**。→ 速習 P381

d ○ 無承認無許可医薬品又は健康食品によると疑われる健康被害については、最寄りの**保健所**に連絡することとなっている。→ 速習 P381

医薬品・医療機器等安全性情報報告制度に基づく、医薬関係者の報告に関する以下の記述について、正しいものの組み合わせはどれか。

a 薬品の過量使用や誤用等によるものと思われる健康被害については、報告の対象にならない。

b 保健衛生上の危害の発生又は拡大を防止する観点から、医薬品等によるものと疑われる、身体の変調・不調、日常生活に支障を来す程度の健康被害（死亡を含む。）について報告が求められている。

c 副作用の症状が、その医薬品の適応症状と見分けがつきにくい場合は、報告の対象にならない。

d 複数の専門家が医薬品の販売に携わっている場合であっても、その医薬品の副作用等によると疑われる健康被害の情報に直接接した専門家1名から報告書が提出されれば十分である。

1 （a、b）　2 （a、c）　3 （a、d）　4 （b、d）　5 （c、d）

医薬品・医療機器等安全性情報報告制度に基づく医薬品の副作用報告に関する以下の記述の正誤について、正しい組み合わせはどれか。

a 報告様式は、独立行政法人医薬品医療機器総合機構ホームページから入手できる。

b 報告者に対しては、安全性情報受領確認書が交付される。

c 認められた健康被害と医薬品との因果関係が必ずしも明確でない場合であっても、報告の対象となり得る。

d 報告の必要性を認めた場合は、副作用の発生した日より1ヶ月以内に報告することとなっている。

	a	b	c	d
1	誤	正	正	誤
2	正	正	誤	正
3	誤	正	誤	誤
4	正	誤	正	正
5	正	正	正	誤

問 43　　　　　　　　　　　　　　　　　　正答　4

a ✕　医薬品の**過量使用**や**誤用**等によるものと思われる健康被害も**報告の対象**となる。→ 速習 P381

b ○　保健衛生上の危害の発生又は拡大を防止する観点から、医薬品等によるものと疑われる、身体の**変調・不調**、**日常生活**に支障を来す程度の健康被害（死亡を含む。）について報告が求められている。→ 速習 P381

c ✕　副作用の症状がその医薬品の適応症状と**見分けがつきにくい**場合（例えば、かぜの症状と、かぜ薬の副作用である間質性肺炎の症状）も、**報告の対象**となる。→ 速習 P381

d ○　複数の専門家が医薬品の販売に携わっている場合であっても、その医薬品の副作用等によると疑われる健康被害の情報に直接接した**専門家1名**から報告書が提出されれば十分である。→ 速習 P381

問 44　　　　　　　　　　　　　　　　　　正答　5

a ○　医薬品・医療機器等安全性情報報告制度に基づく医薬品の副作用報告の報告様式は、独立行政法人医薬品医療機器総合機構**ホームページ**から入手できる。→ 速習 P381

b ○　医薬品・医療機器等安全性情報報告制度に基づく医薬品の副作用報告の報告者に対しては、**安全性情報受領確認書**が交付される。→ 速習 P381

c ○　医薬品・医療機器等安全性情報報告制度に基づく医薬品の副作用報告では、認められた健康被害と医薬品との**因果関係**が必ずしも**明確でない**場合であっても、**報告の対象**となり得る。→ 速習 P381

d ✕　医薬品・医療機器等安全性情報報告制度に基づく医薬品の副作用報告の報告期限は**特に定められていない**が、報告の必要性を認めた場合においては、保健衛生上の危害の発生又は拡大防止の観点から、**適宜速やか**に報告することとされている。→ 速習 P381

■医薬品・医療機器等安全性情報報告制度の報告の対象　ここを押さえよう！

対象	● 医薬品による健康被害 　（身体の変調・不調、日常生活に支障を来す程度（死亡含む）） ● 健康被害と医薬品との**因果関係が必ずしも明確でない場合** ● 医薬品の過量使用や誤用による健康被害
対象ではない	● 無承認無許可医薬品または健康食品による健康被害 　（最寄りの**保健所に連絡**） ● 医薬部外品または化粧品による健康被害 　（**自発的な報告**が要請される）

第5章　医薬品の適正使用・安全対策

医薬品・医療機器等安全性情報報告制度に基づく、医薬関係者の報告に関する以下の記述の正誤について、正しい組み合わせはどれか。

a 医薬部外品又は化粧品による健康被害については、報告の対象ではないが、自発的な報告が要請されている。

b 報告は、郵送、ファクシミリ又は電子メールにより規定の報告書を送付して行うこととされており、ウェブサイトに直接入力する方法は認められていない。

c 医薬品による副作用が疑われる場合は、健康被害を生じた本人に限らず、購入者等から把握可能な範囲で報告がなされればよい。

	a	b	c		a	b	c
1	正	正	誤	4	正	誤	正
2	誤	誤	誤	5	誤	正	正
3	正	正	正				

医薬品の副作用等による健康被害の救済

医薬品の副作用等による健康被害の救済に関する以下の記述について、（ ）の中に入るべき字句の正しい組み合わせはどれか。

　副作用による健康被害については、（ a ）ではその賠償責任を追及することが難しく、たとえ追求することが出来ても、多大な労力と時間を費やさなければならない。このため、医薬品（要指導医薬品及び一般用医薬品を含む。）を適正に使用したにもかかわらず副作用による一定の健康被害が生じた場合に、（ b ）等の給付を行い、これにより被害者の（ c ）な救済を図ろうというのが、医薬品副作用被害救済制度である。

	a	b	c
1	刑法	治療費	公平
2	刑法	医療費	公平
3	民法	医療費	公平
4	民法	医療費	迅速
5	民法	治療費	迅速

問 45

正答 4

a ○ **医薬部外品又は化粧品**による健康被害については、報告の対象ではないが、**自発的な報告**が要請されている。→ 速習 P381

b × 報告は、郵送、ファクシミリ又は電子メールにより規定の報告書を送付して行う方法のほか、独立行政法人医薬品医療機器総合機構の**ウェブサイト**に**直接入力**する方法も認められている。→ 速習 P381

c ○ 医薬品による副作用が疑われる場合は、健康被害を生じた本人に限らず、購入者等から**把握可能な範囲**で報告がなされればよい。→ 速習 P381

問 46

正答 4

　副作用による健康被害については、（ **a　民法** ）ではその賠償責任を追及することが難しく、たとえ追求することが出来ても、多大な労力と時間を費やさなければならない。このため、医薬品（要指導医薬品及び一般用医薬品を含む。）を適正に使用したにもかかわらず副作用による一定の健康被害が生じた場合に、（ **b　医療費** ）等の給付を行い、これにより被害者の（ **c　迅速** ）な救済を図ろうというのが、医薬品副作用被害救済制度である。

　医薬品副作用被害救済制度は、医薬品を**適正に使用**したにもかかわらず発生した副作用による被害者の**迅速な救済**を図るため、製薬企業の社会的責任に基づく**公的制度**として 1980 年 5 月より運営が開始された。→ 速習 P382～385

医薬品の副作用等による健康被害の救済に関する以下の記述の正誤について、正しい組み合わせはどれか。

a 医薬品は、副作用が起こり得ることが分かっていても、医療上の必要性から使用せざるを得ない場合もある。

b 医薬品が適正に使用されたか否かにかかわらず副作用による一定の健康被害が生じた場合に、被害者の迅速な救済を図ろうというのが、医薬品副作用被害救済制度である。

c 無承認無許可医薬品（いわゆる健康食品として販売されたもののほか、個人輸入により入手された医薬品を含む。）の使用による健康被害については、医薬品副作用被害救済制度の救済給付の対象とならない。

d 医薬品副作用被害救済制度の給付の種類のうち、医療費及び医療手当については請求期限が定められていない。

	a	b	c	d			a	b	c	d
1	正	誤	正	正		4	正	誤	正	誤
2	正	正	正	誤		5	正	誤	誤	正
3	誤	正	誤	誤						

医薬品副作用被害救済制度に関する以下の記述について、（　　）内に入れるべき字句の正しい組み合わせはどれか。なお、本設問について、「総合機構」とは「独立行政法人医薬品医療機器総合機構」とする。

　健康被害を受けた本人（又は家族）の給付請求を受けて、その健康被害が医薬品の副作用によるものかどうか、医薬品が適正に使用されたかどうかなど、医学的薬学的判断を要する事項について、（ a ）の諮問・答申を経て、（ b ）が判定し、その結果に基づいて、医療費、（ c ）、遺族年金等の各種給付が行われる。

	a	b	c
1	薬事・食品衛生審議会	都道府県知事	障害年金
2	薬事・食品衛生審議会	都道府県知事	介護年金
3	薬事・食品衛生審議会	厚生労働大臣	障害年金
4	総合機構	厚生労働大臣	障害年金
5	総合機構	厚生労働大臣	介護年金

問 47　　　　　　　　　　　　　　　　　　　　正答　4

a ○ 医薬品は、最新の医学・薬学の水準においても予見しえない副作用が発生することがあり、また、医薬品は、**副作用が起こり得る**ことが分かっていても、医療上の必要性から**使用せざるを得ない**場合もある。→ 速習 P382

b ✕ 医薬品副作用被害救済制度は、医薬品を**適正に使用した**にもかかわらず、副作用によって**一定程度以上**の健康被害が生じた場合が対象である。→ 速習 P384

c ○ **無承認無許可医薬品**（いわゆる**健康食品**として販売されたもののほか、**個人輸入**により入手された医薬品を含む。）**の使用**による健康被害については、医薬品副作用被害救済制度の救済給付の対象とならない。また、製品不良など、製薬企業に**損害賠償責任**がある場合も対象とならない。→ 速習 P385

d ✕ 医薬品副作用被害救済制度の給付の種類のうち、請求期限が定められていないものは、**障害年金**と**障害児養育年金**のみである。→ 速習 P383、384

問 48　　　　　　　　　　　　　　　　　　　　正答　3

　健康被害を受けた本人（又は家族）の給付請求を受けて、その健康被害が医薬品の副作用によるものかどうか、医薬品が適正に使用されたかどうかなど、医学的薬学的判断を要する事項について、（ **a　薬事・食品衛生審議会** ）の諮問・答申を経て、（ **b　厚生労働大臣** ）が判定し、その結果に基づいて、医療費、（ **c　障害年金** ）、遺族年金等の各種給付が行われる。→ 速習 P382〜385

第**5**章　医薬品の適正使用・安全対策

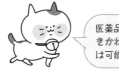

医薬品の副作用であるかどうか判断がつきかねる場合でも、給付請求を行うことは可能です。この点は注意しましょう。

問 49 頻

医薬品副作用被害救済制度に関する以下の記述について、**誤っている**ものはどれか。

1 救済給付業務に必要な費用のうち、給付費については、製造販売業者から年度ごとに納付される拠出金が充てられるほか、事務費については、その2分の1相当額は国庫補助により賄われている。

2 一般用医薬品の使用による副作用被害への救済給付の請求に当たっては、その医薬品を販売等した薬局開設者、医薬品の販売業者が作成した販売証明書等が必要となる。

3 要指導医薬品又は一般用医薬品では、殺虫剤・殺鼠剤、殺菌消毒剤（人体に直接使用するものを除く）、一般用検査薬、一部の日局収載医薬品（精製水、ワセリン等）は、救済制度の対象とはならない。

4 健康被害を受けた本人のみが、給付の請求を行うことができる。

問 50 頻

医薬品副作用被害救済制度における救済給付の支給対象に関する以下の記述の正誤について、正しい組み合わせはどれか。なお、支給対象となるものは「正」、支給対象とならないものは「誤」と表記する。

a 医薬品を適正に使用して生じた副作用による疾病のため、入院治療が必要と認められるが、やむをえず自宅療養を行った場合。

b 一般用医薬品の殺菌消毒剤（人体に直接使用しないもの）を使用して、入院治療が必要と認められる程度の健康被害が生じた場合。

c 個人輸入により入手された医薬品を使用して、入院治療が必要と認められる程度の健康被害が生じた場合。

d 一般用医薬品を適正に使用して健康被害が生じたが、特に医療機関での治療を要さずに寛解した場合。

	a	b	c	d
1	誤	正	誤	誤
2	正	誤	正	正
3	誤	正	正	誤
4	正	誤	誤	誤
5	誤	誤	正	正

　　　　　　　　　　　　　　　　　　　　　　　正答　4

1 ○ 救済給付業務に必要な費用のうち、給付費については、**製造販売業者**から年度ごとに納付される**拠出金**が充てられるほか、事務費については、その**2分の1**相当額は**国庫補助**により賄われている。→ 速習 P383

2 ○ 一般用医薬品の使用による副作用被害への**救済給付の請求**に当たっては、医師の診断書、要した医療費を証明する書類（**受診証明書**）のほか、販売等した薬局開設者、医薬品の販売業者が作成した**販売証明書**等が必要となる。→ 速習 P385

3 ○ 要指導医薬品又は一般用医薬品では、**殺虫剤・殺鼠剤**、**殺菌消毒剤**（人体に直接使用するものを除く）、**一般用検査薬**、一部の日本薬局方（日局）収載医薬品（**精製水**、**ワセリン**等）は、救済制度の対象とはならない。→ 速習 P385

4 ✕ 健康被害を受けた**本人**又は**家族**が給付の請求を行うことができる。→ 速習 P382

　　　　　　　　　　　　　　　　　　　　　　　正答　4

a ○ 医薬品を**適正に使用**して生じた副作用による疾病のため、**入院治療**が必要と認められるが、やむをえず自宅療養を行った場合は、医薬品副作用被害救済制度における救済給付の**支給対象**となる。→ 速習 P384

b ✕ 一般用医薬品では、殺虫剤・殺鼠剤、殺菌消毒剤（**人体に直接使用**するものを**除く**）、一般用検査薬、一部の日局収載医薬品（精製水、ワセリン等）は医薬品副作用被害救済制度における救済制度の対象とならない。→ 速習 P385

c ✕ **個人輸入**により入手された医薬品の使用による健康被害については、医薬品副作用被害救済制度の**対象から除外**されている。→ 速習 P385

d ✕ 医薬品を適正に使用して生じた健康被害であっても、特に医療機関での治療を要さずに寛解したような**軽度のもの**については、医薬品副作用被害救済制度における救済給付の対象に**含まれない**。→ 速習 P385

第**5**章 医薬品の適正使用・安全対策

医薬品副作用被害救済制度に関する以下の記述の正誤について、正しい組み合わせはどれか。

a 制度の救済給付の対象となるにあたり、添付文書や外箱等に記載されている用法・用量、使用上の注意に従って使用されていたかどうかは関係しない。

b 生計維持者が医薬品の副作用により死亡した場合の遺族年金は、遺族に対し終身給付される。

c 障害年金及び障害児養育年金については、請求期限はない。

	a	b	c
1	誤	誤	誤
2	正	誤	正
3	誤	正	正
4	正	誤	誤
5	誤	誤	正

医薬品 PL センターに関する以下の記述の正誤について、正しい組み合わせはどれか。

a 医薬品だけでなく、医療機器に関する苦情も受け付けている。

b 苦情を申し立てた消費者の代理人として、製造販売元の企業との裁判を迅速に終了させることを目的としている。

c 医薬品副作用被害救済制度の対象とならないケースのうち、製品不良など、製薬企業に損害賠償責任がある場合には、医薬品 PL センターへの相談が推奨されている。

d 日本製薬団体連合会において、製造物責任法（PL 法）の施行と同時に開設された。

	a	b	c	d
1	誤	誤	誤	正
2	正	誤	正	正
3	誤	正	正	誤
4	正	誤	誤	誤
5	誤	誤	正	正

問 51　　　　　　　　　　　　　　　　　　　　　　　　　正答　5

a　✕　制度の救済給付の対象となるには、添付文書や外箱等に記載されている**用法・用量**、**使用上の注意**に従って使用されていることが基本となり、医薬品の**不適正な使用**による健康被害については、救済給付の対象とはならない。→ 速習 P385

b　✕　生計維持者が医薬品の副作用により死亡した場合の遺族年金は、遺族に対し、**最高 10 年間**を限度として給付される。→ 速習 P384

c　○　救済給付の**障害年金**及び**障害児養育年金**については、請求期限はない。→ 速習 P384

救済給付は 7 種類あります。
給付ごとに、内容と請求期限
はセットで覚えましょう。
速習 383 〜 384 ページの表を
確認しましょう。

問 52　　　　　　　　　　　　　　　　　　　　　　　　　正答　5

a　✕　**医薬品又は医薬部外品**に関する苦情は受け付けているが、医療機器は**対象外**である。→ 速習 P385、386

b　✕　**公平・中立**な立場で申立ての相談を受け付け、交渉の仲介や調整・あっせんを行い、**裁判によらず**に迅速な解決に導くことを目的としている。→ 速習 P385、386

c　○　医薬品副作用被害救済制度の対象とならないケースのうち、製品不良など、製薬企業に**損害賠償責任**がある場合には、医薬品 PL センターへの相談が推奨されている。→ 速習 P385

d　○　医薬品ＰＬセンターは、**日本製薬団体連合会**において、1995（平成 7）年 7 月の製造物責任法（PL 法）の施行と同時に開設された。→ 速習 P385

第**5**章　医薬品の適正使用・安全対策

一般用医薬品に関する主な安全対策

問 53 必　　　　　　　　　　　　　　チェック ☐ / ☐ / ☐

一般用医薬品の安全対策に関する以下の記述について、正しいものの組み合わせはどれか。

a 小青竜湯とインターフェロン製剤の併用例による間質性肺炎が報告されたことから、併用を禁忌とする旨の使用上の注意が改訂された。

b 解熱鎮痛成分としてアミノピリン、スルピリンが配合されたアンプル入りかぜ薬の使用による重篤な副作用（ショック）が発生したことを踏まえ、厚生省（当時）は関係製薬企業に対し、アンプル入りかぜ薬製品の回収を要請した。

c プソイドエフェドリン塩酸塩（PSE）が配合された一般用医薬品による脳出血等の副作用症例が複数報告されたため、厚生労働省は関係製薬企業等に対して、代替成分として塩酸フェニルプロパノールアミン（PPA）への速やかな切替えを指示した。

d 一般用かぜ薬の使用によると疑われる間質性肺炎の発生事例が報告されたことを受け、厚生労働省は一般用かぜ薬全般につき使用上の注意の改訂を指示した。

1（a、b）　2（a、c）　3（a、d）　4（b、c）　5（b、d）

問 54　　　　　　　　　　　　　　チェック ☐ / ☐ / ☐

一般用医薬品の安全対策に関する以下の記述について、正しいものの組み合わせはどれか。

a 1994年以降も慢性肝炎患者が小柴胡湯を使用して間質性肺炎が発症し、死亡を含む重篤な転帰に至った例があったため、厚生省（当時）より関係製薬企業に対して緊急安全性情報の配布が指示された。

b 解熱鎮痛成分としてアミノピリン、スルピリンが配合された散剤のかぜ薬の使用による重篤な副作用（ショック）で、1959年から1965年までの間に計38名の死亡例が発生した。

c 一般用かぜ薬の使用により間質性肺炎が発生した場合、その初期症状は、かぜの諸症状と区別が難しいため、2003年、使用上の注意において、症状が悪化した場合には服用を中止して医師の診療を受ける旨の注意喚起がなされることとなった。

	a	b	c			a	b	c
1	誤	正	正		4	正	誤	誤
2	正	誤	正		5	誤	誤	正
3	誤	正	誤					

問 53

a ✕ **小柴胡湯**とインターフェロン製剤の併用例による間質性肺炎が報告されたことから、小柴胡湯についてインターフェロン製剤との併用を**禁忌**とする旨の使用上の注意が改訂された。→ 速習 P386

b ○ 解熱鎮痛成分としてアミノピリン、スルピリンが配合された**アンプル入りかぜ薬**の使用による重篤な副作用（ショック）が発生したことを踏まえ、厚生省（当時）は関係製薬企業に対し、**アンプル入りかぜ薬製品の回収**を要請した。→ 速習 P386

c ✕ **塩酸フェニルプロパノールアミン（PPA）**による脳出血等の副作用症例のため、厚生労働省は関係製薬企業等に対して、代替成分として**プソイドエフェドリン塩酸塩（PSE）**等への切替えを指示した。→ 速習 P387

d ○ 一般用かぜ薬の使用によると疑われる**間質性肺炎**の発生事例が報告されたことを受け、厚生労働省は一般用かぜ薬全般につき**使用上の注意の改訂**を指示した。→ 速習 P387

問 54

a ○ 1994 年 1 月に小柴胡湯とインターフェロン製剤との併用を**禁忌**とする旨の**使用上の注意の改訂**がなされた以降も、**慢性肝炎患者**が小柴胡湯を使用して**間質性肺炎**が発症し、死亡を含む重篤な転帰に至った例があったため、1996 年 3 月に厚生省（当時）より関係製薬企業に対して**緊急安全性情報**の配布が指示された。→ 速習 P386

b ✕ 解熱鎮痛成分としてアミノピリン、スルピリンが配合された**アンプル入りかぜ薬**の使用による重篤な副作用（ショック）で、1959 年から 1965 年までの間に計 38 名の死亡例が発生した。→ 速習 P386

c ○ 一般用かぜ薬の使用により**間質性肺炎**が発生した場合、その初期症状は、かぜの諸症状と区別が難しいため、2003 年、使用上の注意において、**症状が悪化**した場合には服用を中止して医師の診療を受ける旨の**注意喚起**がなされた。→ 速習 P387

塩酸フェニルプロパノールアミン（PPA）含有医薬品に関する以下の記述について、（　）の中に入れるべき字句の正しい組み合わせはどれか。

　2003年8月までに、PPAが配合された一般用医薬品による（ **a** ）等の副作用症例が複数報告され、それらの多くが用法・用量の範囲を超えた使用又は禁忌とされている（ **b** ）患者の使用によるものであった。そのため、（ **c** ）から関係製薬企業等に対して、使用上の注意の改訂、情報提供の徹底等を行うとともに、代替成分として（ **d** ）等への速やかな切替えにつき指示がなされた。

	a	b	c	d
1	脳出血	高血圧症	厚生労働省	プソイドエフェドリン塩酸塩
2	脳出血	高血圧症	厚生労働省	フェニレフリン塩酸塩
3	ショック	糖尿病	厚生労働省	フェニレフリン塩酸塩
4	ショック	高血圧症	消費者庁	プソイドエフェドリン塩酸塩
5	脳出血	糖尿病	消費者庁	プソイドエフェドリン塩酸塩

医薬品の適正使用のための啓発活動

医薬品の適正使用のための啓発活動に関する以下の記述について、正しいものの組み合わせはどれか。

a 薬物乱用は、乱用者自身の健康を害するが、社会的な弊害を生じることはない。

b 登録販売者においては、薬剤師とともに一般用医薬品の販売等に従事する医薬関係者（専門家）として、適切なセルフメディケーションの普及定着、医薬品の適正使用の推進のため、こうした活動に積極的に参加、協力することが期待される。

c 青少年では、薬物乱用の危険性に関する認識や理解が必ずしも十分でなく、好奇心から身近に入手できる薬物を興味本位で乱用することがある。

d 医薬品の適正使用の重要性等に関しては、十分に理解できる年齢である、高校生から啓発をしていくことが重要である。

1（a、b）　2（a、d）　3（b、c）　4（b、d）　5（c、d）

問 55

正答　1

　2003 年 8 月までに、PPA が配合された一般用医薬品による（ **a　脳出血** ）等の副作用症例が複数報告され、それらの多くが用法・用量の範囲を超えた使用又は禁忌とされている（ **b　高血圧症** ）患者の使用によるものであった。そのため、（ **c　厚生労働省** ）から関係製薬企業等に対して、使用上の注意の改訂、情報提供の徹底等を行うとともに、代替成分として（ **d　プソイドエフェドリン塩酸塩** ）等への速やかな切替えにつき指示がなされた。

　塩酸フェニルプロパノールアミン（PPA）は、鼻充血や結膜充血を除去し、鼻づまり等の症状の緩和を目的として、鼻炎用内服薬、鎮咳去痰薬、かぜ薬等に配合されていた。→ 速習 P387

問 56

正答　3

a ✕ 薬物乱用は、乱用者自身の健康を害するだけでなく、**社会的な弊害**を生じるおそれが大きい。→ 速習 P388

b ◯ 登録販売者においては、薬剤師とともに一般用医薬品の販売等に従事する医薬関係者（専門家）として、適切な**セルフメディケーション**の普及定着、医薬品の**適正使用の推進**のため、こうした活動に**積極的に参加**、**協力**することが期待される。→ 速習 P388

c ◯ 青少年では、**薬物乱用の危険性**に関する認識や理解が必ずしも十分でなく、好奇心から身近に入手できる薬物（一般用医薬品を含む。）を興味本位で**乱用**することがある。→ 速習 P388

d ✕ 医薬品の適正使用の重要性等に関しては、**小・中学生**のうちからの啓発が重要である。→ 速習 P388

第5章 医薬品の適正使用・安全対策

要指導医薬品又は一般用医薬品を大量摂取、アルコールと同時摂取することで急性中毒になり、転倒、昏睡、死亡などにいたった事例もあります。

チェック ☐／ ☐／ ☐／

医薬品の適正使用及びその啓発活動に関する以下の記述の正誤について、正しい組み合わせはどれか。

a 薬物乱用防止を推進するため、毎年6月20日から7月19日まで、国、自治体、関係団体等により、「ダメ。ゼッタイ。」普及運動が実施されている。

b 医薬品の適正使用の重要性等に関して、小・中学生のうちからの啓発が重要である。

c 薬物乱用や薬物依存は、違法薬物（麻薬、覚醒剤、大麻等）によるものに限られ、一般用医薬品によって生じるおそれはないことから、違法薬物のみに焦点を当てて啓発を行うことが重要である。

	a	b	c
1	正	正	誤
2	正	誤	誤
3	正	誤	正
4	誤	正	正
5	誤	正	誤

チェック ☐／ ☐／ ☐／

医薬品の適正使用及びその啓発活動に関する以下の記述の正誤について、正しい組み合わせはどれか。

a 薬物乱用は、乱用者自身の健康を害するだけでなく、社会的な弊害を生じるおそれが大きい。

b 「薬と健康の週間」では、医薬品の持つ特質及びその使用・取扱い等について正しい知識を広く生活者に浸透させることにより、保健衛生の維持向上に貢献することを目的として、毎年10月17日〜23日の1週間、国、自治体、関係団体等による広報活動やイベント等が実施されている。

c 薬物乱用や薬物依存は、違法薬物（麻薬、覚醒剤、大麻等）によるものばかりでなく、一般用医薬品によっても生じ得る。

	a	b	c
1	正	正	誤
2	正	誤	正
3	正	正	正
4	誤	正	正
5	誤	正	誤

問 57　　　　正答　1

a ○　「6.26 国際麻薬乱用撲滅デー」を広く普及し、**薬物乱用防止を推進するため**、毎年 **6 月 20 日から 7 月 19 日まで**の 1 ヶ月間、国、自治体、関係団体等により、**「ダメ。ゼッタイ。」普及運動**が実施されている。→ 速習 P388

b ○　青少年では、**薬物乱用の危険性**に関する認識や理解が必ずしも十分ではなく、好奇心から身近に入手できる薬物（一般用医薬品を含む。）を興味本位で乱用することがある。医薬品の適正使用の重要性等に関して、**小・中学生**のうちからの啓発が重要である。→ 速習 P388

c ✕　薬物乱用や薬物依存は、**違法薬物**（麻薬、覚醒剤、大麻等）によるものばかりではなく、**一般用医薬品**によっても生じ得る。**一般用医薬品の適正使用**の重要性等の啓発も重要である。→ 速習 P388

問 58　　　　正答　3

a ○　薬物乱用は、乱用者自身の健康を害するだけでなく、**社会的な弊害**を生じるおそれが大きい。→ 速習 P388

b ○　「薬と健康の週間」では、医薬品の持つ特質及びその使用・取扱い等について**正しい知識**を広く生活者に浸透させることにより、**保健衛生の維持向上**に貢献することを目的として、毎年 **10 月 17 日〜23 日**の 1 週間、国、自治体、関係団体等による広報活動やイベント等が実施されている。→ 速習 P388

c ○　薬物乱用や薬物依存は、**違法薬物**（麻薬、覚醒剤、大麻等）によるものばかりでなく、**一般用医薬品**によっても生じ得る。→ 速習 P388

第**5**章 医薬品の適正使用・安全対策

医薬品の適正使用のための啓発活動に関する以下の記述について、（　）の中に入れるべき字句の正しい組み合わせはどれか。

　医薬品の持つ特質及びその使用・取扱い等について正しい知識を広く（ a ）に浸透させることにより、保健衛生の維持向上に貢献することを目的とし、毎年（ b ）の 1週間を「（ c ）」として、広報活動やイベント等が実施されている。

	a	b	c
1	生活者	6 月 20 日～6 月 26 日	薬と健康の週間
2	生活者	10 月 17 日～10 月 23 日	ダメ。ゼッタイ。普及運動
3	医薬関係者	6 月 20 日～6 月 26 日	薬と健康の週間
4	医薬関係者	10 月 17 日～10 月 23 日	ダメ。ゼッタイ。普及運動
5	生活者	10 月 17 日～10 月 23 日	薬と健康の週間

主な使用上の注意の記載とその対象成分・薬効群等 （「手引き」第 5 章別表 5-1、5-2）

以下の医薬品成分のうち、それを含有することにより一般用医薬品の添付文書等において、「次の人は使用（服用）しないこと」の項目中に、「喘息を起こしたことがある人」と記載することとされている成分はどれか。

1　ベラドンナ総アルカロイド
2　スクラルファート
3　リドカイン塩酸塩
4　インドメタシン
5　メキタジン

問 59　　　　　　　　　　　　　　　　　　　　　　正答　5

医薬品の持つ特質及びその使用・取扱い等について正しい知識を広く（**a　生活者**）に浸透させることにより、保健衛生の維持向上に貢献することを目的とし、毎年（**b　10月17日〜10月23日**）の1週間を「（**c　薬と健康の週間**）」として、広報活動やイベント等が実施されている。

登録販売者は、一般用医薬品の販売等に従事する医薬関係者（専門家）として、適切な**セルフメディケーション**の普及定着、医薬品の**適正使用推進**のため、こうした活動に積極的に参加、協力することが期待される。→ 速習 P388

問 60　　　　　　　　　　　　　　　　　　　　　　正答　4

1　×　ベラドンナ総アルカロイドを含有する場合は、「喘息を起こしたことがある人」と記載することとされていない。→ 速習 P391

2　×　スクラルファートを含有する場合は、「喘息を起こしたことがある人」と記載することとされていない。→ 速習 P391

3　×　リドカイン塩酸塩を含有する場合は、「喘息を起こしたことがある人」と記載することとされていない。→ 速習 P391

4　○　インドメタシンを含有する場合は、喘息発作を誘発するおそれがあるため、「喘息を起こしたことがある人」と記載**することとされている**。→ 速習 P391

5　×　メキタジンを含有する場合は、「喘息を起こしたことがある人」と記載することとされていない。→ 速習 P391

インドメタシンのほかに、**フェルビナク**、**ケトプロフェン**、**ピロキシカム**が配合された外用鎮痛消炎薬についても、「次の人は使用（服用）しないこと」の項目中に「喘息を起こしたことがある人」と記載することとされている。→ 速習 P391

第**5**章　医薬品の適正使用・安全対策

プソイドエフェドリン塩酸塩が配合されている鼻炎用内服薬の添付文書の「してはいけないこと」の項への記載に関する以下の記述の正誤について、正しい組み合わせはどれか。

a 徐脈又は頻脈を引き起こし、心臓病の症状を悪化させるおそれがあるため、心臓病の診断を受けた人は服用しないよう記載されている。

b 長期間服用した場合に、アルミニウム脳症及びアルミニウム骨症を発症したとの報告があるため、透析療法を受けている人は服用しないよう記載されている。

c 胃液の分泌が亢進し、胃潰瘍の症状を悪化させるおそれがあるため、胃潰瘍の診断を受けた人は服用しないよう記載されている。

d 肝臓でグリコーゲンを分解して血糖値を上昇させる作用があり、糖尿病を悪化させるおそれがあるため、糖尿病の診断を受けた人は服用しないよう記載されている。

	a	b	c	d
1	正	正	正	誤
2	正	誤	正	誤
3	誤	誤	正	正
4	正	誤	誤	正
5	誤	正	誤	誤

以下のうち、長期連用によりアルミニウム脳症及びアルミニウム骨症を生じるおそれがあるため、一般用医薬品の添付文書の「してはいけないこと」の項に、「長期連用しないこと」と記載されている成分はどれか。

1 ロペラミド
2 合成ヒドロタルサイト
3 次硝酸ビスマス
4 タンニン酸アルブミン

問 61　　　　　　　　　　　　　　　　　　　　　　　　　　正答　4

a ○ 徐脈又は頻脈を引き起こし、心臓病の症状を悪化させるおそれがあるため、**心臓病**の診断を受けた人はプソイドエフェドリン塩酸塩を服用しないよう「してはいけないこと」の項に**記載されている**。→ 速習 P394

b × 長期間服用した場合に、アルミニウム脳症及びアルミニウム骨症を発症したとの報告があるため、透析療法を受けている人は服用しないことと記載されるのは、スクラルファート、水酸化アルミニウムゲル、ケイ酸アルミン酸マグネシウム等が配合された**胃腸薬、胃腸鎮痛鎮痙薬**である。→ 速習 P395

c × 胃液の分泌が亢進し、胃潰瘍の症状を悪化させるおそれがあるため、胃潰瘍の診断を受けた人は服用しないことと記載されるのは、カフェインを含む成分を主薬とする**眠気防止薬**である。→ 速習 P394

d ○ 肝臓でグリコーゲンを分解して血糖値を上昇させる作用があり、糖尿病を悪化させるおそれがあるため、**糖尿病**の診断を受けた人はプソイドエフェドリン塩酸塩を服用しないよう「してはいけないこと」の項に**記載されている**。→ 速習 P394

問 62　　　　　　　　　　　　　　　　　　　　　　　　　　正答　2

1 × ロペラミドは、「長期連用しないこと」と記載されている成分ではない。→ 速習 P399

2 ○ 合成ヒドロタルサイトは、「**長期連用しないこと**」と記載されている成分である。→ 速習 P399

3 × 次硝酸ビスマスは、「長期連用しないこと」と記載されている成分ではない。→ 速習 P399

4 × タンニン酸アルブミンは、「長期連用しないこと」と記載されている成分ではない。→ 速習 P399

　合成ヒドロタルサイト等のアルミニウムを含む成分については、透析療法を受けている人が長期間服用した場合に**アルミニウム脳症**及び**アルミニウム骨症**を引き起こしたとの報告があるため、透析療法を受けている人では**使用を避ける**必要がある。透析療法を受けていない人でも、**長期連用**は避ける必要がある。→ 速習 P395

チェック ☐ / ☐ / ☐

以下のうち、その成分が主として含まれることによって、一般用医薬品の添付文書の「してはいけないこと」の項に、前立腺肥大による排尿困難の症状がある人は使用（服用）しないよう記載されているものはどれか。

1 プソイドエフェドリン塩酸塩
2 インドメタシン
3 スクラルファート
4 オキセサゼイン
5 ウルソデオキシコール酸

チェック ☐ / ☐ / ☐

以下の医薬品成分のうち、それを含有することにより内服薬の一般用医薬品の添付文書等において、「次の診断を受けた人は服用しないこと」の項目中に、「透析療法を受けている人」と記載することとされている成分はどれか。

1 ビサコジル
2 無水カフェイン
3 アルジオキサ
4 イブプロフェン
5 プソイドエフェドリン塩酸塩

問 63 　　　　　　　　　　　　　　　　　　　　　正答 1

　添付文書の「してはいけないこと」の項に、「前立腺肥大による排尿困難の症状がある人は使用してはいけない」と記載されている対象成分かどうかを問う問題であり、正答は 1「プソイドエフェドリン塩酸塩」である。プソイドエフェドリン塩酸塩は、**交感神経刺激作用**により、尿の貯留・尿閉を生じるおそれがあるため、**前立腺肥大による排尿困難**の症状がある人は使用を避ける必要がある。→ 速習 P393

問 64 　　　　　　　　　　　　　　　　　　　　　正答 3

1 ✕ ビサコジルを含有する場合は、「透析療法を受けている人」と記載することとされていない。→ 速習 P395

2 ✕ 無水カフェインを含有する場合は、「透析療法を受けている人」と記載することとされていない。→ 速習 P395

3 ◯ アルジオキサを含有する場合は、「**透析療法を受けている人**」と**記載すること**とされている。→ 速習 P395

4 ✕ イブプロフェンを含有する場合は、「透析療法を受けている人」と記載することとされていない。→ 速習 P395

5 ✕ プソイドエフェドリン塩酸塩を含有する場合は、「透析療法を受けている人」と記載することとされていない。→ 速習 P395

　アルジオキサは、長期間服用した場合に、**アルミニウム脳症及びアルミニウム骨症**を発症したとの報告がある。→ 速習 P395

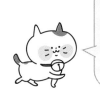

透析療法を受けている人は服用しないこととされている成分には、アルジオキサのほか、スクラルファート、水酸化アルミニウムゲル、ケイ酸アルミン酸マグネシウムなどがあります。

第**5**章 医薬品の適正使用・安全対策

抗ヒスタミン成分を主薬とする催眠鎮静薬（睡眠改善薬）の添付文書の使用上の注意に関する以下の記述の正誤について、正しい組み合わせはどれか。

a 日常的に不眠の人、不眠症の診断を受けた人は使用（服用）しないことと記載されている。

b メトヘモグロビン血症を起こすおそれが大きいため、15 歳未満の小児は使用（服用）しないことと記載されている。

c コーヒーやお茶等のカフェインを含有する飲料と同時に服用しないことと記載されている。

d 肝臓病の診断を受けた人は使用（服用）しないことと記載されている。

	a	b	c	d
1	誤	正	誤	誤
2	正	誤	誤	誤
3	正	正	正	誤
4	正	正	誤	誤
5	誤	誤	正	正

一般用医薬品の添付文書の「次の人は使用（服用）しないこと」として記載されている対象者との関係について、正しい組み合わせはどれか。

（主な成分・薬効群）　　　　　　　（対象者）
1 芍薬甘草湯 ──────── 肝臓病の診断を受けた人
2 水酸化アルミニウムゲル ── 心臓病の診断を受けた人
3 インドメタシン ──────── 患部が化膿している人
4 アミノ安息香酸エチル ─── 15 歳未満の小児

問 65   正答　2

a　○　日常的に**不眠**の人、**不眠症**の診断を受けた人は使用（服用）しないことと記載されている。睡眠改善薬は、慢性的な不眠症状に用いる医薬品ではない。医療機関において**不眠症**の治療を受けている場合には、その治療を妨げるおそれがある。→ 速習 P394

b　×　**神経過敏**、興奮を起こすおそれが大きいため、**15 歳未満**の小児は使用（服用）しないことと記載されている。→ 速習 P395

c　×　コーヒー等のカフェインを含有する飲料と同時に服用しないことと記載されているのは、**カフェインを含む**成分を主薬とする**眠気防止薬**である。→ 速習 P401

d　×　肝臓病の診断を受けた人は使用（服用）しないこととは記載されていない。→ 速習 P394、395

問 66   正答　3

1　×　芍薬甘草湯は、**心臓病**の診断を受けた人は「使用（服用）しないこと」として記載される。**徐脈又は頻脈**を引き起こし、**心臓病**の症状を悪化させるおそれがあるためである。→ 速習 P394

2　×　水酸化アルミニウムゲルは、**透析療法**を受けている人は「使用（服用）しないこと」として記載される。長期間服用した場合に、**アルミニウム脳症**及び**アルミニウム骨症**を発症したとの報告があるためである。→ 速習 P395

3　○　インドメタシンは、**患部が化膿**している人は「使用（服用）しないこと」として記載される。感染に対する効果はなく、逆に**感染の悪化**が自覚されにくくなるおそれがあるためである。→ 速習 P393

4　×　アミノ安息香酸エチルは、**6 歳未満**の小児は「使用（服用）しないこと」の対象成分として記載される。**メトヘモグロビン血症**を起こすおそれがあるためである。→ 速習 P396

第**5**章　医薬品の適正使用・安全対策

一般用医薬品の添付文書の使用上の注意に関する以下の記述について、正しい組み合わせはどれか。

a ロペラミド塩酸塩は、眠気を生じるおそれがあるため、服用後、乗物又は機械類の運転操作をしないこととされている。

b 浣腸薬は、アルミニウム脳症を生じるおそれがあるため、「連用しないこと」と記載されている。

c カフェインは、胃液の分泌を亢進し、症状を悪化させるおそれがあるため、胃酸過多がある人は服用しないことと記載されている。

	a	b	c
1	正	正	誤
2	正	誤	正
3	誤	正	正
4	誤	正	誤
5	誤	誤	正

以下の医薬品成分のうち、乳児に昏睡を起こすおそれがあるため、それを含有することにより内服用の一般用医薬品の添付文書等において、「してはいけないこと」の項目中に、「授乳中の人は本剤を服用しないか、本剤を服用する場合は授乳を避けること」と記載することとされている成分はどれか。

1 アスピリンアルミニウム

2 アミノ安息香酸エチル

3 ブロモバレリル尿素

4 ジフェンヒドラミン塩酸塩

5 オキセサゼイン

a ○ ロペラミド塩酸塩やロートエキスは、**眠気**を生じるおそれがあるため、「服用後、乗物又は機械類の運転操作をしないこと」とされている。→ 速習 P398

b × 浣腸薬は、**感受性の低下**（いわゆる慣れ）が生じて、習慣的に使用される傾向があるため、「連用しないこと」とされている。→ 速習 P400

c ○ カフェインは、**胃液**の分泌を亢進し、症状を悪化させるおそれがあるため、カフェインを含む成分を主薬とする眠気防止薬は、**胃酸過多**がある人は服用しないことと記載されている。→ 速習 P393

1 × アスピリンアルミニウムは、外国において、**ライ症候群の発症**との関連性が示唆されているため、「**15歳未満の小児**」は使用しないことと記載される成分である。→ 速習 P395

2 × アミノ安息香酸エチルは、**メトヘモグロビン血症**を起こすおそれがあるため、「**6歳未満の小児**」は使用しないことと記載される成分である。→ 速習 P396

3 × ブロモバレリル尿素は、**眠気**等の症状が懸念されるため、「服用後、乗物又は機械類の運転操作をしないこと」と記載される成分である。→ 速習 P398

4 ○ ジフェンヒドラミン塩酸塩は、**乳児に昏睡**を起こすおそれがあるため、「授乳中の人は本剤を服用しないか、本剤を服用する場合は授乳を避けること」と記載される成分である。→ 速習 P397

5 × オキセサゼインは、一般用医薬品では、**小児向けの製品はないため**、「**15歳未満の小児**」は使用しないことと記載される成分である。→ 速習 P395

第⑤章 医薬品の適正使用・安全対策

一般用医薬品の添付文書の「してはいけないこと」の項において、「次の人は使用（服用）しないこと」の項目中に「授乳中の人は本剤を服用しないか、本剤を服用する場合は授乳を避けること」と記載されている一般用医薬品と、その理由に関する以下の組み合わせのうち、正しいものはどれか。

	（一般用医薬品）	（理由）
1	ジフェンヒドラミン塩酸塩が配合された内服薬 ——	乳児に昏睡を起こすおそれがあるため
2	センノシドが配合された内服薬 ————	乳児に頻脈を起こすおそれがあるため
3	ロートエキスが配合された内服薬 ————	乳児に神経過敏を起こすおそれがあるため
4	イブプロフェンが配合された解熱鎮痛薬 ————	乳児に下痢を起こすおそれがあるため

次の医薬品成分のうち、一般用医薬品の添付文書の「次の人は使用（服用）しないこと」の項目中に、「妊婦又は妊娠していると思われる人」と記載することとされている成分として誤っているものはどれか。

1　ロペラミド塩酸塩
2　ヒマシ油
3　エストラジオール
4　オキセサゼイン

問 69 正答 1

1 ○ ジフェンヒドラミン塩酸塩が配合された内服薬は、「乳児に昏睡を起こす おそれがある」という理由で記載されている。→ 速習 P397

2 ✕ センノシドが配合された内服薬は、「乳児に下痢を起こすおそれがある」 という理由で記載されている。→ 速習 P397

3 ✕ ロートエキスが配合された内服薬は、「乳児に頻脈を起こすおそれがある」 という理由で記載されている。→ 速習 P397

4 ✕ イブプロフェンが配合された内服薬は、記載がない。→ 速習 P397

> コデインリン酸塩水和物、ジヒドロコデインリン酸 塩についても、コデインで、母乳への移行により、 乳児でモルヒネ中毒が生じたとの報告があるため、 授乳中の人は服用しないか、服用する場合は授乳を 避けると記載されています。

問 70 正答 1

1 ✕ ロペラミド塩酸塩は、「妊婦又は妊娠していると思われる人」と記載する こととされていない。→ 速習 P396

2 ○ ヒマシ油は、「妊婦又は妊娠していると思われる人」と記載することとさ れている。流産・早産を誘発するおそれがあるためである。→ 速習 P396

3 ○ エストラジオールは、「妊婦又は妊娠していると思われる人」と記載する こととされている。胎児の先天性異常の発生が報告されているためである。 → 速習 P396

4 ○ オキセサゼインは、「妊婦又は妊娠していると思われる人」と記載するこ ととされている。妊娠中における安全性が確立されていないためである。 → 速習 P396

一般用医薬品の添付文書の「してはいけないこと」の項の、小児における年齢制限に関する以下の記述について、誤っているものはどれか。

1　プロメタジン塩酸塩等のプロメタジンを含む成分は、外国において、乳児突然死症候群、乳児睡眠時無呼吸発作のような致命的な呼吸抑制が現れたとの報告があるため、15歳未満の小児では「使用しないこと」とされている。
2　イブプロフェンは、一般用医薬品では、小児向けの製品はないため、15歳未満の小児では「使用しないこと」とされている。
3　アスピリンは、外国において、ライ症候群の発症との関係性が示唆されているため、6歳未満の小児では、「使用しないこと」とされている。
4　アミノ安息香酸エチルは、メトヘモグロビン血症を起こすおそれがあるため、6歳未満の小児では「使用しないこと」とされている。

一般用医薬品の添付文書の使用上の注意に関する以下の記述について、正しいものの組み合わせはどれか。

a　クロルフェニラミンマレイン酸塩等が配合された医薬品は、排尿筋の弛緩と括約筋の収縮が起こり、尿の貯留を来すおそれがあるため、排尿困難の症状がある人は「相談すること」とされている。
b　インドメタシンが配合された外用鎮痛消炎薬は、使用中又は使用後しばらくしてから重篤な光線過敏症が現れることがあるため、「してはいけないこと」の項に、使用中及び使用後当分の間、塗布部を紫外線に当てないよう記載されている。
c　アスピリンが配合された医薬品は、中枢神経系の興奮作用により、てんかんの発作を引き起こすおそれがあるため、てんかんの診断を受けた人は「相談すること」とされている。
d　次硝酸ビスマスが配合された止瀉薬は、海外において、長期連用した場合に精神神経症状が現れたとの報告があるため、1週間以上継続して服用しないこととされている。

1（a、b）　2（a、d）　3（b、c）　4（b、d）　5（c、d）

問 71　　　　　　　　　　　　　　　　　　　　　　　正答　3

1　○　プロメタジン塩酸塩等のプロメタジンを含む成分は、外国において、**乳児突然死症候群、乳児睡眠時無呼吸発作**のような致命的な呼吸抑制が現れたとの報告があるため、**15 歳未満の小児**では「使用しないこと」とされている。→ 速習 P395

2　○　イブプロフェンは、一般用医薬品では、**小児向けの製品はない**ため、**15 歳未満の小児**では「使用しないこと」とされている。→ 速習 P395

3　✕　アスピリンは、外国において、ライ症候群の発症との関係性が示唆されているため、**15 歳未満の小児**では、「使用しないこと」とされている。→ 速習 P395

4　○　アミノ安息香酸エチルは、**メトヘモグロビン血症**を起こすおそれがあるため、**6 歳未満の小児**では「使用しないこと」とされている。→ 速習 P396

問 72　　　　　　　　　　　　　　　　　　　　　　　正答　2

a　○　クロルフェニラミンマレイン酸塩等が配合された医薬品は、排尿筋の弛緩と括約筋の収縮が起こり、尿の貯留を来すおそれがあるため、**排尿困難**の症状がある人は「**相談すること**」とされている。→ 速習 P410

b　✕　**ケトプロフェン**が配合された外用鎮痛消炎薬は、使用中又は使用後しばらくしてから重篤な**光線過敏症**が現れることがあるため、「してはいけないこと」の項に、使用中及び使用後当分の間、**塗布部を紫外線に当てない**よう記載されている。→ 速習 P403

c　✕　**ジプロフィリン**が配合された医薬品は、中枢神経系の興奮作用により、**てんかん**の発作を引き起こすおそれがあるため、**てんかん**の診断を受けた人は「**相談すること**」とされている。→ 速習 P411

d　○　**次硝酸ビスマス**が配合された**止瀉薬**は、海外において、長期連用した場合に**精神神経症状**が現れたとの報告があるため、**1 週間以上継続して服用しない**こととされている。→ 速習 P400

第**⑤**章　医薬品の適正使用・安全対策

眠気や目のかすみ、異常なまぶしさを生じることがあるため、一般用医薬品の添付文書の「してはいけないこと」の項に、「服用後、乗物又は機械類の運転操作をしないこと」と記載することとされている成分はどれか。

1 カフェイン
2 合成ヒドロタルサイト
3 アスピリン
4 メチルオクタトロピン臭化物
5 シアノコバラミン

以下のうち、一般用医薬品の添付文書の「してはいけないこと」の項に、「長期連用しないこと」と記載されている成分はどれか。

1 センノシド
2 サリチル酸メチル
3 スクラルファート
4 タンニン酸アルブミン

問 73　　　　　　　　　　　　　　　　　　　　　　　　　　正答　4

1　✕　カフェインは、「運転操作をしないこと」と記載される成分ではない。
　　　　→ 速習 P397、398

2　✕　合成ヒドロタルサイトは、「運転操作をしないこと」と記載される成分で
　　　　はない。→ 速習 P397、398

3　✕　アスピリンは、「運転操作をしないこと」と記載される成分ではない。
　　　　→ 速習 P397、398

4　○　メチルオクタトロピン臭化物は、「服用後、乗物又は機械類の運転操作をし
　　　　ないこと」と記載される成分である。メチルオクタトロピン臭化物等の**抗**
　　　　コリン成分は、散瞳による**目のかすみ**や**異常な眩しさ**を生じることがあるた
　　　　め、乗物又は機械類の運転操作を避ける必要がある。→ 速習 P163、164、398

5　✕　シアノコバラミンは、「運転操作をしないこと」と記載される成分ではない。
　　　　→ 速習 P398

問 74　　　　　　　　　　　　　　　　　　　　　　　　　　正答　3

1　✕　センノシドは、「長期連用しないこと」と記載される成分ではない。
　　　　→ 速習 P398〜400

2　✕　サリチル酸メチルは、「長期連用しないこと」と記載される成分ではない。
　　　　→ 速習 P398〜400

3　○　スクラルファートは、「長期連用しないこと」と記載される成分である。
　　　　スクラルファート等のアルミニウムを含む成分は、長期連用により、**アルミ**
　　　　ニウム脳症及び**アルミニウム骨症**を生じるおそれがあるため、長期連用は避
　　　　ける必要がある。→ 速習 P399

4　✕　タンニン酸アルブミンは、「長期連用しないこと」と記載される成分では
　　　　ない。→ 速習 P398〜400

第**⑤**章　医薬品の適正使用・安全対策

以下のうち、添付文書の「相談すること」の項において、「高齢者」と記載されている
一般用医薬品として正しいものの組み合わせはどれか。

a グリチルリチン酸二カリウムが配合された内服薬

b ビタミン A 主薬製剤

c コデインリン酸塩が配合された内服薬

d ロートエキスが配合された内服薬

1（a、b）　**2**（a、d）　**3**（b、c）　**4**（b、d）　**5**（c、d）

一般用医薬品の添付文書の使用上の注意において、特定の症状がある人が服用しようとす
る場合に、専門家に相談するよう注意が求められている成分と、その症状に関する以下の
組み合わせのうち、正しいものはどれか。

	（成分）	（症状）
1	ロートエキス ――――――――	けいれん
2	ジフェニドール塩酸塩 ―――	出血傾向
3	ピペラジンリン酸塩水和物 ―	排尿困難
4	ロペラミド塩酸塩 ―――――	急性のはげしい下痢
5	タンニン酸アルブミン ―――	むくみ

問 75　　　　　　　　　　　　　　　　　　　　　　　　正答　2

a ○ グリチルリチン酸二カリウムが配合された内服薬では、**偽アルドステロン症**を生じやすいため、「相談すること」の項に「**高齢者**」と記載されている。→ 速習 P407

b × ビタミン A 主薬製剤では、「相談すること」の項に「高齢者」と記載されていない。→ 速習 P407

c × コデインリン酸塩が配合された内服薬では、「相談すること」の項に「高齢者」と記載されていない。→ 速習 P407

d ○ ロートエキスが配合された内服薬では、**緑内障の悪化**、**口渇**、排尿困難又は便秘の副作用が現れやすいため、「相談すること」の項に「**高齢者**」と記載されている。→ 速習 P407

　メチルエフェドリン塩酸塩、プソイドエフェドリン塩酸塩、トリメトキノール塩酸塩水和物、マオウが配合された内服薬などでも、**心悸亢進**、**血圧上昇**、糖代謝促進を起こしやすいため、「相談すること」の項に「高齢者」と記載される。→ 速習 P407

問 76　　　　　　　　　　　　　　　　　　　　　　　　正答　4

1 × ロートエキスは、**排尿困難**の症状がある人が服用しようとする場合に、専門家に相談するよう注意が求められている成分である。→ 速習 P410

2 × ジフェニドール塩酸塩は、**排尿困難**の症状がある人が服用しようとする場合に、専門家に相談するよう注意が求められている成分である。→ 速習 P410

3 × ピペラジンリン酸塩水和物は、**けいれん**の症状がある人が服用しようとする場合に、専門家に相談するよう注意が求められている成分である。→ 速習 P409

4 ○ ロペラミド塩酸塩は、**急性のはげしい下痢**、**発熱を伴う下痢**などの症状がある人が服用しようとする場合に、専門家に相談するよう注意が求められている成分である。→ 速習 P409

5 × タンニン酸アルブミンは、**急性のはげしい下痢**などの症状がある人が服用しようとする場合に、専門家に相談するよう注意が求められている成分である。→ 速習 P409

一般用医薬品の添付文書の「相談すること」の項において、「次の症状がある人」として記載される症状と医薬品の主な成分・薬効群に関して、正しいものの組み合わせはどれか。

（主な成分・薬効群）　　　　　　　　（症状）

a　かぜ薬 ─────────── 高熱

b　ビサコジルを主薬とする坐薬 ── 吐きけ・嘔吐

c　ピペラジンリン酸塩水和物 ─── むくみ

d　グリチルリチン酸二カリウム ── 下痢

1（a、b）　**2**（a、c）　**3**（a、d）　**4**（b、c）　**5**（b、d）

一般用医薬品の添付文書の「相談すること」の項において、「次の診断を受けた人」の項目欄に「肝臓病」と記載される主な成分・薬効群と、その理由に関する以下の組み合わせのうち、正しいものはどれか。

（主な成分・薬効群）　　　　　　　　（理由）

1　小柴胡湯 ──────────── 肝機能障害を悪化させるおそれがあるため

2　アスピリン ─────────── 間質性肺炎の副作用が現れやすいため

3　ピペラジンリン酸塩 ────── 肝臓における代謝が円滑に行われず、体内への蓄積によって副作用が現れやすくなるため

4　ガジュツ末・真昆布末を含む製剤 ── 代謝、排泄の低下によって、副作用が現れやすくなるため

問 77　　　　　　　　　　　　　　　　　　　　　　　　　　　　正答　1

a ○ **かぜ薬**では、「相談すること」の項において「高熱」の症状がある人と記載されている。かぜ以外の**ウイルス性**の感染症その他の重篤な疾患の可能性があるため。→ 速習 P409

b ○ ビサコジルを主薬とする坐薬では、「相談すること」の項において「吐きけ・嘔吐」の症状がある人と記載されている。急性腹症の可能性があり、その症状を悪化させるおそれがあるため。→ 速習 P410

c × ピペラジンリン酸塩水和物では、「相談すること」の項において「むくみ」の症状がある人と記載されていない。→ 速習 P409

d × グリチルリチン酸二カリウムでは、「相談すること」の項において「下痢」の症状がある人と記載されていない。→ 速習 P409

　ピペラジンリン酸塩水和物では**「けいれん」**の症状がある人と記載され、グリチルリチン酸二カリウムでは、**「むくみ」**の症状がある人と記載される。→ 速習 P409

問 78　　　　　　　　　　　　　　　　　　　　　　　　　　　　正答　3

1 × 小柴胡湯は、**間質性肺炎**の副作用が現れやすいため、肝臓病では「相談すること」となっている。→ 速習 P411

2 × アスピリンは、**肝機能障害**を悪化させるおそれがあるため、肝臓病では「相談すること」となっている。→ 速習 P411

3 ○ ピペラジンリン酸塩は、肝臓における**代謝**が円滑に行われず、体内への蓄積によって副作用が現れやすくなるため、肝臓病では「相談すること」となっている。→ 速習 P411

4 × ガジュツ末・真昆布末を含む製剤では、**肝機能障害**を起こすことがあるため、肝臓病では「相談すること」となっている。→ 速習 P411

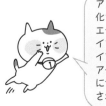

アスピリンのほか、肝機能障害を悪化させるおそれがある成分として、エテンザミド、イブプロフェン、イソプロピルアンチピリン、アセトアミノフェンについても、「相談すること」と記載されています。

第**5**章 医薬品の適正使用・安全対策

以下の医薬品成分とそれを含有することにより内服用の一般用医薬品の添付文書等において、「相談すること」の項目中に、「次の診断を受けた人」と記載することとされているものの組み合わせの正誤について、正しい組み合わせはどれか。

	（医薬品成分）		（記載することとされているもの）
a	スクラルファート	———	腎臓病
b	ロートエキス	———	緑内障
c	セトラキサート塩酸塩	—	貧血
d	ジプロフィリン	———	血液凝固異常

	a	b	c	d
1	正	正	誤	誤
2	正	正	誤	正
3	誤	正	誤	誤
4	正	誤	正	正
5	誤	誤	誤	正

次のうち、一般用医薬品の添付文書に、糖尿病の診断を受けた人は相談することとされている成分として、正しいものの組み合わせはどれか。

a　マオウ
b　トリメトキノール塩酸塩水和物
c　セトラキサート塩酸塩
d　パパベリン塩酸塩

1 （a、b）　2 （a、d）　3 （b、c）　4 （b、d）　5 （c、d）

問 79　　　　　　　　　　　　　　　　　　　　　　　　　　正答　**1**

a　○　スクラルファートを含有する場合は、「相談すること」の項目中に**腎臓病**の診断を受けた人と記載する。→ 速習 P414

b　○　ロートエキスを含有する場合は、「相談すること」の項目中に**緑内障**の診断を受けた人と記載する。→ 速習 P415

c　×　セトラキサート塩酸塩を含有する場合は、「相談すること」の項目中に貧血の診断を受けた人と記載する必要はない。貧血の診断を受けた人の「相談すること」の対象成分は**ピペラジンリン酸塩**である。→ 速習 P415

d　×　ジプロフィリンを含有する場合は、「相談すること」の項目中に血液凝固異常の診断を受けた人と記載する必要はない。→ 速習 P411～415

問 80　　　　　　　　　　　　　　　　　　　　　　　　　　正答　**1**

a　○　マオウは、**糖尿病**の診断を受けた人は「相談すること」とされている成分である。→ 速習 P414

b　○　トリメトキノール塩酸塩水和物は、**糖尿病**の診断を受けた人は「相談すること」とされている成分である。→ 速習 P414

c　×　セトラキサート塩酸塩は、糖尿病の診断を受けた人は「相談すること」とされている成分ではない。→ 速習 P414

d　×　パパベリン塩酸塩は、糖尿病の診断を受けた人は「相談すること」とされている成分ではない。→ 速習 P414

　マオウ、トリメトキノール塩酸塩は、肝臓で**グリコーゲン**を分解して血糖値を**上昇**させる作用があり、糖尿病の症状を悪化させるおそれがあるため。→ 速習 P414

第**5**章　医薬品の適正使用・安全対策

模擬試験

- ●実際の試験と同じ形式・問題数、本番レベルの問題 120 問を収録しています。
- ●模擬試験は、実際の試験と同じ時間配分で取り組みましょう。
- ●各試験項目の出題数と時間配分は下記の通りです。
- ●なお、解答用紙は 552 〜 553 ページにありますので、ご利用ください。

試験項目	出題数	時間配分
医薬品に共通する特性と基本的な知識	20 問	40 分
人体の働きと医薬品	20 問	40 分
主な医薬品とその作用	40 問	80 分
薬事関係法規・制度	20 問	40 分
医薬品の適正使用・安全対策	20 問	40 分

医薬品に共通する特性と基本的な知識

問1　医薬品の本質に関する以下の記述の正誤について、正しい組み合わせはどれか。

a　一般用医薬品の添付文書や製品表示に記載された内容を見れば、効能効果や副作用等について誤解や認識不足を生じることはない。

b　医薬品は、市販後にも、医学・薬学等の新たな知見、使用成績等に基づき、その有効性、安全性等の確認が行われる仕組みになっている。

c　医薬品は、人の疾病の診断、治療に使用されるが、人の疾病の予防に使用されることはない。

d　医薬品のうち、人体に対して直接使用されない殺虫剤は、人の健康に影響を与えるものではない。

	a	b	c	d
1	正	正	正	誤
2	正	誤	誤	誤
3	誤	正	正	誤
4	誤	正	誤	誤
5	誤	誤	正	正

問2　医薬品に関する以下の記述の正誤について、正しい組み合わせはどれか。

a　一般用医薬品として販売される製品は、製造物責任法の対象外である。

b　医薬品医療機器等法では、健康被害の発生の可能性の有無にかかわらず、異物等の混入、変質等がある医薬品を販売等してはならない旨を定めている。

c　医薬品が人体に及ぼす作用は複雑、かつ、多岐に渡るため、そのすべては解明されていない。

d　一般用医薬品は、医療用医薬品と比較すれば保健衛生上のリスクが相対的に低いと考えられている。

	a	b	c	d
1	誤	正	正	正
2	誤	誤	正	正
3	正	正	誤	誤
4	正	誤	正	誤
5	正	正	正	誤

問3　医薬品のリスク評価に関する以下の記述の正誤について、正しい組み合わせはどれか。

a　少量の医薬品の投与であっても、発がん作用、胎児毒性や組織・臓器の機能不全が生じる場合がある。

b　動物実験により求められる50％致死量（LD_{50}）は、薬物の毒性の指標として用いられる。

c　医薬品の効果とリスクは、用量と作用強度の関係（用量–反応関係）に基づいて評価される。

d　ヒトを対象とした臨床試験の実施の基準には、国際的に Good Clinical Practice(GCP) が制定されている。

	a	b	c	d
1	正	正	正	正
2	正	正	正	誤
3	誤	正	正	誤
4	誤	正	正	正
5	正	誤	正	正

問4　健康食品に関する以下の記述の正誤について、正しい組み合わせはどれか。

a　古くから特定の食品摂取と健康増進の関連は関心を持たれてきた。

b　「特定保健用食品」は、身体の生理機能などに影響を与える保健機能成分を含むもので、個別に（一部は規格基準に従って）特定の保健機能を示す有効性や安全性などに関する国の審査を受け、許可されたものである。

c　健康食品においても、誤った使用方法や個々の体質により健康被害を生じることがある。

d　いわゆる健康食品は、カプセルや錠剤等の医薬品と類似した形状では販売されていない。

	a	b	c	d			a	b	c	d
1	正	正	正	正		4	正	正	正	誤
2	正	正	誤	正		5	誤	誤	正	誤
3	誤	誤	正	正						

問5　セルフメディケーション等に関する以下の記述について、正しいものの組み合わせはどれか。

a　急速に少子高齢化が進む中、持続可能な医療制度の構築に向け、医療費の増加やその国民負担の増大を解決し、健康寿命を短縮することが日本の大きな課題である。

b　地域住民の健康相談を受け、一般用医薬品の販売や必要な時に医療機関の受診を勧める業務は、セルフメディケーションの推進に欠かせない業務である。

c　適切な健康管理の下で医療用医薬品からの代替を進める観点から、セルフメディケーション税制が導入された。

d　セルフメディケーション税制の対象となる一般用医薬品は、スイッチOTC医薬品のみである。

1（a、b）　2（a、c）　3（a、d）　4（b、c）　5（b、d）

問6　アレルギー（過敏反応）に関する以下の記述の正誤について、正しい組み合わせはどれか。

a　アレルギーは、一般的にあらゆる物質によって起こり得るものである。

b　アレルギー症状とは、免疫機構が過敏に反応することにより、体の各部位に生じる炎症等の反応をいう。

c　鶏卵や牛乳に対するアレルギーがある人でも、鶏卵や牛乳を原材料として作られている医薬品では、アレルギーを生じることはない。

	a	b	c
1	正	正	正
2	正	正	誤
3	誤	正	正
4	正	誤	誤
5	誤	誤	正

問7　医薬品の使用等に関する以下の記述の正誤について、正しい組み合わせはどれか。

a　人体に直接使用されない医薬品であっても、使用する人の誤解や認識不足によって使い方や判断を誤り、副作用につながることがある。

b　一般用医薬品には、習慣性・依存性がある成分は含まれていない。

c　便秘薬や解熱鎮痛薬などはその時の不快な症状を抑えるための医薬品であり、長期連用すれば、重篤な疾患の発見が遅れる可能性がある。

d　一般用医薬品であっても、長期連用により精神的な依存がおこり、使用量が増え、購入するための経済的な負担が大きくなる例が見られる。

	a	b	c	d
1	正	正	正	誤
2	正	誤	正	正
3	正	誤	正	誤
4	誤	誤	正	正
5	誤	正	誤	誤

問8　医薬品の副作用に関する以下の記述の正誤について、正しい組み合わせはどれか。

a　世界保健機関（WHO）の定義によれば、医薬品の副作用とは、「疾病の予防、診断、治療のため、又は身体の機能を正常化するために、人に通常用いられる量で発現する医薬品の有害かつ意図しない反応」とされている。

b　医薬品の有効成分である薬物が生体の生理機能に影響を与えることを薬理作用という。

c　複数の疾病を有する人の場合、ある疾病のために使用された医薬品の作用によって、別の疾病の治療が妨げられたりすることがある。

d　一般用医薬品は、軽度な疾病に伴う症状の改善等を図るものであり、その使用による重大な副作用を回避するよりも、使用の中断による不利益を避けることを優先するべきである。

	a	b	c	d			a	b	c	d
1	正	正	正	誤		4	誤	誤	正	正
2	正	正	正	正		5	誤	正	誤	誤
3	正	誤	正	誤						

問9　「医療用医薬品の添付文書等の記載要領の留意事項」（平成29年6月8日付け薬生安発0608第1号厚生労働省医薬・生活衛生局安全対策課長通知別添）で用いられている年齢区分のおおよその目安について、（　）の中に入れるべき字句の正しい組み合わせはどれか。

新生児：生後4週未満
乳児：生後4週以上、1歳未満
幼児：（ a ）以上、（ b ）未満
小児：（ b ）以上、（ c ）未満

	a	b	c
1	6か月	5歳	12歳
2	6か月	7歳	15歳
3	1歳	7歳	12歳
4	1歳	7歳	15歳
5	1歳	5歳	15歳

問10　高齢者の医薬品の使用に関する以下の記述の正誤について、正しい組み合わせはどれか。

a　手先の衰えのため医薬品を容器や包装から取り出すことが難しい場合がある。
b　高齢者は、持病（基礎疾患）を抱えていることが多く、一般用医薬品の使用によって基礎疾患の症状が悪化したり、治療の妨げとなる場合もある。
c　高齢者の生理機能の衰えの度合いは個人差が大きく、年齢のみから一概にどの程度リスクが増大しているかを判断することは難しい。
d　医薬品の副作用で口渇を生じることがあり、誤嚥を誘発しやすくなるので注意が必要である。

	a	b	c	d
1	誤	誤	誤	正
2	誤	正	誤	誤
3	正	正	正	正
4	正	正	正	誤
5	正	誤	正	正

問11 医薬品の使用等に関する以下の記述の正誤について、正しい組み合わせはどれか。

a 生活習慣病等の慢性疾患では、一般用医薬品を使用することでその症状が悪化することはない。

b 医療機関で治療を受ける際には、使用している一般用医薬品の情報を医療機関の医師や薬局の薬剤師等に伝えるよう購入者等に説明することが重要である。

c 医療機関での治療を特に受けていない場合であっても、医薬品の種類や配合成分等によっては、特定の症状がある人が使用するとその症状を悪化させるおそれがある。

d 購入者等が医療機関・薬局から交付された薬剤を使用している場合には、一般用医薬品の販売等に従事する専門家である登録販売者が、一般用医薬品を併用しても問題ないかを判断する。

	a	b	c	d
1	誤	正	誤	誤
2	誤	正	正	誤
3	正	正	誤	誤
4	誤	誤	正	誤
5	正	誤	誤	正

問12 プラセボ効果に関する以下の記述について、正しいものの組み合わせはどれか。

a プラセボ効果は、医薬品を使用したこと自体による楽観的な結果への期待や、条件付けによる生体反応、時間経過による自然発生的な変化等が関与して生じると考えられている。

b 医薬品は、薬理作用によるもののほか、プラセボ効果を目的として使用されることが望ましい。

c プラセボ効果によってもたらされる反応には、望ましいもの（効果）と不都合なもの（副作用）とがある。

d プラセボ効果は、主観的な変化だけで、客観的に測定可能な変化として現れることはない。

1 （a、b） 2 （a、c） 3 （b、c） 4 （b、d） 5 （c、d）

問13　一般用医薬品に関する以下の記述について、（　）の中に入れるべき字句の正しい組み合わせはどれか。

　一般用医薬品は、医薬品、医療機器等の品質、有効性及び安全性の確保等に関する法律において「医薬品のうち、その効能及び効果において人体に対する作用が（ a ）ものであって、薬剤師その他の医薬関係者から提供された情報に基づく（ b ）の選択により使用されることが目的とされているもの（（ c ）を除く。）」と定義されている。

	a	b	c
1	緩和な	専門家	要指導医薬品
2	著しくない	需要者	医療用医薬品
3	緩和な	専門家	医療用医薬品
4	緩和な	需要者	要指導医薬品
5	著しくない	需要者	要指導医薬品

問14　一般用医薬品の販売等に従事する専門家が購入者等から確認しておきたい事項に関する以下の記述の正誤について、正しい組み合わせはどれか。

a　何のためにその医薬品を購入しようとしているか（購入者等のニーズ、購入の動機）。
b　その医薬品を使用する人が相互作用や飲み合わせで問題を生じるおそれのあるほかの医薬品の使用や食品の摂取をしていないか。
c　その医薬品を使用する人が医療機関で治療を受けていないか。
d　その医薬品を使用する人として、小児や高齢者、妊婦等が想定されるか。

	a	b	c	d
1	正	正	誤	正
2	誤	正	正	誤
3	正	正	正	正
4	誤	誤	誤	誤
5	正	誤	正	正

問 15 一般用医薬品で対処可能な症状等の範囲に関する以下の記述について、正しいものの組み合わせはどれか。

a　一般用医薬品の役割は、軽度な疾病に伴う症状の改善であるが、生活習慣病等の疾病に伴う症状発現の予防は含まれない。

b　乳幼児や妊婦等では、通常の成人の場合に比べ、一般用医薬品で対処可能な範囲は限られてくることに留意する必要がある。

c　一般用医薬品にも使用すればドーピングに該当する成分を含んだものがあるため、スポーツ競技者から相談があった場合は、専門知識を有する薬剤師などへの確認が必要である。

d　生活習慣病に対しては、一般用医薬品の利用が基本であり、運動療法や食事療法を取り入れる必要はない。

1（a、b）　2（a、c）　3（a、d）　4（b、c）　5（c、d）

問 16 医薬品の販売時のコミュニケーションに関する以下の記述について、正しいものの組み合わせはどれか。

a　購入者等に情報提供を受けようとする意識が乏しい場合にあっては、コミュニケーションを取らなくてもよい。

b　購入者等が医薬品を使用する状況が変化する可能性は低いため、販売時のコミュニケーションの機会が継続的に確保されるよう配慮する必要はない。

c　一般用医薬品については、必ずしも情報提供を受けた当人が医薬品を使用するとは限らないことを踏まえ、販売時のコミュニケーションを考える必要がある。

d　情報提供を受ける購入者等が医薬品を使用する本人で、かつ、現に症状等がある場合には、その人の状態や様子全般から得られる情報も、状況把握につながる重要な手がかりとなる。

1（a、b）　2（a、c）　3（a、d）　4（b、d）　5（c、d）

問17　サリドマイドに関する以下の記述について、（　）の中に入れるべき字句の正しい組み合わせはどれか。

　サリドマイドは妊娠している女性が摂取した場合、（　a　）を通過して胎児に移行する。サリドマイド訴訟は、（　b　）等として販売されたサリドマイド製剤を妊娠している女性が使用したことにより、出生児に、四肢欠損、耳の障害等の先天異常が発生したことに対する損害賠償訴訟である。

　サリドマイドによる薬害事件は日本のみならず世界的にも問題となったため、世界保健機関（WHO）加盟国を中心に（　c　）の副作用情報の収集の重要性が改めて認識され、各国における副作用情報の収集体制の整備が図られることとなった。

	a	b	c
1	血液脳関門	解熱鎮痛剤	市販前
2	血液―胎盤関門	解熱鎮痛剤	市販後
3	血液―胎盤関門	催眠鎮静剤	市販後
4	血液―胎盤関門	催眠鎮静剤	市販前
5	血液脳関門	解熱鎮痛剤	市販後

問18　スモン訴訟に関する以下の記述について、（　）の中に入れるべき字句の正しい組み合わせはどれか。

　スモン訴訟は、（　a　）として販売されていたキノホルム製剤を使用したことにより、（　b　）に罹患したことに対する損害賠償訴訟である。スモン患者に対する施策や救済制度としては、施術費及び医療費の自己負担分の（　c　）、重症患者に対する介護事業が講じられている。

	a	b	c
1	整腸剤	亜急性脊髄視神経症	一部補助
2	整腸剤	出血性大腸炎	一部補助
3	解熱鎮痛剤	出血性大腸炎	公費負担
4	解熱鎮痛剤	亜急性脊髄視神経症	公費負担
5	整腸剤	亜急性脊髄視神経症	公費負担

問 19　HIV 訴訟に関する以下の記述の正誤について、正しい組み合わせはどれか。

a　HIV 訴訟の和解を踏まえ、HIV 感染に対する恒久対策のほか、緊急に必要とされる
　医薬品を迅速に供給するための「緊急輸入」制度の創設等がなされた。

b　HIV 訴訟の和解を踏まえ、製薬企業に対し、従来の副作用報告に加えて感染症報告
　が義務づけられた。

c　白血病患者が、ヒト免疫不全ウイルス（HIV）が混入した原料血漿から製造された
　血液凝固因子製剤の投与を受けたことにより、HIV に感染したことに対する損害賠償
　訴訟である。

	a	b	c
1	正	正	正
2	正	正	誤
3	正	誤	正
4	誤	正	誤
5	誤	誤	正

**問 20　薬害及び薬害の訴訟に関する以下の記述について、正しいものの組み合わせは
　どれか。**

a　薬害は、医薬品を十分注意して使用していれば、起こることはない。

b　C 型肝炎訴訟を契機として、医師、薬剤師、法律家、薬害被害者などの委員により
　構成される医薬品等行政評価・監視委員会が設置された。

c　今まで国内で薬害の原因となったものは医療用医薬品のみである。

d　一般用医薬品の販売等に従事する者は、薬害事件の歴史を十分に理解し、医薬品の
　副作用等による健康被害の拡大防止に関して、その責務の一端を担っていることを肝
　に銘じておく必要がある。

1　(a、b)　　2　(a、c)　　3　(a、d)　　4　(b、d)　　5　(c、d)

人体の働きと医薬品

問1　消化器系に関する以下の記述の正誤について、正しい組み合わせはどれか。

a　消化器系は、飲食物を消化して生命維持に必要な栄養分として吸収し、その残滓を体外に排出する器官系である。

b　消化管は、胃から肛門まで続く管であり、平均的な成人で全長約9mある。

c　胃は中身が空の状態では扁平に縮んでいるが、食道から内容物が送られてくると、その刺激に反応して胃壁の平滑筋が収縮し、容積が拡がる。

d　食道は喉もとから上腹部のみぞおち近くまで続く管状の器官で、括約筋はない。

	a	b	c	d
1	正	正	誤	誤
2	誤	正	正	誤
3	誤	誤	正	正
4	誤	誤	誤	正
5	正	誤	誤	誤

問2　胆嚢及び肝臓に関する以下の記述の正誤について、正しい組み合わせはどれか。

a　脂質の消化を容易にする胆汁酸塩は、腸内に放出された後、その大部分は小腸で再吸収されて肝臓に戻る。

b　胆汁中のビリルビンは白血球由来であり、腸管内で腸内細菌によって代謝され糞便を茶褐色にする色素となる。

c　黄疸は、肝機能障害や胆管閉塞によりアンモニアが循環血液中に滞留することで生じる。

d　肝臓は、大きい臓器であり、横隔膜の直下に位置する。

	a	b	c	d
1	正	正	正	誤
2	誤	正	誤	誤
3	正	誤	誤	正
4	誤	誤	正	正
5	正	誤	誤	誤

問3　大腸及び肛門に関する以下の記述の正誤について、正しい組み合わせはどれか。

a　S状結腸に溜まった糞便が直腸へ送られてくると、その刺激に反応して便意が起こる。

b　腸の内容物は、大腸の運動によって腸管内を通過するに従って水分とナトリウム、カリウム、リン酸等の電解質の吸収が行われ、固形状の糞便となる。

c　大腸の腸内細菌は、血液凝固や骨へのカルシウム定着に必要なビタミンDを産生している。

d　肛門は、直腸粘膜が皮膚へと連なる体外への開口部であり、直腸粘膜と皮膚の境目になる部分には歯状線と呼ばれるギザギザの線がある。

	a	b	c	d
1	正	誤	正	誤
2	誤	正	誤	正
3	正	正	誤	正
4	正	正	正	誤
5	誤	誤	正	正

問4　呼吸器系に関する以下の記述の正誤について、正しい組み合わせはどれか。

a　鼻腔の内壁から分泌される鼻汁には、アミラーゼが多く含まれ、気道の防御機構の一つとなっている。

b　声帯は呼気で振動させると声が発せられるが、過度の負担がかかると、声はかすれてくる。

c　気道に粉塵や細菌等の異物が吸い込まれると、異物は気道粘膜から分泌される粘液にからめ取られ、粘液層の連続した流れによって気道内部から咽頭へ向けて排出される。

d　肺の内部で気管支が細かく枝分かれし、末端はブドウの房のような構造となっており、その球状の袋部分を肺胞という。

	a	b	c	d			a	b	c	d
1	正	誤	正	誤		4	誤	正	正	正
2	正	誤	正	正		5	誤	正	誤	正
3	正	正	誤	誤						

問5　循環器系に関する以下の記述について、正しいものの組み合わせはどれか。

a　アルブミンは血液の浸透圧を保持する働きがあるほか、ホルモンや医薬品の成分等と複合体を形成して、それらが血液によって運ばれるときに代謝や排泄を受けにくくする。

b　疲労や血色不良などの貧血症状は、ビタミンが不足することによって現れることはない。

c　静脈にかかる圧力は比較的低いため、血管壁は動脈よりも薄い。

d　脾臓は、胃の後方の右上腹部に位置する。

1（a、b）　2（a、c）　3（b、c）　4（b、d）　5（c、d）

問6　血液に関する以下の記述の正誤について、正しい組み合わせはどれか。

a　血液の粘稠性は、主として血漿の水分量や赤血球の量で決まり、血中脂質量はほとんど影響を与えない。

b　赤血球は、アメーバ状の細胞で、血液全体の約80％を占め、赤い血色素（ヘモグロビン）を含む。

c　ヘモグロビンは酸素量の少ないところで酸素分子と結合し、酸素が多く二酸化炭素の少ないところで酸素分子を放出する性質がある。

d　リンパ球は、細菌、ウイルス等の異物を認識するB細胞リンパ球と、それらに対する抗体を産生するT細胞リンパ球からなる。

	a	b	c	d
1	正	正	正	正
2	正	正	誤	正
3	誤	誤	正	誤
4	正	誤	誤	誤
5	誤	誤	誤	誤

問7　泌尿器系に関する以下の記述の正誤について、正しい組み合わせはどれか。

a　腎臓では、血液中の老廃物の除去のほか、水分及び電解質（特にナトリウム）の排出調節が行われており、血液の量と組成を維持している。

b　副腎は、左右の腎臓の上部にそれぞれ附属し、副腎髄質ではアルドステロンが産生・分泌される。

c　尿が膀胱に溜まってくると尿意を生じ、膀胱括約筋が収縮すると、同時に膀胱壁の排尿筋が弛緩し、尿が尿道へと押し出される。

d　食品から摂取あるいは体内で生合成されたビタミンEは、腎臓で活性型ビタミンEに転換される。

	a	b	c	d
1	正	誤	誤	誤
2	正	誤	正	誤
3	誤	正	誤	誤
4	誤	正	正	誤
5	誤	誤	正	誤

問8　目に関する以下の記述の正誤について、正しい組み合わせはどれか。

a　涙液分泌がほとんどない睡眠中や、涙液の働きが悪くなったときには、滞留した老廃物に粘液や脂分が混じって眼脂（目やに）となる。

b　結膜には光を受容する細胞（視細胞）が密集していて、色を識別する細胞と、わずかな光でも敏感に反応する細胞の二種類がある。

c　紫外線を含む光に長時間曝され、主に網膜に損傷を生じた状態を雪眼炎（又は雪目）という。

d　水晶体は、その周りを囲んでいる毛様体の収縮・弛緩によって、近くの物を見るときには丸く厚みが増し、遠くの物を見るときには扁平になる。

	a	b	c	d
1	正	正	正	正
2	正	誤	誤	正
3	正	誤	誤	誤
4	誤	誤	正	誤
5	誤	正	誤	誤

問9　外皮系に関する以下の記述の正誤について、正しい組み合わせはどれか。

a　身体を覆う皮膚と、汗腺、皮脂腺、乳腺等の皮膚腺、爪や毛等の角質を総称して外皮系という。

b　皮脂腺には、腋窩（わきのした）などの毛根部に分布するアポクリン腺（体臭腺）と、手のひらなど毛根がないところも含め全身に分布するエクリン腺の二種類がある。

c　真皮には、毛細血管が通っているが、知覚神経は通っていない。

d　メラニン色素は、皮下組織にあるメラニン産生細胞（メラノサイト）で産生され、太陽光に含まれる紫外線から皮膚組織を防護する役割がある。

```
    a   b   c   d
1   誤  正  正  正
2   正  誤  正  正
3   正  正  誤  誤
4   正  誤  誤  誤
5   誤  正  誤  誤
```

問10　外皮系、骨格系及び筋組織に関する以下の記述について、正しいものの組み合わせはどれか。

a　体温が下がり始めると、皮膚を通っている毛細血管に血液がより多く流れるように血管が開く。

b　体温調節のための発汗は全身の皮膚に生じるが、精神的緊張による発汗は手のひらや足底、脇の下、顔面などの限られた皮膚に生じる。

c　骨組織を構成する有機質は、炭酸カルシウムやリン酸カルシウム等の石灰質からなる。

d　皮脂は、脂分を蓄えて死んだ腺細胞自身が分泌物となったもので、皮膚を潤いのある柔軟な状態に保つ働きがある。

1（a、b）　2（a、c）　3（a、d）　4（b、d）　5（c、d）

問11　脳や神経系の働きに関する以下の記述の正誤について、正しい組み合わせはどれか。

a　視床下部は、自律神経系、ホルモン分泌等の様々な調節機能を担っている。
b　脳には血液脳関門が機能しているが、一般に小児では未発達であるため、循環血液中に移行した医薬品の成分が脳の組織に達しにくい。
c　脊髄は、脳と末梢の間で刺激を伝えており、末梢からの刺激に対して常に脳を介して刺激を返している。
d　神経細胞の細胞体から伸びる細長い突起（軸索）を神経線維という。

	a	b	c	d
1	正	正	正	誤
2	正	正	誤	正
3	正	誤	誤	正
4	誤	誤	正	正
5	誤	正	誤	誤

問12　自律神経系の働きに関する以下の記述について、（　）の中に入れるべき字句の正しい組み合わせはどれか。

　交感神経の節後線維の末端から神経伝達物質の（ a ）が放出され、副交感神経の節後線維の末端から神経伝達物質の（ b ）が放出される。ただし、汗腺を支配する交感神経線維の末端では、例外的に（ b ）が伝達物質として放出される。
　交感神経系が活発になると、瞳孔は（ c ）し、血圧は（ d ）する。

	a	b	c	d
1	アセチルコリン	ノルアドレナリン	散大	上昇
2	ノルアドレナリン	アセチルコリン	収縮	降下
3	ノルアドレナリン	アセチルコリン	散大	降下
4	アセチルコリン	ノルアドレナリン	収縮	上昇
5	ノルアドレナリン	アセチルコリン	散大	上昇

問13　医薬品の吸収に関する以下の記述について、正しいものの組み合わせはどれか。

a　内服以外の用法で使用される医薬品には、適用部位から有効成分を吸収させて、全身作用を発揮させることを目的とするものがある。

b　一般に、消化管からの吸収は、医薬品成分の濃度の高い方から低い方へ受動的に拡散していく現象ではなく、消化管が積極的に医薬品成分を取り込む現象である。

c　内服薬の消化管吸収では、主に大腸から有効成分が吸収される。

d　点鼻薬の成分は循環血液中に移行しやすく、また、初めに肝臓で代謝を受けることなく全身に分布するため、全身性の副作用を生じることがある。

1　(a、b)　2　(a、d)　3　(b、c)　4　(b、d)　5　(c、d)

問14　医薬品の代謝及び排泄に関する以下の記述の正誤について、正しい組み合わせはどれか。

a　肝機能が低下した人では医薬品を代謝する能力が低いため、正常な人に比べて効き目が過剰に現れたり、副作用を生じやすくなったりする。

b　経口投与後、消化管で吸収された有効成分は、消化管の毛細血管から血液中に移行し、そのまま全身循環に移行する。

c　多くの有効成分は、血液中で血漿タンパク質と結合して複合体を形成しており、複合体を形成している有効成分の分子は、薬物代謝酵素の作用によって速やかに代謝される。

	a	b	c
1	正	正	誤
2	正	誤	誤
3	誤	誤	正
4	正	誤	正
5	誤	正	正

問15 消化器系に現れる医薬品の副作用に関する以下の記述の正誤について、正しい組み合わせはどれか。

a 消化性潰瘍は、胃や十二指腸の粘膜組織が傷害されて、粘膜組織の一部が粘膜筋板を超えて欠損する状態であり、医薬品の副作用により生じることも多い。
b イレウス様症状では、嘔吐がない場合であれば、腹痛などの症状のために水分や食物の摂取が抑制されることはない。
c 消化性潰瘍は自覚症状が乏しい場合もあり、突然の吐血や下血によって発見されることもある。
d 浣腸剤や坐剤の使用によって現れる一過性の症状に、肛門部の熱感等の刺激、排便直後の立ちくらみなどがある。

```
    a   b   c   d
1   正  誤  正  誤
2   正  誤  正  正
3   正  正  誤  誤
4   誤  正  正  正
5   誤  正  誤  正
```

問16 医薬品の剤形及び適切な使用方法に関する以下の記述の正誤について、正しい組み合わせはどれか。

a 外用液剤は、軟膏剤やクリーム剤に比べて、患部が乾きにくく、適用部位に直接的な刺激感を与えない。
b 顆粒剤は粒の表面がコーティングされているものがあるので、噛み砕かずに水などで飲み込む。
c 登録販売者は、医薬品を使用する人の年齢や身体の状態等の違いに応じて、最適な剤形が選択されるよう、剤形の特徴を理解する必要がある。
d 貼付剤は、皮膚に貼り付けて用いる剤形であり、テープ剤及びパップ剤がある。

```
    a   b   c   d
1   誤  誤  正  正
2   正  誤  正  誤
3   誤  正  誤  正
4   正  正  誤  正
5   誤  正  正  正
```

問17　副作用の早期発見及び早期対応等に関する以下の記述の正誤について、正しい組み合わせはどれか。

a　一般に、重篤な副作用の発生頻度は低いが、副作用の早期発見・早期対応のためには、医薬品の販売等に従事する専門家が副作用の症状に関する十分な知識を身に付けることが重要である。

b　重篤副作用疾患別対応マニュアルは、独立行政法人医薬品医療機器総合機構が作成し、公表している。

c　重篤副作用疾患別対応マニュアルには、一般用医薬品によって発生する副作用については記載されていない。

d　一般用医薬品による副作用と疑われる症状について医療機関の受診を勧奨する際には、当該一般用医薬品の添付文書を見せて説明するなどの対応をすることが望ましい。

	a	b	c	d
1	誤	誤	正	正
2	正	誤	正	誤
3	誤	正	誤	誤
4	正	正	誤	正
5	正	誤	誤	正

問18　医薬品の副作用として生じる偽アルドステロン症に関する以下の記述について、正しいものの組み合わせはどれか。

a　医薬品と食品との間の相互作用により起きることがある。

b　低身長、低体重など体表面積が小さい者や高齢者で生じやすく、原因医薬品の長期服用後に初めて発症する場合もある。

c　体内にカリウムと水が貯留し、体から塩分（ナトリウム）が失われることによって生じる病態である。

d　副腎皮質からアルドステロン分泌が増加することにより生じる。

1（a、b）　2（a、c）　3（a、d）　4（b、d）　5（c、d）

問19 医薬品の副作用として生じる間質性肺炎及び喘息に関する以下の記述の正誤について、正しい組み合わせはどれか。

a 間質性肺炎は、必ずしも発熱は伴わず、かぜや気管支炎の症状との区別は容易である。
b 間質性肺炎による息切れは、病態が進行すると平地歩行や家事等の軽労作時にも意識されるようになる。
c 喘息は、合併症を起こさない限り、原因となった医薬品の有効成分が体内から消失すれば症状は寛解する。
d 間質性肺炎が悪化しても、肺線維症（肺が線維化を起こして硬くなる状態）となることはない。

```
   a  b  c  d
1  正 誤 正 正
2  誤 正 誤 正
3  誤 誤 正 誤
4  正 誤 誤 誤
5  誤 正 正 誤
```

問20 医薬品の副作用に関する以下の記述の正誤について、正しい組み合わせはどれか。

a 登録販売者は、医薬品の副作用等を知った場合において、保健衛生上の危害の発生又は拡大を防止するため必要があると認めるときは、その旨を厚生労働大臣に報告しなければならない。
b 一般用医薬品においても毎年多くの副作用が報告されている。
c 接触皮膚炎は、いわゆる「肌に合わない」という状態であり、外来性の物質が皮膚に接触することで現れる炎症である。
d 薬疹は医薬品の使用後1〜2週間で起きることが多く、長期使用後に現れることはない。

```
   a  b  c  d
1  正 正 誤 正
2  誤 正 正 正
3  正 誤 正 誤
4  正 正 正 誤
5  誤 正 誤 正
```

主な医薬品とその作用

問1　かぜ及びかぜ薬に関する以下の記述の正誤について、正しい組み合わせはどれか。

a　かぜは単一の疾患ではなく、医学的にはかぜ症候群といわれている。

b　インフルエンザ（流行性感冒）は、細菌の呼吸器感染によるものであるが、かぜと区別して扱われることはない。

c　かぜの約8割は、ウイルス（ライノウイルス、コロナウイルス、アデノウイルスなど）の感染が原因であるが、それ以外に細菌の感染や、まれに冷気や乾燥、アレルギーのような非感染性の要因による場合もある。

d　かぜであるからといって、必ずしもかぜ薬（総合感冒薬）を選択するのが最適とは限らない。

	a	b	c	d
1	正	誤	正	正
2	誤	正	正	誤
3	正	正	正	正
4	誤	誤	正	正
5	正	正	誤	正

問2　解熱鎮痛薬に関する以下の記述について、（　）の中に入れるべき字句の正しい組み合わせはどれか。

解熱鎮痛成分により末梢におけるプロスタグランジンの産生が抑制されると、腎血流量が（　a　）するため、腎機能に障害があると、その症状を悪化させる可能性がある。また、解熱鎮痛成分によりプロスタグランジンの胃酸分泌調節作用や胃腸粘膜保護作用が妨げられると、胃酸分泌が（　b　）するとともに胃壁の血流量が（　c　）して、胃粘膜障害を起こしやすくなる。そうした胃への悪影響を軽減するため、なるべく（　d　）を避けて服用することとなっている場合が多い。

	a	b	c	d
1	増加	減少	増加	食後
2	増加	増加	増加	空腹時
3	減少	増加	増加	食後
4	減少	増加	低下	空腹時
5	減少	減少	低下	空腹時

問3 かぜ薬として使用される漢方処方製剤に関する以下の記述について、あてはまるものはどれか。

体力中等度又はやや虚弱で、うすい水様の痰を伴う咳や鼻水が出るものの気管支炎、気管支喘息、鼻炎、アレルギー性鼻炎、むくみ、感冒、花粉症に適すとされる。

1 小柴胡湯
2 小青竜湯
3 桂枝湯
4 麻黄湯
5 香蘇散

問4 鎮痛の目的で使用される漢方処方製剤に関する以下の記述のうち、誤っているものはどれか。

1 桂枝加朮附湯は、体力虚弱で、汗が出、手足が冷えてこわばり、ときに尿量が少ないものの関節痛、神経痛に適すとされる。
2 薏苡仁湯は、関節や筋肉の腫れや痛みがあるものの関節痛、筋肉痛等に適すとされるが、体の虚弱な人には不向きとされる。
3 芍薬甘草湯は、筋肉の急激な痙攣を伴う痛みのあるもののこむらがえり等に適すとされ、体力に関わらず使用できる。
4 疎経活血湯は、体力中等度以下で、手足の冷えを感じ、下肢の冷えが強く、下肢又は下腹部が痛くなりやすいものの冷え性、腰痛、下腹部痛等に適すとされる。
5 呉茱萸湯は、構成生薬としてカンゾウを含まない。

問5　眠気を促す薬及びその配合成分に関する次の記述の正誤について、正しい組み合わせはどれか。

a　ブロモバレリル尿素は、催眠鎮静薬以外の医薬品にも配合されていることがあるので、この成分を含有する医薬品とほかの催眠鎮静薬が併用されると、効き目や副作用が増強されるおそれがある。

b　生薬成分のみからなる鎮静薬や漢方処方製剤の場合は、飲酒を避けることとはなっていないが、アルコールが睡眠の質を低下させ、医薬品の効果を妨げることがある。

c　アリルイソプロピルアセチル尿素は、脳の興奮を抑え、痛覚を鈍くする作用がある。

d　加味帰脾湯は、体力中等度以下で、心身が疲れ、血色が悪く、ときに熱感を伴うものの貧血、不眠症、精神不安、神経症に適すとされる。

```
   a  b  c  d
1  正  誤  誤  正
2  正  正  正  正
3  正  正  正  誤
4  誤  正  正  正
5  誤  誤  誤  誤
```

問6　眠気を促す薬及び眠気を防ぐ薬に関する以下の記述について、正しい組み合わせはどれか。

a　酸棗仁湯は、体力中等度以下で、心身が疲れ、精神不安、不眠などがあるものの不眠症、神経症に適すとされる。

b　桂枝加竜骨牡蛎湯は、体力中等度をめやすとして、神経がたかぶり、怒りやすい、イライラなどがあるものの神経症、不眠症などに適すとされる。

c　カフェインには、反復摂取により依存を形成するという性質があるため、「短期間の服用にとどめ、連用しないこと」という注意喚起がなされている。

d　眠気防止薬は、一時的に精神的な集中を必要とするときに、眠気や倦怠感を除去する目的で使用されるものであり、小児用としても認められている一般用医薬品がある。

```
   a  b  c  d          a  b  c  d
1  誤  誤  正  誤   4  誤  正  正  正
2  誤  正  誤  正   5  正  正  誤  誤
3  正  誤  正  誤
```

問7　鎮暈薬（乗物酔い防止薬）の配合成分に関する以下の記述の正誤について、正しい組み合わせはどれか。

a　スコポラミン臭化水素酸塩水和物は、ほかの抗コリン成分と比べて脳内に移行しやすいとされるが、肝臓で速やかに代謝されるため、抗ヒスタミン成分等と比べて作用の持続時間は短い。

b　メクリジン塩酸塩は、ほかの抗ヒスタミン成分と比べて作用が現れるのが遅く、持続時間が長い。

c　ジメンヒドリナートは、ジフェニドール塩酸塩の一般名で、内耳にある前庭と脳を結ぶ神経（前庭神経）の調節作用のほか、内耳への血流を改善する作用を示す。

d　胃粘膜への麻酔作用によって嘔吐刺激を和らげ、乗物酔いに伴う吐きけを抑えることを目的として、ニコチン酸アミドが配合されている場合がある。

	a	b	c	d			a	b	c	d
1	誤	誤	誤	正		4	正	誤	正	正
2	誤	正	正	誤		5	正	正	誤	正
3	誤	正	誤	誤						

問8　咳や痰、鎮咳去痰薬に関する以下の記述の正誤について、正しい組み合わせはどれか。

a　呼吸器官に感染を起こしたときは、気道粘膜からの粘液分泌が増え、その粘液に気道に入り込んだ異物や粘膜上皮細胞の残骸などが混じって痰となる。

b　咳は、気管や気管支に何らかの異変が起こったときに、その刺激が中枢神経系に伝わり、延髄にある咳嗽中枢の働きによって引き起こされる反応である。

c　ジプロフィリンは、気管支の横紋筋に直接作用して弛緩させ、気管支を拡張させる。

d　ジヒドロコデインリン酸塩は、延髄の咳嗽中枢に作用して鎮咳作用を示し、モルヒネと同じ基本構造を持たないため、薬物依存につながるおそれは極めて低い。

	a	b	c	d			a	b	c	d
1	正	正	正	正		4	誤	正	正	誤
2	正	正	誤	誤		5	誤	誤	誤	誤
3	正	誤	誤	正						

問9 咳止めや痰を出しやすくする目的で用いられる漢方処方製剤及び生薬成分に関する以下の記述について、正しい組み合わせはどれか。

a 麻杏甘石湯は、体力中等度以上で、咳が出て、ときにのどが渇くものの咳、小児喘息、気管支喘息、気管支炎、感冒、痔の痛みに適すとされる。
b 半夏厚朴湯は、構成生薬としてカンゾウを含むため、摂取されるグリチルリチン酸の総量が継続して多くならないよう注意を促すことが重要である。
c キョウニンは、体内で分解されて生じた代謝物の一部が延髄の呼吸中枢、咳嗽中枢を興奮させる作用を示すとされる。
d 麦門冬湯は、体力中等度以下で、痰が切れにくく、ときに強く咳こみ、又は咽頭の乾燥感があるものからの咳、気管支炎、気管支喘息、咽頭炎、しわがれ声に適すとされる。

```
    a  b  c  d
1   正  正  誤  誤
2   正  誤  誤  誤
3   正  誤  誤  正
4   誤  誤  正  正
5   誤  正  正  誤
```

問10 胃に作用する薬及びその配合成分に関する以下の記述について、正しいものの組み合わせはどれか。

a 医療機関で処方された医療用医薬品を服用している場合は、副作用による胃の不快感を防止するために胃の薬も処方されている場合もあるので、販売時には胃の薬が処方されていないか必ず確認する必要がある。
b 制酸成分を主体とする胃腸薬については、酸度の高い食品と一緒に使用すると胃酸に対する中和作用が低下すると考えられるため、炭酸飲料等での服用は適さない。
c 健胃薬は、炭水化物、脂質、タンパク質等の分解に働く酵素を補う等により、胃の内容物の消化を助けることを目的とする医薬品である。
d ピレンゼピン塩酸塩などの胃液分泌抑制成分は、副交感神経の伝達物質であるアセチルコリンの働きを促進する。

1 (a、b) 2 (a、c) 3 (a、d) 4 (b、c) 5 (c、d)

問11 胃の不調を改善する目的で用いられる漢方処方製剤に関する以下の記述について、正しい組み合わせはどれか。

a 六君子湯は、体力中等度以下で、胃腸が弱く、食欲がなく、みぞおちがつかえ、疲れやすく、貧血性で手足が冷えやすいものの胃炎、胃腸虚弱、胃下垂、消化不良、食欲不振、胃痛、嘔吐に適すとされる。

b 安中散は、体力虚弱で、疲れやすくて手足などが冷えやすいものの胃腸虚弱、下痢、嘔吐、胃痛、腹痛、急・慢性胃炎に適すとされる。

c 平胃散は、体力中等度以上で、胃がもたれて消化が悪く、ときに吐きけ、食後に腹が鳴って下痢の傾向のあるものの食べすぎによる胃のもたれ、急・慢性胃炎、消化不良、食欲不振に適すとされる。

d 人参湯は、体力中等度以下で腹部は力がなくて、胃痛又は腹痛があって、ときに胸やけや、げっぷ、胃もたれ、食欲不振、吐きけ、嘔吐などを伴うものの神経性胃炎、慢性胃炎、胃腸虚弱に適すとされる。

	a	b	c	d			a	b	c	d
1	正	誤	正	誤		4	正	正	誤	誤
2	誤	正	正	誤		5	正	誤	誤	正
3	誤	誤	正	正						

問12 整腸薬の配合成分に関する以下の記述について、正しい組み合わせはどれか。

a タンニン酸ベルベリンは、タンニン酸の抗菌作用とベルベリンの収斂作用による止瀉を期待して用いられる。

b 木クレオソートは、過剰な腸管の運動を正常化し、あわせて水分や電解質の分泌も抑える止瀉作用がある。

c ロペラミド塩酸塩は、中枢神経系を興奮させる作用があり、副作用としてめまいや眠気が現れることがある。

d 次没食子酸ビスマス等のビスマスを含む成分については、海外において長期連用した場合に精神神経症状（不安、記憶力減退、注意力低下、頭痛等）が現れたとの報告があり、1週間以上継続して使用しないこととされている。

	a	b	c	d			a	b	c	d
1	正	誤	正	正		4	誤	正	誤	正
2	正	誤	正	誤		5	正	正	誤	正
3	誤	正	正	誤						

問13　腸の薬の配合成分に関する以下の記述の正誤について、正しい組み合わせはどれか。

a　ベルベリン塩化物に含まれるベルベリンは、生薬のオウバクやオウレンの中に存在する物質のひとつであり、抗菌作用のほか、抗炎症作用も併せ持つとされる。

b　カルメロースナトリウムは、大腸のうち特に結腸や直腸の粘膜を刺激して、排便を促すとされる。

c　ロペラミド塩酸塩は、腸管の運動を低下させる作用を示し、水分や電解質の分泌を抑える作用もあるとされる。

d　ヒマシ油は、腸内容物に水分が浸透しやすくする作用があり、糞便中の水分量を増やして柔らかくすることによる瀉下作用を期待して用いられる。

	a	b	c	d
1	誤	正	誤	正
2	正	誤	正	誤
3	誤	誤	誤	誤
4	誤	誤	正	正
5	正	正	正	誤

問14　腸の不調を改善する目的で使用される漢方処方製剤に関する以下の記述について、あてはまるものはどれか。

体力に関わらず使用できる。便秘、便秘に伴う頭重、のぼせ、湿疹・皮膚炎、ふきでもの（にきび）、食欲不振（食欲減退）などの症状の緩和に適すとされるが、体の虚弱な人（体力の衰えている人、体の弱い人）、胃腸が弱く下痢しやすい人では、激しい腹痛を伴う下痢等の副作用が現れやすい等、不向きとされる。

1　桂枝加芍薬湯
2　大黄甘草湯
3　大黄牡丹皮湯
4　六君子湯
5　麻子仁丸

問15 浣腸薬に関する以下の記述の正誤について、正しい組み合わせはどれか。

a 薬液を注入した後は、長く排便を我慢すると薬液により直腸粘膜が損傷するので、すぐに排便を試みる。

b 浸透圧の差によって腸管壁から水分を取り込んで直腸粘膜を刺激し、排便を促す効果を期待して、ビサコジルが用いられる。

c グリセリンが配合された浣腸薬は、排便時に血圧低下を生じて、立ちくらみの症状が現れる場合がある。

d 注入剤を使用する際は、薬液を人肌程度に温めておくと、不快感を生じることが少ない。

	a	b	c	d
1	誤	正	正	正
2	正	正	誤	誤
3	正	誤	正	誤
4	誤	誤	誤	正
5	誤	誤	正	正

問16 駆虫薬及びその配合成分に関する以下の記述の正誤について、正しい組み合わせはどれか。

a 消化管から吸収されたサントニンは主に肝臓で代謝されるが、肝臓病の診断を受けた人では、肝機能障害を悪化させるおそれがある。

b 駆虫薬は腸管内に生息する虫体にのみ作用し、虫卵や腸管内以外に潜伏した幼虫（回虫の場合）には駆虫作用が及ばない。

c 複数の駆虫薬を併用すると駆虫効果が高まるが、副作用も現れやすくなる。

d カイニン酸は、回虫に痙攣を起こさせる作用を示し、虫体を排便とともに排出させることを目的として配合される。

	a	b	c	d			a	b	c	d
1	誤	正	正	正		4	正	誤	誤	正
2	正	正	誤	誤		5	誤	誤	正	正
3	正	正	誤	正						

問17　動悸及び息切れに関する以下の記述の正誤について、正しい組み合わせはどれか。

a　動悸や息切れは、不安やストレス等の精神的な要因で起こることがある。
b　動悸は、心臓の働きが低下して十分な血液を送り出せなくなり、脈拍数を減らすことによってその不足を補おうとして起こる。
c　鉄分の摂取不足を生じると、初期段階からヘモグロビン量が減少するため、ただちに動悸、息切れ等の貧血の症状が現れる。
d　動悸や息切れは、激しい運動をしたり、興奮したときなど、正常な健康状態でも現れる。

```
     a   b   c   d
1    誤   誤   正   正
2    正   誤   誤   正
3    正   誤   誤   誤
4    誤   正   正   正
5    正   正   正   誤
```

問18　高コレステロール改善薬及びその配合成分に関する以下の記述について、誤っているものはどれか。

1　大豆油不けん化物（ソイステロール）、リノール酸を含む植物油、パンテチン等を有効成分として含む医薬品の使用により、悪心（吐きけ）、胃部不快感、胸やけ、下痢等の副作用が現れることがある。
2　パンテチンは、高密度リポタンパク質（HDL）等の異化排泄を促進し、リポタンパクリパーゼ活性を高めて、低密度リポタンパク質（LDL）産生を高める作用があるとされる。
3　リボフラビンは、体内で酵素により活性化され、糖質、脂質の生体内代謝に広く関与する。
4　高コレステロール改善薬は、血中コレステロール異常の改善、血中コレステロール異常に伴う末梢血行障害（手足の冷え、痺れ）の緩和等を目的として使用される医薬品である。
5　ビタミンEは、コレステロールからの過酸化脂質の生成を抑える作用があるとされている。

問 19　循環器用薬及びその配合成分に関する以下の記述の正誤について、正しい組み合わせはどれか。

a　日本薬局方収載のコウカを煎じて服用する製品は、冷え症及び血色不良に用いられる。

b　ヘプロニカートから遊離されたニコチン酸は、末梢の血液循環を改善する作用を示すとされる。

c　ユビデカレノンは、別名コエンザイム Q10 とも呼ばれ、心筋の収縮力を低下させることによって心臓への負担軽減効果を示すため、通常、強心薬と併用する。

d　ルチンは、ビタミン様物質の一種で、高血圧等における毛細血管の補強、強化の効果を期待して用いられる。

	a	b	c	d
1	正	誤	正	誤
2	正	正	正	正
3	誤	正	誤	正
4	誤	誤	誤	誤
5	正	正	誤	正

問 20　貧血用薬（鉄製剤）に関する以下の記述について、正しいものの組み合わせはどれか。

a　フマル酸第一鉄は、不足している鉄分を補充することを目的として配合されている。

b　鉄製剤を服用し便が黒くなった場合、副作用のため使用を中止する必要がある。

c　鉄分は、赤血球が酸素を運搬する上で重要なヘモグロビンの産生に不可欠なビタミンである。

d　骨髄での造血機能を高める目的で、硫酸コバルトが配合されている場合がある。

1（a、b）　2（a、d）　3（b、c）　4（b、d）　5（c、d）

問21　強心薬とその有効成分に関する以下の記述について、正しいものの組み合わせはどれか。

a　センソは、1日用量中のセンソが 10mg を超える場合には劇薬に指定されており、一般用医薬品では、1日用量が 10mg 以下となるよう用法・用量が定められている。
b　ロクジョウは、強心作用のほか、強壮、血行促進等の作用があるとされる。
c　センソが配合された内服固形製剤は、口中でよく噛んで服用することとされている。
d　ゴオウは、強心作用のほか、末梢血管の拡張による血圧降下、興奮を静める等の作用があるとされる。

1（a、b）　2（a、c）　3（b、c）　4（b、d）　5（c、d）

問22　内用痔疾用薬及びその配合成分に関する以下の記述の正誤について、正しい組み合わせはどれか。

a　カルバゾクロムは、新陳代謝促進、殺菌、抗炎症等の作用を期待して配合される。
b　カイカは、主に止血効果を期待して用いられる。
c　セイヨウトチノミは、主に抗炎症作用を期待して用いられる。
d　ビタミンEは、うっ血を改善する効果を期待して配合される場合がある。

	a	b	c	d
1	誤	誤	正	正
2	正	誤	誤	正
3	正	正	誤	誤
4	正	正	正	誤
5	誤	正	正	正

問23　泌尿器の不調を改善する目的で使用される漢方処方製剤に関する以下の記述について、あてはまるものはどれか。

　体力中等度以下で、疲れやすくて、四肢が冷えやすく、尿量減少又は多尿でときに口渇があるものの下肢痛、排尿困難、残尿感、夜間尿、頻尿、軽い尿漏れなどに適すとされるが、胃腸の弱い人、下痢しやすい人では、食欲不振、下痢等の副作用が現れるおそれがあるため使用を避ける必要がある。

1　牛車腎気丸

2　八味地黄丸

3　六味丸

4　猪苓湯

5　竜胆瀉肝湯

問24　婦人薬の適用対象となる体質・症状及び婦人薬の配合成分に関する以下の記述について、正しいものの組み合わせはどれか。

a　血の道症とは、臓器・組織の形態的異常がなく、抑うつや寝つきが悪くなる、神経質、集中力の低下等の精神神経症状が現れる病態であり、更年期（閉経周辺期）に限って現れる。

b　サフランは、鎮静、鎮痛のほか、女性の滞っている月経を促す作用を期待して配合されている場合がある。

c　エチニルエストラジオールは、人工的に合成された女性ホルモンの一種であり、長期連用により血栓症を生じるおそれがある。

d　妊娠中の女性ホルモンの補充を目的として、女性ホルモン成分の使用が推奨されている。

1（a、b）　2（a、c）　3（b、c）　4（b、d）　5（c、d）

問25 婦人薬として用いられる主な漢方処方製剤に関する以下の記述について、正しいものの組み合わせはどれか。

a 加味逍遙散は、体力中等度以下で、手足がほてり、唇が乾くものの月経不順、月経困難、こしけ（おりもの）、更年期障害、不眠、神経症、湿疹・皮膚炎、足腰の冷え、しもやけ、手あれ（手の湿疹・皮膚炎）に適すとされるが、胃腸の弱い人では、不向きとされる。

b 五積散は、体力中等度又はやや虚弱で、冷えがあるものの胃腸炎、腰痛、神経痛、関節痛、月経痛、頭痛、更年期障害、感冒に適すとされるが、体の虚弱な人（体力の衰えている人、体の弱い人）、胃腸の弱い人、発汗傾向の著しい人では、不向きとされる。

c 当帰芍薬散は、体力虚弱で、冷え症で皮膚が乾燥、色つやの悪い体質で胃腸障害のないものの月経不順、月経異常、更年期障害、血の道症、冷え症、しもやけ、しみ、貧血、産後あるいは流産後の疲労回復に適すとされるが、体の虚弱な人（体力の衰えている人、体の弱い人）、胃腸の弱い人、下痢しやすい人では、胃部不快感、腹痛、下痢等の副作用が現れやすい等、不向きとされる。

d 桂枝茯苓丸は、比較的体力があり、ときに下腹部痛、肩こり、頭重、めまい、のぼせて足冷えなどを訴えるものの、月経不順、月経異常、月経痛、更年期障害、血の道症、肩こり、めまい、頭重、打ち身（打撲症）、しもやけ、しみ、湿疹・皮膚炎、にきびに適すとされるが、体の虚弱な人（体力の衰えている人、体の弱い人）では不向きとされる。

1（a、b）　2（a、c）　3（a、d）　4（b、c）　5（b、d）

問26 眼科用薬に関する以下の記述について、正しいものの組み合わせはどれか。

a 眼科用薬は、目の疲れやかすみ、痒みなど一般的に自覚される症状の緩和を目的として、角膜に適用する外用薬である。

b 一般用医薬品の点眼薬は、その主たる配合成分から、人工涙液、一般点眼薬、抗菌性点眼薬、アレルギー用点眼薬に大別される。

c 洗眼薬は、目の洗浄、眼病予防に用いられるもので、主な配合成分として涙液成分のほか、抗炎症成分、抗ヒスタミン成分等が用いられる。

d 一般的に、点眼薬の1滴の薬液量は、結膜嚢の容積より少ない。

1（a、b）　2（a、c）　3（a、d）　4（b、c）　5（b、d）

問27　一般用医薬品のアレルギー用薬及びアレルギー症状の治療に関する以下の記述の正誤について、正しい組み合わせはどれか。

a　鼻炎用内服薬と鼻炎用点鼻薬は、同じ成分又は同種の作用を有する成分が重複することもあり、医薬品の販売等に従事する専門家はそれらが併用されることのないよう注意が必要である。

b　一般用医薬品のアレルギー用薬は、一時的な症状の緩和に用いられるものであり、長期の連用は避け、5～6日間使用しても症状の改善がみられない場合には、医師の診療を受けるなどの対応が必要である。

c　皮膚感染症による湿疹の痒み症状に対しては、アレルギー用薬を使用して一時的な症状の緩和を図るのではなく、皮膚感染症そのものへの対処を優先する必要がある。

d　医療機関での検査によりアレルゲンを厳密に特定した場合は、医師の指導の下、減感作療法が行われることがある。

	a	b	c	d		a	b	c	d
1	誤	正	正	誤	4	正	誤	正	誤
2	正	誤	正	正	5	誤	正	誤	正
3	正	正	正	正					

問28　眼科用薬の配合成分に関する以下の記述について、正しいものの組み合わせはどれか。

a　イプシロン-アミノカプロン酸は、コリンエステラーゼの働きを抑える作用を示し、毛様体におけるアセチルコリンの働きを助けることで、目の調節機能を改善する効果を目的として用いられる。

b　結膜を通っている血管を収縮させて目の充血を除去することを目的として、テトラヒドロゾリン塩酸塩が配合されている場合がある。

c　眼粘膜のタンパク質と結合して皮膜を形成し、外部の刺激から保護する作用を期待して、硫酸亜鉛水和物が配合されている場合がある。

d　スルファメトキサゾールは、ウイルスや真菌による結膜炎やものもらい（麦粒腫）、眼瞼炎などの化膿性の症状を改善する。

1（a、b）　2（a、c）　3（a、d）　4（b、c）　5（b、d）

問29　外皮用薬及びその配合成分に関する以下の記述について、正しいものの組み合わせはどれか。

a　ノニル酸ワニリルアミドは、皮膚に温感刺激を与え、末梢血管を拡張させて患部の血行を促す効果を期待して配合される場合がある。

b　サリチル酸メチルは、皮膚表面に冷感刺激を与え、軽い炎症を起こして反射的な血管の拡張による患部の血行を促す効果がある。

c　ステロイド性抗炎症成分をコルチゾンに換算して1g又は1mL中0.05mgを超えて含有する製品では、特に長期連用を避ける必要がある。

d　紫雲膏は、ひび、あかぎれ、しもやけ、うおのめ、あせも、ただれ、外傷、火傷、痔核による疼痛、肛門裂傷、湿疹・皮膚炎に適すとされる。

1（a、b）　2（a、d）　3（b、c）　4（b、d）　5（c、d）

問30　みずむしやたむしに関する以下の記述の正誤について、正しい組み合わせはどれか。

a　みずむしは、皮膚に常在する桿菌の一種が繁殖することが原因で起こる疾患である。

b　みずむしは、古くから知られており、様々な民間療法が存在することから、それらと医薬品とを併用することが、治療に有用であることが多い。

c　爪白癬は、爪内部に薬剤が浸透しにくいため難治性で、医療機関（皮膚科）における全身的な治療（内服抗真菌薬の処方）を必要とする場合が少なくない。

d　治療薬の剤形の選択に関して、一般に、皮膚が厚く角質化している部分には、軟膏が適する。

	a	b	c	d
1	正	正	誤	正
2	誤	誤	正	誤
3	正	誤	正	正
4	誤	正	誤	正
5	誤	誤	正	正

問31 ビタミン成分に関する以下の記述の正誤について、正しい組み合わせはどれか。

a　ビタミンAは、夜間視力を維持したり、皮膚や粘膜の機能を正常に保つために重要な栄養素である。

b　ビタミンB₂は、炭水化物からのエネルギー産生に不可欠な栄養素で、腸管運動を促進する働きがある。

c　ビタミンCの過剰症として、高カルシウム血症と異常石灰化がある。

d　ビタミンDは、赤血球の形成を助け、また、神経機能を正常に保つために重要な栄養素である。

	a	b	c	d
1	誤	正	正	誤
2	正	誤	誤	誤
3	正	正	正	誤
4	正	誤	誤	正
5	誤	正	誤	正

問32 口内炎及び口内炎用薬の配合成分に関する以下の記述の正誤について、正しい組み合わせはどれか。

a　口内炎は、疱疹ウイルスの口腔内感染による場合や、医薬品の副作用として生じる場合もある。

b　シコンは、組織修復促進、抗菌などの作用を期待して用いられる。

c　口内炎用薬には、患部からの細菌感染を防止することを目的として、クロルヘキシジン塩酸塩等の殺菌消毒成分が配合されている場合がある。

d　口内炎用薬は、口腔内に適用されるため、ステロイド性抗炎症成分が配合されている場合であっても、長期連用を避ける必要はない。

	a	b	c	d
1	正	誤	正	誤
2	正	誤	誤	正
3	正	正	正	正
4	誤	誤	正	誤
5	正	正	正	誤

問33　以下の歯槽膿漏薬の配合成分のうち、殺菌消毒成分に該当するものはどれか。

1　カルバゾクロム
2　ヒノキチオール
3　グリチルリチン酸二カリウム
4　アラントイン
5　グリチルレチン酸

問34　滋養強壮保健薬の配合成分に関する以下の記述の正誤について、正しい組み合わせはどれか。

a　グルクロノラクトンは、軟骨組織の主成分で、軟骨成分を形成及び修復する働きがあるとされる。
b　ヘスペリジンは、ビタミン様物質のひとつで、ビタミンCの吸収を助ける作用があるとされる。
c　アスパラギン酸ナトリウムは、骨格筋に溜まった乳酸の分解を促す等の働きを期待して用いられる。
d　ビタミンCは、体内の脂質を酸化から守る作用（抗酸化作用）を示し、皮膚や粘膜の機能を正常に保つために重要な栄養素である。

	a	b	c	d
1	誤	誤	誤	正
2	誤	正	正	正
3	誤	正	正	誤
4	正	誤	誤	誤
5	正	正	誤	正

問35　漢方処方製剤に関する以下の記述の正誤について、正しい組み合わせはどれか。

a　漢方薬はすべからく作用が穏やかで、間質性肺炎などの重篤な副作用が起きることはない。

b　漢方薬は、現代中国で利用されている中医学に基づく薬剤と同じものである。

c　漢方処方製剤には、医療用医薬品と相互作用を示すものはない。

	a	b	c
1	誤	誤	正
2	正	誤	正
3	誤	誤	誤
4	正	誤	誤
5	誤	正	誤

問36　一般用医薬品として使用される漢方処方製剤・生薬製剤に関する以下の記述について、正しいものの組み合わせはどれか。

a　現代では、一般用医薬品の漢方処方製剤として、処方に基づく生薬混合物の浸出液を濃縮して調製された乾燥エキス製剤を散剤等に加工したもののみが、市販されている。

b　生薬製剤に使用される生薬は、薬用部位とその他の部位、又は類似した基原植物を取り違えると、人体に有害な作用を引き起こすことがある。

c　漢方処方製剤は、用法用量において適用年齢の下限が設けられていない場合は、生後3ヶ月未満の乳児に使用しても問題ない。

d　漢方処方はそれ自体が一つの有効成分として独立したものであり、自己判断によってみだりに生薬成分が追加摂取された場合、生薬の構成が乱れて処方が成立しなくなるおそれもある。

1（a、b）　2（a、c）　3（a、d）　4（b、d）　5（c、d）

問37 衛生害虫とその防除に関する以下の記述の正誤について、正しい組み合わせはどれか。

a 外敵から身を守るために人体に危害を与えることがあるもの（ハチ、ドクグモ等）は衛生害虫に含まれない。

b ヒョウヒダニ類は、ヒトを刺すことはないが、ダニの糞や死骸がアレルゲンとなって気管支喘息やアトピー性皮膚炎を引き起こすことがある。

c 忌避剤は人体に直接使用され、蚊、ツツガムシ、ノミ等が人体に取り付いて吸血したり、病原細菌等を媒介するのを防止することに加え、虫さされによる痒みや腫れなどの症状を和らげる効果もある。

```
    a  b  c
1  誤  誤  正
2  正  誤  誤
3  正  正  正
4  正  正  誤
5  誤  正  誤
```

問38 殺菌消毒成分に関する以下の記述の正誤について、正しい組み合わせはどれか。

a 次亜塩素酸ナトリウムは、皮膚刺激性が弱いため、手指の消毒に適している。

b エタノールは、粘膜刺激性があり、粘膜面や目のまわり、傷がある部分への使用は避けることとされている。

c トリクロロイソシアヌル酸は、プール等の大型設備の殺菌・消毒に用いられることが多い。

d クレゾール石けん液は、結核菌を含む一般細菌類、真菌類、ウイルス全般に対する殺菌消毒作用を示す。

```
    a  b  c  d
1  正  正  正  誤
2  誤  正  誤  正
3  正  誤  正  正
4  誤  正  正  誤
5  誤  誤  正  誤
```

問39 一般検査薬に関する以下の記述について、誤っているものはどれか。

1 生体から採取された検体には予期しない妨害物質や化学構造がよく似た物質が混在することがあり、いかなる検査薬においても偽陰性・偽陽性を完全に排除することは困難である。

2 尿糖値に異常を生じる要因は、一般に高血糖と結びつけて捉えられることが多いが、腎性糖尿等のように高血糖を伴わない場合もある。

3 妊娠検査薬は、尿中のヒト絨毛性性腺刺激ホルモン（hCG）の有無を調べるものであり、通常、実際に妊娠が成立してから4日目前後の尿中のhCG濃度を検出感度としている。

4 尿タンパクを検査する場合、激しい運動の直後の採尿は避ける必要がある。

5 妊娠検査薬による検査結果では、正常な妊娠か否かについて判別できない。

問40 衛生害虫と殺虫剤・忌避剤及びその配合成分に関する以下の記述の正誤について、正しい組み合わせはどれか。

a ハエ（イエバエ、センチニクバエ等）は、赤痢菌、チフス菌、コレラ菌等の病原菌を媒介する。

b 野外など医薬部外品の殺虫剤（蚊取り線香等）の効果が十分には期待できない場所では、忌避剤を用いて蚊による吸血の防止を図る。

c ディートを含有する忌避剤は、生後6ヶ月未満の乳児については、顔面への使用を避け、1日の使用限度（1日1回）を守って使用する必要がある。

d スプレー剤となっている忌避剤を顔面に使用する場合は、直接顔面に噴霧せず、いったん手のひらに噴霧してから必要な場所に塗布する等の対応が必要である。

	a	b	c	d
1	正	正	正	誤
2	正	誤	誤	誤
3	誤	正	正	誤
4	誤	誤	誤	正
5	正	正	誤	正

問1 医薬品医療機器等法に関する以下の記述の正誤について、正しい組み合わせはどれか。

a　この法律は、医薬品、医薬部外品、化粧品、医療機器及び再生医療等製品において必要な規制を行うことにより、保健衛生の向上を図ることを目的の一つとしている。

b　国民は、医薬品等を適正に使用するとともに、これらの有効性及び安全性に関する知識と理解を深めるよう努めなければならない。

c　医薬品製造業者、医薬品販売業者、病院の開設者等は、その相互間の情報交換を行うこと、その他の必要な措置を講ずることにより、医薬品等の品質、有効性及び安全性の確保並びにこれらの使用による保健衛生上の危害の発生及び拡大の防止に努めなければならない。

d　この法律は、医療上特にその必要性が高い医薬品、医療機器及び再生医療等製品の研究開発の促進のために必要な措置を講ずることにより、保健衛生の向上を図ることを目的の一つとしている。

	a	b	c	d			a	b	c	d
1	正	正	正	誤		4	誤	誤	正	誤
2	正	正	正	正		5	正	誤	誤	正
3	誤	正	誤	誤						

問2 要指導医薬品及び一般用医薬品に関する以下の記述の正誤について、正しい組み合わせはどれか。

a　要指導医薬品は、一般用医薬品へ分類が変更されることはない。

b　患者の容態に合わせて用量を決めて交付するものである。

c　一般用医薬品では、劇薬に指定されているものはあるが、毒薬に指定されているものはない。

d　一般用医薬品又は要指導医薬品では、注射等の侵襲性の高い使用方法は用いられていない。

	a	b	c	d			a	b	c	d
1	正	正	正	誤		4	誤	正	正	誤
2	正	誤	誤	正		5	誤	誤	誤	正
3	誤	誤	誤	誤						

問3 登録販売者に関する以下の記述について、正しいものの組み合わせはどれか。

a 店舗販売業者は、その店舗において業務に従事する登録販売者に対し、厚生労働大臣に届出を行った研修実施機関が行う研修を毎年度受講させなければならない。
b 販売従事登録を受けようとする者は、法施行規則に基づく申請書を、販売従事登録を受けようとする者の居住地の都道府県知事に提出しなければならない。
c 登録販売者は、法施行規則第159条の8第1項の登録事項に変更を生じたときは、30日以内に、登録を受けた都道府県知事にその旨を届け出なければならない。
d 登録販売者が、偽りその他不正の手段により販売従事登録を受けたことが判明したとき、厚生労働大臣はその登録を消除しなければならない。

1 （a、b） 2 （a、c） 3 （b、c） 4 （b、d） 5 （c、d）

問4 店舗販売業に関する以下の記述の正誤について、正しい組み合わせはどれか。

a 店舗管理者は、保健衛生上支障を生ずるおそれがないよう、その店舗の業務につき、店舗販売業者に対して必要な意見を書面により述べなければならない。
b 店舗販売業者は、その店舗において登録販売者として3年以上業務に従事した者に、第一類医薬品を販売させることができる。
c 店舗管理者は、その店舗の所在地の都道府県知事（その店舗の所在地が保健所を設置する市又は特別区の区域にある場合においては、市長又は区長）の許可を受けた場合を除き、その店舗以外の場所で業として店舗の管理その他薬事に関する実務に従事する者であってはならない。
d 第二類医薬品を販売する店舗において、登録販売者として従事している者であって、登録販売者として業務に従事した期間が過去5年間のうち通算して1年以上あり、必要な研修を修了している者は、その店舗の店舗管理者になることができる。

	a	b	c	d
1	正	誤	正	正
2	誤	正	正	正
3	誤	正	誤	正
4	誤	誤	正	誤
5	正	正	誤	誤

問5 医薬部外品に関する以下の記述の正誤について、正しい組み合わせはどれか。

a　医薬部外品に、化粧品的な効能効果を表示・標榜することは一切認められていない。

b　あせも、ただれ等の防止のために使用される物（医薬品及び機械器具等でないものに限る。）であって、人体に対する作用が緩和なものは医薬部外品に該当する。

c　医薬部外品の直接の容器又は直接の被包には、「医薬部外品」の文字の表示が義務づけられている。

d　医薬部外品を業として、製造販売する場合は、製造販売の許可を受ければ全ての品目について製造販売できる。

	a	b	c	d
1	正	正	正	誤
2	正	誤	誤	正
3	誤	正	誤	誤
4	誤	正	正	誤
5	誤	誤	正	誤

問6 店舗販売業者が、卸売販売業者から初めて医薬品を購入したときに、法施行規則第146条の規定に基づき書面に記載しなければならない事項について、誤っているものはどれか。

1　品名

2　数量

3　購入の年月日

4　医薬品のリスク区分

5　卸売販売業者の氏名又は名称、住所又は所在地及び電話番号その他の連絡先

問7　医薬品の広告に関する以下の記述について、正しいものの組み合わせはどれか。

a　未承認の医薬品の名称に関する広告を行うことは禁止されていない。

b　一般用医薬品の販売広告には、店舗販売業において販売促進のため用いられるチラシやダイレクトメール（電子メールを含む）も含まれる。

c　医薬品医療機器等法第66条（誇大広告等）に関する規定は、広告等の依頼主だけが対象であり、その広告等に関与するその他の者は対象外である。

d　厚生労働大臣が、医薬品の名称や効能等に関する虚偽・誇大な広告を行った者に対して、課徴金を納付させる命令を行う課徴金制度がある。

1（a、b）　2（a、c）　3（a、d）　4（b、d）　5（c、d）

問8　医薬品の販売方法等に関する以下の記述の正誤について、正しい組み合わせはどれか。

a　医薬品の使用期限が迫っている場合に限り、ほかの医薬品と組み合わせて販売することができる。

b　医薬品を大量に購入する者等に対しては、積極的に事情を尋ねるなど慎重な対応が必要である。

c　医薬品を販売する際に、キャラクターグッズ等の景品類を提供することは、一切認められない。

d　薬局及び店舗販売業において、許可を受けた薬局又は店舗以外の場所に医薬品を貯蔵又は陳列し、そこを拠点として販売に供するような場合は、医薬品医療機器等法の規定に違反するものとして取締りの対象となる。

	a	b	c	d
1	正	誤	誤	正
2	誤	正	正	誤
3	誤	正	誤	正
4	誤	誤	正	正
5	正	正	誤	誤

問9 医薬品の販売等に関する以下の記述について、医薬品医療機器等法の規定に照らし、正しいものの組み合わせはどれか。

a 薬局開設者又は医薬品の販売業の許可を受けた者でなければ、業として、医薬品を販売し、授与し、又は販売若しくは授与の目的で貯蔵し、若しくは陳列してはならない。

b 医薬品の販売業の許可は、6年ごとにその更新を受けなければ、その期間の経過によってその効力を失う。

c 医薬品の販売業の許可を受ければ、販売のために医薬品をあらかじめ小分けすることができる。

d 薬局開設者は、薬剤師でなければならない。

1 (a、b)　2 (a、c)　3 (a、d)　4 (b、c)　5 (c、d)

問10 いわゆる健康食品に関する以下の記述の正誤について、正しい組み合わせはどれか。

a 健康食品という単語は、法令で定義された用語ではないが、一般に用いられている単語である。

b 二日酔い改善効果と表示・標榜された、いわゆる健康食品は、医薬品の効能効果を暗示するものとはみなされない。

c これまでに無承認無許可医薬品の摂取によって重篤な健康被害が発生した事例も知られており、厚生労働省、消費者庁や都道府県等では、因果関係が完全に解明されていなくとも、広く一般に対して注意を喚起して、製品名等を公表している。

	a	b	c
1	正	誤	誤
2	誤	正	正
3	誤	誤	誤
4	正	誤	正
5	正	正	誤

問 11　薬局に関する以下の記述の正誤について、正しい組み合わせはどれか。

a　薬局において、一般の生活者に対して一般用医薬品の販売を行う場合には、薬局の開設許可と併せて、医薬品の店舗販売業の許可を受ける必要がある。

b　地域連携薬局とは、その機能が、医師若しくは歯科医師又は薬剤師が診療又は調剤に従事する他の医療提供施設と連携し、薬剤の適正な使用の確保のために専門的な薬学的知見に基づく指導を実施するために必要な機能を有する薬局のことである。

c　薬局の管理者は、その薬局の所在地の都道府県知事（その薬局の所在地が保健所を設置する市又は特別区の区域にある場合においては、市長又は区長）の許可を受けた場合を除き、その薬局以外での場所で業として薬局の管理その他薬事に関する実務に従事する者であってはならない。

d　健康サポート薬局とは、患者が継続して利用するために必要な機能及び個人の主体的な健康の保持増進への取組を積極的に支援する機能を有する薬局をいう。

```
   a  b  c  d        a  b  c  d
1  正  正  誤  誤    4  誤  誤  正  正
2  正  誤  正  誤    5  誤  誤  正  誤
3  正  誤  誤  正
```

問 12　薬局開設者が行う、要指導医薬品及び一般用医薬品のリスク区分に応じた情報提供に関する以下の記述の正誤について、正しい組み合わせはどれか。

a　要指導医薬品を使用しようとする者が、薬剤服用歴その他の情報を一元的かつ経時的に管理できる手帳（お薬手帳）を所持しない場合はその所持を勧奨し、所持する場合は、必要に応じ、お薬手帳を活用した情報の提供及び指導を行わせることとされている。

b　第一類医薬品を購入しようとする者から説明不要の意思表明があり、その医薬品が適正に使用されると薬剤師が判断した場合であっても、情報を提供せずに販売することはできない。

c　指定第二類医薬品を販売する場合には、その医薬品を購入しようとする者が、禁忌事項を確認すること及び当該医薬品の使用について薬剤師又は登録販売者に相談することを勧める旨を、確実に認識できるようにするために必要な措置を講じなければならない。

d　第三類医薬品を販売する場合には、その店舗において販売等に従事する薬剤師又は登録販売者に、必要な情報を提供させなければならない。

```
   a  b  c  d        a  b  c  d
1  誤  正  正  誤    4  正  誤  正  誤
2  正  誤  正  正    5  誤  正  誤  正
3  正  正  正  正
```

問13　要指導医薬品又は一般用医薬品のリスク区分に応じた情報提供等に関する以下の記述の正誤について、正しい組み合わせはどれか。

a　薬局開設者は、一般の生活者に要指導医薬品を販売する場合、その薬局において医薬品の販売に従事する薬剤師に、対面により、医薬品医療機器等法施行規則で定める事項を記載した書面等を用いて、必要な情報を提供させ、必要な薬学的知見に基づく指導を行わせなければならない。

b　配置販売業者が第二類医薬品を配置する場合には、その業務に係る都道府県の区域において第二類医薬品の配置販売に従事する薬剤師又は登録販売者に、必要な情報を提供させるよう努めなければならない。

c　店舗販売業者は、医薬品を販売したときは、医薬品を購入した者の連絡先を書面に記載し、保存するよう努める必要がある。

d　配置販売業者は、第一類医薬品を配置した場合、医薬品の購入者が情報提供の内容を理解したことの確認の結果等を書面等に記載し、2年間保存しなければならない。

	a	b	c	d			a	b	c	d
1	正	正	正	正		4	誤	誤	誤	正
2	正	誤	正	誤		5	正	正	正	誤
3	誤	正	誤	誤						

問14　医薬品を販売する際の陳列に関する以下の記述の正誤について、正しい組み合わせはどれか。

a　配置販売業においては、第一類医薬品、第二類医薬品、第三類医薬品の区分ごとに陳列しなくてはならない。

b　保健機能食品は、医薬品と併せて摂取することにより効果が期待できるため、医薬品と区別することなく陳列することができる。

c　指定第二類医薬品は、鍵をかけた陳列設備に陳列する場合や、陳列設備から1.2メートルの範囲に医薬品の購入者等が進入できないような必要な措置がとられている場合を除き、情報提供を行うための設備から10メートル以内の範囲に陳列しなければならない。

	a	b	c			a	b	c
1	誤	正	正		4	正	誤	正
2	正	誤	誤		5	正	正	誤
3	誤	正	誤					

問 15　苦情相談窓口に関する以下の記述について、正しいものの組み合わせはどれか。

a　都道府県の薬務主管課及び保健所では、薬局や医薬品の販売業の販売広告、販売方法等の一般用医薬品の販売等に関して、生活者からの苦情や相談は受け付けていない。

b　消費生活センターには薬事監視員が配属されていないため、一般用医薬品の販売等に関する苦情は受けていない。

c　薬事監視員を任命している行政庁の薬務主管課、保健所、薬事監視事務所等は、生活者からの苦情等の内容から、薬事に関する法令への違反、不遵守につながる情報が見出された場合に、立入検査等によって事実関係を確認のうえ、問題とされた薬局開設者又は医薬品の販売業者等に対して、必要な指導等を行っている。

d　医薬品の販売関係の業界団体において、一般用医薬品の販売等に関する苦情相談窓口を設置し、自主的チェックを図る取り組みもなされている。

1（a、b）　2（a、c）　3（a、d）　4（b、c）　5（c、d）

問 16　薬局開設者が、薬局の見やすい位置に掲示板で掲示しなければならない事項の正誤について、正しい組み合わせはどれか。

a　管理者の氏名

b　勤務する薬剤師又は登録販売者の氏名及び勤務年数

c　勤務する薬剤師又は登録販売者の薬剤師免許証又は販売従事登録証

d　取り扱う要指導医薬品及び一般用医薬品の区分

	a	b	c	d
1	誤	正	誤	誤
2	正	誤	正	正
3	誤	誤	正	誤
4	正	誤	誤	正
5	正	正	誤	誤

問17 薬局における薬剤師不在時間等に関する以下の記述の正誤について、正しい組み合わせはどれか。

a 学校薬剤師の業務や、あらかじめ予定されている定期的な業務によって恒常的に薬剤師が不在になる時間は、薬剤師不在時間とは認められない。

b 薬剤師不在時間内は、調剤室を閉鎖しなければならない。

c 薬剤師不在時間内に登録販売者が販売できる医薬品は、第一類医薬品、第二類医薬品及び第三類医薬品である。

d 薬局開設者は、薬剤師不在時間に係る掲示事項については、当該薬局内の見やすい場所にのみ掲示すればよい。

```
    a   b   c   d          a   b   c   d
1   誤  正  正  誤      4   正  誤  誤  正
2   正  誤  正  正      5   正  正  誤  誤
3   誤  正  誤  正
```

問18 法に基づく行政庁の監視指導及び処分に関する以下の記述の正誤について、正しい組み合わせはどれか。なお、本問において「都道府県知事」とは、「都道府県知事（薬局又は店舗販売業にあっては、その薬局又は店舗の所在地が保健所設置市又は特別区の区域にある場合においては、市長又は区長）」とする。

a 都道府県知事は、薬事監視員に、薬局開設者又は医薬品の販売業者が医薬品を業務上取り扱う場所に立ち入り、無承認無許可医薬品の疑いのある物を、試験のため必要な最少分量に限り、収去させることができる。

b 薬局又は店舗において従事する薬剤師及び登録販売者が、薬事監視員の質問に対して正当な理由なく答弁しなかった場合には、罰則の規定が設けられているが、薬剤師及び登録販売者ではない従業員には罰則の規定は適用されない。

c 都道府県知事は、医薬品の販売業者に対して、一般用医薬品の販売等を行うための業務体制が基準に適合しなくなった場合において、その業務体制の整備を命ずることができ、法令の遵守を確保するため措置が不十分であると認める場合においては、その改善に必要な措置を講ずべきことを命ずることができる。

d 都道府県知事は、緊急の必要があるときは、薬事監視員に、不正表示医薬品、不良医薬品、無承認無許可医薬品等を廃棄させることができる。

```
    a   b   c   d          a   b   c   d
1   誤  正  正  誤      4   誤  正  誤  正
2   正  正  誤  正      5   正  誤  正  正
3   正  誤  正  誤
```

問19 化粧品の効能効果の範囲に関する以下の記述について、正しいものの組み合わせはどれか。

a 皮膚の水分、油分を補い保つ
b 体臭を防止する
c カミソリまけを防ぐ
d 肌にはりを与える

1 （a、b） 2 （a、c） 3 （a、d） 4 （b、c） 5 （c、d）

問20 食品に関する以下の記述の正誤について、正しい組み合わせはどれか。

a 食品安全基本法や食品衛生法では、食品とは、医薬品、医薬部外品及び再生医療等製品以外のすべての飲食物をいう。
b 食品として販売されている製品であっても、その成分本質、効能効果の標榜内容等に照らして医薬品とみなされる場合には、無承認無許可医薬品として、法に基づく取締りの対象となる。
c 機能性表示食品は、安全性及び機能性に関する審査を受け、消費者庁長官の許可を受けた食品である。
d 特定保健用食品、栄養機能食品、機能性表示食品を総称して「保健機能食品」という。

	a	b	c	d
1	誤	正	誤	誤
2	正	誤	誤	正
3	誤	誤	正	正
4	正	正	正	誤
5	正	正	誤	正

問1　一般用医薬品の添付文書に関する以下の記述の正誤について、正しい組み合わせはどれか。

a　重篤な副作用として、ショック（アナフィラキシー）、皮膚粘膜眼症候群、中毒性表皮壊死融解症、喘息等が掲げられている医薬品では、アレルギーの既往症がある人等は使用しないこととして記載されている。

b　他の医薬品でアレルギーの既往歴がある人でも、使用しようとする医薬品でアレルギー症状を起こしたことがなければ、アレルギー性の副作用を生じるリスクは低いため、「相談すること」には当たらない。

c　「用法及び用量」には、年齢区分、1回用量、1日の使用回数等について一般の生活者に分かりやすく、表形式で示されるなど工夫して記載されている。

d　購入者等からの相談に応じるため、製造販売元の製薬企業の窓口担当部門の名称、電話番号、受付時間等が記載されている。

	a	b	c	d			a	b	c	d
1	正	誤	正	正		4	正	正	誤	正
2	正	誤	正	誤		5	誤	誤	正	誤
3	誤	正	誤	正						

問2　医薬品の適正な使用のために必要な情報に関する以下の記述について、正しいものの組み合わせはどれか。

a　一般用医薬品の添付文書では、販売名の上部に、「使用にあたって、この説明文書を必ず読むこと。また、必要なときに読めるよう大切に保存すること。」等の文言が記載されている。

b　一般用医薬品は、その添付文書又はその容器若しくは被包に対して、「用法、用量その他使用及び取扱い上の必要な注意」等の記載義務はない。

c　医薬品の販売等に従事する専門家は、医薬品を購入し、又は使用する個々の生活者の状況に応じて、添付文書や製品表示に記載されている内容を的確に理解した上で、積極的な情報提供が必要と思われる事項に焦点を絞り、効果的かつ効率的に説明することが重要である。

d　使用上の注意「してはいけないこと」の項において、「服用後、乗物又は機械類の運転操作をしないこと」等、副作用や事故が起きる危険性を回避するための内容は、添付文書のみに記載されている。

1（a、b）　2（a、c）　3（b、c）　4（b、d）　5（c、d）

問3　一般用検査薬に関する以下の記述の正誤について、正しい組み合わせはどれか。

a　妊娠検査薬の添付文書では、専門家による購入者等への情報提供の参考として、検出感度も併せて記載されている。

b　検査結果のみで確定診断はできないので、判定が陽性であれば速やかに医師の診断を受ける旨が、添付文書に記載されている。

c　添付文書には、検査結果が陰性であっても何らかの症状がある場合は、再検査するか又は医師に相談する旨等が記載されている。

d　一般用検査薬は、医薬品副作用被害救済制度の対象である。

	a	b	c	d
1	正	正	正	誤
2	正	正	誤	正
3	正	誤	正	正
4	誤	正	正	正
5	正	正	正	正

問4　一般用医薬品の添付文書等の「使用上の注意」に関する以下の記述について、正しいものの組み合わせはどれか。

a　使用上の注意は、「してはいけないこと」、「相談すること」及び「その他の注意」から構成され、適正使用のために重要と考えられる項目が前段に記載されている。

b　使用上の注意の記載における「高齢者」とは、およその目安として60歳以上を指す。

c　局所に適用する医薬品は、患部の状態によっては症状を悪化させたり、誤った部位に使用すると副作用を生じたりするおそれがあるので、「次の部位には使用しないこと」として、使用を避けるべき患部の状態、適用部位等に分けて、簡潔に記載されている。

d　医療用医薬品と併用すると、作用の増強、副作用等のリスクの増大が予測されるため、「医師（又は歯科医師）の治療を受けている人」は、「次の人は使用（服用）しないこと」の項に記載されている。

1（a、b）　2（a、c）　3（a、d）　4（b、c）　5（b、d）

問5　医薬品・医療機器等安全性情報に関する以下の記述の正誤について、正しい組み合わせはどれか。

a　医薬品、医療機器について、緊急かつ重大な注意喚起や使用制限に係る対策が必要な状況にある場合に作成される。

b　厚生労働省が情報をとりまとめ、「医薬品・医療機器等安全性情報」として、広く医薬関係者向けに情報提供を行っている。

c　医薬品の安全性に関する解説記事や、使用上の注意の改訂内容、主な対象品目、参考文献等が掲載されている。

d　各都道府県、保健所設置市及び特別区、関係学会等への冊子の送付がなされているほか、厚生労働省ホームページ及び独立行政法人医薬品医療機器総合機構ホームページへ掲載されるとともに、医学・薬学関係の専門誌等にも転載される。

	a	b	c	d
1	誤	正	正	誤
2	誤	正	正	正
3	正	正	誤	正
4	誤	誤	誤	誤
5	正	誤	正	正

問6　以下の医薬品成分のうち、それを含有することにより一般用医薬品の添付文書等において、「相談すること」の項に「次の診断を受けた人」として、「緑内障」と記載されていないものはどれか。

1　パパベリン塩酸塩
2　ロートエキス
3　ジフェニドール塩酸塩
4　メチルエフェドリン塩酸塩
5　スコポラミン臭化水素酸塩水和物

問7　以下の医薬品成分のうち、それを含有することにより内服用の一般用医薬品の添付文書等において、「してはいけないこと」の項に「服用後、乗物又は機械類の運転操作をしないこと」と記載することとされているものとして、正しいものの組み合わせはどれか。

a　ジフェンヒドラミン塩酸塩
b　ロートエキス
c　センノシド
d　アミノ安息香酸エチル

1（a、b）　2（a、d）　3（b、c）　4（b、d）　5（c、d）

問8　以下の医薬品成分のうち、それを含有することにより内服薬の一般用医薬品の添付文書等において、「相談すること」の項に、「次の診断を受けた人」として「糖尿病」と記載されていない成分はどれか。

1　メチルエフェドリン塩酸塩
2　フェニレフリン塩酸塩
3　トリメトキノール塩酸塩水和物
4　メトキシフェナミン塩酸塩
5　ジフェニドール塩酸塩

問9　製品表示情報や適正使用情報の活用に関する以下の記述の正誤について、正しい組み合わせはどれか。

a　添付文書情報が事前に閲覧できる環境が整っていない場合にあっては、製品表示から読み取れる適正使用情報が有効に活用され、購入者等に対して適切な情報提供がなされることが一層重要となる。

b　添付文書に「使用上の注意」として記載される内容は、どの医薬品においても共通であり、その医薬品に配合されている成分等には由来しないため、使用上の注意の内容について、配合成分等の記載から読み取ることは不可能である。

c　情報通信技術の発展・普及に伴って、販売時に専門家から説明された内容について、購入者側において検証することも可能であり、不十分な情報や理解に基づいて情報提供が行われた場合には、医薬品の販売等に従事する専門家としての信用・信頼が損なわれることにつながりかねない。

d　医薬品の販売等に従事する専門家においては、購入者等に対して、常に最新の知見に基づいた適切な情報提供を行うため、得られる情報を積極的に収集し、専門家としての資質向上に努めることが求められる。

	a	b	c	d			a	b	c	d
1	誤	正	正	誤		4	誤	誤	誤	誤
2	誤	正	正	正		5	正	誤	正	正
3	正	正	誤	正						

問10　医薬品副作用被害救済制度に関する以下の記述について、正しいものの組み合わせはどれか。

a　医薬品又は健康食品を適正に使用したにもかかわらず発生した副作用に対し、被害者の迅速な救済を図るため、製薬企業の社会的責任に基づく公的制度として運営が開始された。

b　救済給付業務に必要な費用のうち、給付費については、独立行政法人医薬品医療機器総合機構法第19条の規定に基づいて、製造販売業者から年度ごとに納付される拠出金が充てられる。

c　医薬品を適正に使用して生じた健康被害の場合は、医療機関での治療を要さずに寛解したような軽度なものであっても、救済給付の対象となる。

d　給付の種類としては、医療費、医療手当、障害年金、障害児養育年金、遺族年金、遺族一時金及び葬祭料がある。

1（a、b）　2（a、c）　3（a、d）　4（b、c）　5（b、d）

問11　医薬品の安全対策に関する以下の記述の正誤について、正しい組み合わせはどれか。

a　医薬品・医療機器等安全性情報報告制度は、医薬関係者からの情報を広く収集することによって、医薬品の安全対策のより着実な実施を図ることを目的としている。

b　一般用医薬品について、既存の医薬品と明らかに異なる有効成分が配合されたものについては、10年を超えない範囲で厚生労働大臣が承認時に定める一定期間（概ね8年）、承認後の使用成績等を製造販売業者等が集積し、厚生労働省へ提出する再審査制度が適用される。

c　医療用医薬品で使用されていた有効成分を初めて配合した要指導医薬品については、安全性が確認されているため、承認後の安全性に関する調査が製造販売業者に求められることはない。

d　血液製剤等の生物由来製品を製造販売する企業に対して、当該製品又は当該製品の原料又は材料による感染症に関する最新の論文や知見に基づき、当該企業が製造販売する生物由来製品の安全性について評価し、その成果を定期的に国へ報告する制度を導入している。

	a	b	c	d			a	b	c	d
1	誤	誤	誤	正		4	正	誤	正	正
2	正	正	誤	正		5	誤	正	正	誤
3	正	誤	誤	誤						

問12　以下の医薬品副作用被害救済制度の給付の種類のうち、請求期限がないものはどれか。

1　医療費
2　医療手当
3　障害児養育年金
4　遺族年金
5　葬祭料

問13　医薬品医療機器等法に基づく医薬品の副作用等報告に関する以下の記述の正誤について、正しい組み合わせはどれか。

a　医薬品による副作用等の報告の際は、報告様式の記入欄すべてに記入がなされる必要はなく、購入者等から把握可能な範囲で報告がなされればよい。

b　報告者に対しては、安全性情報受領確認書が交付される。

c　一般用医薬品に関して、承認後の調査が製造販売業者等に求められており、副作用等の発現状況等の収集・評価を通じて、承認後の安全対策につなげている。

d　医薬品との因果関係が明確でない場合は、報告の対象外とされている。

	a	b	c	d
1	誤	正	正	正
2	正	正	誤	正
3	誤	誤	誤	誤
4	正	正	正	誤
5	正	誤	正	誤

問14　ジヒドロコデインリン酸塩が配合された一般用医薬品の鎮咳去痰薬（内服液剤）の添付文書等において、「使用上の注意」の項目中に「過量服用・長期連用しないこと」と記載することとされている理由の正誤について、正しい組み合わせはどれか。

a　鎮静作用の増強があるため。

b　激しい腹痛を伴う下痢等の副作用が現れやすくなるため。

c　倦怠感や虚脱感等が現れることがあるため。

d　依存性・習慣性がある成分が配合されており、乱用事例が報告されているため。

	a	b	c	d
1	正	正	正	正
2	誤	誤	正	正
3	誤	誤	誤	正
4	正	正	誤	誤
5	正	誤	正	誤

問15　医薬品副作用被害救済制度における救済給付の支給対象に関する以下の記述の正誤について、正しい組み合わせはどれか。なお、支給対象となるものは「正」、支給対象とならないものは「誤」と表記する。

a　医療費の支給の対象となる費用の支払いが行われたときから5年以内の場合。

b　一般用医薬品の殺虫剤を使用して、入院治療が必要と認められる程度の健康被害が生じた場合。

c　個人輸入により入手された医薬品を使用して、入院治療が必要と認められる程度の健康被害が生じた場合。

d　一般用医薬品の日本薬局方精製水を使用して、入院治療が必要と認められる程度の健康被害が生じた場合。

	a	b	c	d			a	b	c	d
1	誤	正	誤	誤		4	正	誤	誤	誤
2	正	誤	正	正		5	誤	誤	正	正
3	誤	正	正	誤						

問16　一般用医薬品の添付文書における使用上の注意の記載に関する以下の記述の正誤について、正しい組み合わせはどれか。

a　イブプロフェンは、胎児の動脈管の収縮・早期閉鎖、子宮収縮の抑制等のおそれがあるため、「出産予定日12週以内の妊婦」は「服用しないこと」とされている。

b　スコポラミン臭化水素酸塩水和物は、目のかすみ、異常なまぶしさを生じることがあるため、「服用後、乗物又は機械類の運転操作をしないこと」とされている。

c　プソイドエフェドリン塩酸塩は、交感神経興奮作用により血圧を上昇させ、高血圧を悪化させるおそれがあるため、「高血圧の診断を受けた人」は「服用しないこと」とされている。

d　アセトアミノフェンは、外国において、ライ症候群の発症との関連性が示唆されているため、「15歳未満の小児」は「服用しないこと」とされている。

	a	b	c	d			a	b	c	d
1	誤	誤	正	正		4	正	正	正	誤
2	誤	正	正	誤		5	誤	正	誤	正
3	正	誤	誤	誤						

問17　一般用医薬品の添付文書の使用上の注意において、含有する成分によらず、「してはいけないこと」の項目中に、「長期連用しないこと」と記載することとされている薬効群として、正しいものの組み合わせはどれか。

a　外用鎮痛消炎薬
b　鼻炎用点鼻薬
c　解熱鎮痛薬
d　瀉下薬

1（a、b）　2（a、d）　3（b、c）　4（b、d）　5（c、d）

問18　次のうち、一般用医薬品の添付文書の「相談すること」の項において、「高齢者」として記載されている一般用医薬品として、正しいものの組み合わせはどれか。

a　グリセリンが配合された浣腸薬
b　ビタミンE主薬製剤
c　ジヒドロコデインリン酸塩が配合された鎮咳去痰薬
d　マオウが配合された内服薬

1（a、b）　2（a、d）　3（b、c）　4（b、d）　5（c、d）

問 19　一般用医薬品の添付文書の「相談すること」の項に、「次の診断を受けた人」と
して記載される基礎疾患等と主な成分の組み合わせについて、正しいものの組み合わ
せはどれか。

	基礎疾患等		主な成分
a	胃・十二指腸潰瘍	——	コデインリン酸塩水和物
b	高血圧	——————	パパベリン塩酸塩
c	腎臓病	——————	水酸化マグネシウム
d	甲状腺機能亢進症	——	トリメトキノール塩酸塩水和物

1　(a、b)　2　(a、d)　3　(b、c)　4　(b、d)　5　(c、d)

問 20　一般用医薬品の安全対策に関する以下の記述について、(　)の中に入れるべき
字句の正しい組み合わせはどれか。

　(　a　)等が配合されたアンプル入り(　b　)の使用による重篤な副作用(ショック)で、
1959 年から 1965 年までの間に計 38 名の死亡例が発生した。アンプル剤は錠剤や散剤
等、他の剤形に比べて、血中濃度が(　c　)高値に達するため、通常用量でも副作用を
生じやすいことが確認されたことから、1965 年、厚生省(当時)より関係製薬企業に対し、
アンプル入り(　b　)製品の回収が要請された。

	a	b	c
1	アミノピリン	かぜ薬	緩やかに
2	アミノピリン	かぜ薬	急速に
3	アミノピリン	胃腸薬	急速に
4	プソイドエフェドリン塩酸塩	胃腸薬	緩やかに
5	プソイドエフェドリン塩酸塩	かぜ薬	急速に

模擬試験 解答用紙

医薬品に共通する特性と 基本的な知識		人体の働きと医薬品		主な医薬品とその作用	
問 1	① ② ③ ④ ⑤	問 1	① ② ③ ④ ⑤	問 1	① ② ③ ④ ⑤
問 2	① ② ③ ④ ⑤	問 2	① ② ③ ④ ⑤	問 2	① ② ③ ④ ⑤
問 3	① ② ③ ④ ⑤	問 3	① ② ③ ④ ⑤	問 3	① ② ③ ④ ⑤
問 4	① ② ③ ④ ⑤	問 4	① ② ③ ④ ⑤	問 4	① ② ③ ④ ⑤
問 5	① ② ③ ④ ⑤	問 5	① ② ③ ④ ⑤	問 5	① ② ③ ④ ⑤
問 6	① ② ③ ④ ⑤	問 6	① ② ③ ④ ⑤	問 6	① ② ③ ④ ⑤
問 7	① ② ③ ④ ⑤	問 7	① ② ③ ④ ⑤	問 7	① ② ③ ④ ⑤
問 8	① ② ③ ④ ⑤	問 8	① ② ③ ④ ⑤	問 8	① ② ③ ④ ⑤
問 9	① ② ③ ④ ⑤	問 9	① ② ③ ④ ⑤	問 9	① ② ③ ④ ⑤
問 10	① ② ③ ④ ⑤	問 10	① ② ③ ④ ⑤	問 10	① ② ③ ④ ⑤
問 11	① ② ③ ④ ⑤	問 11	① ② ③ ④ ⑤	問 11	① ② ③ ④ ⑤
問 12	① ② ③ ④ ⑤	問 12	① ② ③ ④ ⑤	問 12	① ② ③ ④ ⑤
問 13	① ② ③ ④ ⑤	問 13	① ② ③ ④ ⑤	問 13	① ② ③ ④ ⑤
問 14	① ② ③ ④ ⑤	問 14	① ② ③ ④ ⑤	問 14	① ② ③ ④ ⑤
問 15	① ② ③ ④ ⑤	問 15	① ② ③ ④ ⑤	問 15	① ② ③ ④ ⑤
問 16	① ② ③ ④ ⑤	問 16	① ② ③ ④ ⑤	問 16	① ② ③ ④ ⑤
問 17	① ② ③ ④ ⑤	問 17	① ② ③ ④ ⑤	問 17	① ② ③ ④ ⑤
問 18	① ② ③ ④ ⑤	問 18	① ② ③ ④ ⑤	問 18	① ② ③ ④ ⑤
問 19	① ② ③ ④ ⑤	問 19	① ② ③ ④ ⑤	問 19	① ② ③ ④ ⑤
問 20	① ② ③ ④ ⑤	問 20	① ② ③ ④ ⑤	問 20	① ② ③ ④ ⑤

主な医薬品とその作用		薬事関係法規・制度		医薬品の適正使用・安全対策	
問 21	①②③④⑤	問 1	①②③④⑤	問 1	①②③④⑤
問 22	①②③④⑤	問 2	①②③④⑤	問 2	①②③④⑤
問 23	①②③④⑤	問 3	①②③④⑤	問 3	①②③④⑤
問 24	①②③④⑤	問 4	①②③④⑤	問 4	①②③④⑤
問 25	①②③④⑤	問 5	①②③④⑤	問 5	①②③④⑤
問 26	①②③④⑤	問 6	①②③④⑤	問 6	①②③④⑤
問 27	①②③④⑤	問 7	①②③④⑤	問 7	①②③④⑤
問 28	①②③④⑤	問 8	①②③④⑤	問 8	①②③④⑤
問 29	①②③④⑤	問 9	①②③④⑤	問 9	①②③④⑤
問 30	①②③④⑤	問 10	①②③④⑤	問 10	①②③④⑤
問 31	①②③④⑤	問 11	①②③④⑤	問 11	①②③④⑤
問 32	①②③④⑤	問 12	①②③④⑤	問 12	①②③④⑤
問 33	①②③④⑤	問 13	①②③④⑤	問 13	①②③④⑤
問 34	①②③④⑤	問 14	①②③④⑤	問 14	①②③④⑤
問 35	①②③④⑤	問 15	①②③④⑤	問 15	①②③④⑤
問 36	①②③④⑤	問 16	①②③④⑤	問 16	①②③④⑤
問 37	①②③④⑤	問 17	①②③④⑤	問 17	①②③④⑤
問 38	①②③④⑤	問 18	①②③④⑤	問 18	①②③④⑤
問 39	①②③④⑤	問 19	①②③④⑤	問 19	①②③④⑤
問 40	①②③④⑤	問 20	①②③④⑤	問 20	①②③④⑤

医薬品に共通する特性と基本的な知識

問 1 正答：4 ☐☐☐

a 一般用医薬品は、一般の生活者が自ら選択し、使用するものであるが、添付文書や製品表示に記載された内容を見ただけでは、効能効果や副作用等について**誤解**や**認識不足**を生じることもある。

c 医薬品は、人の疾病の**診断**、**治療**若しくは**予防**に使用される。

d 医薬品のうち、人体に対して直接使用されない殺虫剤も、**誤って**人体がそれに曝されれば人の健康に影響を与える。

問 2 正答：1 ☐☐☐

a 製造物責任法（PL法）は、製造物の欠陥により、人の生命、身体、財産に係る被害が生じた場合における製造業者等の損害賠償の責任について定めており、一般用医薬品であっても明らかな欠陥があった場合には**製造物責任法の対象**となり得る。

問 3 正答：1 ☐☐☐

⦿医薬品の投与量と効果又は毒性の関係は、薬物用量を増加させるに伴い、効果の発現が検出されない「無作用量」から、最小有効量を経て「治療量」に至る。治療量上限を超えると、やがて**効果よりも有害反応が強く発現**する「中毒量」となり、「最小致死量」を経て、「致死量」に至る。

問 4 正答：4 ☐☐☐

d いわゆる健康食品は、その多くが摂取しやすいように、錠剤やカプセル等の**医薬品に類似**した形状で販売されている。

問 5 正答：4 ☐☐☐

a **健康寿命を伸ばす**ことが日本の大きな課題であり、セルフメディケーションの推進は、その課題を解決する重要な活動の一つである。

d 令和4年1月の見直しにより、スイッチOTC医薬品以外にも、**腰痛や肩こり**、**風邪**や**アレルギー**の諸症状に対応する一般用医薬品がセルフメディケーション税制の対象となっている。

問 6 正答：2 ☐☐☐

c 医薬品の中には、鶏卵や牛乳等を原材料として作られているものがあるため、それらに対するアレルギーがある人では**使用を避けなければならない場合もある**。

問 7 正答：2 ☐☐☐

b 一般用医薬品にも**習慣性・依存性**がある成分を含んでいるものがあり、そうした医薬品はしばしば**乱用**されることが知られている。

問 8 正答：1 ☐☐☐

d 一般用医薬品は、軽度な疾病に伴う症状の改善等を図るためのものであり、その使用を中断することによる不利益よりも、**重大な副作用を回避**することを優先するべきである。

問 9 正答：4 ☐☐☐

⦿一般的に**15歳未満**を小児とすることもあり、具体的な年齢が明らかな場合は、医薬品の使用上の注意においては、「3歳未満の小児」等と表現される場合がある。

問 10 正答：3 ☐☐☐

⦿高齢者に対する一般用医薬品の販売等に際しては、実際にその医薬品を使用する**高齢者の個々の状況に即して**、適切に情報提供や相談対応がなされることが重要である。

問 11 正答：2 ☐☐☐

a 生活習慣病等の慢性疾患では、疾患の種類や程度によっては、一般用医薬品を使用することでその症状が**悪化**したり、**治療が妨げられる**こともある。

d　購入者等が医療機関・薬局から交付された薬剤を使用している場合には、**登録販売者が一般用医薬品との併用の可否を判断することは困難**なことが多いため、その薬剤を処方した医師若しくは歯科医師又は調剤を行った薬剤師に相談するよう説明する必要がある。

問 12　正答：2　□□□

b　プラセボ効果は、医薬品を使用したとき、結果的又は偶発的に薬理作用によらない作用を生じることをいい、**不確実なもの**である。それを目的として医薬品が使用されるべきではない。

d　プラセボ効果は、主観的な変化だけでなく、**客観的に測定可能な変化**として現れることもある。

問 13　正答：5　□□□

⦿一般用医薬品は、医薬品、医療機器等の品質、有効性及び安全性の確保等に関する法律において「医薬品のうち、その効能及び効果において人体に対する作用が（ a **著しくない**）ものであって、薬剤師その他の医薬関係者から提供された情報に基づく（ b **需要者**）の選択により使用されることが目的とされているもの（（ c **要指導医薬品**）を除く。）」と定義されている。なお、高熱や激しい腹痛がある場合、患部が広範囲である場合等、症状が重いときに、一般用医薬品を使用することは、一般用医薬品の役割にかんがみて、適切な対処とはいえない。

問 14　正答：3　□□□

⦿購入者等が適切な医薬品を選択し、実際にその医薬品を使用する人が必要な注意を払って適正に使用していくためには、一般用医薬品の販売に従事する専門家が、可能な限り、**購入者等の個々の状況の把握**に努めることが重要となる。

問 15　正答：4　□□□

a　一般用医薬品の役割は、①軽度な疾病に伴う症状の改善　②生活習慣病等の疾病に伴う症状**発現の予防**（科学的・合理的に効果が期待できるものに限る。）　③生活の質（ＱＯＬ）の改善・向上　④健康状態の自己検査　⑤健康の維持・増進　⑥その他保健衛生　の6つがある。

d　生活習慣病については、**運動療法及び食事療法**が基本となる。

問 16　正答：5　□□□

a　購入者等に情報提供を受けようとする意識が乏しく、コミュニケーションが成立しがたい場合であっても、購入者等から医薬品の使用状況に係る**情報をできる限り引き出し**、可能な情報提供を行っていくためのコミュニケーション技術を身につけるべきである。

b　購入者等が医薬品を使用する状況は随時変化する可能性があるため、販売数量は一時期に使用する必要量とする等、販売時のコミュニケーションの機会が**継続的に確保**されるよう配慮することが重要である。

問 17　正答：3　□□□

⦿サリドマイドは妊娠している女性が摂取した場合、（ a **血液−胎盤関門**）を通過して胎児に移行する。サリドマイド訴訟は、（ b **催眠鎮静剤**）等として販売されたサリドマイド製剤を妊娠している女性が使用したことにより、出生児に、四肢欠損、耳の障害等の先天異常が発生したことに対する損害賠償訴訟である。

⦿サリドマイドによる薬害事件は日本のみならず世界的にも問題となったため、世界保健機関（ＷＨＯ）加盟国を中心に（ c **市販後**）の副作用情報の収集の重要性が改めて認識され、各国における副作用情報の収集体制の整備が図られることとなった。

⦿ 1963 年 6 月に製薬企業を被告として、さらに翌年 12 月には国及び製薬企業を被告として提訴され、1974 年 10 月に**和解**が成立した。

問 18 正答：5

⊙スモン訴訟は、（a **整腸剤**）として販売されていたキノホルム製剤を使用したことにより、（b **亜急性脊髄視神経症**）に罹患したことに対する損害賠償訴訟である。スモン患者に対する施策や救済制度としては、施術費及び医療費の自己負担分の（c **公費負担**）、重症患者に対する介護事業が講じられている。

⊙サリドマイド訴訟、スモン訴訟を契機として、医薬品の副作用による健康被害の迅速な救済を図るため、1979 年、**医薬品副作用被害救済制度**が創設された。

問 19 正答：2

c **血友病患者**が、HIV が混入した原料血漿から製造された血液凝固因子製剤の投与を受けたことにより、HIV に感染したことに対する損害賠償訴訟である。

問 20 正答：4

a 医薬品の**副作用被害**や**薬害**は、医薬品が十分注意して使用されたとしても起こり得るものである。

c サリドマイド製剤やキノホルム製剤は、過去に**一般用医薬品**として販売されていたこともある。

人体の働きと医薬品

問 1 正答：5

b 消化管は、**口腔**から**肛門**まで続く管であり、平均的な成人で全長約 9 m ある。

c 胃は中身が空の状態では扁平に縮んでいるが、食道から内容物が送られてくると、その刺激に反応して胃壁の平滑筋が**弛緩**（ゆるむこと）し、容積が拡がる（胃適応性弛緩）。

d 食道は、喉もとから上腹部のみぞおち近くまで続く管状の器官で、上端と下端には**括約筋**があり、胃の内容物が食道や咽頭に逆流しな

問 2 正答：3

b 胆汁中のビリルビンは、**赤血球**中のヘモグロビンが分解されて生じた老廃物で、腸管内で腸内細菌によって代謝され、糞便を茶褐色にする色素となる。

c 黄疸（皮膚や白目が黄色くなる症状）は、肝機能障害や胆管閉塞などにより**ビリルビンが**循環血液中に滞留することで生じる。

問 3 正答：3

c 大腸の腸内細菌は、血液凝固や骨へのカルシウム定着に必要な**ビタミン K** 等を産生している。

問 4 正答：4

a 鼻腔の内壁から分泌される鼻汁には、**リゾチーム**が含まれ、気道の防御機構の一つとなっている。

問 5 正答：2

b 赤血球の産生に必要なビタミンが不足することにより**ビタミン欠乏性貧血**の症状が現れる。

d 脾臓は、胃の後方の**左上腹部**に位置する。

問 6 正答：4

b 赤血球は、中央部がくぼんだ**円盤状**の細胞で、血液全体の約 **40%** を占め、赤い血色素（ヘモグロビン）を含む。

c ヘモグロビンは、酸素量の**多い**ところで酸素分子と**結合**し、酸素が**少なく**二酸化炭素の多いところで酸素分子を**放出**する性質がある。

d リンパ球は、細菌、ウイルス等の異物を認識する **T 細胞**リンパ球と、それらに対する**抗体を産生**する **B 細胞**リンパ球からなる。

問 7 正答：1

b 副腎髄質では、**アドレナリン**（エピネフリン）

と**ノルアドレナリン**（ノルエピネフリン）が
産生・分泌される。アルドステロンは、副腎
皮質で産生・分泌される。

c 尿が膀胱に溜まってくると尿意を生じ、膀胱
括約筋が**緩む**と、同時に膀胱壁の排尿筋が**収
縮**し、尿が尿道へと押し出される。

d 食品から摂取あるいは体内で生合成されたビ
タミンDは、腎臓で**活性型ビタミンD**に転換
されて、骨の形成や維持の作用を発揮する。

問 8 正答：2 □□□

b **網膜**には、光を受容する細胞（視細胞）が密
集していて、**色**を識別する細胞と、**わずかな
光**でも敏感に反応する細胞の二種類がある。

c 紫外線を含む光に長時間曝され、主に**角膜**の
上皮に損傷を生じた状態を雪眼炎（又は雪
目）という。

問 9 正答：4 □□□

b **汗腺**には、腋窩（わきのした）などの毛根部
に分布する**アポクリン腺**（体臭腺）と、手の
ひらなど毛根がないところも含め全身に分布
する**エクリン腺**の二種類がある。

c **真皮**には、**毛細血管**や**知覚神経**の末端が通っ
ている。

d メラニン色素は、**表皮の最下層**にあるメラニ
ン産生細胞（メラノサイト）で産生され、太
陽光に含まれる紫外線から皮膚組織を防護す
る役割がある。

問 10 正答：4 □□□

a 体温が下がり始めると、皮膚を通っている毛
細血管は**収縮**して、放熱を抑える。

c 骨組織を構成する**無機質**は、炭酸カルシウム
やリン酸カルシウム等の石灰質からなる。

問 11 正答：3 □□□

b 血液脳関門は一般に小児では未発達であるた
め、循環血液中に移行した医薬品の成分が脳
の組織に**達しやすい**。

c 脊髄は、脳と末梢の間で刺激を伝えるほか、
末梢からの刺激の一部に対しては**脳を介さず**
に刺激を返す場合があり、これを**脊髄反射**と
呼ぶ。

問 12 正答：5 □□□

⦿交感神経の節後線維の末端から神経伝達物質の
（ a **ノルアドレナリン** ）が放出され、副交感
神経の節後線維の末端から神経伝達物質の（ b
アセチルコリン ）が放出される。ただし、汗
腺を支配する交感神経線維の末端では、例外的
に（ b **アセチルコリン** ）が伝達物質として放
出される。

⦿交感神経系が活発になると、瞳孔は（ c **散大** ）
し、血圧は（ d **上昇** ）する。

⦿概ね、交感神経系は体が闘争や恐怖等の緊張状
態に対応した態勢をとるように働き、副交感神
経系は体が食事や休憩等の安息状態となるよう
に働く。

問 13 正答：2 □□□

b 一般に、消化管からの**吸収**は、医薬品成分の
濃度の高い方から低い方へ**受動的**に拡散して
いく現象であり、消化管が積極的に医薬品成
分を取り込む現象ではない。

c 内服薬の消化管吸収では、主に**小腸**から有効
成分が吸収される。

問 14 正答：2 □□□

b 有効成分は、消化管の毛細血管から血液中に
移行する。その血液は全身循環に入る前に**門
脈**という血管を経由して**肝臓**を通過し、**代謝**
を受けることになる。

c 多くの有効成分は、血液中で血漿タンパク質
と結合して**複合体**を形成しており、複合体を
形成している有効成分の分子は、薬物代謝酵
素の作用によって**代謝されない**。

問 15 正答：2 □□□

b イレウス様症状では、嘔吐がない場合でも、

模擬試験・解答解説

557

腹痛などの症状のために水分や食物の摂取が抑制され、**脱水状態**となることがある。

問 16　正答：5 ☐☐☐

a　外用液剤は、軟膏剤やクリーム剤に比べて、患部が**乾きやすく**、適用部位に直接的な**刺激感を与える**場合がある。

問 17　正答：5 ☐☐☐

b　重篤副作用疾患別対応マニュアルは、**厚生労働省**が関係学会の専門家等の協力を得て作成し、公表している。

c　重篤副作用疾患別対応マニュアルには、一般用医薬品によって発生する副作用も**含まれている**。

問 18　正答：1 ☐☐☐

c　偽アルドステロン症は、体内に塩分（**ナトリウム**）と水が貯留し、体から**カリウム**が失われることによって生じる病態である。

d　副腎皮質からのアルドステロン分泌は**増加していない**。

問 19　正答：5 ☐☐☐

a　間質性肺炎は、**必ずしも発熱は伴わないが**、かぜや気管支炎の症状との**区別は難しい**こともあり、細心の注意を払ってそれらとの鑑別が行われている。

d　間質性肺炎が悪化すると、**肺線維症**（肺が線維化を起こして硬くなる状態）に移行することがある。

問 20　正答：4 ☐☐☐

d　薬疹は医薬品の使用後1～2週間で起きることが多いが、**長期使用後に現れることもある**。

主な医薬品とその作用

問 1　正答：1 ☐☐☐

b　**インフルエンザ**（流行性感冒）は、かぜと同様、ウイルスの呼吸器感染によるものであるが、感染力が強く、また重症化しやすいため、**かぜとは区別**して扱われる。

問 2　正答：4 ☐☐☐

◉多くの解熱鎮痛薬には、体内の**プロスタグランジンの産生を抑える**成分が配合されているため、心臓病、腎臓病、肝臓病又は胃・十二指腸潰瘍のある人の場合は、使用する前にその適否につき、治療を行っている医師又は処方薬の調剤を行った薬剤師に相談することが望ましい。

問 3　正答：2 ☐☐☐

◉かぜ薬として使用される漢方処方製剤のうち、アレルギー性鼻炎、花粉症に適すとされるのは**小青竜湯**だけである。

問 4　正答：4 ☐☐☐

4　疎経活血湯は、体力中等度で、痛みがあり、ときにしびれがあるものの関節痛、神経痛、腰痛、筋肉痛に適すとされるが、消化器系の副作用（食欲不振、胃部不快感等）が現れやすい等の理由で、胃腸が弱く下痢しやすい人には不向きとされる。

問 5　正答：2 ☐☐☐

◉はっきりした原因がなくても、日常生活における人間関係のストレスや生活環境の変化等の様々な要因によって自律神経系のバランスが崩れ、**寝つきが悪い**、**眠りが浅い**などといった精神神経症状を生じることがある。

問 6　正答：3 ☐☐☐

b　**桂枝加竜骨牡蛎湯**は、体力中等度以下で疲れやすく、神経過敏で、興奮しやすいものの神経質、不眠症、小児夜泣き、夜尿症、眼精疲

労、神経症に適すとされる。

d 眠気防止薬は、一時的に精神的な集中を必要とするときに、眠気や倦怠感を除去する目的で使用されるものであり、睡眠不足による疲労には、早めに十分な睡眠をとることが望ましい。特に成長期の小児の発育には睡眠が重要であることから、**小児用の眠気防止薬はない**。

a スコポラミン臭化水素酸塩水和物は、ほかの抗コリン成分と比べて脳内に移行しやすいとされるが、**肝臓**で速やかに**代謝**されるため、抗ヒスタミン成分等と比べて作用の持続時間は短い。

c ジメンヒドリナートは、**ジフェンヒドラミンテオクル酸塩の一般名**で、専ら乗り物酔い防止薬に配合される抗ヒスタミン成分である。

d 胃粘膜への麻酔作用によって嘔吐刺激を和らげ、乗物酔いに伴う吐きけを抑えることを目的として、**アミノ安息香酸エチル**のような局所麻酔成分が配合されている場合がある。

c ジプロフィリンは、気管支の**平滑筋**に直接作用して弛緩させ、気管支を拡張させるキサンチン系成分である。

d ジヒドロコデインリン酸塩は、延髄の咳嗽中枢に作用して鎮咳作用を示し、**モルヒネと同じ基本構造を持つ**ため、**薬物依存につながるおそれ**がある。

b 半夏厚朴湯には、構成生薬として**カンゾウは含まれていない**。

c キョウニンは、体内で分解されて生じた代謝物の一部が延髄の呼吸中枢、咳嗽中枢を**鎮静**させる作用を示すとされる。

c 健胃薬は、味覚や嗅覚を刺激して反射的な唾液や胃液の分泌を促すことにより、**弱った胃の働きを高める**ことを目的とする医薬品である。

d ピレンゼピン塩酸塩などの胃液分泌抑制成分は、副交感神経の伝達物質であるアセチルコリンの働きを**抑える**。

b 安中散は、体力中等度以下で、腹部は力がなくて、胃痛又は腹痛があって、ときに胸やけや、げっぷ、胃もたれ、食欲不振、吐きけ、嘔吐などを伴うものの神経性胃炎、慢性胃炎、胃腸虚弱に適すとされる。

d 人参湯は、体力虚弱で、疲れやすくて手足などが冷えやすいものの胃腸虚弱、下痢、嘔吐、胃痛、腹痛、急・慢性胃炎に適すとされる。

a タンニン酸ベルベリンは、タンニン酸の**収斂作用**とベルベリンの**抗菌作用**による止瀉を期待して用いられる。

c ロペラミド塩酸塩は、中枢神経系を**抑制する**作用があり、副作用として、めまいや眠気が現れることがある。

b カルメロースナトリウムは、腸管内で水分を吸収して腸内容物に浸透し、糞便の**かさを増やす**とともに糞便を**柔らかくする**ことによる瀉下作用がある。

d ヒマシ油は、小腸でリパーゼの働きによって生じる分解物が、**小腸を刺激する**ことで瀉下作用をもたらす。日本薬局方収載のヒマシ油及び加香ヒマシ油は、腸内容物の急速な排除を目的として用いられる。

⦿腸の不調を改善する目的で用いられる漢方処方

製剤のうち、体力に関わらず使用されるのは、**大黄甘草湯**だけである。

問 15　正答：5 ☐☐☐

a 浣腸薬液を注入した後すぐに排便を試みると、薬液のみが排出されて効果が十分得られないことから、便意が強まるまで**しばらく我慢**する。

b 浸透圧の差によって腸管壁から水分を取り込んで直腸粘膜を刺激し、排便を促す効果を期待して、**グリセリンやソルビトール**が用いられる。

問 16　正答：3 ☐☐☐

c 複数の駆虫薬を併用しても**駆虫効果が高まることはなく**、副作用も現れやすくなる。また、組合せによっては駆虫作用が減弱することもある。

問 17　正答：2 ☐☐☐

b 動悸は、心臓の働きが低下して十分な血液を送り出せなくなり、**脈拍数を増やす**ことによってその不足を補おうとして起こる。

c 鉄分の摂取不足を生じても、初期には貯蔵鉄や血清鉄が減少するのみで、ヘモグロビン量自体は変化せず、ただちに貧血の症状は現れない。しかし、**持続的に鉄が欠乏**すると、ヘモグロビンが減少して貧血症状が現れる。

問 18　正答：2 ☐☐☐

2 パンテチンは、低密度リポタンパク質（**LDL**）等の**異化排泄**を促進し、リポタンパクリパーゼ活性を高めて、高密度リポタンパク質（**HDL**）**産生**を高める作用があるとされる。

問 19　正答：5 ☐☐☐

c ユビデカレノンは、別名コエンザイム Q10 とも呼ばれ、**心筋の酸素利用効率を高めて収縮力を高める**ことによって血液循環の改善効果を示す。強心薬との**併用は避ける**。

問 20　正答：2 ☐☐☐

b 鉄製剤を服用し便が黒くなった場合、使用の中止を要する**副作用等の異常ではない**。ただし、服用前から便が黒い場合は、貧血の原因として**消化管内で出血**している場合もあるため、服用前の便の状況との対比が必要である。

c 鉄分は、赤血球が酸素を運搬する上で重要なヘモグロビンの産生に不可欠な**ミネラル**である。

問 21　正答：4 ☐☐☐

a センソは、1日用量中のセンソが **5 mg を超える場合**には**劇薬**に指定されており、一般用医薬品では、1日用量が **5 mg 以下**となるよう用法・用量が定められている。

c センソは皮膚や粘膜に触れると局所麻酔作用を示し、センソが配合された内服固形製剤は、口中で噛むと舌等が麻痺することがあるため、**噛まずに服用**することとされている。

問 22　正答：5 ☐☐☐

a カルバゾクロムは、毛細血管を補強、強化して**出血を抑える**働きがあるとされ、止血効果を期待して配合されている場合がある。

問 23　正答：2 ☐☐☐

⦿泌尿器用薬として使用される漢方処方製剤のうち、軽い尿漏れに適すとされ、副作用として食欲不振が現れるのは、**八味地黄丸**である。

問 24　正答：3 ☐☐☐

a 血の道症とは、月経、妊娠、分娩、産褥（分娩後、母体が通常の身体状態に回復するまでの期間）、更年期等の生理現象や、流産、人工妊娠中絶、避妊手術などを原因とする異常生理によって起こるとされ、範囲が更年期障害よりも広く、年齢的に必ずしも**更年期に限らない**。

d 妊娠中の女性ホルモンの摂取によって、胎児の先天性異常の発生が報告されており、**妊婦**

又は妊娠していると思われる女性では**使用を避ける**必要がある。

問 25 　正答：5 　□□□

a **加味逍遙散**は、体力中等度以下で、のぼせ感があり、肩がこり、疲れやすく、精神不安やいらだちなどの精神神経症状、ときに便秘の傾向のあるものの冷え症、虚弱体質、月経不順、月経困難、更年期障害、血の道症、不眠症に適すとされるが、胃腸の弱い人では、悪心（吐きけ）、嘔吐、胃部不快感、下痢等の副作用が現れやすい等、不向きとされる。

c **当帰芍薬散**は、体力虚弱で、冷え症で貧血の傾向があり疲労しやすく、ときに下腹部痛、頭重、めまい、肩こり、耳鳴り、動悸などを訴えるものの月経不順、月経異常、月経痛、更年期障害、産前産後あるいは流産による障害（貧血、疲労倦怠、めまい、むくみ）、めまい・立ちくらみ、頭重、肩こり、腰痛、足腰の冷え症、しもやけ、むくみ、しみ、耳鳴りに適すとされるが、胃腸の弱い人では、胃部不快感等の副作用が現れやすい等、不向きとされる。

問 26 　正答：4 　□□□

a 眼科用薬は、目の疲れやかすみ、痒みなど一般的に自覚される症状の緩和を目的として、**結膜嚢**（結膜で覆われた眼瞼（まぶた）の内側と眼球の間の空間）に適用する外用薬である。

d 一般的に点眼薬の1滴の薬液量は約**50 μ L**であるのに対して、結膜嚢の容積は30 μ L程度とされている。

問 27 　正答：3 　□□□

⊙なお、減感作療法は、アレルゲンを特定したうえで、そのアレルゲンに対して徐々に体を慣らしていく治療法で、医師の指導の下に行われるべきものである。

問 28 　正答：4 　□□□

a 眼科用薬に配合されるイプシロン-アミノカプロン酸は、抗炎症成分で、炎症の原因となる物質の生成を抑える作用を示し、**目の炎症を改善**する効果を期待して用いられる。

d スルファメトキサゾールは、**細菌感染**（ブドウ球菌や連鎖球菌）による結膜炎やものもらい（麦粒腫）、眼瞼炎などの化膿性の症状を改善する。

問 29 　正答：2 　□□□

b サリチル酸メチルは、皮膚から吸収された後、サリチル酸に分解されて、末梢組織（患部局所）における**プロスタグランジンの産生を抑える**作用と、局所刺激により患部の**血行を促し**、また、末梢の知覚神経に軽い麻痺を起こすことにより、**鎮痛作用**をもたらすと考えられている。

c ステロイド性抗炎症成分をコルチゾンに換算して**1 g 又は 1 mL 中 0.025mg** を超えて含有する製品では、特に長期連用を避ける必要がある。

問 30 　正答：2 　□□□

a みずむしは、皮膚糸状菌（白癬菌）という**真菌類**の一種が皮膚に寄生することによって起こる疾患（表在性真菌感染症）である。

b みずむしは古くから知られている皮膚疾患の一つであり、様々な民間療法が存在するが、それらの中には科学的根拠が見出されないものも多く、かえって**症状を悪化させる場合がある**。

d 治療薬の剤形の選択に関して、一般に、皮膚が厚く角質化している部分には、**液剤**が適している。

問 31 　正答：2 　□□□

b ビタミンB$_2$は、**脂質**の代謝に関与し、皮膚や粘膜の機能を正常に保つために重要な栄養素である。

c 過剰症として、高カルシウム血症と異常石灰化を生じるおそれがあるのは**ビタミンD**である。

d ビタミンDは、腸管での**カルシウム**吸収及び尿細管でのカルシウム再吸収を促して、**骨の形成**を助ける栄養素である。

問 32 正答：5 □□□

d ステロイド性抗炎症成分が配合されている場合には、その含有量によらず**長期連用を避ける**必要がある。

問 33 正答：2 □□□

1 カルバゾクロムは、**止血**成分である。

3 グリチルリチン酸二カリウムは、**抗炎症**成分である。

4 アラントインは、**組織修復**成分である。

5 グリチルレチン酸は、**抗炎症**成分である。

問 34 正答：2 □□□

a グルクロノラクトンは、肝臓の働きを助け、**肝血流を促進**する働きがあり、全身倦怠感や疲労時の栄養補給を目的として配合されている場合がある。

問 35 正答：3 □□□

a 漢方処方製剤においても、間質性肺炎や肝機能障害のような**重篤な副作用が起きる**ことがある。

b 漢方薬は、漢方医学（日本の伝統医学）で用いる薬剤全体を概念的に広く表現する時に用いる言葉である。中薬は現代中国で利用されている中医学に基づく薬剤であり、**漢方薬とは別物**である。

c 小柴胡湯とインターフェロン製剤の相互作用のように、医療用医薬品との相互作用も知られている。

問 36 正答：4 □□□

a 現代では、一般用医薬品の漢方処方製剤の多くは、処方に基づく生薬混合物の浸出液を濃縮して調製された**乾燥エキス製剤**を散剤等に加工して市販されているが、**軟エキス剤**、伝統的な煎剤用の**刻み生薬の混合物**、処方に基づいて調製された**丸剤**等も存在する。

c 漢方処方製剤は、用法用量において適用年齢の下限が設けられていない場合であっても、**生後3ヶ月未満の乳児に使用しない**こととされている。

問 37 正答：4 □□□

c 忌避剤は人体に直接使用され、蚊、ツツガムシ、ノミ等が人体に取り付いて吸血したり、病原細菌等を媒介するのを防止するものであり、虫さされによる**痒みや腫れなどの症状を和らげる効果はない**。

問 38 正答：4 □□□

a 次亜塩素酸ナトリウムは、皮膚刺激性が強いため、通常、**人体の消毒には用いられない**。

d クレゾール石けん液は、結核菌を含む一般細菌類、真菌類に対して比較的広い殺菌消毒作用を示すが、**大部分のウイルスに対する殺菌消毒作用はない**。

問 39 正答：3 □□□

3 妊娠検査薬は、尿中のヒト絨毛性性腺刺激ホルモン（hCG）の有無を調べるものであり、通常、実際に妊娠が成立してから**4週目前後**の尿中の hCG 濃度を検出感度としている。

問 40 正答：5 □□□

c ディートを含有する忌避剤は、**生後6ヶ月未満の乳児への使用を避ける**こととされている。

薬事関係法規・制度

問 1 正答：2　□□□

⊙なお、医薬関係者の責務として、医師、歯科医師、薬剤師などの**医薬関係者**は、医薬品等の有効性及び安全性と適正な使用に関する知識と理解を深めるとともに、使用の対象者等に対し、適正な使用に関する事項に関する**正確かつ適切な情報の提供**に努めなければならないとされている。

問 2 正答：5　□□□

a 要指導医薬品は、薬事・食品衛生審議会において、一般用医薬品として取り扱うことが適切であると認められたものについては、**一般用医薬品に分類が変更されることもある。**

b （医師又は歯科医師が診察をして）患者の容態に合わせて処方量を決めて交付するものは、医療用医薬品である。要指導医薬品及び一般用医薬品は、あらかじめ**定められた用量**に基づき、**適正使用**することによって効果を期待するものである。

c 毒薬又は劇薬で要指導医薬品に該当することはあるが、現在のところ、**毒薬又は劇薬で、一般用医薬品のものはない。**

問 3 正答：2　□□□

b 販売従事登録を受けようとする者は、法施行規則に基づく申請書を、医薬品の販売又は授与に従事する薬局又は医薬品の販売業の店舗の**所在地**の都道府県知事（配置販売業にあっては、配置しようとする区域をその区域に含む都道府県の知事）に提出しなければならない。

d 登録販売者が、偽りその他不正の手段により販売従事登録を受けたことが判明したとき、**都道府県知事**はその登録を消除しなければならない。

問 4 正答：1　□□□

b 店舗販売業者は、一般用医薬品のうち、第一類医薬品については、**薬剤師**により販売させなければならない。

問 5 正答：4　□□□

a 化粧品としての使用目的を有する製品については、その効能効果が**あらかじめ定められた範囲内**であって、人体に対する**作用が緩和**であるものに限り、医薬部外品の枠内で、薬用化粧品類、薬用石けん、薬用歯みがき類等として承認されている。

d 医薬部外品を業として、製造販売する場合は、製造販売業の**許可**が必要であり、厚生労働大臣が基準を定めて指定するものを除き、品目ごとに**承認**を得る必要がある。

問 6 正答：4　□□□

4 医薬品の**リスク区分**は、店舗販売業者が、卸売販売業者から初めて医薬品を購入したとき**に書面に記載しなければならない事項ではない。**

問 7 正答：4　□□□

a **未承認の医薬品**の名称、製造方法、効能、効果又は性能に関する**広告は禁止**されている。

c 医薬品医療機器等法第66条（誇大広告等）に関する規定は、広告等の依頼主だけでなく、その広告等に**関与するすべての人が対象**となる。

問 8 正答：3　□□□

a 他の医薬品と組み合わせて販売することは、購入者の利便性を考慮して行われるものであり、使用期限が迫っているなどの**販売側の都合によるものは認められない。**

c キャラクターグッズ等の景品類を提供しての販売は、**不当景品類及び不当表示防止法の限度内であれば認められている**。なお、医薬品を懸賞や景品として授与することは、原則と

して認められていない。

問 9　正答：1　☐☐☐

c　医薬品の販売業の許可を受ければ分割販売することができる。ただし、医薬品を**あらかじめ小分けし**、販売する行為は、無許可製造、無許可製造販売に該当するため、**認められない**。

d　薬局開設者は薬剤師でなくてもよいが、その場合、その薬局で薬事に関する実務に従事する**薬剤師のうちから管理者を指定**して実地に管理させなければならないこととされている。

問 10　正答：4　☐☐☐

b　**特定の保健の用途に適する**旨の効果等が表示・標榜されている場合、それらは医薬品の効能効果を暗示するものとみなされる。その表示・標榜に「二日酔い改善効果」などの表現が該当する。

問 11　正答：4　☐☐☐

a　**薬局**では、店舗により医薬品の**販売を行うことが認められ**ており、店舗販売業の許可を受けることなく医療用医薬品のほか、要指導医薬品及び一般用医薬品を取り扱うことができる。

b　**地域連携薬局**とは、その機能が、医師若しくは歯科医師又は薬剤師が診療又は調剤に従事する他の医療提供施設と連携し、**地域**における薬剤及び医薬品の適正な使用の推進及び効率的な提供に必要な情報の提供及び薬学的知見に基づく指導を実施するために一定の必要な機能を有する薬局のことである。

問 12　正答：4　☐☐☐

b　第一類医薬品を購入しようとする者から**説明不要の意思表明**があり、薬剤師がその第一類医薬品が**適正に使用されると判断**した場合は、情報を提供せずに販売することができる。

d　第三類医薬品を販売する場合は、その店舗において販売等に従事する薬剤師又は登録販売者に、必要な情報を提供させることが**望ましい**とされているが、義務ではない。

問 13　正答：1　☐☐☐

⊙なお、薬局開設者、店舗販売業者又は配置販売業者は、一般用医薬品を購入し、又は譲り受けようとする者から**相談**があった場合には、**情報の提供を行った後に、販売し又は授与**しなければならない。

問 14　正答：2　☐☐☐

b　保健機能食品は、医薬品と**区別して陳列する**ことが求められる。

c　指定第二類医薬品は、鍵をかけた陳列設備に陳列する場合や、陳列設備から 1.2 メートルの範囲に医薬品の購入者等が進入できないような必要な措置がとられている場合を除き、情報提供を行うための設備から**7 メートル以内**の範囲に陳列しなければならない。

問 15　正答：5　☐☐☐

a　行政庁の**薬務主管課、保健所、薬事監視事務所**等には、薬局や医薬品の販売業の販売広告、販売方法等の一般用医薬品の販売等に関して、生活者からの**苦情や相談**が寄せられている。

b　**消費生活センター**には薬事監視員は配属されていないが、生活者からの苦情等は寄せられており、**生活者へのアドバイス**のほか、必要に応じて**行政庁への通報や問題提起**を行っている。

問 16　正答：4　☐☐☐

b・c　勤務する薬剤師又は登録販売者については、薬剤師、登録販売者、研修中の登録販売者の別と、その**氏名**及び**担当業務**を掲示しなければならない。

問 17　正答：5　　□□□

c 薬剤師不在時間内に登録販売者が販売できる医薬品は、第二類医薬品又は第三類医薬品であり、**要指導医薬品**陳列区画又は**第一類医薬品**陳列区画を**閉鎖**しなければならない。

d 薬局開設者は、薬剤師不在時間に係る掲示事項については、当該薬局内の見やすい場所及び当該薬局の**外側**の見やすい場所に掲示しなければならない。

問 18　正答：5　　□□□

b 薬局又は店舗において従事する**薬剤師及び登録販売者を含む従業員**が、薬事監視員の質問に対して正当な理由なく答弁しなかった場合には、罰則の規定が設けられている。

問 19　正答：3　　□□□

b・c 「体臭を防止する」「カミソリまけを防ぐ」は、どちらも化粧品の**効能効果の範囲**には含まれない。

問 20　正答：5　　□□□

c 機能性表示食品は、事業者の責任において、科学的根拠に基づいた機能性を表示し、販売前に安全性及び機能性の根拠に関する情報などが消費者庁長官へ**届け出**られた食品である。

医薬品の適正使用・安全対策

問 1　正答：1　　□□□

b 他の医薬品で**アレルギーの既往歴がある人**は、一般にアレルギー性の副作用を生じるリスクが高く、その医薬品の使用の適否について慎重な判断がなされるべきであるため、「薬などによりアレルギー症状を起こしたことがある人」として、「**相談すること**」の項に記載されている。

問 2　正答：2　　□□□

b 医薬品には、それに添付する文書（**添付文書**）又はその**容器**若しくは**被包**に、「用法、用量その他使用及び取扱い上の必要な注意」等の記載が義務づけられている。

d 「服用後、乗物又は機械類の運転操作をしないこと」等の副作用や事故が起きる危険性を回避するため記載されている内容については、添付文書だけでなく、**外箱等**にも記載されている。

問 3　正答：1　　□□□

d 医薬品副作用被害救済制度は、殺虫剤・殺鼠剤、殺菌消毒剤（人体に直接使用するものを除く）、**一般用検査薬**、一部の日局収載医薬品（精製水、ワセリン等）は**対象とならない**。

問 4　正答：2　　□□□

b 使用上の注意の記載における「高齢者」とは、およその目安として**65歳以上**を指す。

d 医師又は歯科医師の治療を受けているときは、何らかの薬剤の投与等の処置がなされており、その人の自己判断で医療用医薬品と併用すると、治療の妨げとなったり、処方された医療用医薬品と同種の有効成分の重複や相互作用等を生じることがあるため、「医師（又は歯科医師）の治療を受けている人」は、「**相談すること**」の項に記載されている。

問 5　正答：2　　□□□

a 医薬品・医療機器等安全性情報では、医薬品（一般用医薬品を含む）、医療機器等による**重要な副作用**、**不具合等**に関する情報を厚生労働省がとりまとめ、医薬関係者向けに情報提供を行っている。

問 6　正答：4　　□□□

4 **メチルエフェドリン塩酸塩**は、「相談すること」の項に、「緑内障と診断された人」と記載されない。

c **センノシド**は、「してはいけないこと」の項に「服用後、乗物又は機械類の運転操作をしないこと」と記載されない。

d **アミノ安息香酸エチル**は、「してはいけないこと」の項に「服用後、乗物又は機械類の運転操作をしないこと」と記載されない。

5 **ジフェニドール塩酸塩**は、糖尿病の診断を受けた人の「相談すること」の対象成分ではない。

b 添付文書に「使用上の注意」として記載される内容は、その**医薬品に配合されている成分等に由来する**ことも多く、使用上の注意の内容について、配合成分等の記載からある程度読み取ることも可能である。

a 医薬品を適正に使用したにもかかわらず発生した副作用が対象であり、**健康食品**による副作用はこの制度の**対象外**である。

c 救済給付の対象となる健康被害の程度としては、副作用による疾病のため、入院を必要とする程度の医療を受ける場合や、副作用による重い後遺障害が残った場合であり、**軽度のもの**については**給付対象に含まれない**。

c 医療用医薬品で使用されていた有効成分を初めて配合した要指導医薬品については、承認条件として**承認後**の一定期間（概ね**3年**）、安全性に関する調査及び調査結果の報告が求められている。一般用医薬品においても、同様に調査結果の報告が求められる。

1 医療費の請求の期限は、医療費の支給の対象となる費用の支払いが行われたときから**5年**

以内である。

2 医療手当の請求の期限は、医療が行われた日の属する月の翌月の初日から**5年以内**である。

4 遺族年金の請求の期限は、原則、死亡のときから**5年以内**である。

5 葬祭料の請求の期限は、原則、死亡のときから**5年以内**である。

d 医薬品との**因果関係が明確でない場合**であっても**報告の対象**となり得る。

a 「鎮静作用の増強が生じるおそれがあるため」は、**ブロモバレリル尿素**又は**アリルイソプロピルアセチル尿素**が配合された解熱鎮痛薬、催眠鎮静薬、乗物酔い防止薬について「服用前後は飲酒しないこと」と記載される理由である。

b 「激しい腹痛を伴う下痢等の副作用が現れやすくなるため」は、瀉下成分が配合された駆虫薬を他の瀉下薬と**併用しない**こととする理由である。

b 一般用医薬品では、殺虫剤・殺鼠剤、殺菌消毒剤（人体に**直接使用**するものを**除く**）は、救済給付の支給対象ではない。

c **製品不良**など、製薬企業に損害賠償責任がある場合や、**無承認無許可医薬品**（いわゆる**健康食品**として販売されたもののほか、**個人輸入**により入手された医薬品を含む。）の使用による健康被害については、救済給付の対象ではない。

d 一般用医薬品の日本薬局方**精製水**は救済制度の支給対象ではない。その他、ワセリン、一般用検査薬も支給対象とならない。

問 16　正答：4　☐☐☐

d　外国において、ライ症候群の発症との関連性が示唆されているため、「15歳未満の小児」は「服用しないこと」とされているのは、**アスピリン、アスピリンアルミニウム、サザピリン、プロメタジンメチレンジサリチル酸塩、サリチル酸ナトリウム**である。

問 17　正答：3　☐☐☐

a　「長期連用しないこと」とされているのは、**インドメタシン、フェルビナク、ケトプロフェン、ピロキシカム**が配合された外用鎮痛消炎薬である。

d　「連用しないこと」とされているのは、**ヒマシ油**が配合された瀉下薬である。

問 18　正答：2　☐☐☐

b　**ビタミンE主薬製剤**では、「相談すること」の項に「高齢者」と記載されていない。

c　**ジヒドロコデインリン酸塩**が配合された鎮咳去痰薬では、「相談すること」の項に「高齢者」と記載されていない。

◉グリセリンが配合された浣腸薬は、**効き目が強すぎ**たり、副作用が現れやすいため。マオウが配合された内服薬は、**心悸亢進**、**血圧上昇**、**糖代謝促進**を起こしやすいため。

問 19　正答：5　☐☐☐

a　**コデインリン酸塩水和物**では、「相談すること」の項に「胃・十二指腸潰瘍の診断を受けた人」と記載されない。

b　**パパベリン塩酸塩**では、「相談すること」の項に、「高血圧の診断を受けた人」と記載されない。

◉水酸化マグネシウムは、腎臓病では、マグネシウムの**排泄が遅れ**たり、**体内貯留**が現れやすいため。トリメトキノール塩酸塩水和物は、甲状腺機能亢進症の**症状を悪化**させるおそれがあるため。

問 20　正答：2　☐☐☐

◉なお、1970年には、**アンプル剤以外**の一般用かぜ薬についても承認基準が制定され、成分・分量、効能・効果等が見直された。

●法改正・正誤等の情報につきましては、下記「ユーキャンの本」ウェブサイト内「追補（法改正・正誤）」をご覧ください。
https://www.u-can.co.jp/book/information
●本書の内容についてお気づきの点は
・「ユーキャンの本」ウェブサイト内「よくあるご質問」をご参照ください。
　https://www.u-can.co.jp/book/faq
・郵送・FAX でのお問い合わせをご希望の方は、書名・発行年月日・お客様のお名前・ご住所・FAX 番号をお書き添えの上、下記までご連絡ください。
【郵送】〒169-8682 東京都新宿北郵便局 郵便私書箱第2005号
　　　　ユーキャン学び出版 登録販売者資格書籍編集部
【FAX】03-3378-2232
・より詳しい解説や解答方法についてのお問い合わせ、他社の書籍の記載内容等に関しては回答いたしかねます。
●お電話でのお問い合わせ・質問指導は行っておりません。

ユーキャンの 登録販売者 重要問題集 & 模擬試験

2023年9月8日 初 版 第1刷発行	著　者	高橋伊津美
	発行者	品川泰一
	発行所	株式会社 ユーキャン 学び出版 〒151-0053 東京都渋谷区代々木1-11-1 Tel 03-3378-1400
	編　集	株式会社 桂樹社グループ
	発売元	株式会社 自由国民社 〒171-0033 東京都豊島区高田3-10-11 Tel 03-6233-0781（営業部）

印刷・製本　望月印刷株式会社

別冊「漢方・生薬 ポイント暗記BOOK」つき!
ユーキャンの登録販売者 重要問題集＆模擬試験

別冊

漢方・生薬
ポイント暗記
BOOK

取り外せます

ユーキャンの
登録販売者
重要問題集 & 模擬試験 **別冊**

漢方・生薬
ポイント暗記BOOK

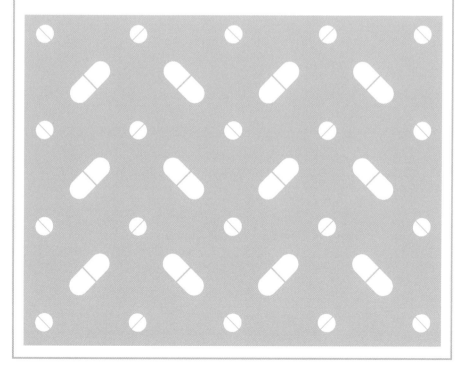

目 次

本書の使い方

ポイント暗記 BOOK と一問一答の二部構成になっています。ポイント暗記 BOOK で漢方と生薬の覚えておきたい重要事項を確認し、一問一答でしっかり知識を定着させましょう。

● ポイント暗記 BOOK・漢方

漢方ごとに 適 不適 重篤な副作用 注意 を列記しています。赤字を赤シートで隠して覚えることができます。漢方は 77 種を記載。

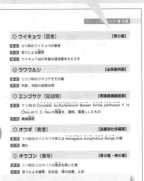

当該生薬が配合される一般用医薬品について、「手引き」に記載のある主な分野を示しています。

● ポイント暗記 BOOK・生薬

生薬ごとに 基原 作用 注意 補足 を列記しています。生薬は 111 種を記載。

● 一問一答

漢方は 77 問を収録。含まれる生薬（カはカンゾウ、マはマオウ、ダはダイオウ）も示しています。生薬は 111 問を収録。

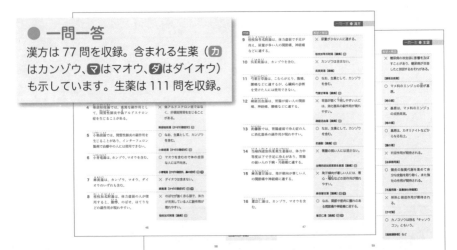

ポイント
暗記BOOK

❶ 葛根湯 かっこんとう カンゾウ マオウ 【かぜの諸症状】

適 体力中等度以上、かぜの初期（汗をかいていない人）で、鼻かぜ、頭痛など

不適 体の虚弱な人、胃腸の弱い人、発汗傾向の著しい人では、悪心、胃部不快感などの副作用

重篤な副作用 肝機能障害、偽アルドステロン症

❷ 桂枝湯 けいしとう カンゾウ 【かぜの諸症状】

適 体力虚弱、汗が出る人のかぜの初期

❸ 香蘇散 こうそさん カンゾウ 【かぜの諸症状】

適 体力虚弱、胃腸の弱い人のかぜの初期、血の道症

❹ 柴胡桂枝湯 さいこけいしとう カンゾウ 【かぜの諸症状】

適 体力中等度またはやや虚弱、多くは腹痛を伴い、ときに微熱・寒気・吐きけなどある人の胃腸炎、かぜの中期から後期の症状

重篤な副作用 間質性肺炎、肝機能障害

❺ 小柴胡湯 しょうさいことう カンゾウ 【かぜの諸症状】

適 体力中等度、口の苦味、舌に白苔がつく人の食欲不振、吐きけ、胃炎、かぜの後期の諸症状、胃腸虚弱、胃炎のような消化器症状

不適 体の虚弱な人

重篤な副作用 間質性肺炎、肝機能障害

注意 インターフェロン製剤で治療中は使用してはならない。肝臓病の診断を受けた人は医師などに相談

⑥ 小青竜湯 (しょうせいりゅうとう) カンゾウ マオウ 　　　　【かぜの諸症状、鼻の症状】

適 体力中等度またはやや虚弱、うすい水様(すいよう)の痰(たん)を伴う咳(せき)や鼻水が出る人の気管支炎、気管支喘息(ぜんそく)、鼻炎、花粉症

不適 体の虚弱な人、胃腸の弱い人、発汗傾向の著しい人

重篤な副作用 肝機能障害、間質性肺炎、偽アルドステロン症

⑦ 麻黄湯 (まおうとう) カンゾウ マオウ 　　　　　　　　　【かぜの諸症状】

適 体力充実、かぜのひきはじめで、寒気がして発熱、頭痛など

不適 胃腸の弱い人、発汗傾向の著しい人では、悪心、発汗過多、全身脱力感などの副作用が現れやすい

⑧ 桂枝加朮附湯 (けいしかじゅつぶとう) カンゾウ 　　　　　　　　　　【鎮痛】

適 体力虚弱、汗が出、手足が冷えてこわばり、ときに尿量が少ない人の関節痛、神経痛

不適 のぼせが強く赤ら顔で、体力が充実している人では、動悸(どうき)、のぼせ、ほてりなどの副作用が現れやすい

⑨ 桂枝加苓朮附湯 (けいしかりょうじゅつぶとう) カンゾウ 　　　　　　　【鎮痛】

適 体力虚弱、手足が冷えてこわばり、尿量が少なく、ときに動悸、めまい、筋肉のぴくつきがある人の関節痛、神経痛

不適 のぼせが強く赤ら顔で体力が充実している人では、動悸、のぼせ、ほてりなどの副作用が現れやすい

⑩ 呉茱萸湯 (ごしゅゆとう) 　　　　　　　　　　　　　　　　　【鎮痛】

適 体力中等度以下、手足が冷えて肩がこり、ときにみぞおちが膨満(ぼうまん)する人の頭痛、頭痛に伴う吐きけ・嘔吐(おうと)、しゃっくり

⑪ 芍薬甘草湯 _{しゃくやくかんぞうとう} カンゾウ 【鎮痛】

適 体力に関わらず使用でき、筋肉の急激な痙攣を伴う痛みのある人のこむらがえり、腹痛、腰痛など

重篤な副作用 肝機能障害、間質性肺炎、うっ血性心不全、心室頻拍

注意 症状があるときのみ服用、連用は避ける。心臓病の診断を受けた人は使用してはいけない

⑫ 疎経活血湯 _{そけいかっけつとう} カンゾウ 【鎮痛】

適 体力中等度、痛みがあり、ときにしびれがある人の関節痛、神経痛、腰痛、筋肉痛

不適 胃腸が弱く、下痢しやすい人では、消化器系の副作用が現れやすい

⑬ 釣藤散 _{ちょうとうさん} カンゾウ 【鎮痛】

適 体力中等度、慢性に経過する頭痛、めまい、肩こりなどがある人の慢性頭痛、神経症、高血圧の傾向のある人

不適 胃腸虚弱で冷え症の人では、消化器系の副作用が現れやすい

⑭ 当帰四逆加呉茱萸生姜湯 _{とうきしぎゃくかごしゅゆしょうきょうとう} カンゾウ 【鎮痛】

適 体力中等度以下、手足の冷えを感じ、下肢の冷えが強く、下肢または下腹部が痛くなりやすい人の冷え症、しもやけ、下痢、月経痛など

不適 胃腸の弱い人

⑮ 麻杏薏甘湯 _{まきょうよくかんとう} カンゾウ マオウ 【鎮痛】

適 体力中等度、関節痛、神経痛、筋肉痛、いぼ、手足の湿疹・皮膚炎

不適 体の虚弱な人、胃腸の弱い人、発汗傾向の著しい人では、悪心・嘔吐、胃部不快感などの副作用が現れやすい

⑯ 薏苡仁湯 カンゾウ マオウ 【鎮痛】

適 体力中等度、関節や筋肉の腫れや痛みがある人の関節痛、筋肉痛、神経痛

不適 体の虚弱な人、胃腸の弱い人、発汗傾向の著しい人では、悪心・嘔吐、胃部不快感などの副作用が現れやすい

⑰ 加味帰脾湯 カンゾウ 【精神不安・不眠】

適 体力中等度以下、心身が疲れ、血色が悪く、ときに熱感を伴う人の貧血、不眠症、精神不安、神経症

⑱ 桂枝加竜骨牡蛎湯 カンゾウ 【精神不安・不眠、小児の疳】

適 体力中等度以下、疲れやすく、神経過敏、興奮しやすい人の神経質、不眠症、小児夜泣き、夜尿症など

⑲ 柴胡加竜骨牡蛎湯 ダイオウ 【精神不安・不眠、小児の疳】

適 体力中等度以上、精神不安があって、動悸、不眠、便秘などを伴う高血圧の随伴症状、神経症、小児夜泣きなど

不適 体の虚弱な人、胃腸が弱く下痢しやすい人、瀉下薬を服用している人では、激しい腹痛を伴う下痢の副作用が現れやすい

重篤な副作用 肝機能障害、間質性肺炎

⑳ 酸棗仁湯 カンゾウ 【精神不安・不眠】

適 体力中等度以下、心身が疲れ、精神不安などがある人の不眠症、神経症

不適 胃腸が弱い人、下痢または下痢傾向のある人では、消化器系の副作用が現れやすい

㉑ 小建中湯 しょうけんちゅうとう **カンゾウ** 【小児の疳】

適 体力虚弱、疲労しやすく腹痛があり、血色がすぐれず、ときに動悸、冷え、頻尿および多尿などを伴う人の小児虚弱体質、小児の夜尿症、夜泣きなど

注意 乳幼児では、体格の個人差から体重当たりのグリチルリチン酸摂取量が多くなることがある

㉒ 抑肝散 よくかんさん **カンゾウ** 【精神不安・不眠、小児の疳】

適 体力中等度を目安として、神経が高ぶり、怒りやすい、イライラなどがある人の神経症、不眠症、小児の夜泣き、小児疳症（神経過敏）、血の道症など

注意 動くと息苦しい、足がむくむ、急に体重が増えた場合は、心不全を引き起こす可能性があるので、直ちに医療機関を受診

㉓ 抑肝散加陳皮半夏 よくかんさんかちんぴはんげ **カンゾウ** 【精神不安・不眠、小児の疳】

適 体力中等度を目安として、やや消化器が弱く、神経が高ぶり、怒りやすい、イライラなどがある人の神経症、不眠症、小児の夜泣き、小児疳症（神経過敏）、血の道症など

㉔ 甘草湯 かんぞうとう **カンゾウ** 【咳・痰】

適 体力に関わらず使用でき、激しい咳、咽喉痛、しわがれ声、外用では痔・脱肛の痛みなど

注意 短期間の服用にとどめ、連用してはいけない

㉕ 五虎湯 ごことう **カンゾウ** **マオウ** 【咳・痰】

適 体力中等度以上、咳が強く出る人の気管支炎、気管支喘息、小児喘息、痔の痛みなど

不適 胃腸の弱い人、発汗傾向の著しい人

㉖ 柴朴湯（小柴胡合半夏厚朴湯） カンゾウ 【咳・痰】

適 体力中等度、気分がふさぎ、咽喉、食道部に異物感があり、ときに動悸、めまい、嘔気などを伴う人の小児喘息、咳、不安神経症など

不適 むくみの症状のある人

重篤な副作用 間質性肺炎、肝機能障害

㉗ 神秘湯 カンゾウ マオウ 【咳・痰】

適 体力中等度、咳、喘鳴、息苦しさがあり、痰が少ない人の小児喘息、気管支喘息、気管支炎

不適 胃腸の弱い人、発汗傾向の著しい人

㉘ 麦門冬湯 カンゾウ 【咳・痰、かぜの諸症状】

適 体力中等度以下、痰が切れにくく、ときに強く咳込み、または咽頭の乾燥感がある人のから咳、気管支炎、気管支喘息、咽頭炎、しわがれ声

不適 水様痰の多い人

重篤な副作用 間質性肺炎、肝機能障害

㉙ 半夏厚朴湯 【咳・痰、かぜの諸症状】

適 体力中等度を目安として、気分がふさぎ、咽喉・食道部に異物感、ときに動悸などを伴う不安神経症、神経性胃炎、咳、のどのつかえ感など

㉚ 麻杏甘石湯 カンゾウ マオウ 【咳・痰】

適 体力中等度以上、咳が出て、ときにのどが渇く人の咳、小児喘息、気管支喘息、気管支炎、痔の痛みなど

不適 胃腸の弱い人、発汗傾向の著しい人

㉛ 桔梗湯 （ききょうとう） カンゾウ 【喉の痛み】

適　体力に関わらず使用、喉が腫れて痛み、ときに咳が出る人の扁桃炎など

不適　胃腸が弱く、下痢しやすい人では、食欲不振、胃部不快感などの副作用が現れやすい

㉜ 響声破笛丸 （きょうせいはてきがん） カンゾウ ダイオウ 【喉の痛み】

適　体力に関わらず使用、しわがれ声、咽喉不快

不適　胃腸が弱く、下痢しやすい人では、食欲不振、胃部不快感などの副作用が現れやすい

㉝ 駆風解毒散（駆風解毒湯） （くふうげどくさん　くふうげどくとう） カンゾウ 【喉の痛み】

適　体力に関わらず使用、喉が腫れて痛む扁桃炎、扁桃周囲炎

不適　体の虚弱な人、胃腸が弱く下痢しやすい人では、食欲不振、胃部不快感などの副作用が現れやすい

㉞ 白虎加人参湯 （びゃっこかにんじんとう） カンゾウ 【喉の痛み】

適　体力中等度以上、熱感と口渇が強い人の喉の渇き、ほてり、湿疹・皮膚炎、皮膚のかゆみ

不適　体の虚弱な人、胃腸虚弱で冷え症の人では、食欲不振、胃部不快感などの副作用が現れやすい

㉟ 安中散 （あんちゅうさん） カンゾウ 【胃の不調】

適　体力中等度以下、腹部は力がなく、胃痛または腹痛があって、ときに胸やけや、げっぷ、胃もたれ、食欲不振、吐きけ、嘔吐など

㊱ 人参湯（理中丸） カンゾウ　　【胃の不調】

適 体力虚弱、疲れやすく、手足などが冷えやすい人の胃腸虚弱、下痢、嘔吐、胃痛、腹痛など

㊲ 平胃散 カンゾウ　　【胃の不調】

適 体力中等度以上、消化が悪く、ときに吐きけ、食後に腹が鳴って下痢の傾向がある人の食べすぎによる胃もたれ、急・慢性胃炎、消化不良、食欲不振

㊳ 六君子湯 カンゾウ　　【胃の不調】

適 体力中等度以下、胃腸が弱く、みぞおちがつかえ、疲れやすく、貧血性で手足が冷えやすい人の胃炎、胃腸虚弱、胃下垂、消化不良など

重篤な副作用 肝機能障害

㊴ 桂枝加芍薬湯 カンゾウ　　【腸の不調】

適 体力中等度以下、腹部膨満感のある人のしぶり腹、腹痛、下痢、便秘

㊵ 大黄甘草湯 カンゾウ ダイオウ　　【腸の不調】

適 体力に関わらず使用、便秘、便秘に伴う頭重、のぼせ、湿疹・皮膚炎、ふきでもの（にきび）、食欲不振、痔などの症状の緩和

不適 体の虚弱な人、胃腸が弱く下痢しやすい人では、激しい腹痛を伴う下痢などの副作用が現れやすい

注意 ほかの瀉下薬と併用してはいけない

㊶ 大黄牡丹皮湯 <ruby>大黄牡丹皮湯<rt>だいおうぼたんぴとう</rt></ruby> ダイオウ 　【腸の不調】

適 体力中等度以上、下腹部痛があり、便秘しがちな人の月経不順、月経痛、便秘、痔疾 <ruby>痔疾<rt>じしつ</rt></ruby> など

不適 体の虚弱な人、胃腸が弱く下痢しやすい人では、激しい腹痛を伴う下痢などの副作用が現れやすい

㊷ 麻子仁丸 <ruby>麻子仁丸<rt>ましにんがん</rt></ruby> ダイオウ 　【腸の不調】

適 体力中等度以下、ときに便が硬く塊状 <ruby>塊状<rt>かいじょう</rt></ruby> な人の便秘、便秘に伴う頭重、のぼせ、湿疹・皮膚炎、ふきでもの（にきび）、食欲不振、痔などの症状の緩和

不適 胃腸が弱く、下痢しやすい人では、激しい腹痛を伴う下痢などの副作用が現れやすい

注意 ほかの瀉下薬と併用してはいけない

㊸ 温経湯 <ruby>温経湯<rt>うんけいとう</rt></ruby> カンゾウ 　【女性に現れる特有な諸症状】

適 体力中等度以下、手足がほてり、唇 <ruby>唇<rt>くちびる</rt></ruby> が乾く人の月経不順、月経困難、こしけ（おりもの）、更年期障害、不眠、湿疹・皮膚炎など

不適 胃腸の弱い人

㊹ 温清飲 <ruby>温清飲<rt>うんせいいん</rt></ruby> 　【女性に現れる特有な諸症状】

適 体力中等度、皮膚はかさかさして色つやが悪く、のぼせる人の月経不順、月経困難、血の道症、更年期障害、湿疹・皮膚炎など

不適 胃腸が弱く、下痢しやすい人では、胃部不快感や下痢などの副作用が現れやすい

重篤な副作用 肝機能障害

㊺ 加味逍遙散 カンゾウ 【女性に現れる特有な諸症状】

適 体力中等度以下、のぼせ感があり、疲れやすく、精神不安やいらだち、ときに便秘の傾向のある人の冷え症、虚弱体質、月経不順、更年期障害、血の道症、不眠症など

不適 胃腸の弱い人では、悪心（吐きけ）、嘔吐、胃部不快感、下痢などの副作用が現れやすい

重篤な副作用 肝機能障害、腸間膜静脈硬化症

㊻ 桂枝茯苓丸 【女性に現れる特有な諸症状】

適 比較的体力があり、ときに下腹部痛、肩こり、頭重、のぼせて足冷えなどを訴える人の月経不順、更年期障害、血の道症、打ち身、湿疹・皮膚炎など

不適 体の虚弱な人

重篤な副作用 肝機能障害

㊼ 五積散 カンゾウ マオウ 【女性に現れる特有な諸症状】

適 体力中等度またはやや虚弱、冷えがある人の胃腸炎、腰痛、神経痛、関節痛、月経痛、頭痛、更年期障害、感冒

不適 体の虚弱な人、胃腸の弱い人、発汗傾向の著しい人

㊽ 柴胡桂枝乾姜湯 カンゾウ 【女性に現れる特有な諸症状】

適 体力中等度以下、冷え症、貧血気味、神経過敏で、動悸、息切れ、ときに寝汗、口渇などがある人の更年期障害、血の道症、不眠症、神経症など

重篤な副作用 間質性肺炎、肝機能障害

㊾ 四物湯 （しもつとう）　　　　　　　　【女性に現れる特有な諸症状】

適 体力虚弱、冷え症で皮膚が乾燥、色つやの悪い体質で胃腸障害のない人の
月経不順、更年期障害、血の道症、産後あるいは流産後の疲労回復など

不適 体の虚弱な人、胃腸の弱い人、下痢しやすい人では、胃部不快感、腹痛、
下痢などの副作用が現れやすい

㊿ 桃核承気湯 （とうかくじょうきとう） カンゾウ ダイオウ　【女性に現れる特有な諸症状】

適 体力中等度以上、のぼせて便秘しがちな人の月経不順、月経痛、月経時
や産後の精神不安、腰痛、便秘、高血圧の随伴症状（頭痛、めまい、肩
こり）、痔疾（じしつ）、打撲症（だぼく）など

不適 体の虚弱な人、胃腸が弱く下痢しやすい人では、激しい腹痛を伴う下痢
などの副作用が現れやすい

51 当帰芍薬散 （とうきしゃくやくさん）　　　　　【女性に現れる特有な諸症状】

適 体力虚弱、冷え症で貧血の傾向があり疲労しやすく、ときに下腹部痛、
頭重、肩こり、耳鳴り、動悸などを訴える人の月経不順、月経痛、更年
期障害、産前産後あるいは流産による障害（貧血、疲労倦怠（けんたい）など）、めま
い・立ちくらみ、足腰の冷え症など

不適 胃腸の弱い人では、胃部不快感などの副作用が現れやすい

52 牛車腎気丸 （ごしゃじんきがん）　　　　　　　【泌尿器の症状】（ひにょう）

適 体力中等度以下、疲れやすくて、四肢（しし）が冷えやすく、尿量減少し、ときに
口渇がある人の下肢痛（かし）、腰痛、高齢者のかすみ目、排尿困難、頻尿（ひんにょう）、む
くみなど

不適 胃腸が弱く下痢しやすい人、のぼせが強く赤ら顔で体力の充実している
人では、胃部不快感、腹痛、のぼせ、動悸などの副作用が現れやすい

重篤な副作用 肝機能障害、間質性肺炎

㊼ 猪苓湯（ちょれいとう） 【泌尿器の症状】

適 体力に関わらず使用でき、排尿異常があり、ときに口が渇く人の排尿困難、排尿痛、残尿感、頻尿、むくみ

㊾ 八味地黄丸（はちみじおうがん） 【泌尿器の症状】

適 体力中等度以下、疲れやすくて四肢が冷えやすく、尿量減少または多尿、ときに口渇がある人の下肢痛、腰痛、高齢者のかすみ目、排尿困難、頻尿、むくみ、軽い尿漏れなど

不適 胃腸の弱い人、下痢しやすい人では、食欲不振や胃部不快感など、のぼせが強く赤ら顔で体力の充実している人では、のぼせや動悸などの副作用が現れやすい

㊿ 竜胆瀉肝湯（りゅうたんしゃかんとう） カンゾウ 【泌尿器の症状】

適 体力中等度以上、下腹部に熱感や痛みがある人の排尿痛、残尿感、尿の濁り、こしけ（おりもの）、頻尿

不適 胃腸が弱く、下痢しやすい人では、胃部不快感、下痢などの副作用が現れやすい

56 六味丸（ろくみがん） 【泌尿器の症状】

適 体力中等度以下、疲れやすく、尿量減少または多尿、ときに手足のほてり、口渇がある人の排尿困難、残尿感、頻尿、むくみ、痒み、夜尿症（やにょうしょう）、しびれ

不適 胃腸が弱く、下痢しやすい人では、胃部不快感、腹痛、下痢などの副作用が現れやすい

17

㊾ 茵蔯蒿湯（いんちんこうとう）**ダイオウ**　　　　　　【皮膚の症状、口内炎】

適　体力中等度以上、口渇があり、尿量少なく、便秘する人の蕁麻疹（じんましん）、口内炎、湿疹・皮膚炎、皮膚の痒み

不適　体の虚弱な人、胃腸が弱く下痢しやすい人では、激しい腹痛を伴う下痢などの副作用が現れやすい

重篤な副作用　肝機能障害

㊿ 十味敗毒湯（じゅうみはいどくとう）**カンゾウ**　　　　　　　　【皮膚の症状】

適　体力中等度な人の皮膚疾患で、発赤（ほっせき）があり、ときに化膿（かのう）する人の化膿性皮膚疾患・急性皮膚疾患の初期、蕁麻疹、湿疹・皮膚炎、水虫

不適　体の虚弱な人、胃腸が弱い人

㊾ 消風散（しょうふうさん）**カンゾウ**　　　　　　　　　【皮膚の症状】

適　体力中等度以上の人の皮膚疾患で、痒みが強くて分泌物が多く、ときに局所の熱感がある人の湿疹・皮膚炎、蕁麻疹、水虫、あせも

不適　体の虚弱な人、胃腸が弱く下痢しやすい人では、胃部不快感、腹痛などの副作用が現れやすい

㊿ 当帰飲子（とうきいんし）**カンゾウ**　　　　　　　　　【皮膚の症状】

適　体力中等度以下、冷え症で、皮膚が乾燥する人の湿疹・皮膚炎（分泌物の少ないもの）、痒み

不適　胃腸が弱く、下痢しやすい人では、胃部不快感、腹痛などの副作用が現れやすい

(61) 乙字湯（おつじとう） カンゾウ ダイオウ 【痔の症状】

適 体力中等度以上、大便（だいべん）がかたく、便秘傾向のある人の痔核（じかく）（いぼ痔）、切れ痔、便秘、軽度の脱肛

不適 体の虚弱な人、胃腸が弱く下痢しやすい人では、悪心・嘔吐、激しい腹痛を伴う下痢などの副作用が現れやすい

重篤な副作用 肝機能障害、間質性肺炎

(62) 芎帰膠艾湯（きゅうききょうがいとう） カンゾウ 【痔の症状】

適 体力中等度以下、冷え症で、出血傾向があり胃腸障害のない人の痔出血、貧血、月経異常、皮下出血など

不適 胃腸が弱く、下痢しやすい人では、胃部不快感、腹痛、下痢などの副作用が現れやすい

(63) 紫雲膏（しうんこう） 【外皮用】

適 ひび、あかぎれ、しもやけ、うおのめ、あせも、ただれ、外傷、火傷（やけど）、痔核による疼痛（とうつう）、肛門裂傷（こうもんれっしょう）、湿疹・皮膚炎

不適 湿潤（しつじゅん）、ただれ、火傷または外傷のひどい場合、傷口が化膿している場合、患部が広範囲の場合

(64) 中黄膏（ちゅうおうこう） 【外皮用】

適 急性化膿性皮膚疾患（腫れ物）の初期、打ち身、捻挫（ねんざ）

不適 湿潤、ただれ、火傷または外傷のひどい場合、傷口が化膿している場合、患部が広範囲の場合

注意 捻挫、打撲、関節痛、腰痛などに用いる貼（は）り薬（パップ剤）にした製品もある

⑥⑤ 大柴胡湯 （だいさいことう） ダイオウ 　【肥満症】

適 体力が充実、脇腹からみぞおちあたりにかけて苦しく、便秘傾向がある人の胃炎、常習便秘、高血圧や肥満に伴う肩こり・頭痛、肥満症など

不適 体の虚弱な人、胃腸が弱く下痢しやすい人では、激しい腹痛を伴う下痢などの副作用が現れやすい

重篤な副作用 肝機能障害、間質性肺炎

⑥⑥ 防已黄耆湯 （ぼういおうぎとう） カンゾウ 　【肥満症】

適 体力中等度以下、疲れやすく、汗をかきやすい傾向がある人の肥満に伴う関節の腫れや痛み、むくみ、多汗症、肥満症（いわゆる水ぶとり）

重篤な副作用 肝機能障害、間質性肺炎、偽アルドステロン症

⑥⑦ 防風通聖散 （ぼうふうつうしょうさん） カンゾウ マオウ ダイオウ 　【肥満症】

適 体力が充実、腹部に皮下脂肪が多く、便秘がちな人の高血圧や肥満に伴う動悸・肩こり・のぼせ、蓄膿症（ちくのうしょう）（副鼻腔炎）、湿疹・皮膚炎、肥満症など

不適 体の虚弱な人、胃腸が弱く下痢しやすい人、発汗傾向の著しい人では、激しい腹痛を伴う下痢などの副作用が現れやすい

重篤な副作用 肝機能障害、間質性肺炎、偽アルドステロン症、腸間膜静脈硬化症

注意 小児に使用してはいけない。ほかの瀉下薬との併用は避ける

⑥⑧ 三黄瀉心湯 （さんおうしゃしんとう） ダイオウ 　【高血圧の随伴症状】

適 体力中等度以上、のぼせ気味で顔面紅潮（こうちょう）し、精神不安、便秘傾向などがある人の高血圧に伴う随伴症状（肩こり、耳鳴りなど）、鼻血、痔出血など

不適 体の虚弱な人、胃腸が弱く下痢しやすい人、だらだら出血が長引いている人では、激しい腹痛を伴う下痢などの副作用が現れやすい

(69) 七物降下湯（しちもつこうかとう）【高血圧の随伴症状】

適 体力中等度以下、顔色が悪くて疲れやすく、胃腸障害のない人の高血圧に伴う随伴症状（のぼせ、肩こり、耳鳴り、頭重）

不適 胃腸が弱く、下痢しやすい人では、胃部不快感などの副作用が現れやすい

注意 小児への使用は避ける

(70) 葛根湯加川芎辛夷（かっこんとうかせんきゅうしんい） カンゾウ マオウ【鼻の症状】

適 比較的体力がある人の鼻づまり、蓄膿症（副鼻腔炎）、慢性鼻炎

不適 体の虚弱な人、胃腸が弱い人、発汗傾向の著しい人では、悪心、胃部不快感などの副作用が現れやすい

(71) 荊芥連翹湯（けいがいれんぎょうとう） カンゾウ【鼻の症状】

適 体力中等度以上、皮膚の色が浅黒く、ときに手足の裏に脂汗（あぶらあせ）をかきやすく、腹壁（ふくへき）が緊張している人の蓄膿症（副鼻腔炎）、慢性鼻炎、慢性扁桃炎、にきび

不適 胃腸の弱い人では、胃部不快感などの副作用が現れやすい

重篤な副作用 肝機能障害、間質性肺炎

(72) 辛夷清肺湯（しんいせいはいとう）【鼻の症状】

適 体力中等度以上、濃い鼻汁（はなじる）が出て、ときに熱感を伴う人の鼻づまり、慢性鼻炎、蓄膿症（副鼻腔炎）

不適 体の虚弱な人、胃腸虚弱で冷え症の人では、胃部不快感などの副作用が現れやすい

重篤な副作用 肝機能障害、間質性肺炎、腸間膜静脈硬化症

(73) 十全大補湯（じゅうぜんたいほとう） カンゾウ 【滋養強壮（じようきょうそう）】

適 体力虚弱な人の病後・術後の体力低下、疲労倦怠、食欲不振、貧血など

不適 胃腸の弱い人では、胃部不快感などの副作用が現れやすい

重篤な副作用 肝機能障害

(74) 補中益気湯（ほちゅうえっきとう） カンゾウ 【滋養強壮】

適 体力虚弱、元気がなく、胃腸の働きが衰（おとろ）えて、疲れやすい人の虚弱体質、疲労倦怠、病後・術後の衰弱、食欲不振など

重篤な副作用 間質性肺炎、肝機能障害

(75) 黄連解毒湯（おうれんげどくとう） 【ほてりの症状】

適 体力中等度以上、のぼせ気味で顔色赤く、イライラして落ち着かない傾向のある人の鼻出血（びしゅっけつ）、不眠症、胃炎、血の道症、めまい、動悸、更年期障害、皮膚の痒み、口内炎など

不適 体の虚弱な人

重篤な副作用 肝機能障害、間質性肺炎、腸間膜静脈硬化症

(76) 清上防風湯（せいじょうぼうふうとう） カンゾウ 【にきび】

適 体力中等度以上、赤ら顔で、ときにのぼせがある人のにきび、顔面・頭部の湿疹・皮膚炎、赤鼻（あかばな）（酒（しゅ）さ）

不適 胃腸の弱い人では、食欲不振、胃部不快感の副作用が現れやすい

重篤な副作用 肝機能障害、偽アルドステロン症、腸間膜静脈硬化症

77 苓桂朮甘湯（りょうけいじゅつかんとう） カンゾウ 【動悸・息切れ】

適 体力中等度以下、めまい、ふらつきがあり、ときにのぼせや動悸がある人の立ちくらみ、めまい、頭痛、耳鳴り、動悸、息切れ、神経症、神経過敏

注意 主に利尿作用によって水毒（すいどく）（体の水分が停滞したり偏在したりして、その循環が悪いこと）の排出を促進。高血圧・心臓病・腎臓（じんぞう）病の診断を受けた人では、偽アルドステロン症を生じやすく、動悸や息切れの症状は、それら基礎疾患によって起こることがある

● 早わかり！「マオウ」「ダイオウ」を含む漢方処方製剤

漢方名	マオウ	ダイオウ	カンゾウ
1 葛根湯	マオウ		カンゾウ
6 小青竜湯	マオウ		カンゾウ
7 麻黄湯	マオウ		カンゾウ
15 麻杏薏甘湯	マオウ		カンゾウ
16 薏苡仁湯	マオウ		カンゾウ
19 柴胡加竜骨牡蛎湯		ダイオウ	
25 五虎湯	マオウ		カンゾウ
27 神秘湯	マオウ		カンゾウ
30 麻杏甘石湯	マオウ		カンゾウ
32 響声破笛丸		ダイオウ	カンゾウ
40 大黄甘草湯		ダイオウ	カンゾウ
41 大黄牡丹皮湯		ダイオウ	
42 麻子仁丸		ダイオウ	
47 五積散	マオウ		カンゾウ
(50) 桃核承気湯		ダイオウ	カンゾウ
(57) 茵蔯蒿湯		ダイオウ	
(61) 乙字湯		ダイオウ	カンゾウ
(65) 大柴胡湯		ダイオウ	
(67) 防風通聖散	マオウ	ダイオウ	カンゾウ
(68) 三黄瀉心湯		ダイオウ	
(70) 葛根湯加川芎辛夷	マオウ		カンゾウ

「手引き」で掲載される漢方処方製剤のうち、構成生薬として「マオウ」「ダイオウ」を含むものを一覧にしています（「カンゾウ」を含むものは「カンゾウ」も掲載）。「手引き」掲載の漢方処方製剤のうち、「マオウ」「ダイオウ」を含むものは少ないので、しっかり覚えておきましょう。

❶ アカメガシワ（赤芽槲）　　　　　　　　　【胃の薬】

基原　トウダイグサ科のアカメガシワの樹皮

作用　胃粘膜保護

❷ アセンヤク（阿仙薬）　　　　　　　　　　【腸の薬】

基原　アカネ科の *Uncaria gambir* Roxburgh の葉および若枝から得た水製乾
　　　燥エキス

作用　整腸

❸ アルニカ　　　　　　　　　　　　　　【皮膚に用いる薬】

基原　キク科のアルニカ

作用　抗炎症、血行促進

❹ アロエ　　　　　　　　　　　　　　　　　【腸の薬】

基原　ユリ科の *Aloe ferox* Miller またはこれと *Aloe africana* Miller または
　　　Aloe spicata Baker との種間雑種の葉から得た液汁を乾燥させたもの

作用　大腸刺激による瀉下

❺ インヨウカク（淫羊藿）　　　　　　【強心薬・滋養強壮保健薬】

基原　メギ科のキバナイカリソウ、イカリソウ、*Epimedium brevicornu*
　　　Maximowicz、*Epimedium wushanense* T. S. Ying、ホザキイカリソウ
　　　またはトキワイカリソウなどの地上部

作用　強壮、血行促進、強精（性機能の亢進）

❻ ウイキョウ（茴香） 【胃の薬】

基原 セリ科のウイキョウの果実

作用 香りによる健胃（けんい）

補足 ウイキョウ油の芳香は清涼感をもたらす

❼ ウワウルシ 【泌尿器用薬】

基原 ツツジ科のクマコケモモの葉

作用 利尿、尿路の細菌消毒

❽ エンゴサク（延胡索） 【胃腸鎮痛鎮痙薬】

基原 ケシ科の *Corydalis turtschaninovii* Besser forma *yanhusuo* Y. H. Chou et C. C. Hsu の塊茎（かいけい）を、通例、湯通ししたもの

作用 鎮痛鎮痙（ちんけい）

❾ オウギ（黄耆） 【滋養強壮保健薬】

基原 マメ科のキバナオウギまたは *Astragalus mongholicus* Bunge の根

作用 強壮

❿ オウゴン（黄芩） 【胃の薬・痔の薬】

基原 シソ科のコガネバナの周皮（しゅうひ）を除いた根

作用 香りによる健胃、抗炎症、痔（じ）の改善、止血

⑪ オウバク（黄柏） 【胃の薬・腸の薬・皮膚に用いる薬】

基原 ミカン科のキハダまたは *Phellodendron chinense* Schneider の周皮を除いた樹皮

作用 苦味による健胃、止瀉、収斂（腸粘膜のひきしめ）、抗菌、抗炎症、血行促進

注意 ベルベリンを含み、エキス製剤では健胃作用よりも、ベルベリンによる止瀉作用が期待される。消化不良による下痢、食あたり、吐き下し、水あたりなどに用いる

補足 日本薬局方収載のオウバク末（オウバクを粉末にしたもの）は、健胃や止瀉の作用を期待して内服で用いられるほか、外用として水で練って患部に貼り、打ち身、捻挫に用いられることがある

⑫ オウヒ（桜皮） 【鎮咳去痰薬】

基原 バラ科のヤマザクラまたはカスミザクラの樹皮

作用 去痰

⑬ オウレン（黄連） 【胃の薬・腸の薬・婦人薬】

基原 キンポウゲ科のオウレン、*Coptis chinensis* Franchet、*Coptis deltoidea* C.Y. Cheng et Hsiao または *Coptis teeta* Wallich の根をほとんど除いた根茎

作用 苦味による健胃、止瀉、収斂（腸粘膜のひきしめ）、抗菌、抗炎症

注意 ベルベリンを含む

⑭ オリブ油 【皮膚に用いる薬】

基原 モクセイ科の *Olea europaea* Linné の果実を圧搾して得た脂肪油

作用 角質層の水分保持量を高め、皮膚の乾燥を改善する

⑮ オンジ（遠志） 【鎮咳去痰薬】

基原 ヒメハギ科のイトヒメハギの根および根皮

作用 去痰

注意 糖尿病の検査値に影響することがあり、糖尿病が改善したと誤認するおそれがある。1日最大配合量が**オンジ**として１g以上を含有する製品では、使用上の注意において成分および分量に関連する注意が記載されている

⑯ カイカ（槐花） 【痔の薬】

基原 マメ科のエンジュの蕾

作用 止血

⑰ カイカク（槐角） 【痔の薬】

基原 マメ科のエンジュの成熟果実

作用 止血

⑱ カオリン 【腸の薬】

基原 カオリナイトなどからなる粘土

作用 腸管内の異常発酵などによって生じた、有害な物質を吸着することによる止瀉

⑲ カゴソウ（夏枯草） 【泌尿器用薬】

基原 シソ科のウツボグサの花穂

作用 利尿

⑳ カシュウ（何首烏） 【毛髪用薬・滋養強壮保健薬】

基原 タデ科のツルドクダミの塊根

作用 頭皮の脂質代謝を高めて余分な皮脂を取り除く、強壮

27

㉑ カッコン（葛根） 【かぜ薬】

基原 マメ科のクズの周皮を除いた根

作用 解熱、鎮痙

㉒ カノコソウ（鹿子草）（別名：キッソウコン）【催眠鎮静薬】など

基原 オミナエシ科のカノコソウの根および根茎（土中にできる芋のような部位のこと）

作用 神経の興奮や緊張の緩和（鎮静）

㉓ カミツレ 【かぜ薬・歯槽膿漏薬】

基原 キク科のカミツレの頭花

作用 抗炎症、抗菌、発汗

注意 粘膜組織の修復が期待されるアズレンを含む

㉔ カンゾウ（甘草） 【解熱鎮痛薬・小児鎮静薬・胃の薬】など

基原 マメ科の *Glycyrrhiza uralensis* Fischer または *Glycyrrhiza glabra* Linné の根およびストロン（地表面に水平に伸びる茎）で、ときに周皮を除いたもの（皮去りカンゾウ）

作用 グリチルリチン酸による抗炎症、気道粘膜からの粘液分泌の促進、漢方薬成分として激しい咳、咽喉痛、口内炎などを抑える

㉕ キキョウ（桔梗） 【鎮咳去痰薬】

基原 キキョウ科のキキョウの根

作用 痰または痰を伴う咳

㉖ キササゲ（木大角豆） 【泌尿器用薬】

基原 ノウゼンカズラ科のキササゲなどの果実

作用 利尿

補足 日本薬局方収載のキササゲは、煎薬（せんやく）として尿量減少に用いられる

㉗ キョウニン（杏仁） 【鎮咳去痰薬】

基原 バラ科のホンアンズ、アンズなどの種子

作用 体内で分解されて生じた代謝物の一部による、延髄（えんずい）の呼吸中枢（ちゅうすう）、咳嗽中（がいそう）枢の鎮静

㉘ ケイガイ（荊芥） 【内服アレルギー用薬】

基原 シソ科のケイガイの花穂

作用 発汗、解熱、鎮痛、鼻閉（びへい）（鼻づまり）への効果

㉙ ケイヒ（桂皮） 【解熱鎮痛薬・胃の薬】

基原 クスノキ科の *Cinnamomum cassia*（シンナモムム カッシア） J. Presl（プレスル）の樹皮、または周皮の一部を除いた樹皮

作用 香りによる健胃、発汗を促して解熱を助ける

㉚ ケツメイシ（決明子） 【腸の薬】

基原 マメ科のエビスグサまたは *Cassia tora*（カッシア トーラ） Linné（リンネ）の種子

作用 整腸

㉛ ケンゴシ（牽牛子） 【腸の薬】

基原 ヒルガオ科のアサガオの種子

作用 大腸刺激による瀉下

㉜ ゲンチアナ 【胃の薬】

基原 リンドウ科の *Gentiana lutea* Linné （ゲンチアナ ルテア リンネ）の根および根茎

作用 苦味による健胃

㉝ ゲンノショウコ（現の証拠） 【腸の薬】

基原 フウロソウ科のゲンノショウコの地上部

作用 整腸

㉞ コウカ（紅花） 【循環器用薬】

基原 キク科のベニバナの管状花をそのまま、または黄色色素の大部分を除いたもので、ときに圧搾して板状としたもの

作用 末梢（まっしょう）の血行を促し、うっ血を除く

補足 日本薬局方収載のコウカを煎（せん）じて服用する製品は、冷え症および血色不良に用いられる

㉟ コウブシ（香附子） 【婦人薬】

基原 カヤツリグサ科のハマスゲの根茎

作用 鎮静、鎮痛、女性の滞（とどこお）っている月経（げっけい）を促す

㊱ コウボク（厚朴） 【胃の薬】

基原 モクレン科のホオノキ、*Magnolia officinalis* Rehder et Wilson（マグノリア オフィシナリス レーダー ウィルソン）または *Magnolia officinalis* Rehder et Wilson var. *biloba* Rehder et Wilson（マグノリア オフィシナリス レーダー ウィルソン バイローバ レーダー ウィルソン）の樹皮

作用 香りによる健胃

㊲ ゴオウ（牛黄）　　　　　【強心薬・小児鎮静薬】など

基原 ウシ科のウシの胆嚢中に生じた結石

作用 強心、末梢血管拡張による血圧降下、興奮の鎮静、血液循環の促進、解熱

㊳ ゴバイシ（五倍子）　　　　　　　　【腸の薬】

基原 ウルシ科のヌルデの若芽や葉上に、アブラムシ科のヌルデシロアブラムシが寄生し、その刺激によって葉上に生成された囊状の虫こぶ

作用 収斂（腸粘膜のひきしめ）

㊴ ゴミシ（五味子）　　　　【鎮咳去痰薬・滋養強壮保健薬】

基原 マツブサ科のチョウセンゴミシの果実

作用 強壮、鎮咳

㊵ サイコ（柴胡）　　　　　　　【かぜ薬・痔の薬】

基原 セリ科のミシマサイコの根

作用 抗炎症、鎮痛、解熱

㊶ サイシン（細辛）　　　　　　【内服アレルギー用薬】

基原 ウマノスズクサ科のケイリンサイシンまたはウスバサイシンの根および根茎

作用 鎮痛、鎮咳、利尿、鼻閉への効果

㊷ サフラン　　　　　　　　　【強心薬・婦人薬】など

基原 アヤメ科のサフランの柱頭

作用 鎮静、鎮痛、女性の滞っている月経を促す

補足 日本薬局方収載のサフランを煎じて服用する製品は、冷え症および血色不良に用いられる

㊸ サンキライ （山帰来）　　　　　　　　　【泌尿器用薬】

基原 ユリ科の *Smilax glabra* Roxburgh（スマイラックス グラブラ ロックスボロー）の塊茎

作用 利尿

補足 日本薬局方収載のサンキライは、煎薬として尿量減少に用いられる

㊹ サンザシ （山査子）

基原 バラ科のサンザシまたはオオミサンザシの偽果（子房以外の部分が生長して果実になったもの）をそのまま、または縦切もしくは横切したもの

作用 健胃、消化促進

補足 同属植物のセイヨウサンザシの葉は、血行促進、強心などの作用が期待できる

㊺ サンシシ （山梔子）　　　　　　　　【皮膚に用いる薬・歯痛薬】

基原 アカネ科のクチナシの果実、ときには湯通しまたは蒸したもの

作用 抗炎症、血行促進

㊻ サンシュユ （山茱萸）　　　　　　　　　【滋養強壮保健薬】

基原 ミズキ科のサンシュユの偽果の果肉

作用 強壮

㊼ サンソウニン （酸棗仁）　　　　　　　【催眠鎮静薬・婦人薬】

基原 クロウメモドキ科のサネブトナツメの種子

作用 神経の興奮や緊張の緩和（鎮静作用）

㊽ サンヤク （山薬）　　　　　　　　　　【滋養強壮保健薬】

基原 ヤマノイモ科のヤマノイモまたはナガイモの周皮を除いた根茎（担根体）

作用 強壮

㊾ ジオウ（地黄）　　　　　　　　【婦人薬・滋養強壮保健薬】

基原 ゴマノハグサ科のアカヤジオウなどの根、またはそれを蒸したもの

作用 血行の改善、血色不良や冷えの緩和、強壮、鎮静、鎮痛

㊿ シコン（紫根）　　　　　　　　　　【痔の薬・口内炎用薬】

基原 ムラサキ科のムラサキの根

作用 組織修復促進、新陳代謝促進、抗菌、抗炎症

51 シャクヤク（芍薬）　　　　　【解熱鎮痛薬・胃腸鎮痛鎮痙薬】

基原 ボタン科のシャクヤクの根

作用 鎮痛鎮痙、鎮静

補足 内臓の痛みにも用いられる

52 ジャコウ（麝香）　　　　　　　　　【強心薬・小児鎮静薬】

基原 シカ科のジャコウジカの雄の麝香腺分泌物

作用 強心、呼吸機能を高める、意識をはっきりさせる、緊張や興奮の鎮静、血液循環の促進

53 シャゼンソウ（車前草）　　　　　　　　　　　【鎮咳去痰薬】

基原 オオバコ科のオオバコの花期の全草

作用 去痰

補足 種子のみを用いたものはシャゼンシと呼ばれる。日本薬局方収載のシャゼンソウは、煎薬として咳に対して用いられる

54 ジュウヤク（十薬）　　　　　　　　　　　　　　　【腸の薬】

基原 ドクダミ科のドクダミの花期の地上部

作用 大腸刺激による瀉下

(55) ショウキョウ（生姜）　【解熱鎮痛薬・胃の薬】

基原 ショウガ科のショウガの根茎

作用 香りによる健胃、発汗を促して解熱を助ける

(56) ショウマ（升麻）　【かぜ薬】

基原 キンポウゲ科の *Cimicifuga*（シミシフーガ） *dahurica*（ダフリカ） Maximowicz（マキシモヴィッチ）、*Cimicifuga*（シミシフーガ） *heracleifolia*（ヘラクレイフォリア） Komarov（コマロフ）、*Cimicifuga*（シミシフーガ） *foetida*（フォエチダ） Linné（リンネ）、または**サラシナショウマ**の根茎

作用 発汗、解熱、解毒、消炎

(57) ジリュウ（地竜）　【解熱鎮痛薬】

基原 フトミミズ科の *Pheretima*（フェレティマ） *aspergillum*（アスペルギルム） *Perrier*（ペリエール） またはその近縁動物の内部を除いたもの

作用 解熱

補足 ジリュウのエキスを製剤化した製品は、**感冒**（かんぼう）**時の解熱**が効能・効果となっている

(58) シンイ（辛夷）　【内服アレルギー用薬】

基原 モクレン科の *Magnolia*（マグノリア） *biondii*（ビオンディ） Pampanini（パンパニーニ）、ハクモクレン、*Magnolia*（マグノリア） *sprengeri*（スプレンゲリ） Pampanini（パンパニーニ）、タムシバまたは**コブシ**の蕾

作用 鎮静、鎮痛

(59) ジンコウ（沈香）　【強心薬・小児鎮静薬】

基原 ジンチョウゲ科のジンコウ、その他同属植物の材、特にその辺材の材質中に黒色の樹脂が沈着した部分を採取したもの

作用 鎮静、健胃、強壮

⑥⓪ シンジュ（真珠） 【強心薬】

基原 ウグイスガイ科のアコヤガイ、シンジュガイまたはクロチョウガイなどの、外套膜組成中に病的に形成された顆粒状物質

作用 鎮静

⑥① セイヨウトチノミ 【痔の薬・皮膚に用いる薬】

基原 トチノキ科のセイヨウトチノキ（マロニエ）の種子（セイヨウトチノキ種子）

作用 血行促進、抗炎症

⑥② セキサン（石蒜） 【鎮咳去痰薬】

基原 ヒガンバナ科のヒガンバナの鱗茎

作用 去痰

補足 セキサンのエキスは、白色濃厚セキサノールとも呼ばれる

⑥③ セネガ 【鎮咳去痰薬】

基原 ヒメハギ科のセネガまたはヒロハセネガの根

作用 去痰

注意 糖尿病の検査値に影響することがあり、糖尿病が改善したと誤認するおそれがある。1日最大配合量がセネガ原生薬として 1.2 g 以上を含有する製品では、使用上の注意において成分および分量に関連する注意が記載されている

⑥④ センキュウ（川芎） 【婦人薬・滋養強壮保健薬】

基原 セリ科のセンキュウの根茎を、通例、湯通ししたもの

作用 血行の改善、血色不良や冷えの緩和、強壮、鎮静、鎮痛

⑥⑤ センソ（蟾酥） 【強心薬】

基原 ヒキガエル科のアジアヒキガエルなどの耳腺（じせん）の分泌物を集めたもの

作用 強心

注意
- 微量で強い強心作用。皮膚や粘膜に触れると局所麻酔作用を示し、センソが配合された丸薬（がんやく）、錠剤（じょうざい）などの内服固形製剤は噛（か）まずに服用
- 1日用量中センソ 5mg を超えて含有する医薬品は劇薬に指定される
- 一般用医薬品での 1 日用量は 5mg 以下。通常用量でも悪心（おしん）（吐きけ）や嘔吐（おうと）の副作用が現れることがある

⑥⑥ センナ 【腸の薬】など

基原 マメ科の *Cassia angustifolia* Vahl（カッシア エングストフォリア ヴァール）または *Cassia acutifolia* Delile（カッシア アキュティフォリア ドリル）の小葉

作用 大腸を刺激して排便を促す

注意 センノシドを含む

⑥⑦ センブリ（千振） 【胃の薬】

基原 リンドウ科のセンブリの開花期の全草（ぜんそう）

作用 苦味による健胃、止瀉

⑥⑧ ソウジュツ（蒼朮） 【胃の薬】

基原 キク科のホソバオケラ、シナオケラまたはそれらの種間雑種の根茎

作用 香りによる健胃

⑥⑨ ソウハクヒ（桑白皮） 【泌尿器用薬】

基原 クワ科のマグワの根皮

作用 利尿

補足 日本薬局方収載のソウハクヒは、煎薬として尿量減少に用いられる

⑰ ダイオウ（大黄）　　　　　　　　　　【腸の薬】など

基原 タデ科の *Rheum palmatum* Linné、*Rheum tanguticum* Maximowicz、
Rheum officinale Baillon、*Rheum coreanum* Nakai またはそれらの種

間雑種、通例は根茎

作用 大腸を刺激して排便を促す

注意 センノシドを含む

⑪ タイソウ（大棗）　　　　　　　　　　【滋養強壮保健薬】

基原 クロウメモドキ科のナツメの果実

作用 強壮

⑫ チクセツニンジン（竹節人参）　　　【かぜ薬・毛髪用薬】

基原 ウコギ科のトチバニンジンの根茎を、通例、湯通ししたもの

作用 血行促進、抗炎症

⑬ チャボトケイソウ（別名：パッシフローラ）　　　【催眠鎮静薬】

基原 南米原産のトケイソウ科の植物で、その開花期における茎および葉

作用 神経の興奮や緊張の緩和

⑭ チョウジ（丁子）　　　【胃の薬・歯槽膿漏薬（チョウジ油）】

基原 フトモモ科のチョウジの蕾

作用 香りによる健胃

補足 チョウジ油には、殺菌消毒、抗炎症作用、芳香による清涼感効果がある

⑦⑤ チョウトウコウ（釣藤鈎） 【催眠鎮静薬】

基原 アカネ科のカギカズラ、*Uncaria sinensis* Haviland または *Uncaria macrophylla* Wallich の通例とげ（とげのような部位のこと）

作用 神経の興奮や緊張の緩和

⑦⑥ チンピ（陳皮） 【胃の薬】

基原 ミカン科のウンシュウミカンの成熟した果皮

作用 香りによる健胃

⑦⑦ トウガラシ（唐辛子） 【皮膚に用いる薬】

基原 ナス科のトウガラシの果実

作用 皮膚に温感刺激を与え、末梢血管を拡張させて患部の血行を促す

注意 辛味成分であるカプサイシンを含む

⑦⑧ トウキ（当帰） 【痔の薬・婦人薬】など

基原 セリ科のトウキまたはホッカイトウキの根を、通例、湯通ししたもの

作用 血行の改善、血色不良や冷えの緩和、強壮、鎮静、鎮痛

⑦⑨ 動物胆 【胃の薬・強心薬】など

基原 ウシなどの胆汁を乾燥したもの

作用 苦味による健胃、消化補助（胆汁の分泌を促す利胆作用）

⑧⓪ ナンテンジツ（南天実） 【鎮咳去痰薬】

基原 メギ科のシロミナンテン（シロナンテン）またはナンテンの果実

作用 知覚神経や末梢運動神経に作用し、咳止めの効果

⑧ ニンジン（人参）　　　　　　　【滋養強壮保健薬】など

基原 ウコギ科のオタネニンジンの細根を除いた根、またはこれを軽く湯通し
したもの

作用 神経系の興奮や副腎皮質の機能亢進などの作用により、外界からのスト
レス刺激への抵抗力や新陳代謝を高める。滋養強壮

補足 オタネニンジンの根を蒸したものを基原とする生薬をコウジンという場
合もある。（ニンジン（人参）の別名：高麗人参、朝鮮人参）

⑧ バクモンドウ（麦門冬）　　　　　　　　　【鎮咳去痰薬】

基原 ユリ科のジャノヒゲの根の膨大部

作用 鎮咳、去痰、滋養強壮

⑧ ハッカ（薄荷）　　　　　　【皮膚に用いる薬（ハッカ油）】

基原 シソ科のハッカの地上部

補足 ハッカ油には、芳香による清涼感、局所への穏やかな冷感刺激による痒
みの軽減、患部の血行促進、冷感刺激で知覚神経を麻痺させることによ
る鎮痛・鎮痒の効果が期待される

⑧ ハンゲ（半夏）　　　　　　　　　　　　【鎮咳去痰薬】

基原 サトイモ科のカラスビシャクのコルク層（塊茎の外皮）を除いた塊茎

作用 中枢性の鎮咳作用

⑧ ハンピ（反鼻）　　　　　　　　　　　【滋養強壮保健薬】

基原 ニホンマムシなどの皮および内臓を取り除いたもの

作用 強壮、血行促進、強精（性機能の亢進）

86 ヒノキチオール 【毛髪用薬・歯槽膿漏薬】

基原 ヒノキ科のタイワンヒノキ、ヒバなどから得られた精油成分

作用 抗菌・殺菌消毒、抗炎症

87 ヒマシ油（蓖麻子） 【腸の薬】

基原 トウダイグサ科のトウゴマの種子（ヒマシ）を圧搾して得た脂肪油

作用 小腸刺激による瀉下

88 ビャクジュツ（白朮） 【胃の薬】など

基原 キク科のオケラの根茎（和ビャクジュツ）、またはオオバナオケラの根茎（唐ビャクジュツ）

作用 香りによる健胃

89 ブクリョウ（茯苓） 【泌尿器用薬】など

基原 サルノコシカケ科のマツホドの菌核（菌糸が密集してできる塊）、通例は外層をほとんど除いたもの

作用 利尿、健胃、鎮静

90 ブシ（附子）

基原 キンポウゲ科のハナトリカブトまたはオクトリカブトの塊根を減毒加工して製したもの

作用 心筋の収縮力を高め、血液循環の改善などによる利尿、鎮痛

注意 鎮痛作用を示すが、プロスタグランジンを抑えないことから、胃腸障害などの副作用はない

補足 生のブシは毒性が高く、その毒性を減らし有用な作用を保持できるよう処理

⑨ プランタゴ・オバタ 【腸の薬】

基原 オオバコ科の植物の種子または種皮

作用 糞便を柔らかくすることによる瀉下

⑨ ボウイ（防已） 【解熱鎮痛薬】

基原 ツヅラフジ科のオオツヅラフジの蔓性の茎および根茎を、通例、横切したもの

作用 鎮痛、利尿

補足 日本薬局方収載のボウイは、煎薬として筋肉痛、神経痛、関節痛に用いられる

⑨ ボウフウ（防風） 【かぜ薬】

基原 セリ科の *Saposhnikovia divaricata* Schischkin の根および根茎

作用 発汗、解熱、鎮痛、鎮痙

⑨ ボタンピ（牡丹皮） 【解熱鎮痛薬】 など

基原 ボタン科のボタンの根皮

作用 鎮痛鎮痙、鎮静

補足 内臓の痛みにも用いられる

⑨ ホップ 【催眠鎮静薬】

基原 ヨーロッパ南部から西アジアを原産とするアサ科のホップ *Humulus lupulus* L. の成熟した球果状の果穂

作用 神経の興奮や緊張の緩和

96 ボレイ（牡蠣） 【胃の薬】

基原 イタボガキ科のカキの貝殻

作用 制酸（炭酸カルシウムにより胃酸の働きを弱める）

97 マオウ（麻黄） 【鎮咳去痰薬】など

基原 マオウ科の *Ephedra sinica* Stapf、*Ephedra intermedia* Schrenk et C. A. Meyer または *Ephedra equisetina* Bunge の地上茎

作用 気管支拡張、発汗促進、利尿

注意 エフェドリンを含む

98 マクリ 【駆虫薬】

基原 フジマツモ科のマクリの全藻

作用 回虫の駆除（駆虫）

注意 回虫に痙攣を起こさせるカイニン酸を含む

補足 日本薬局方収載のマクリは、煎薬として回虫の駆除に用いられる

99 ミルラ（没薬） 【口腔咽喉薬・含嗽薬】など

基原 カンラン科のミルラノキなどの植物の皮部の傷口から流出して凝固した樹脂

作用 咽頭粘膜のひきしめ（収斂）、抗菌

100 モクキンピ（木槿皮） 【皮膚に用いる薬】

基原 アオイ科のムクゲの幹皮

作用 モクキンピのエキスが、水虫などの皮膚糸状菌の増殖を抑制

⑩ モクツウ（木通） 【泌尿器用薬】など

基原 アケビ科のアケビまたはミツバアケビの蔓性の茎を、通例、横切したもの

作用 利尿

⑩ ユーカリ 【皮膚に用いる薬（ユーカリ油）】など

基原 フトモモ科のユーカリノキまたはその近縁植物の葉

補足 ユーカリ油には、冷感刺激による患部の血行促進や、冷感刺激で知覚神経を麻痺させることによる鎮痛・鎮痒の効果が期待される

⑩ ユウタン（熊胆） 【胃の薬】など

基原 クマ科の *Ursus arctos* Linné その他近縁動物の胆汁を乾燥させたもの

作用 苦味による健胃、消化補助（利胆作用）

⑩ ヨクイニン（薏苡仁） 【滋養強壮保健薬】

基原 イネ科のハトムギの種皮を除いた種子

作用 肌荒れ、いぼに用いられる

⑩ ラタニア 【口腔咽喉薬・含嗽薬】など

基原 クラメリア科のクラメリア・トリアンドラおよびその同属植物の根

作用 咽頭粘膜をひきしめる（収斂）作用による炎症の寛解

⑩ リュウタン（竜胆） 【胃の薬】

基原 リンドウ科のトウリンドウなどの根および根茎

作用 苦味による健胃

⑩⑦ リュウノウ（竜脳） 　【強心薬】など

基原 フタバガキ科のリュウノウジュの樹幹（じゅかん）に析出（せきしゅつ）する精油の結晶

作用 中枢神経系の刺激作用による気つけ

注意 ボルネオールを含む

⑩⑧ レイヨウカク（羚羊角） 　【強心薬】など

基原 ウシ科のサイカレイヨウ（高鼻（こうび）レイヨウ）などの角

作用 緊張や興奮を鎮（しず）める

⑩⑨ レンギョウ（連翹）

基原 モクセイ科のレンギョウの果実

作用 鎮痛、抗菌

⑪⑩ ロートコン 　【鎮暈薬（ちんうん）】

基原 ナス科のハシリドコロ、*Scopolia carniolica*（スコポリア カルニオリカ） Jacquin（ジャカン） または *Scopolia*（スコポリア） *parviflora*（パルビフローラ） Nakai（ナカイ） の根茎および根

作用 過剰な胃液の分泌抑制、鎮痛鎮痙、鎮暈（ちんうん）（めまいなどの抑制）

注意 抗コリン作用を示すアルカロイドを含む

補足 ロートコンの抽出物であるロートエキスは、排尿困難や心臓病、緑内障（りょくないしょう）を悪化させ、眠気や乳児の頻脈（ひんみゃく）を生じさせるおそれがあり、母乳が出にくくなることもある

⑪⑪ ロクジョウ（鹿茸） 　【強心薬】など

基原 シカ科の *Cervus nippon*（セルブス ニッポン） Temminck（テミンク）、*Cervus elaphus*（セルブス エラフス） Linné（リンネ）、*Cervus canadensis*（セルブス カナデンシス） Erxleben（エルクスレーベン） またはその他同属動物の雄鹿の角化していない幼角（ようかく）

作用 強心、強壮、血行促進

一問一答

1 葛根湯は、体力中等度以上で、汗を
かきやすい人のかぜの初期に適する。

× 発汗傾向の著しい人では、悪
心、胃部不快感などの副作用
が現れやすい。

葛根湯【かぜの諸症状】カ マ

2 桂枝湯は、体力中等度以上で、汗が
出る人のかぜの初期に適する。

× 体力虚弱な人に適する。

桂枝湯【かぜの諸症状】カ

3 香蘇散は、体力虚弱で、胃腸の弱い
人のかぜの初期に適する。

○ なお、生薬として、カンゾウ
を含む。

香蘇散【かぜの諸症状】カ

4 柴胡桂枝湯では、重篤な副作用とし
て、間質性肺炎や偽アルドステロン
症を生じることがある。

× 偽アルドステロン症ではな
く、肝機能障害を生じること
がある。

柴胡桂枝湯【かぜの諸症状】カ

5 小柴胡湯では、間質性肺炎の副作用を
生じることがあり、インターフェロン
製剤で治療中の人には使用できない。

○ なお、生薬として、カンゾウ
を含む。

小柴胡湯【かぜの諸症状】カ

6 小青竜湯は、カンゾウ、マオウを含む。

○ マオウを含むので体の虚弱
な人には不向き。

小青竜湯【かぜの諸症状、鼻の症状】カ マ

7 麻黄湯は、カンゾウ、マオウ、ダイ
オウのいずれも含む。

× ダイオウは含まない。

麻黄湯【かぜの諸症状】カ マ

8 桂枝加朮附湯は、体力虚弱の人が使
用すると、動悸、のぼせ、ほてりな
どの副作用が現れやすい。

× のぼせが強く赤ら顔で、体力
が充実している人に副作用が
現れやすい。

桂枝加朮附湯【鎮痛】カ

問題	解答と解説

9 桂枝加苓朮附湯は、体力虚弱で手足が冷え、尿量が多い人の関節痛、神経痛などに適する。

✕ 尿量が少ない人に適する。

桂枝加苓朮附湯【鎮痛】カ

10 呉茱萸湯は、カンゾウを含む。

✕ カンゾウは含まない。

呉茱萸湯【鎮痛】

11 芍薬甘草湯は、こむらがえり、腹痛、腰痛などに適するが、心臓病の診断を受けた人には使用できない。

○ なお、生薬として、カンゾウを含む。

芍薬甘草湯【鎮痛】カ

12 疎経活血湯は、胃腸が弱い人の関節痛、神経痛、腰痛などに適する。

✕ 胃腸が弱く下痢しやすい人には、消化器系の副作用が現れやすい。

疎経活血湯【鎮痛】カ

13 釣藤散では、胃腸虚弱で冷え症の人に消化器系の副作用が現れやすい。

○ なお、生薬として、カンゾウを含む。

釣藤散【鎮痛】カ

14 当帰四逆加呉茱萸生姜湯は、体力中等度以下で手足に冷えがあり、胃腸の弱い人の下痢・月経痛に適する。

✕ 胃腸の弱い人には適さない。

当帰四逆加呉茱萸生姜湯【鎮痛】カ

15 麻杏薏甘湯は、発汗傾向が著しい人の関節痛や神経痛に適する。

✕ 発汗傾向が著しい人には、悪心・嘔吐などの副作用が現れやすい。

麻杏薏甘湯【鎮痛】カ マ

16 薏苡仁湯は、カンゾウ、マオウを含む。

○ なお、関節や筋肉に腫れのある関節痛や神経痛に適する。

薏苡仁湯【鎮痛】カ マ

問題	解答と解説
17 加味帰脾湯（かみきひとう）は、体力に関わらず、精神不安や不眠の症状がある人に用いられる。	✕ 体力中等度以下の人に適する。 加味帰脾湯【精神不安・不眠】カ
18 桂枝加竜骨牡蛎湯（けいしかりゅうこつぼれいとう）は、体力が虚弱な人のみに用いられる。	✕ 体力中等度以下なら使用できる。 桂枝加竜骨牡蛎湯【精神不安・不眠、小児の疳（かん）】カ
19 柴胡加竜骨牡蛎湯（さいこかりゅうこつぼれいとう）は、ダイオウを含む。	○ なお、体の虚弱な人や胃腸が弱い人、および瀉下薬を服用している人には適さない。 柴胡加竜骨牡蛎湯【精神不安・不眠、小児の疳】ダ
20 酸棗仁湯（さんそうにんとう）には、カンゾウとダイオウが含まれる。	✕ ダイオウは含まない。 酸棗仁湯【精神不安・不眠】カ
21 小建中湯（しょうけんちゅうとう）は、もっぱら大人の虚弱体質改善のために用いられる。	✕ おもに小児に用いられ、小児の虚弱体質改善などに効果があるとされる。 小建中湯【小児の疳】カ
22 抑肝散（よくかんさん）は、小児の疳（かん）のほか、怒りやイライラなどが現れる大人の神経症や不眠症にも適する。	○ なお、生薬として、カンゾウを含む。 抑肝散【精神不安・不眠、小児の疳】カ
23 抑肝散加陳皮半夏（よくかんさんかちんぴはんげ）は、消化器に問題のない人の、怒りやイライラといった神経の高ぶりを抑えるのに適する。	✕ やや消化器が弱い人に適する。 抑肝散加陳皮半夏【精神不安・不眠、小児の疳】カ
24 甘草湯（かんぞうとう）は、体力に関わらず使用でき、激しい咳（せき）や咽喉痛（いんこうつう）などに適する。	○ なお、短期間の服用にとどめ、連用してはならない。 甘草湯【咳・痰】カ

問題 | 解答と解説

25 五虎湯（ごことう）は、体力中等度以上で、咳が強く出る人の気管支炎などに適する。

○ なお、胃腸の弱い人、発汗傾向の著しい人には適さない。

五虎湯【咳・痰】カ マ

26 柴朴湯（さいぼくとう）は、重篤な副作用として、間質性肺炎、肝機能障害を生じることがある。

○ なお、生薬として、カンゾウを含む。

柴朴湯【咳・痰】カ

27 神秘湯（しんぴとう）には、カンゾウとダイオウが含まれる。

× カンゾウとマオウが含まれる。

神秘湯【咳・痰】カ マ

28 麦門冬湯（ばくもんどうとう）は、水様痰（すいようたん）の多い人のから咳に適する。

× 水様痰の多い人には不適で、痰が切れにくく、咽頭（いんとう）に乾燥感がある人のから咳に適する。

麦門冬湯【咳・痰、かぜの諸症状】カ

29 半夏厚朴湯（はんげこうぼくとう）は、気分がふさぎ、咽喉や食道部に異物感がある人の、不安神経症やのどのつかえ感などに適する。

○ 目安として、体力中等度の人に適す。

半夏厚朴湯【咳・痰、かぜの諸症状】

30 麻杏甘石湯（まきょうかんせきとう）は、体力を問わず、のどが渇（かわ）く人の咳（せき）や気管支喘息（ぜんそく）に適する。

× 体力中等度以上の人に適する。

麻杏甘石湯【咳・痰】カ マ

31 桔梗湯（ききょうとう）は、体力に関わらず、喉が腫れて痛み、ときに咳が出る人の扁桃（へんとう）炎（えん）などに適する。

○ なお、生薬として、カンゾウを含む。

桔梗湯【喉の痛み】カ

32 響声破笛丸（きょうせいはてきがん）は、体力に関わらず、不安神経症や気管支喘息に適する。

× しわがれ声や咽喉不快に適する。

響声破笛丸【喉の痛み】カ ダ

33 駆風解毒散（駆風解毒湯）（くふうげどくさん（くふうげどくとう））は、体の虚弱な人や下痢しやすい人に食欲不振などの副作用が現れやすい。

○ なお、生薬として、カンゾウを含む。

駆風解毒散【喉の痛み】カ

34 白虎加人参湯は、体力中等度で、熱感と口渇が強い人の喉の渇きやほてりなどに適する。

○ なお、胃腸虚弱で冷え症の人は適さない。

白虎加人参湯【喉の痛み】カ

---

35 安中散は、体力中等度以下で、腹部は力がない人の胃もたれ、食欲不振などに適する。

○ なお、生薬として、カンゾウを含む。

安中散【胃の不調】カ

---

36 人参湯（理中丸）は、体力中等度以上の胃痛や腹痛などに適する。

× 体力虚弱で、疲れやすく、手足が冷えやすい人に適する。

人参湯【胃の不調】カ

---

37 平胃散は、体力中等度以上で、消化が悪く、ときに吐きけや下痢傾向がある人の胃もたれや消化不良などに適する。

○ なお、生薬として、カンゾウを含む。

平胃散【胃の不調】カ

---

38 六君子湯は、重篤な副作用として、肝機能障害を生じることがある。

○ なお、体力中等度以下で、胃腸が弱く、みぞおちがつかえ、疲れやすく、手足が冷えやすい人の胃炎や胃下垂などに適する。

六君子湯【胃の不調】カ

---

39 桂枝加芍薬湯は、体力中等度以下で、腹部膨満感のある人のしぶり腹や下痢などに適する。

○ なお、生薬として、カンゾウを含む。

桂枝加芍薬湯【腸の不調】カ

---

40 大黄甘草湯は、ほかの瀉下薬と併用してはいけない。

○ なお、生薬として、カンゾウ、ダイオウを含む。

大黄甘草湯【腸の不調】カ ダ

問題　　　　　　　　　　　　　　　　　**解答と解説**

41 大黄牡丹皮湯は、下腹部痛があり、下痢しがちな人の月経不順や痔疾などに適する。

✕　下腹部痛があり、便秘しがちな人に適する。

大黄牡丹皮湯【腸の不調】**タ**

42 麻子仁丸は、体力中等度以下で、ときに便が硬く塊状な人の便秘、のぼせ、湿疹・皮膚炎、痔などの症状の緩和に適する。

〇　なお、ほかの瀉下薬と併用してはいけない。

麻子仁丸【腸の不調】**タ**

43 温経湯は、体力中等度以下で胃腸が弱く、手足がほてり、唇が乾く人の月経不順などに適する。

✕　胃腸の弱い人には適さない。

温経湯【女性に現れる特有な諸症状】**カ**

44 温清飲は、体力中等度で、皮膚はかさかさして色つやが悪く、のぼせる人の月経不順、血の道症、更年期障害などに適する。

〇　なお、重篤な副作用として、肝機能障害を生じることがある。

温清飲【女性に現れる特有な諸症状】

45 加味逍遙散は、体力中等度以下で、のぼせ感があり、疲れやすく、精神不安やいらだち、ときに便秘傾向の人の冷え症、月経不順などに適する。

〇　なお、重篤な副作用として、肝機能障害、腸間膜静脈硬化症を生じることがある。

加味逍遙散【女性に現れる特有な諸症状】**カ**

46 桂枝茯苓丸は、体が虚弱な人で、のぼせて足冷えなどを訴える人の月経不順、更年期障害などに適する。

✕　比較的体力がある人に適する。

桂枝茯苓丸【女性に現れる特有な諸症状】

47 五積散は、体の虚弱な人や胃腸の弱い人、発汗傾向の著しい人には適さない。

〇　なお、生薬として、カンゾウ、マオウを含む。

五積散【女性に現れる特有な諸症状】**カ** **マ**

48 柴胡桂枝乾姜湯は、体力中等度以下で、冷え症、貧血気味、神経過敏で、動悸などがある人の更年期障害などに適する。

○ なお、重篤な副作用として、間質性肺炎、肝機能障害を生じることがある。

柴胡桂枝乾姜湯【女性に現れる特有な諸症状】**カ**

49 四物湯は、体力に関わらず、冷え症で皮膚が乾燥し、色つやの悪い体質で胃腸障害のない人の月経不順や更年期障害などに適する。

✕ 体力虚弱の人に適する。なお、下痢しやすい人では、胃部不快感などの副作用が現れやすい。

四物湯【女性に現れる特有な諸症状】

50 桃核承気湯は、体力中等度以上で、のどが渇きやすい人の月経不順や産後の精神不安などに適する。

✕ 体力中等度以上で、のぼせて便秘しがちな人に適する。

桃核承気湯【女性に現れる特有な諸症状】**カ ダ**

51 当帰芍薬散は、体力虚弱で、冷え症で貧血傾向があり、疲労しやすい人の月経不順、更年期障害、産前産後あるいは流産による障害、めまい、足腰の冷え症などに適する。

○ なお、胃腸の弱い人では、胃部不快感などの副作用が現れやすいので適さない。

当帰芍薬散【女性に現れる特有な諸症状】

52 牛車腎気丸は、胃腸が弱く下痢しやすい人や、のぼせが強く赤ら顔で体力の充実している人には不適で、腹痛、動悸などの副作用が現れやすい。

○ なお、重篤な副作用として、肝機能障害や間質性肺炎を生じることがある。

牛車腎気丸【泌尿器の症状】

53 猪苓湯は、体力虚弱で、排尿異常があり、ときに口が渇く人の排尿困難、排尿痛、残尿感、頻尿、むくみに適する。

✕ 体力に関わらず使用できる。

猪苓湯【泌尿器の症状】

54 八味地黄丸は、下痢しやすい人や、のぼせが強く赤ら顔で体力の充実している人にも適する。

× 下痢しやすい人には、食欲不振など、のぼせが強く赤ら顔で体力の充実している人には、動悸などの**副作用**が現れやすい。

八味地黄丸【泌尿器の症状】

55 竜胆瀉肝湯は、体力中等度以下で、下腹部に熱感や痛みがある人の排尿痛、残尿感、こしけなどに適する。

× 体力中等度以上の人に適する。

竜胆瀉肝湯【泌尿器の症状】カ

56 六味丸は、体力中等度以下で、疲れやすく、尿量減少または多尿で、ときに手足のほてりや口渇がある人の排尿困難、残尿感、むくみ、しびれなどに適する。

○ なお、胃腸が弱く、下痢しやすい人には適さない。

六味丸【泌尿器の症状】

57 茵蔯蒿湯は、体力中等度以下で、胃腸が弱く下痢しやすい人の蕁麻疹、口内炎などに適する。

× 体力中等度以上で、口渇があり、尿量が少なく、便秘する人の蕁麻疹、口内炎などに適する。

茵蔯蒿湯【皮膚の症状、口内炎】ダ

58 十味敗毒湯は、体力虚弱な人の皮膚疾患で、発赤があり、ときに化膿する人の化膿性皮膚疾患・急性皮膚疾患の初期、蕁麻疹などに適する。

× 体力中等度の人に適する。

十味敗毒湯【皮膚の症状】カ

59 消風散は、体力中等度以上の人の皮膚疾患で、痒みが強くて分泌物が多く、ときに局所の熱感がある人の湿疹・皮膚炎、蕁麻疹、水虫などに適する。

○ なお、体の虚弱な人、胃腸が弱く下痢しやすい人には適さない。

消風散【皮膚の症状】カ

問題	解答と解説
60 当帰飲子は、体力中等度以下で、冷え症で皮膚が乾燥する人の、分泌物の多い湿疹・皮膚炎、痒みに適する。	✕ 分泌物の少ない湿疹・皮膚炎に適する。 当帰飲子【皮膚の症状】カ
61 乙字湯は、体力中等度以上で、大便が硬く、便秘傾向のある人の痔核（いぼ痔）や切れ痔、便秘などに適する。	◯ なお、重篤な副作用として、肝機能障害や間質性肺炎を生じることがある。 乙字湯【痔の症状】カ ダ
62 芎帰膠艾湯は、体力中等度以上で、冷え症で出血傾向があり、胃腸障害のない人の痔出血や月経異常などに適する。	✕ 体力中等度以下の人に適する。 芎帰膠艾湯【痔の症状】カ
63 紫雲膏は外皮用に用いられ、ひび、あかぎれ、しもやけ、あせも、火傷、痔核による疼痛などに適する。	◯ なお、傷口が化膿、患部が広範囲の場合は適さない。 紫雲膏【外皮用】
64 中黄膏には、捻挫、打撲、関節痛、腰痛などに用いる貼り薬（パップ剤）もある。	◯ なお、傷口が化膿、患部が広範囲の場合は適さない。 中黄膏【外皮用】
65 大柴胡湯は、体力に関わらず、脇腹からみぞおちあたりにかけて苦しく、便秘傾向がある人の胃炎、常習便秘、神経症、肥満症などに適する。	✕ 体力が充実している人に適する。 大柴胡湯【肥満症】ダ
66 防已黄耆湯は、体力中等度以下で、疲れやすく、汗をかきやすい傾向がある人の肥満に伴う関節の腫れや痛み、水ぶとりなどに適する。	◯ なお、重篤な副作用として、肝機能障害、間質性肺炎、偽アルドステロン症を生じることがある。 防已黄耆湯【肥満症】カ

|

67 防風通聖散には、カンゾウ、マオウ、ダイオウのいずれも含まれる。

○ なお、小児への使用や、ほかの瀉下薬との併用は避ける。

防風通聖散【肥満症】カ マ ダ

68 三黄瀉心湯は、体力中等度以上で、のぼせ気味で顔面が紅潮する人の、高血圧に伴う随伴症状（肩こり、耳鳴りなど）などに適する。

○ なお、体の虚弱な人、だらだら出血が長引いている人では、激しい腹痛を伴う下痢などの副作用が現れやすい。

三黄瀉心湯【高血圧の随伴症状】ダ

69 七物降下湯は、小児を含め、体力中等度以下で、顔色が悪くて疲れやすく、胃腸障害のない人の高血圧に伴う随伴症状に適する。

✕ 小児への使用は避ける。

七物降下湯【高血圧の随伴症状】

70 葛根湯加川芎辛夷は、体の虚弱な人の鼻づまり、蓄膿症（副鼻腔炎）、慢性鼻炎に適する。

✕ 比較的体力がある人に適する。

葛根湯加川芎辛夷【鼻の症状】カ マ

71 荊芥連翹湯は、体力中等度以上で、皮膚の色が浅黒く、ときに手足の裏に脂汗をかきやすく、腹壁が緊張している人の蓄膿症（副鼻腔炎）やにきびなどに適する。

○ なお、重篤な副作用として、肝機能障害や間質性肺炎を生じることがある。

荊芥連翹湯【鼻の症状】カ

72 辛夷清肺湯は、体力中等度以上で、濃い鼻汁が出て、ときに熱感を伴う人の鼻づまりや蓄膿症（副鼻腔炎）などに適する。

○ なお、重篤な副作用として、肝機能障害、間質性肺炎、腸間膜静脈硬化症を生じることがある。

辛夷清肺湯【鼻の症状】

73 十全大補湯は、体力に関係なく、病後・術後の体力低下や疲労倦怠、貧血などに適する。

× 体力虚弱な人に適する。

十全大補湯【滋養強壮】力

74 補中益気湯を用いるときは、間質性肺炎や肝機能障害といった重篤な副作用に注意を要する。

〇 なお、体力虚弱で、胃腸の働きが衰えて、疲れやすい人の食欲不振などに適する。

補中益気湯【滋養強壮】力

75 黄連解毒湯は、体力に関わらず、のぼせ気味で顔色赤く、イライラして落ち着かない傾向のある人の鼻出血、胃炎、動悸などに適する。

× 体力中等度以上の人に適する。

黄連解毒湯【ほてりの症状】

76 清上防風湯では、重篤な副作用として、間質性肺炎に注意が必要である。

× 注意が必要な重篤な副作用は、肝機能障害、偽アルドステロン症および腸間膜静脈硬化症。

清上防風湯【にきび】力

77 苓桂朮甘湯を、高血圧・心臓病・腎臓病と診断された人が服用すると、偽アルドステロン症を生じやすい。

〇 なお、体力中等度以下で、ときにのぼせや動悸がある人のめまい、息切れに適する。

苓桂朮甘湯【動悸、息切れ】力

問題	解答と解説
1 アカメガシワは、トウダイグサ科の アカメガシワの樹皮を基原とする生 薬で、胃粘膜保護作用が期待される。	○ アカメガシワは、漢字では「赤 芽槲」と書く。 【胃の薬】
2 アセンヤクは、止瀉作用を期待して 用いられる生薬である。	× 整腸作用が期待される生薬。 【腸の薬】
3 アルニカは、キク科のアルニカを基 原とする生薬で、瀉下効果が期待さ れる。	× 抗炎症や血行促進の効果が期 待される。 【皮膚に用いる薬】
4 アロエは、大腸刺激による瀉下作用 が期待される生薬である。	○ ユリ科の *Aloe ferox* Miller またはこれと *Aloe africana* Miller または *Aloe spicata* Baker との種間雑種の葉か ら得た液汁を乾燥したもの が基原。 【腸の薬】
5 インヨウカクは、緊張や興奮を鎮め る作用が期待される生薬である。	× 強壮、血行促進、強精（性機 能の亢進）が期待される。 【強心薬・滋養強壮保健薬】
6 ウイキョウは、香りによって意識を はっきりさせる気つけの効果が期待 される。	× 香りによる健胃作用が期待さ れる。 【胃の薬】
7 ウワウルシには、利尿作用のほか、 尿路の細菌消毒効果が期待される。	○ 基原はツツジ科のクマコケ モモの葉。 【泌尿器用薬】

問題	解答と解説
8 エンゴサクは、鎮痛鎮痙を期待して用いられる生薬である。	○ 基原は、**ケシ科の** *Corydalis turtschaninovii* Besser forma *yanhusuo* Y. H. Chou et C. C. Hsu の塊茎を通例、湯通ししたもの。 【胃腸鎮痛鎮痙薬】
9 オウギは、強壮作用を期待して用いられる生薬である。	○ オウギは、漢字では「黄耆」。 【滋養強壮保健薬】
10 オウゴンは、シソ科のアカジソの周皮を除いた根を基原とする生薬である。	× シソ科のコガネバナの周皮を除いた根を基原とする。 【胃の薬・痔の薬】
11 オウバクは、その粉末であるオウバク末でもエキス製剤でも、ともに健胃作用を期待して用いられる。	× ベルベリンを含むため、**エキス製剤では**、健胃作用よりも、ベルベリンによる止瀉作用のほうが期待されている。 【胃の薬・腸の薬・皮膚に用いる薬】
12 オウヒは、バラ科のヤマザクラまたはカスミザクラの樹皮を基原とする生薬で、去痰作用が期待される。	○ オウヒは、漢字では「桜皮」と書く。 【鎮咳去痰薬】
13 オウレンには、止瀉作用のあるベルベリンが含まれる。	○ 作用として、苦味による健胃、止瀉、収斂（腸粘膜のひきしめ）などが期待される。 【胃の薬・腸の薬・婦人薬】
14 オリブ油は、角質層の水分保持量を高め、皮膚の乾燥を改善することを目的として用いられる。	○ オリブ油は、**モクセイ科の** *Olea europaea* Linné の果実を圧搾して得た脂肪油のこと。 【皮膚に用いる薬】

問題	解答と解説
15 オンジは、糖尿病の病態を改善させる作用がある。	✕ 糖尿病の検査値に影響を及ぼすことがあり、糖尿病が改善したと誤認するおそれがある。 【鎮咳去痰薬】
16 カイカは、止血効果を期待して用いられる生薬である。	○ マメ科のエンジュの蕾が基原。 【痔の薬】
17 カイカクは、マメ科のエンジュの蕾を基原とする生薬である。	✕ 基原は、マメ科のエンジュの成熟果実。 【痔の薬】
18 カオリンは、腸管内の異常発酵などで生じた有害な物質を吸着することによる止瀉作用が期待される。	○ 基原は、カオリナイトなどからなる粘土。 【腸の薬】
19 カゴソウは、シソ科ウツボグサの花穂が基原で、止瀉作用が期待される。	✕ 利尿作用が期待される。 【泌尿器用薬】
20 カシュウは、タデ科のツルドクダミの塊根を基原とする生薬である。	○ 頭皮の脂質代謝を高めて余分な皮脂を取り除く、また強壮の作用が期待される。 【毛髪用薬・滋養強壮保健薬】
21 カッコンは、マメ科のクズの周皮を除いた根を基原とする生薬で、利尿作用が期待される。	✕ 解熱と鎮痙作用が期待される。 【かぜ薬】
22 カノコソウは、神経の興奮や緊張の緩和（鎮静）作用を期待して用いられる。	○ カノコソウは別名「キッソウコン」ともいう。 【催眠鎮静薬】など

23 カミツレは、キク科のカミツレの頭花を基原とする生薬である。

○ 抗炎症、抗菌、発汗作用が期待される。

【かぜ薬・歯槽膿漏薬】

24 カンゾウは、グリチルリチン酸による抗炎症作用のほか、気道粘膜からの粘液分泌を促す作用なども期待されている。

○ ほかに、小児の疳を適応症とする生薬製剤では主に健胃作用が期待されている。

【解熱鎮痛薬・小児鎮静薬・胃の薬】など

25 キキョウは、キキョウ科のキキョウの根を基原とする生薬で、利尿効果を期待して用いられる。

× 痰または痰を伴う咳に用いられる。

【鎮咳去痰薬】

26 キササゲは、ノウゼンカズラ科のキササゲなどの果実を基原とする生薬で、整腸作用が期待される。

× 利尿作用が期待される。

【泌尿器用薬】

27 キョウニンには、体内で分解されて生じた代謝物の一部が、延髄の呼吸中枢や咳嗽中枢を鎮静させる作用があるとされる。

○ 基原は、バラ科のホンアンズ、アンズなどの種子。

【鎮咳去痰薬】

28 ケイガイは、シソ科のケイガイの花穂を基原とする生薬である。

○ 発汗、解熱、鼻閉（鼻づまり）への効果が期待される。

【内服アレルギー用薬】

29 ケイヒは、香りによる健胃作用や、発汗を促して解熱を助ける効果を期待して用いられる生薬である。

○ ケイヒは、漢字では「桂皮」と書く。

【解熱鎮痛薬・胃の薬】

問題	解答と解説
30 ケツメイシは、整腸作用が期待される生薬である。	○ 基原は、**マメ科のエビスグサ**または *Cassia tora* Linné の種子。 _{カッシア トーラ リンネ} 【腸の薬】
31 ケンゴシは、ヒルガオ科のアサガオの種子を基原とする生薬である。	○ 大腸刺激による瀉下作用が期待される。 【腸の薬】
32 ゲンチアナは、緊張や興奮を鎮める作用が期待される生薬である。	× 苦味による健胃作用が期待される。 【胃の薬】
33 ゲンノショウコは、フウロソウ科のゲンノショウコの地上部を基原とする生薬で、整腸作用が期待される。	○ ゲンノショウコは、漢字では「現の証拠」と書く。 【腸の薬】
34 コウカは、キク科のベニバナの管状花をそのまま、または黄色色素の大部分を除いたもので、ときに圧搾して板状としたものを基原とする生薬である。	○ 末梢の血行を促し、うっ血を除く作用が期待される。 _{まっしょう} 【循環器用薬】
35 コウブシは、鎮静、鎮痛、女性の滞っている月経を促す作用が期待される生薬である。	○ カヤツリグサ科のハマスゲの根茎が基原。 【婦人薬】
36 コウボクは、モクレン科のホオノキなどの樹皮を基原とする生薬で、香りによる健胃作用が期待される。	○ コウボクは、漢字では「厚朴」と書く。 【胃の薬】

37	ゴオウは、シカ科のジャコウジカの雄の麝香腺分泌物を基原とする生薬で、強心作用などがあるとされる。	✕	**ウシ科のウシの**胆嚢中に生じた結石が基原。 【強心薬・小児鎮静薬】など
38	ゴバイシは、収斂（腸粘膜のひきしめ）作用が期待される生薬である。	◯	アブラムシ科のヌルデシロアブラムシが寄生し、その刺激によって葉上に生成された嚢状の虫こぶが基原。 【腸の薬】
39	ゴミシは、強壮、鎮咳の効果を期待して用いられる。	◯	マツブサ科のチョウセンゴミシの果実を基原とする。 【鎮咳去痰薬・滋養強壮保健薬】
40	サイコは、セリ科のミシマサイコの根を基原とする生薬で、健胃作用を期待して用いられる。	✕	抗炎症、鎮痛、解熱の作用を期待して用いられる。 【かぜ薬・痔の薬】
41	サイシンは、鎮痛、鎮咳、利尿および鼻閉への効果が期待される生薬である。	◯	基原は、**ウマノスズクサ科の**ケイリンサイシンまたはウスバサイシンの根および根茎。 【内服アレルギー用薬】
42	日本薬局方収載のサフランを煎じて服用する製品は、冷え症および血色不良に用いられる。	◯	鎮静、鎮痛、女性の滞っている月経を促す作用が期待される。 【強心薬・婦人薬】など

問題	解答と解説
43 日本薬局方収載のサンキライは、煎薬として尿量増加に用いられる。	× 日本薬局方収載のサンキライは、煎薬として**尿量減少**に用いられる。 【泌尿器用薬】
44 サンザシは、健胃や消化促進などの作用が期待できる生薬である。	○ なお、血行促進や強心などの作用を期待できるのは、**セイヨウサンザシ**の葉。
45 サンシシは、アカネ科のクチナシの果実で、ときには湯通しまたは蒸したものを基原とする生薬で、打ち身や捻挫に適するとされる。	× **抗炎症作用**や**血行促進**が期待される。 【皮膚に用いる薬・歯痛薬】
46 サンシュユは、ミズキ科のサンシュユの茎を基原とする生薬で、強壮作用が期待される。	× サンシュユの**偽果**の果肉を基原とする。 【滋養強壮保健薬】
47 サンソウニンは、神経の興奮や緊張の緩和を期待して用いられる。	○ 基原は、クロウメモドキ科の**サネブトナツメ**の種子。 【催眠鎮静薬・婦人薬】
48 サンヤクは、ヤマノイモ科のヤマノイモまたはナガイモの周皮を基原とする生薬で、強壮作用が期待される。	× ヤマノイモまたはナガイモの周皮を除いた**根茎（担根体）**を基原とする。 【滋養強壮保健薬】
49 ジオウは、血行を改善し、血色不良や冷えの緩和のほか、強壮や鎮静などの効果も期待される生薬である。	○ 基原は、**ゴマノハグサ科**のアカヤジオウなどの根またはそれを蒸したもの。 【婦人薬・滋養強壮保健薬】

50 シコンは、組織修復促進、新陳代謝促進などの作用が期待される生薬である。

○ 基原は、ムラサキ科のムラサキの根。

【痔の薬・口内炎用薬】

51 シャクヤクは、鎮痛鎮痙、鎮静の作用が期待される生薬である。

○ 基原は、ボタン科のシャクヤクの根を基原とする。

【解熱鎮痛薬・胃腸鎮痛鎮痙薬】

52 ジャコウには強心作用のほか、呼吸機能を高めたり、意識をはっきりさせるなどの作用があるとされる。

○ ほかに、緊張や興奮の鎮静、血液循環の促進作用があるとされる。

【強心薬・小児鎮静薬】

53 シャゼンソウは、オオバコ科のオオバコの花期の全草を基原とする生薬で、種子のみを用いたものはケンゴシと呼ばれる。

× オオバコの種子のみを用いたものはシャゼンシ。ケンゴシはアサガオの種子を用いた別の生薬。

【鎮咳去痰薬】

54 ジュウヤクは、小腸刺激による瀉下効果が期待される生薬である。

× 大腸刺激による瀉下効果が期待される。

【腸の薬】

55 ショウキョウは、ショウガ科のショウガの根茎を基原とする生薬で、香りによる健胃作用が期待される。

○ また、発汗を促して解熱を助ける作用も期待される。

【解熱鎮痛薬・胃の薬】

56 ショウマは、発汗、解熱、解毒、消炎作用が期待される生薬である。

○ ショウマは、漢字では「升麻」と書く。

【かぜ薬】

問題	解答と解説

57 ジリュウのエキスを製剤化した製品は、便秘時の瀉下作用が効能・効果となっている。

× 感冒時の解熱が効能・効果。

【解熱鎮痛薬】

58 シンイは、鎮静や鎮痛の作用が期待される生薬である。

○ シンイは、漢字では「辛夷」と書く。

【内服アレルギー用薬】

59 ジンコウは、ジンチョウゲ科のジンコウ、その他同属植物の材、特にその辺材の材質中に黒色の樹脂が沈着した部分を基原とする生薬である。

○ 作用として、鎮静、健胃、強壮の効果が期待される。

【強心薬・小児鎮静薬】

60 シンジュは、ウグイスガイ科のアコヤガイなどの外套膜組成中に病的に形成された顆粒状物質を基原とする生薬で、利尿作用が期待される。

× 鎮静作用が期待される。

【強心薬】

61 セイヨウトチノミは、セイヨウトチノキ（マロニエ）の根を基原とする生薬である。

× セイヨウトチノキ（マロニエ）の種子を基原とする。

【痔の薬・皮膚に用いる薬】

62 セキサンのエキスは、赤色濃厚セキサノールとも呼ばれる。

× 白色濃厚セキサノールとも呼ばれる。

【鎮咳去痰薬】

63 セネガの服用で糖尿病が改善したと誤認されるおそれがあるため、1日最大配合量がセネガ原生薬として1g以上を含有する製品では、その使用上の注意の中で成分および分量に関連する注意が記載されている。

× 1日最大配合量がセネガ原生薬として1.2g以上を含有する製品が対象。

【鎮咳去痰薬】

	問題	解答と解説
64	センキュウは、トウキやジオウと同じく、血行の改善、血色不良や冷えの緩和、強壮などの効果が期待される生薬である。	○ 基原は、**セリ科のセンキュウ**の根茎を、通例、湯通ししたもの。 【婦人薬・滋養強壮保健薬】
65	センソは有効域が比較的狭い成分であり、1日用量中センソ5mgを超えて含有する医薬品は毒薬に指定されている。	× **劇薬**に指定されている。 【強心薬】
66	センナは、成分としてアズレンを含む。	× 大腸を刺激して排便を促す**センノシド**を含む。 【腸の薬】など
67	センブリは、リンドウ科のセンブリの開花期の全草を基原とする生薬である。	○ 苦味による健胃、止瀉作用が期待される。 【胃の薬】
68	ソウジュツは、コウボクやチンピと同じく、苦味による健胃作用が期待される生薬である。	× ソウジュツ、コウボク、チンピとも、**香り**による健胃作用が期待される。 【胃の薬】
69	日本薬局方収載のソウハクヒは、同収載のキササゲやサンキライと同じく、煎薬として尿量減少に用いられる。	○ 基原は、**クワ科のマグワの根皮**。 【泌尿器用薬】
70	ダイオウは、センノシドを含み、大腸を刺激して排便を促す効果が期待される生薬である。	○ **センナ**や**アロエ**、**ジュウヤク**、**ケンゴシ**にも同様の作用が期待される。 【腸の薬】など

問題	解答と解説
71 タイソウは、クロウメモドキ科のナツメの果実を基原とする生薬である。	○ 強壮作用が期待される。 【滋養強壮保健薬】
72 チクセツニンジンは、ウコギ科のトチバニンジンの根茎を、通例、湯通ししたものを基原とする生薬で、排便を促す効果を期待して用いられる。	× **血行促進、抗炎症作用が期待**される。 【かぜ薬・毛髪用薬】
73 チャボトケイソウは、南米原産のトケイソウ科の植物で、その開花期における茎および葉が薬用部位となる。	○ 神経の興奮や緊張を緩和する作用が期待される。 【催眠鎮静薬】
74 チョウジは、フトモモ科のチョウジの蕾を基原とする生薬で、苦味による健胃作用を期待して用いられる。	× **香りによる健胃作用が期待される。** 【胃の薬・歯槽膿漏薬（チョウジ油）】
75 チョウトウコウは、神経の興奮や緊張緩和を期待して用いられる生薬である。	○ **アカネ科のカギカズラ、** ウンカリア シネンシス ハヴィランド *Uncaria sinensis* Haviland ウンカリア マクロフィラ または *Uncaria macrophylla* ウォーリッチ Wallich の通例とげを基原とする。 【催眠鎮静薬】
76 チンピは、ミカン科のウンシュウミカンの成熟した果皮を基原とする生薬で、鎮痛作用が期待される。	× **香りによる健胃作用が期待される。** 【胃の薬】
77 トウガラシは、ナス科のトウガラシの果実を基原とする生薬である。	○ 皮膚に温感刺激を与え、末梢血管を拡張させて患部の血行を促す。 【皮膚に用いる薬】

問題	解答と解説
78 トウキは、血行を改善し、血色不良や冷えの症状を緩和させることのみに限って用いられる。	× 強壮、鎮静、鎮痛にも用いられる。 【痔の薬・婦人薬】など
79 動物胆は、ウシなどの胆汁を乾燥したものである。	○ 苦味による健胃作用や、消化補助の効果（利胆作用）が期待される。 【胃の薬・強心薬】など
80 ナンテンジツは、メギ科のシロミナンテン（シロナンテン）またはナンテンの果実を基原とする生薬である。	○ 知覚神経・末梢運動神経に作用して咳止めに効果があるとされる。 【鎮咳去痰薬】
81 ウコギ科のオタネニンジンの根を蒸したものを基原とする生薬は、ニンジンではなく、コウジンという場合もある。	○ ニンジンは、神経系の興奮や副腎皮質の機能亢進などの作用により、外界からのストレス刺激への抵抗力や新陳代謝を高める効果が期待される。 【滋養強壮保健薬】など
82 バクモンドウは、ユリ科のジャノヒゲの根の膨大部を基原とする生薬で、瀉下効果を期待して用いられる。	× 鎮咳、去痰、滋養強壮の効果が期待される。 【鎮咳去痰薬】
83 ハッカは、シソ科のハッカの地上部を基原とする生薬である。	○ ハッカ油には、芳香による清涼感、局所への穏やかな冷感刺激による痒みの軽減などの効果が期待される。 【皮膚に用いる薬（ハッカ油）】

問題	解答と解説
84 ハンゲは、サトイモ科のカラスビシャクの葉を基原とする生薬で、中枢性の鎮咳作用が期待される。	✕ カラスビシャクの**コルク層**（塊茎の外皮）を除いた塊茎を基原とする。 【鎮咳去痰薬】
85 ハンピは、強壮、血行促進、強精（性機能の亢進）効果が期待される。	○ **ニホンマムシ**などの皮および内臓を取り除いたものが基原。 【滋養強壮保健薬】
86 ヒノキチオールは、抗菌・殺菌消毒や抗炎症作用が期待される生薬である。	○ ヒノキ科の**タイワンヒノキ**やヒバなどから得られた精油成分が基原。 【毛髪用薬・歯槽膿漏薬】
87 ヒマシ油は、大腸を刺激して瀉下作用をもたらす効果があるとされる。	✕ **小腸**を刺激して瀉下作用をもたらす。 【腸の薬】
88 ビャクジュツは、キク科のオケラの根茎（和ビャクジュツ）またはオオバナオケラの根茎（唐ビャクジュツ）を基原とする生薬である。	○ 香りによる**健胃作用**が期待される。 【胃の薬】など
89 ブクリョウは、サルノコシカケ科のマツホドの菌核で、通例は外層をほとんど除いたものを基原とする。	○ **利尿、健胃、鎮静作用**が期待される。 【泌尿器用薬】など
90 ブシは鎮痛作用を示すが、プロスタグランジンを抑えてしまうため、胃腸障害などの副作用が現れることがある。	✕ **プロスタグランジンを抑えない**ことから、胃腸障害などの副作用はない。

問題	解答と解説
91 プランタゴ・オバタは、糞便を柔らかくすることによる瀉下作用を期待して用いられる生薬である。	○ オオバコ科の植物の種子または種皮が基原。 【腸の薬】
92 ボウイは、ツヅラフジ科のオオツヅラフジの蔓性の茎および根茎を、通例、横切したものを基原とする生薬で、鎮痛、利尿効果を期待して用いられる。	○ 日本薬局方収載のボウイは、煎薬として筋肉痛、神経痛、関節痛に用いられる。 【解熱鎮痛薬】
93 ボウフウは、発汗作用のみが期待される生薬である。	× ほかに、解熱、鎮痛、鎮痙作用も期待される。 【かぜ薬】
94 ボタンピは、ボタン科のボタンの根皮を基原とする生薬で、鎮痛鎮痙や鎮静作用が期待され、内臓の痛みにも用いられる。	○ ボタンピは、漢字では「牡丹皮」と書く。 【解熱鎮痛薬】など
95 ホップは、鎮痛や緊張の緩和を期待して用いられる生薬である。	× 神経の興奮や緊張の緩和が期待される。 【催眠鎮静薬】
96 ボレイは、炭酸カルシウムによる制酸作用を期待して用いられる。	○ イタボガキ科のカキの貝殻を基原とする。 【胃の薬】
97 マオウには、成分としてエフェドリンが含まれる。	○ 作用として、気管支拡張、発汗促進、利尿等が期待される。 【鎮咳去痰薬】など

問題	解答と解説
98 マクリは、フジマツモ科のマクリの全藻（ぜんそう）を基原とする生薬である。	○ 日本薬局方収載のマクリは、煎薬として回虫（かいちゅう）の駆除に用いられる。 【駆虫薬】
99 ミルラは、カンラン科のミルラノキなどの植物の皮部の傷口から流出して凝固した樹脂を基原とする生薬で、鎮咳効果が期待される。	✕ 咽頭（いんとう）粘膜をひきしめる収斂作用や抗菌作用を期待して用いられる。 【口腔咽喉薬・含嗽薬（がんそう）】など
100 モクキンピは、そのエキスが、皮膚糸状菌（しじょうきん）の増殖を抑える作用を期待して用いられる。	○ アオイ科のムクゲの幹皮を基原とする生薬である。 【皮膚に用いる薬】
101 モクツウは、アケビ科のアケビまたはミツバアケビの蔓性の茎を、横切したものを基原とする生薬である。	○ 利尿効果を期待して用いられる。 【泌尿器用薬】など
102 ユーカリは、フトモモ科のユーカリノキまたはその近縁植物の根を基原とする生薬で、これから得られたユーカリ油には、冷感刺激による患部の血行促進などの効果が期待される。	✕ 基原は、フトモモ科のユーカリノキまたはその近縁植物の葉。 【皮膚に用いる薬（ユーカリ油）】など
103 ユウタンは、香りによる健胃作用を期待して用いられる生薬である。	✕ 苦味による健胃作用が期待され、消化補助成分として配合される場合もある。 【胃の薬】など
104 ヨクイニンは、イネ科のハトムギの種皮を除いた種子を基原とする生薬で、肌荒れやいぼに用いられる。	○ ヨクイニンは、漢字では「薏苡仁」と書く。 【滋養強壮保健薬】

105 ラタニアは、咽頭粘膜をひきしめる収斂作用による炎症の寛解を促す効果を期待して用いられる。

○ クラメリア科のクラメリア・トリアンドラおよびその同属植物の根を基原とする生薬。

【口腔咽喉薬・含嗽薬】など

106 リュウタンは、ゲンチアナと同じく、苦味による健胃作用を期待して用いられる生薬である。

○ リュウタンの基原は、リンドウ科のトウリンドウなどの根および根茎。

【胃の薬】

107 リュウノウは、フタバガキ科のリュウノウジュの樹幹に析出する精油の結晶で、強心、強壮、血行促進などの作用が期待される。

× 中枢神経系の刺激作用による気つけの効果が期待される。

【強心薬】など

108 レイヨウカクは、ウシ科のサイカレイヨウ（高鼻レイヨウ）などの角を基原とする生薬で、利尿効果が期待される。

× 緊張や興奮を鎮める効果が期待される。

【強心薬】など

109 レンギョウは、モクセイ科のレンギョウの果実を基原とする生薬で、血行促進効果を期待して用いられる。

× 鎮痛や抗菌効果が期待される。

110 ロートコンの抽出物であるロートエキスの一部は、乳汁中に移行するため、その乳汁を摂取した乳児の脈が遅くなる徐脈が起こることがある。

× 乳児の脈が速くなる頻脈が起こることがある。

【鎮暈薬】

111 ロクジョウには、強心作用があるとされる。

○ ほかに、強壮、血行促進の作用も期待される。

【強心薬】など

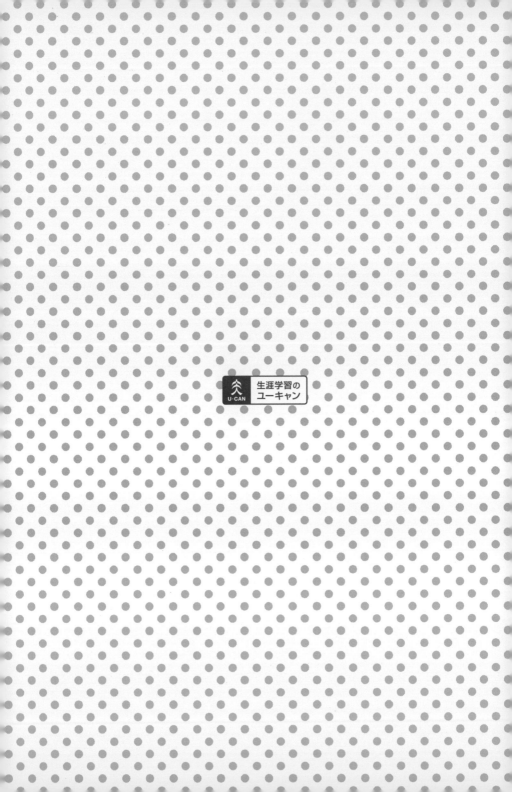